中国县级医院眼科诊疗技术教程

Ophthalmic Diagnosis & Treatment For County-level Hospitals in China

U0296437

主　　编　王宁利

分册主编　胡爱莲　杨晓慧

副 主 编　胡竹林

编　　委（按姓氏笔画排序）

万修华　马　科　王　越　王凤华　王宁利
王亚星　王进达　王怀洲　付　晶　孙　华
孙葆忱　牟大鹏　李　彬　李　越　李仕明
李松峰　李俊红　闫　超　玛依努尔·于苏甫
杨顺玲　杨晓慧　陈伟伟　吴　敏　张　旭
张永鹏　张晓慧　胡竹林　胡爱莲　俞筱玢
黄文勇　梁庆丰　彭晓霞　韩　崧　曾惠阳
甄　毅

人民卫生出版社

图书在版编目（CIP）数据

中国县级医院眼科诊疗技术教程 / 王宁利主编. —北京：人民卫生出版社，2017

中国县级医院眼科团队培训系列教程

ISBN 978-7-117-23990-5

Ⅰ．①中… Ⅱ．①王… Ⅲ．①眼病－诊疗－教材 Ⅳ．①R771

中国版本图书馆 CIP 数据核字（2017）第 012251 号

人卫智网	www.ipmph.com	医学教育、学术、考试、健康，购书智慧智能综合服务平台
人卫官网	www.pmph.com	人卫官方资讯发布平台

中国县级医院眼科诊疗技术教程

主　　编：王宁利
出版发行：人民卫生出版社（中继线 010-59780011）
地　　址：北京市朝阳区潘家园南里 19 号
邮　　编：100021
E - mail：pmph @ pmph.com
购书热线：010-59787592　010-59787584　010-65264830
印　　刷：北京人卫印刷厂
经　　销：新华书店
开　　本：787 × 1092　1/16　印张：30
字　　数：730 千字
版　　次：2017 年 3 月第 1 版　2017 年 3 月第 1 版第 1 次印刷
标准书号：ISBN 978-7-117-23990-5/R · 23991
定　　价：228.00 元

打击盗版举报电话：010-59787491　E-mail：WQ @ pmph.com
（凡属印装质量问题请与本社市场营销中心联系退换）

序

"十二五"期间，我国政府大力推进防盲治盲工作，基本形成了适合我国国情的眼病防治模式，重要致盲性眼病得到了有效遏制：如 2015 年我国百万人口白内障手术率超过 1500，较"十一五"末期提高了 56%。但是必须清醒地认识到我国人口众多、目前经济发展欠均衡，80% 的视力残疾病人生活在农村地区，作为基层防盲治盲工作的主要实施者——县级医院，将面临着我国眼健康服务的大量工作。2015 年国务院办公厅下发文件《关于推进分级诊疗制度建设的指导意见》，明确指出建立分级诊疗制度，合理配置医疗资源，促进医疗卫生服务均等化是深化医药卫生体制改革、建立中国特色基本医疗卫生制度的重要内容。如何扎实有序地推进眼科分级诊疗制度，关键问题在于解决目前基层医疗机构（尤其是县级医院）眼科服务能力弱、服务水平较低的现状，以"强基层"为重点完善分级诊疗服务体系。

"强基层"的第一要素是专业人才的培养，眼科学人才是眼健康服务的实践者，也是保证眼健康效果和质量的关键因素。因此，加强县级医院眼科医务工作者培训，建立由防盲管理人员、眼科医师、护士、验光师组成的眼科团队，发挥基层防盲主战场，基层医生防盲主力军的作用，切实提高县级医院眼科服务能力，真正实现眼科医疗服务的全覆盖、可及性、公平性和有效性。基于此，在国家卫生计生委的主导下，全国防盲技术指导组启动了"中国县级医院眼科团队培训项目"（Standardized Training to Elevate Eyecare in Rural China. China STEER），目标是通过对县级医院眼科团队的培训，加强县级医院眼科基本服务能力，从"输血帮扶模式"转变成建立"自身造血的模式"，形成可持续发展的模式，落实"十三五"时期精准扶贫理念、有序推进眼科分级诊疗制度。该项目得到国家卫生计生委、中华医学会眼科学分会、国际眼科理事会（ICO）、亚太眼科学分会的大力支持，经过两年的筹备，通过调研、资料收集、内容设计、撰写、图片制作、审核等过程，形成了适合中国县级眼科医生、护士培训，验光师培训、防盲管理者培训的系统教材和教程，为我们县级医院眼科团队培训提供了标准、规范的教材。

县级医院眼科团队培训全套教材共包括如下四个分册：《中国县级医院眼科诊疗技术教程》、《中国县级医院眼科护理教程》、《同仁眼科手术基础教程》及《中国县级医院眼科验光教程》。该系列教材基于眼科临床实践，突出常见眼病的适用性，归根于眼科医疗团队建设，避免知识陈旧及简单重复，强调启发性及创新意识、创新思维培养，让基层眼科医务工作者真正掌握常见眼病诊疗方法，促进眼科事业长远健康发展。本书每章后的思考题便于进行培训后效果的考核，使教材具有可推广性及可操作性，为加强中国县级医院眼科基本服务能力提供了教材保障。

　　中国县级医院眼科团队培训教材是我国眼科学教育史上的重要创举，非常有幸为该书作序，相信随着培训项目的顺利开展，将不负我国医疗卫生体系改革的使命和重任，为培养县级医院具有综合素质和发展潜能的眼科学人才做出更大的贡献。也希望各位眼科同道、防盲事业管理者不吝赐教，以便于这套教材能够与时俱进、不断完善。

国家卫生计生委医政管理局

2016 年 8 月 2 日于北京

前　言

随着医疗改革的深入，加强县级医院服务能力建设的任务显得尤为重要。我国基本医疗实施的主体在县级医院，加强县级医院医疗服务能力和人才队伍的建设是迫在眉睫、亟待完成的重大任务。

"十二五"期间，在政府主导下，在社会各界的参与下，我国县级医院的建设取得了长足的进步。在我国的县级医院中，85%建立了独立的眼科，其中75.62%可以独立进行白内障手术。但是不可否认，仍然有一部分县级医院没有独立的眼科，已经建立独立眼科的县级医院，眼科常用诊疗技术水平也亟待提高。

面对存在的挑战，在国家卫生计生委的主导下，全国防盲技术指导组启动了中国县级医院眼科团队培训项目，项目的目标是通过对县级医院眼科团队的培训，加强县级医院眼科服务能力，从"输血帮扶模式"转变成建立"造血的模式"，形成可持续发展的模式。项目实施中最重要的环节就是师资培训和学员的培训，保障项目顺利完成的重要内容是教程、教材的编订。

在国家卫计委的指导下，全国防盲技术指导组确立了在我国县级医院必须完成的眼科常见病的诊疗范围以及常用技术，并参考国际眼科理事会已有教材，结合我国的实际情况，组织专家组成编写队伍，开始了本书的编写工作。历经一年的时间，专家团队通过多次讨论确定内容、教学方式、课程设置，对本书进行了规划设计、任务分解、内容撰写、征求意见、专家审核几个环节，终于完成本书，和《中国县级医院眼科护理教程》、《同仁眼科手术基础教程》及《中国县级医院眼科验光教程》共同组成了中国县级医院眼科团队建设的教材和教程。

本书立足于眼科临床实践，结合我国县级医院的特点，确定常见眼病培训的适用性，归根于县级医院眼科医疗团队建设，让县级眼科医务工作者能够通过本书的学习真正掌握常见眼病诊疗方法，促进眼科事业长远健康发展。书中每章后的思考题便于进行培训后效果的考核，使教材具有可推广性及可操作性，为加强中国县级医院眼科基本服务能力提供了教材保障。

本书为初次撰写，里面存在不足之处，希望能够根据实践中提出的问题不断修订、完善，使得这本书能在我国的县级医院建设中发挥作用。

　　最后，感谢编写团队对本书撰写做出的贡献，感谢国际眼科理事会、亚太眼科学分会、中华医学会眼科学分会的帮助，感谢为这本书的撰写做出贡献的所有人员。希望这本书能对中国医改，对健康中国的发展做出贡献。

全国防盲技术指导组组长

中华医学会眼科学分会主任委员

2016 年 8 月 22 日

目　　录

视 频 目 录

视频名称	提供者	单位
小切口白内障手术	黄文勇	中山眼科中心
小梁切除术	王怀洲	北京同仁医院眼科中心
鼻腔泪囊吻合术	孙 华	北京同仁医院眼科中心
儿童下睑倒睫矫正术	王 越	北京同仁医院眼科中心
翼状胬肉切除联合游离球结膜移植术	王 越	北京同仁医院眼科中心
眼轮匝肌转位术	胡竹林	云南省第二人民医院眼科

绪　论

眼科是一门历史悠久的古老学科,眼科的历史可以追溯到公元前 3000 年的古巴比伦王国,到 19 世纪眼科学脱离了外科独立发展。20 世纪后随着显微镜设备的发展,白内障摘除手术、视网膜脱离手术、角膜移植手术、激光、屈光不正矫正等技术的兴起,眼科进入飞速发展的时期。在现代眼科学飞速发展期,由于地区、经济发展水平和人口等社会条件的制约因素,逐渐出现了极性分化的现象,即大城市、三级医院的眼科发展迅速,而县级医院眼科的发展相对滞后。

一、我国眼科医疗机构基本状况

根据原卫生部 2003 年中国眼科现状调查统计分析报告结果显示,全国 30 个省、自治区、直辖市(不含台湾、香港、澳门地区和福建省)共有 3711 家不同类型的眼科医疗机构,其中县级医院有 1955 家(占全国眼科医疗机构总数的 52.7%)。全国共有眼科卫生技术人员共40 755 名,其中眼科医生 23 326 名,护理人员 16 096 名,专业技术人员 1333 名,其中 1995 家县级医院共有眼科卫生技术人员共 15 579 名(占全国总人数的 38.2%),其中眼科医生 9850名(占全国总人数的 42.2%,其中包括兼职眼科医生 2755 名),护理人员 5255 名,专业技术人员 474 名,医护技比为 1:0.53:0.05。县级综合医院眼科手术开展的主要手术种类包括外眼手术、鼻腔泪囊吻合手术、白内障手术、抗青光眼手术、眼外伤修补手术和眼球摘除术等。由以上数据可以看出,县级医院眼科无论是医疗机构数量、还是医护人员数量都占全国总量的一半,县级医院眼科面向的是基层广大群众,承担的医疗任务重大。但由于缺乏规范化的眼科专科医生培养体制,导致不同级别医院眼科医生能力差异大,即使是在县级医院,不同医院之间眼科医生的能力也存在较大的差异。在东部发达地区县级医院眼科白内障超声乳化已经是常规手术,而在西部欠发达地区县级医院还有少数无法开展白内障手术服务。

二、眼科基本设置标准

根据 2010 年国家卫生计生委发布的医院眼科能力建设标准规定各级综合医院眼科基本标准(试行)[1],眼科的基本设置标准如下:

(一)一级综合医院

1. 科室和床位
(1)眼科可不单独设置,与耳鼻咽喉科共同以五官科的形式执业。

（2）单独设置眼科的，应当设置眼科门诊、眼科换药（或手术、治疗室）、眼科检查室和5张眼科病床。

2．人员

（1）以五官科形式执业的，由具备5年以上临床工作经历和眼科基本技能的医师负责诊疗工作，并由护师以上专业技术职务任职资格护士1名负责护理工作。

（2）单独设置眼科的，至少有3名医师，其中1名具有眼科专业中级以上专业技术职务的医师；眼科医护比应当为1:1以上。

3．设备　视力表、眼压计、裂隙灯、直接检眼镜（或带状光检影镜）、色觉检查表、眼科用球后注射针、泪道冲洗针、睫毛拔除镊、手术床、手术灯、常规外眼手术器械等。

4．规章制度　制定各项规章制度、人员岗位责任制；有国家规定或认可的眼科临床诊疗指南和临床技术操作规范、护理工作规范、感染管理规范、消毒技术规范等。

（二）二级综合医院（含县区级及部分地市级综合医院）

1．科室和床位

（1）科室：至少设有眼科门诊与眼科病房。因医疗服务需求和医疗机构布局原因，不需单独设置眼科病房和门诊的，可与耳鼻咽喉科共同设立五官科病房和门诊。

（2）床位：眼科床位至少10张。

2．人员

（1）至少有5名医师，其中至少有1名具有眼科专业副高以上专业技术职务任职资格的医师和1名具有眼科专业中级专业技术职务任职资格的医师。

（2）每增加10张床位，至少增加4名医师，其中至少有1名具有眼科专业中级专业技术职务任职资格；每增加20张床位，增加的医师中至少有1名具有眼科专业副高以上专业技术职务任职资格和1名具有眼科专业中级专业技术职务任职资格。

（3）科室主任应当具有眼科专业副高以上专业技术职务任职资格。

（4）每床至少有0.5名护士，其中至少有1名具有中级以上专业技术职务任职资格。

（5）与耳鼻咽喉科共同设立五官科门诊和病房的，每床至少有0.4名医师，至少有1名具有眼科专业副高以上专业技术职务任职资格。每床至少有0.5名护士。

3．设备　视力表、眼压计、裂隙灯、直接检眼镜（或带状光检影镜）、色觉检查表、视野计、读片灯、A/B超声检查仪、验光仪、角膜曲率计、荧光眼底造影机、眼科用球后注射针、泪道冲洗针、睫毛拔除镊、视网膜光凝激光设备、视网膜冷冻仪、手术床、手术灯、常规外眼手术器械、手术显微镜、显微手术器械、眼内用电磁铁。

4．规章制度　制定各项规章制度、人员岗位责任制；由国家规定或认可的眼科临床诊疗指南和临床技术操作规范、护理工作规范、感染管理规范、消毒技术规范等。

三、县级眼科医生的工作范围

1．常见疾病诊治　目前我国主要致盲性眼病包括白内障、角膜病、青光眼、儿童盲、屈光不正和糖尿病视网膜病变等，县级医院医务人员作为面向广大人民群众的第一线工作者，主要致盲性眼病必然是主要的工作范围。除了以上主要致盲性眼病外，倒睫、翼状胬肉和眼外伤也是县级医院常见眼病，县级医院眼科医疗机构需要发挥职能，县级医院眼科医务工作人员需要重点掌握这些重点疾病和常见疾病的诊疗知识,能进行必要的转诊。

2. 健康管理和疾病筛查　健康管理属于公共卫生眼科学范畴,是指一种对个人或人群的健康危险因素进行全面管理的过程。20 世纪 50 年代末,美国率先提出了"健康管理"的概念,其定义是以预防和控制疾病发生与发展,降低医疗费用,提高生命质量为目的,针对个体及群体进行健康教育,提高自我管理意识和水平,并对其生活方式相关的健康危险因素,通过健康信息采集、健康检测、健康评估、个性化监看管理方案、健康干预等手段持续加以改善的过程和方法。而眼健康管理则是从多方面着手,对群众开展眼健康科普教育,并通过眼健康的检查,建立眼健康档案,持续跟踪,并定期进行复查,有针对性的进行危险因素的干预和控制,从而减少疾病的发生。

眼科健康管理的主要内容包括:

(1)疾病相关的科普宣教

(2)专业的眼部检查

(3)建立眼健康档案

(4)定期跟踪回访

为切合县级医院眼科医生的工作实际,本教材将重点讲述十余类常见眼病的诊疗和眼科基本手术治疗技术。

参考文献

1. 卫生部. 卫生部关于印发综合医院眼科等基本标准(试行)的通知[EB/OL].http://www.gov.cn/gzdt/2010-11/17/content_1747475.htm,2010-11-05.

第一章 公共卫生眼科学

本章节要点：

一、公共卫生眼科学的概念和工作范围

二、患病率和发病率

三、白内障手术率

四、白内障手术覆盖率

五、远程眼科医疗

六、盲和视力损伤的定义

七、如何组织眼科筛查

八、眼科防盲项目管理的流程与规范

盲和低视力是影响全球的主要公共卫生问题之一。1974年第22届巴黎国际眼科学会正式提出"公共卫生眼科学"概念，使人类进一步认识了眼健康和常见眼病的流行、控制策略，推动了眼科防盲治盲工作的进展。人口的增加和老龄化加剧使与年龄相关性致盲眼病不断增加，为了更好地进行眼科疾病的预防控制，所有的眼科医生都需要了解和掌握公共卫生眼科学涉及的一些基本概念。防盲治盲、眼部健康管理作为县级医院眼科基本工作职责之一，属于公共卫生眼科学的范畴，下面对公共卫生眼科学的内容进行介绍。

第一节 公共卫生眼科学基本概念

一、什么是公共卫生眼科学

公共卫生眼科学是运用公共卫生学、临床眼科学和社会医学的原则和方法，从社区整体出发，提高全民眼保健水平的一门科学。

二、公共卫生眼科学的工作范围有哪些

公共卫生眼科学的工作范围主要包括：

1. 研究人群的眼健康状况　了解不同人群的盲和低视力的影响范围和程度，主要致盲、致低视力的原因等。

2. 研究特定人群的特殊眼健康问题　根据某些眼病在特定人群多发的特点,研究其患病特点和流行情况,例如年龄相关性黄斑变性,多发生于 50 岁以上的老年人,通过公共卫生眼科学研究了解其危险因素,并进行适当的干预有助于疾病的预防控制。

3. 开展眼病的病因学研究。

4. 研究眼科服务的供需情况。

5. 开展眼科服务项目的卫生经济学评价。

6. 对眼病的防治措施进行评价。

三、常用的基本概念

在公共卫生眼科学中,常常提到一些基本概念,了解掌握这些基本概念有助于加深对公共卫生眼科学的理解。

1. 眼科流行病学是研究眼病在人群中的发生、发展和分布规律,制定预防和消灭某种眼病措施的科学[1]。

2. 疾病的三级预防[2]　慢性病预防可根据疾病自然史的不同阶段,采取不同的相应措施,来阻止疾病的发生、发展或恶化,即疾病的三级预防措施。

(1)一级预防即无病预防,又称病因预防,是在疾病(或伤害)尚未发生时针对病因或危险因素采取措施,降低有害暴露的水平,增强个体对抗有害暴露的能力预防疾病(或伤害)的发生或至少推迟疾病的发生。

(2)二级预防即疾病早发现早治疗,又称为临床前期预防(或症候前期),即在疾病的临床前期作好早期发现、早期诊断、早期治疗的“三早”预防措施。这一级的预防是通过早期发现,早期诊断而进行适当的治疗,来防止疾病临床前期或临床初期的变化,能使疾病在早期就被发现和治疗,避免或减少并发症、后遗症和残疾的发生,或缩短致残的时间。

(3)三级预防即治病防残,又称临床预防。三级预防可以防止伤残和促进功能恢复,提高生存质量,延长寿命,降低病死率。

3. 患病率(prevalence rate)　也称现患率。指特定时间内总人口中某病新旧病例所占比例。患病率通常用来表示病程较长的慢性病的发生或流行情况,可为医疗设施规划,卫生设施及人力的需要量和医疗费用投入等提供科学依据。

$$患病率 = \frac{观察期内观察人群中某病新旧病例数}{同期人口数} \times K$$

$$K = 100\%, 1000\‰, 10\ 000/万, 100\ 000/10\ 万$$

4. 发病率(incidence rate)　表示在一定期间内,一定人群中某病新病例出现的频率。发病率可以用作描述疾病的分布,探讨发病因素,评价防治措施的效果。

$$发病率 = \frac{观察期内观察人群中某病新出现的病例数}{同期暴露人口数} \times K$$

$$K = 100\%, 1000\‰, 10\ 000/万, 100\ 000/10\ 万$$

观察时间多以年表示。

患病率与发病率的联系:患病率取决于发病率和病程,患病率的变化体现的是发病率的变化或疾病结果的变化或者是两者共同作用的结果。患病率水平(所有病例)随着发病率（新病例）的升高而升高，并且随着疾病恢复的加速或死亡的加速而下降[3]。

5. 白内障手术率（cataract surgical rate，CSR） 白内障手术是防治白内障盲人的惟一有效的手段，也是医学史上最为成功的治疗之一。白内障手术率是指每年每百万人群中施行白内障手术的例数。是比较和评价世界各国的防盲水平的一个国际通用指标，既考虑了世界各国白内障手术的绝对数量，也考虑了各国人口数的巨大差别。发达国家和发展中国家的 CSR 存在很大差距，发达国家的 CSR 已经超过 9000。在发展中国家中，印度的 CSR 最高，已经超过 6000。随着我国防盲治盲工作的积极开展和眼科服务能力的提高，CSR 逐步增加，2000、2005、2010、2012 和 2015 年分别达 370、440、915、1072 和 1500[4]。

6. 白内障手术覆盖率（cataract surgical coverage，CSC） 白内障手术覆盖率计算的是某一地区已经接受白内障手术的病人占该地区实际需要手术的病人的比例，可以反映白内障手术服务满足需要的程度。

$$CSC = \frac{某地区已经接受白内障手术患者}{某地区实际需要手术的患者} \times 100\%$$

第二节　视力损伤的流行情况

视力损伤是指由于各种原因导致的双眼视力低下并且不能矫正或视野缩小，以致影响其日常生活和社会参与。视力损伤包括盲与低视力，世界卫生组织关于盲和低视力的新的定义标准见表 1-1-1，我国残疾人联合会制定的盲及低视力标准如表 1-1-2。

表 1-1-1　WHO 视力损伤标准

类别	双眼中好眼的生活视力
轻度或无视力损伤	≥0.3
中度视力损伤	<0.3～0.1
严重视力损伤	<0.1～0.05
盲	<0.05～无光感

注：生活视力是指病人戴现有矫正眼镜的视力。

表 1-1-2　1987 及 2006 年我国残疾人抽样调查视力损伤标准

类别	级别	双眼中好眼最佳矫正视力
盲	一级盲	<0.02～无光感，或视野半径<5°
	二级盲	<0.05～0.02，或视野半径<10°
低视力	一级低视力	<0.1～0.05
	二级低视力	<0.3～0.1

注：
1. 盲或低视力均指双眼而言，若双眼视力不同，则以视力较好的一眼为准。如仅有单眼为盲或低视力，而另一眼的视力达到或优于 0.3，则不属于视力损伤范畴。
2. 最佳矫正视力是指以适当镜片矫正所能达到的最好视力，或以针孔镜所测得的视力。
3. 视野半径<10°，不论其视力如何均属于盲。

2010 年 WHO 公布的统计数据显示全球有 2.85 亿视力损伤病人,其中包括 3900 万盲人,90% 的视力损伤病人生活在发展中国家。2010 年,西太平洋地区约有 9000 万视力损伤,其中超过 1000 万人为盲人。而成年人中 80% 的盲和视力损伤都是能够治疗或者预防的。世界上视力损伤的两个主要原因是未经矫正的屈光不正(42%)和白内障(33%),所有国家都有降低这两种疾病负担的、经济有效的干预措施[5]。

近几年来,我国开展了两次大规模的眼病流行病学和视力损伤人群调查,即 2006 年第二次全国残疾人抽样调查[6]和 9 省(市、自治区)眼病流行病学调查[7],2006 年,为了解占人口总数 60% 的农村居民的致盲性眼病的情况,北京同仁医院对河北省邯郸市永年县 6830 名村民的患病率和致盲病因进行了调查。三个调查的主要结果归纳如下:

一、视力损伤患病率

全国第二次残疾人抽样调查结果显示单纯视力损伤的患病率为 0.94%[6]。其中,盲患病率为 0.31%;低视力患病率为 0.63%。盲与低视力之比为 1:2.03。根据我国现有人口约 13 亿人推算,我国单纯视力损伤的人数达 1233 万人,如果包含多种残疾者,视力损伤的患病率约为 1.53%,视力损伤的人数达 2003 万人。

对我国 9 省(市、自治区)眼病流行病学调查,以 50 岁及以上的人群为目标人群,盲的患病率为 1.93%,低视力患病率为 5.30%。

河北邯郸眼病研究中,按照 WHO 盲和低视力标准,年龄、性别标准化后,30 岁以上人群低视力患病率为 1.0%(95% CI: 0.8%~1.2%),盲的患病率为 0.5%(95% CI: 0.3~0.7)。50 岁以上低视力患病率为 2.6%(95% CI: 2.1%~3.1%)。盲的患病率为 1.2%(95% CI: 0.9~1.6)[8]。

二、视力损伤的病因

全国第二次残疾人抽样调查结果显示:引起视力损伤的第一位原因是白内障,占视力损伤人群总数的 56.7%;视网膜和葡萄膜疾病占 14.1%;角膜病占 10.3%;屈光不正占 7.2%;青光眼占 6.6%。9 省(市、自治区)眼病流行病学调查视力损伤前三位的原因是白内障、角膜混浊和视网膜疾病。

邯郸眼病研究中,白内障是生活视力中盲的主要病因,占 36.6%;屈光不正是低视力的首要原因,占 78.4%。屈光不正矫正后,白内障仍是视力障碍的首要病因,占 46.6%。近视性黄斑病变是第二位的致盲因素,占 16.1%;青光眼和角膜混浊是第三、第四位的致盲病因,各占 9.7%[9]。

三、视力损伤的影响因素

视力损伤受年龄、地区、医疗保健水平、文化程度、经济状况、环境因素和性别等因素的影响。

年龄与视力损伤的相关性最强,随着年龄的增加,盲和低视力患病率都在增加。0~19 岁时,单纯视力损伤的患病率≤0.10%。50 岁以后,单纯视力损伤患病率增加明显(50~54 岁年龄组为 0.84%)。同时,在不同的年龄组,主要的致盲因素也不相同。如在 40 岁以上组,青光眼是导致盲的主要原因;70 岁以上组,白内障是致盲的主要原因。

女性视力损伤患病率（1.14%）明显高于男性（0.75%）。0～44 岁时，男女单纯视力损伤的患病率接近。45 岁以后女性单纯视力损伤的患病率高于男性。这种趋势在 65 岁以后更加明显。

农村地区视力损伤患病率（1.07%）明显高于城市（0.70%），引起视力损伤的原因基本相同，但程度有所不同。在农村地区引起视力损伤的主要原因中，白内障、角膜病所占比例较大。

文盲中，盲和低视力的患病率最高，随着受教育程度的提高，盲和低视力的患病率有所下降。

因此，由上可知：老年人、低教育程度、低收入和农村地区是加强眼病的保健、宣传和防治工作的重点。

四、视力损伤的变化趋势

1987 年第一次全国残疾人抽样调查资料：盲患病率为 0.43%；低视力患病率 0.6%。而 2006 年第二次调查结果显示：盲（含多重残疾）患病率为 0.50%，盲人数为 661 万人；低视力患病率（含多重残疾）为 1.03%，人数达 1342 万人。

由于我国人口基数增加，人口老龄化，视力损伤人数变化趋势是增加的。与第一次残疾人抽样调查相比，由于防盲治盲工作的开展，尤其是加强了白内障盲人的手术治疗，减缓了我国盲人的增长率，但是低视力患病率增加明显。调查提示：我们在加强盲人复明治疗的同时，也要重视低视力病人的康复。

在视力损伤的病因中，白内障仍然是第一位的，由于沙眼致盲率的降低，视网膜和葡萄膜疾病已经成为我国第二位主要致盲疾病。

五、视力损伤病人的眼病意识

病人眼病意识主要是指视力的要求。包含眼病存在意识、眼病治疗意识、眼病治疗障碍、健康意识和错误治疗行为等主要指标。所以，从视力损伤病人自身的角度出发，对眼病意识的调查，可以了解阻碍病人治疗的因素，为提高眼病治疗的覆盖率寻找有效方法。

1997 年，许京京、何明光等与世界卫生组织和美国国家眼科研究所合作，对广东省斗门县 50 岁以上的人群进行了人群眼病调查，同时对其中视力损害病人的眼病意识进行了问卷调查，结果表明：在视力损害病人中，95.4% 知道自己视力有障碍≥1 年。在可治疗的眼病病人中，只有 24.2% 的病人知道眼病可以治疗，73% 的病人不知道或在检查当天才知道可以治疗。

病人知道眼病可以治疗，但仍未接受治疗。在单眼盲病人中，"还能看见"是病人不接受治疗的主要原因；而在双眼盲病人中主要原因是"经济条件差"和"路远，交通不便"。

在农村白内障防盲手术前病人眼病意识调查中，意识到自己眼病存在时间在 1 年以上的病人为 89.6%。治疗障碍主要为：还能看见、经济困难、年纪大不要求手术、不了解手术效果如何。由此可以看出，农村视力损伤病人对生存质量的要求比较低，自我保健意识低下，导致其不愿意接受治疗。同时也提醒我们手术质量的重要性[10]。

在眼病健康意识方面，将近 50% 的病人没有把视力下降和眼病联系起来，这也许是眼睛有症状不就医，没有意识到眼病可以治疗的主要原因。眼病意识有明显的城乡差别，而且与文化程度有关，最主要信息来源是听周围人谈论及通过电视节目，因此，选择合适的宣教途径，在农村进行眼病卫生知识宣传教育是很有必要的[11]。

老年的病人如此，而在 8～14 岁儿童的眼病调查问卷中：41.1% 的视力差的儿童意识到可能有眼病，未治疗的原因仍然是：没有关系，还能看见。因此，加强儿童与家长眼病知识的宣传教育，定期开展眼病普查，是早期发现、及时治疗的重要措施。

目前，农村多数视力损伤病人仍然处在一种"三不知"状态（不知道自己眼病可以治愈，不知道去哪，去找谁可以得到帮助）。国际防盲协会于 1994 年提出的防盲工作"三 A"原则——适当的、能负担的和可接近的（appropriate，affordable，accessible）是适合我国国情的。发展经济，降低医疗收费，提供效优的眼病治疗方案，提高医疗的可接近程度，是提高视力损伤病人就医的关键。

六、视力损伤病人的生存质量

生存质量研究始于 20 世纪 70 年代，近期在眼科流行病学研究中也得到越来越多的重视。它使防盲工作者对视功能所造成精神、心理和社会活动的负担有更全面的认识，可为人群的疾病评价提供更有力的依据。

问卷是研究生存质量的主要工具。一般选用的量表与日常视觉活动具有相关性，并根据人群特点加以改动。我国眼科防盲工作者不仅在探讨制定一个可量化测定视力损伤病人视功能相关生活质量的量表，评价其信度和效度方面作出了努力，并在此基础之上，对一些视力损伤病人的生存质量做了研究。

视力状态是生存质量的显著决定因素。视力障碍明显影响人群的日常生活（自理、社交、活动）、精神健康（心理）、社会负担等总体健康状态。如白内障病人，50% 病人在行为上、26% 在自理能力、30% 在情感方面、57% 在日常生活中有障碍[12]。而在这些疾病得到治疗（白内障摘除联合人工晶状体植入术）后，可以不同程度地改善病人的生存质量，使病人的自我照顾能力、日常活动能力较术前得到了改善，减轻了家庭和社会负担。而眼外伤病人手术后的生活质量总分及视功能、社会活动、精神心理、身体功能四方面的得分有明显的提高。但不同文化程度的病人对术后视力恢复的期望有明显的差别，并直接影响其术后的精神状态。从此可以推测，仅用视力检查来评级视力损伤病人的治疗效果具有一定的片面性，视力的恢复和与视力相关的生存质量改善程度并非是完全一致的。

目前，在视力损伤病人的治疗中，更多的是重视药物、手术等治疗过程，而忽视了疾病时间、治疗方式、治疗时间、疾病并发症、文化程度、经济收入都对生存质量有影响。很有必要将病人的主观感觉、心理学和社会学内容引入治疗观念中，使其得到社会、精神和生理几方面的康复，具有十分重要的社会意义[13]。

七、视力损伤病人的康复状况

为了对损伤病人进行积极干预，WHO、多家防盲国际机构联合提出"视觉 2020：人人享有看得见的权利"行动计划，号召全球采取积极行动，旨在 2020 年前在全球范围内消灭可避免盲。1999 年 6 月我国在"视觉 2020"行动计划上签字承诺。2013 年第六十六届世界卫生大会提出了《2014—2019 年预防可避免的盲症和视力损伤行动计划草案》——面向普遍的眼健康：2014—2019 年全球行动计划，总目标是减少可避免的视力损伤，保证视力损伤者能够得到康复服务,到 2019 年,将全球可避免的视力损伤患病率从 2010 年的基线值减少 25%。目的是通过增加整合在卫生系统中的全面眼保健服务可及性来实现总目标。

该计划的五项原则和方法为:普遍可及和公平、人权、基于证据的实践、生命历程方法和赋予视力损伤人群权利。

行动计划的三个目标包括:

目标一:针对生成视力损伤严重程度及原因和眼保健服务证据的需要,倡导成员国对眼健康做出更大的政治和财务承诺;

目标二:鼓励制定并实施综合性国家眼健康政策、计划和方案,开展符合 WHO 加强卫生系统、改善健康行动框架的眼健康活动,增强普遍性;

目标三:建立多部分参与和有效伙伴关系以加强眼健康。

我国作为世界上最大的发展中国家,在低视力病人的预防治疗及康复各方面都面临十分严峻的挑战。20 世纪 80 年代初,在中国残疾人联合会、眼科及社会各界的重视下,我国低视力康复工作开始进入正规发展阶段。

从 1988 年开始制定的全国"八五"第一部康复规划到"九五"、"十五"和"十一五"规划,都将低视力康复列入重点。国家卫生和计划生育委员会"百万贫困白内障病人复明工程"项目在 2009—2011 年期间,帮助 109 万贫困白内障病人重见光明,"十二五"期间已经圆满完成项目。《中国残疾人事业"十一五"发展纲要》提出要为 10 万名贫困低视力者免费配用助视器,而且要求各级残疾人用品用具站会同有关单位,扩大助视器供应品种和数量,提供信息服务,形成助视器供应服务网络。目前,已经建立了中国残疾人用品开发供应总站,在我国的某些大城市建立了助视器的生产定点厂家,至今我国已有近四十万低视力病人配戴了低视力助视器。2008 年度全国残疾人小康实现程度监测结果显示:七类残疾人接受康复服务的比例增加,而视力损伤人接受服务的比例增加是最大的,达到了 21.7%。

尽管取得了成绩,但要实现"2020 年消除可避免盲"的战略目标,任重道远。具体表现在:

① 2006 年全国残疾人抽样调查资料显示:我国仍是世界上盲和视力损伤最严重的国家之一。

② 目前白内障仍然是我国首位致盲眼病,百万人口白内障手术率(CSR)低,因此需要加强对贫困白内障病人的治疗。在提高白内障手术率的基础上,手术质量的提高将成为我国视力损伤康复工作的目标。

③ 需要高度关注中老年人群中的视力损伤情况,未经矫正的屈光不正以及青光眼、年龄相关性黄斑变性、糖尿病性视网膜病变等一些致盲眼病应加强防治和研究工作。

④ 需要加强儿童眼病的筛查,降低儿童盲的发生率。

⑤ 低视力康复服务远远不能满足病人的需求:由于缺乏国家大型研发资金的支持,虽然我国已有定点厂家生产各种光学助视器和电子助视器,但数量、质量和品种与国外相比较,尚待进一步提高。因此,研发新的符合中国低视力病人消费水平的助视器,通过及时的低视力康复,使得这些低视力和盲的病人从依赖他人和社会的帮助生活,过渡到独立自主地生活,为社会创造价值。

⑥ 防盲治盲管理人员和县级医院眼科专业技术人员缺乏且分布不平衡[14]。

⑦ 群众防盲治盲意识仍需加强。

第三节　远程眼科医疗

一、远程医疗

世界各国都普遍存在这样的问题,即眼科专家大多集中在大城市,在农村和偏远地区很少有专家,这里的病人很难得到专家的眼保健服务。而远程眼科学的发展,不仅使病人消除了不必要的旅行花费,地理位置也将不再成为病人获得高质量眼保健服务的障碍。

远程医疗从广义上讲是使用远程通信技术和计算机技术来实现远距离的疾病诊断、治疗和健康护理等多种医学功能的医疗模式。它包括远程诊断、远程会诊咨询及护理、远程教育、远程医疗信息服务等所有医学活动。从狭义上讲,是指远程医疗,包括远程影像学、远程诊断及会诊、远程护理等医疗活动。

利用远程医疗系统,可以不受空间距离的限制,使条件好的医疗机构为异地的病人进行疾病诊断和健康护理服务,或者为异地医生提供手术指导和疾病诊断、治疗的咨询。其最大优点是资源共享的高效性、对紧急情况能紧急处理的时效性、节省医院和病人开支的经济性。中国拥有 13 亿人口,但仅有有限的眼科人力资源和仪器设备,平均每 10 万人中拥有 2 名左右眼科医生,并且眼科专业人员主要集中在城市,保健服务仅能覆盖需要人口的30%。80% 的盲和视力损害是可以避免的,但在社区中并没有足够的训练有素的眼科医务工作者来承担眼保健工作。因此通过远程眼科将大医院眼科的技术和资源辐射到社区,通过纵向的网格化社区医疗体系,使社区人群获得广泛的可以承受的高质量眼科服务,将满足社区人群对眼保健的需要。因此,远程眼科作为远程医疗的一部分,是我国未来解决眼科医疗供需矛盾的发展趋势之一。

远程眼科的作用:①为社区病人提供与眼科专家沟通的平台;②对社区进行眼病筛查、诊断、监测和处理;③不同学科资源共享(比如糖尿病病人眼科和内科的信息共享);④开展研究和临床试验合作;⑤对社区医生进行远程教育[15]。

远程眼科目前除了应用已经成熟的远程会诊系统外,糖尿病视网膜病变筛查体系也是常用的模式之一[16]。

北京同仁医院可及性的远程眼病筛查模式介绍

糖尿病视网膜病变早发现和早治疗可以有效地降低失明风险和治疗成本。然而,我国大量的糖尿病病人分布在农村,很多病人到了眼病的晚期才就诊;老、少、边、困的县级医院医疗服务能力相对匮乏,一些县医院没有眼科,另一些县医院甚至不能为病人提供基本的眼科服务,不能为糖尿病病人提供早期筛查,不能做到糖尿病眼病的早发现,早治疗。为了有效缓解日益加重的这种需求矛盾,减低糖尿病病人失明风险和治疗成本,北京同仁医院眼科研究所会诊中心从 2006 年开始尝试可及性的远程眼病筛查模式。

可及性的远程眼病筛查模式是县级医院医院利用数码眼底照相机获得当地糖尿病视网膜病变病人等眼病的眼底像,通过互联网技术上传到上级眼科中心,并对之进行分析评价，做出诊断和治疗建议并反馈给县级医院。远程医疗使糖尿病性视网膜病变的筛查模式简单、快捷、方便、及时，提高了农村病人医疗服务的可及性，使边远地区的病人可以享受大医院眼科的医疗服务而不再受地域的局限。

北京同仁医院眼科研究所会诊中心目前已经与内蒙古自治区、河北省沧州市、河北省石家庄市，河南省安阳市、信阳市、濮阳市，江苏省徐州市、连云港市，山西省晋中市、太原市等100多家县级医院医院建立了医疗网络，每天均有眼科专家对县级医院医院上传的眼科影像资料进行阅片，给出诊断、治疗建议。会诊中心每日的工作量约为200人/天，网络运行至今已经为数十万名病人进行眼底照相和眼病筛查。

需要强调的是：糖尿病可导致失明。糖尿病视网膜病变早期发现是可以治疗的。要早期发现糖尿病视网膜病变，最有效的方法是定期眼底检查，包括检眼镜检查和眼底照相筛查。远程筛查糖尿病视网膜病变是一种简单、快速、可行的适用于县级医院的筛查模式。

二、双向转诊

"转诊"概念常以医院的等级进行划分，除在同等级综合医院间进行转诊外，还可以将转诊分为纵向转诊和横向转诊。纵向转诊包括正向转诊和逆向转诊。正向转诊指由下级（社区）医院向上级医院逐级转诊，逆向转诊是指由上级医院向下级（社区）医院转诊。通常所说的双向转诊也就是纵向转诊。横向转诊则指向同级别专科、专长医院转诊。

由于社区卫生服务机构在设备和技术条件方面的限制，对一些无法确诊及危重的病人转移到上一级的医疗机构进行治疗。上一级医院对诊断明确、经过治疗病情稳定转入恢复期的病人，确认适宜者，将重新让病人返回所在辖区社区卫生机构进行继续治疗和康复。其目标是为建立"小病在社区、大病进医院、康复回社区"的就医新格局。

在我国医疗体制改革进程中，双向转诊制是在社区首诊基础上建立的扶持社区医疗卫生，解决"看病难、看病贵"的一项重要举措，对于减少由于城市综合性大医院承担大量常见病、多发病的诊疗任务而造成的卫生资源浪费，以及县级医院和社区医疗服务机构需求萎靡、就诊量过少等现象具有重要意义。

"双向转诊"制度的关键：规范化的管理，同时要做到区域卫生资源的合理规划。合理地利用资源，按照双向转诊社区人口密度，根据当地发病率，并根据当地的医疗资源条件来定，要保证社区医院有相当数量的病人转给对口医院。如果病人只对一个医生和医院，就用不着重复检查，自然而然地形成有效的运转。

1. 对社区医疗站设备技术不足的、不能处理的病例，由全科医生负责会诊、转诊。

2. 为专科医院医生提供病人的健康资料，包括病史、临床检查资料等。

3. 对转诊病人进行随访，随时与专科医生联系，掌握病人在转诊治疗期间的治疗情况以及病情的发展变化。

4. 病人结束在专科医院的治疗后，要求专科医院提供转诊期间治疗及用药情况，并把病人转回到社区医疗站，做到双向转诊。

双向转诊的原则包括：

（1）病人自愿原则：从维护病人利益出发，充分尊重病人的选择权，真正使病人享受到双向转诊的方便、快捷。

（2）分级诊治原则：大病在医院，小病在社区；常见多发病在基层，危急重症在上级医院。

（3）医疗资源共享原则：加强技术合作和人才有效流动，促进资源合理共享。

（4）连续治疗原则：建立有效的上、下转诊渠道，保证病人治疗的整体性和获得持续性医疗照护。

第四节　县级医院实用防盲管理

我国目前面临人口老龄化的现实，并且老龄人口大多分布在农村地区。由于受教育水平和经济水平以及传统观念的影响，相当一部分眼病病人并不积极寻求治疗机会，甚至放弃治疗机会。而医疗机构，坐等病人就医者多，要提高眼病的诊疗效率，县级医院不但要有高质量的眼科手术技术，还要有对眼科建设的整体观念和管理理念，并对该院的医生和护士开展青光眼、屈光不正、糖尿病视网膜病变等常见疾病服务能力的培训，并指导其对这些疾病易患人群进行筛查，从整体上提高该院眼科的服务能力。

一、社区筛查与转诊体系的建立

主动开展社区筛查，避免简单等待病人就诊，是发展和保持高质量、大数量、可持续的白内障手术服务的关键步骤。通过社区筛查可以提高病人对服务的需求，提高眼科服务产量、服务质量和成本效益。

（一）开展社区筛查的目的

1. 提高眼科服务的可及性与服务量　县医院通过社区筛查活动，提高社区病人的疾病意识；发现需要眼科服务的病人，提供合适的治疗或者转诊服务，提高眼科服务量；提高社区对医疗服务机构的设备和服务能力的认知、社区人群对医疗机构的信任度[17]。

2. 提高社区的参与　筛查需要社区的参与，被发现有问题的病人可以到达合作医院进行进一步的检查和治疗。经过治疗的满意病人回到社区，社区可以协助进行眼病的教育。

3. 进行健康教育　提高社区居民爱眼护眼的知识。

4. 医务人员的培训和发展　参与社区工作不仅能提高眼科医生的临床技巧，同时亦能培训他们的沟通、倾听技巧、领导和管理能力等。

（二）开展社区筛查的要点

1. 明确需要优先考虑的眼病和项目（比如白内障、沙眼还是学校筛查项目等），在资源有限的前提下，寻找必须优先解决的问题，结合医疗机构自身的需求，集中资源针对本地区最重要的眼病问题。

2. 决定优先的服务人群（农村、贫困，孩子还是老人等），这个方面要根据数据和已有的服务能力决定。

3. 重视社区的参与。

4. 设计和实施眼病筛查的策略和流程。

5. 及时回顾和反馈 筛查后及时总结社区筛查活动的效果和存在的问题；定期检查手术后视力情况和复明率，并向社区反馈；定期总结临床流程并调整以配合社区筛查活动。

6. 合理运用公共关系 在组织社区筛查活动过程中，要合理运用公共关系。具体的公众关系措施包括：

（1）利用满意病人进行口口相传的宣传模式。

（2）通过健康教育、在社区对参与人员进行表彰等创造社区服务的良好形象。

（3）通过提高服务质量进行医院的声誉建设，同时要进行相应的媒体宣传。

（4）与政府部门或者慈善组织合作开展复明或者视力康复等眼科服务项目。

7. 重视解决信息障碍 由于病人的教育水平和传统观念的影响等，即使病人知道有眼病，仍然有相当部分的人对治疗措施存在错误认识，比如白内障必须成熟才可以手术、孩子的视力会随着年龄变好等。这些信息上的问题都会导致治疗的延迟或者放弃。

8. 重视经济因素 采用完善医疗保障体系和社会救助体系，有效解决贫困人群的就医问题，是提高病人接受治疗的有效手段。

9. 重视交通障碍。

二、社区筛查与转诊体系的实施

（一）社区筛查体系的要素

社区筛查体系应该包括以下要素：

1. 发起者 医疗机构的领导层和眼科服务团队。

医疗机构的领导者必须清楚明白主动开展社区筛查活动的必要性，并提供行政支持，支持成立筛查团队；协调医院的业务流程和收费体系；寻找潜在的支持服务量拓展的慈善组织或个人、协调政府等部门提供行政支持；协调媒体宣传。

社区筛查团队的主要职责是负责开展眼科服务需求调查、寻找潜在的社区关键参与者（志愿者）、制订筛查计划，布置社区筛查活动，协调沟通社区志愿者（关键参与人）参加筛查、组织健康教育、协调乡村医生培训，社区筛查时负责登记病人，整理工作记录等。

2. 可能的参与者

（1）医疗机构的医护人员：医疗机构的医护人员主要负责实施疾病筛查时的技术工作和健康教育及培训乡村医生。

（2）社会上的志愿者：可以吸引高校的学生、共青团员、其他志愿者等作为社区筛查活动的志愿者参与活动。

（3）社区内的志愿者（关键参与人）：社区内的志愿者在社区筛查活动中的参与至关重要。社区内的志愿者一般是社区内有一定影响力的人，例如村干部、有威望的乡村医生等。说服他们参与筛查工作，可以增加社区筛查活动的有效性和影响力，并降低活动成本。

（4）政府内提供行政支持的部门：社区筛查活动应该积极寻求政府行政部门的支持。

（5）卫生行政部门：提供社区筛查活动的合法性支持，组织乡医村医参加眼科知识培训，与公共卫生服务均等化等工作结合，形成长效机制。

（6）可能的赞助者：慈善机构、残联、民政单位等。

（二）社区筛查的操作流程

1. 建立社区眼科（筛查）服务站点　在服务点开展眼病筛查、健康教育等活动。社区眼科（筛查）服务点一般要综合考虑辐射的人口、交通便利性、志愿者的建议等条件[18]。

（1）眼科筛查点的目标：白内障、外眼疾病、青光眼、屈光不正、糖尿病视网膜病变等是县级比较容易检查和治疗的眼科疾病。因此在眼科筛查点的主要工作是筛查团队根据自己的条件，建立合理的流程筛选出这些病人并提供服务或者转诊。

（2）人员和设备的考虑：筛查负责人，协调员、医务人员、司机等。

（3）建议的筛查点的流程：流程需要保证发挥人力和设施的最大作用。

2. 开展社区志愿者（关键参与人）培训　加强对组织社区筛查活动的医疗机构的认识，了解筛查流程，增强自身的参与意识，从而提高社区筛查活动的效率。

3. 建立社区转诊体系　为了长期开展眼科服务社区筛查活动，有必要建立完善的转诊体系。结合国家目前开展的医疗改革和公共卫生服务均等化等工作，可以选择乡医、村医作为社区筛查活动的关键参与人，对其开展培训，由其定期组织眼科疾病筛查活动并组织转诊。

4. 开展社区筛查活动　在社区面向潜在的眼病病人开展的具体筛查活动包含了健康教育、服务咨询、为病人进行眼病检查、为老人提供老视眼镜等活动。建议需要手术或特别护理的病人到提供眼科服务的医院去治疗。

三、组织眼科筛查点的步骤

（一）开始眼科筛查活动的快速估计

在开展筛查活动的之前，应该对以下内容进行快速评估：

1. 有足够的工作人员吗？（筛查点组织者、医疗 / 辅助医疗人员、交通员等。）
2. 资源足够吗？（财政、办公室、沟通、交通、设备。）
3. 筛查点的环境怎样？（该地区有没有与其他项目相冲突？）
4. 有没有赞助者？（资金支持、宣传、志愿者、建立设施、接待等方面。）
5. 筛查所有眼病还是只是白内障？
6. 有没有人口和流行病学方面的统计数据？
7. 有没有特别的日子（节日）来开展筛查服务？
8. 有没有成功计划筛查服务点的组织步骤和策略？
9. 有没有成功指导筛查服务点的开展步骤和策略？
10. 筛查成本的负担者？
11. 是否当场进行数据收集和保存？
12. 有没有其他需考虑的内容？

（二）眼科筛查活动步骤

眼科筛查点的活动可划分为下面几个方面：开展筛查前的活动；开展筛查当天的活动；开展筛查后的活动；追踪活动。下面分别描述。

1．开展筛查前的活动

（1）认清目标地区。

（2）与赞助者联系，告知筛查点的需要。

（3）帮助支持者了解他们的义务（志愿者、家具安排、场地清洁和布置、宣传和接待所需的资金）。

（4）找出一个与当地节日、收获或假期不冲突的日子。

（5）定期参加在医疗机构召开的会议，讨论每个筛查点需要的医生人数、辅助医疗人员、司机和车辆方面的问题。

（6）确定筛查点医疗岗位，并通知所有相关人员。

（7）安排接收必需物资（如药品、器械等）。

（8）为筛查点的医疗人员安排车辆。

（9）收集所有需要的信息生成报告。

对于刚开始眼科筛查的医院来说，在开展筛查前的 2～3 个星期，眼科筛查点的医生、筛查点的组织者、赞助机构代表以及医院相关的人员一起开个会，决定适合的筛查地点，以及交通和供给等方面的特别需求是很有帮助的。下面是建议会议讨论的内容：

（1）根据筛查点的所在地区，确定目标村庄及其人口。

（2）根据地理和流行病学统计数据，预计目标地区的眼病问题。

（3）根据现有资料：如患病率、发病率等，估计筛查点病人的数量或预计手术量等。

（4）确定所需人员（医生、眼科助理、其他辅助医疗人员、筛查点组织者等）的人数。

（5）确定所需相关设备。

（6）宣传方面确定：宣传资料的印刷、广播宣传（麦克风和喇叭）等。

（7）列出在目标地区需要联系的当地健康保健、教育和社会服务人员名单。

2．筛查当天的活动

（1）送医疗队、需要的文件和设备到筛查点。

（2）协助筛查点每个程序、各种家具的布置。

（3）指导志愿者怎样正确输入信息（姓名、年龄、性别、地址、日期和筛查地点），怎样控制病人人流量和协助筛查点工作。

（4）协助咨询员进行建议手术病人的收集和咨询工作。

（5）把病人的资料录入到病人记录中去。

3．筛查后的活动

（1）接收从眼科筛查点来的病人。

（2）告知医生和辅助医疗人员关于这些病人的术前需求。

（3）提供关于滴眼液、预防事项、卫生等方面的咨询。

（4）在筛查点进行复查信息。

4．追踪

（1）在眼科筛查点结束后的半月内，给赞助组织送去附有赞助贡献的感谢信。

（2）确定筛出病人的就诊、手术、复诊日期。

（3）撰写眼科筛查点统计数据报告。

（4）定期把筛查点的统计数据信息和资料送到当地政府部门、卫生部门，以鼓励他们继续支持和合作。

（5）在该地点计划将来的项目。

（三）保证成功筛查点的要素

1．与筛查点赞助者一起做好活动前的准备工作。

2．挑选一个不少于 3000 人，附近包括几个村庄和部落参加筛查的地区作为筛查点开展的目标地区。

3．寻找一个容易到达、大小合适的地方作为筛查地点，最好是校舍或相似的建筑，有水、电以及必需的家具（椅子、长凳、桌子）。

4．筛查开展的日期不要与当地节日和收割季节冲突。

5．社区高参与率是达到预定目标和服务社区病人的关键。村长和当地政府官员可以利用他们的影响，去说服村民参加筛查，也可以为开展筛查活动提供一些设施。鼓励社区的医生把有眼病的村民送到筛查点来。老师可以劝说学生去寻找病人，特别是他们的家人。通过这些方法增加社区人群的参与，有利于减少宣传成本，增加参与量。

6．宣传是保证成功的主要工具，通过眼科筛查点的宣传吸引大部分的农村病人到筛查点来。

7．在难于到达的情况下（如缺少公共交通工具、缺少金钱或因为失明行动不便），最后能够帮助当地的居民安排交通工具把可能患眼病的人从周边的村庄带到筛查点来。

8．预计筛出的病人数量，为筛出的病人提供就医便利。

9．成本考虑　开展一次筛查活动，就意味着产生许多费用。如宣传费用，医疗队的餐费补贴、交通费用、志愿者的花费、病人的交通费以及其他开支等。

眼科筛查点的成功有赖于组织者和赞助者。而筛查组织者的动员和协助能够影响筛查活动的方方面面。对每个筛查活动，都应该进行成功（或失败）的评估。筛查活动中的每个经验教训都能给筛查工作提供新的知识，促进筛查工作的改善。

四、项目管理流程与规范

项目管理是项目的管理者在有限的资源约束下，运用系统的观点、方法和理论，对项目涉及的全部工作进行有效的管理，以实现项目在预算内、质量符合预期要求、按时完成的目标。

项目管理的方法，按管理目标划分，有进度管理、质量管理、成本管理、安全管理、现场管理五种方法。按管理的量性分类，有定性，定量和综合管理三种方法。按管理的专业性质分类，有行政管理、经济管理、技术管理和法律管理等[19]。

（一）项目管理的十个知识领域

1．项目整体管理　是为了正确地协调所有项目各组成部分而进行的各个过程的综合。其核心就是在多个目标和方案之间作出权衡。

2．项目范围管理　是确保项目不但完成全部规定要做的，而且也仅仅是完成规定要做的工作。基本内容是定义和控制列入或未列入项目的事项。

3．项目时间管理　是为了保证在规定时间内完成项目，主要内容是制订活动排序和进度计划。

4. 项目费用管理　是为了保证在批准的预算内完成项目。基本内容是项目的估算和预算。

5. 项目质量管理　是为了保证项目能够满足原来设定的各种要求。基本内容是项目的质量保障和控制。

6. 项目人力资源管理　是为了保证参加项目者的能力能够最有效地使用以及团队的建设、开发。

7. 项目沟通管理。

8. 项目风险管理　是指在项目中识别并分析不确定的因素，然后对这些因素采取应对措施。即把有利事件的积极结果尽量扩大，而把不利事件的后果降低到最低程度。

9. 项目采购管理　为了获取货物或服务。

10. 项目干系人管理　项目干系人是指积极参与项目、或其利益会受到项目执行或完成情况影响的个人或组织。项目干系人管理是指通过沟通上的管理来满足其需要，解决其问题[20]。

（二）项目管理流程

项目管理流程一般包括为五个部分：项目的启动、项目的计划、项目的实施及控制过程、项目的收尾和项目的后续维护。

1. 项目启动　是指明确并核准项目，开始一个新项目。在项目开始之前，项目需要完成《任务书》。《任务书》中规定了要完成的工作内容、工程的进度、工程的质量标准、项目的范围等与项目有关的内容。

2. 项目的计划　是指确定和细化目标，并为实现目标而规划必要的行动路线。在项目管理过程中，计划是最复杂的阶段，项目计划工作涉及十个项目管理知识领域。在计划制订出来后，项目的实施阶段将严格按照计划进行控制。今后的所有变更都将是因与计划不同而产生的。因此，压缩项目计划编制时间，导致后期实施过程的频繁变更是导致项目失败的一个重要原因。

3. 项目的实施　项目实施阶段是占用大量资源的阶段，此阶段必须按照上一阶段定制的计划采取必要的活动，来完成计划阶段定制的任务。在实施阶段中，项目管理者将项目按技术类别或按各部分完成的功能分成不同的子项目，由项目团队中的不同的成员来完成。

4. 控制过程　是指定期测量并监控绩效情况，在项目的范围（是否按照计划的内容？）、时间（是否按照计划的时间表？）和成本（是否超出预算？）三大限制因素之间进行评估，衡量项目是否按照计划进行。发现偏离项目管理计划之处，以采取纠正措施。

5. 项目的收尾　这期间包含所有可交付成果的完成，如项目各阶段产生的文档、项目管理过程中的文档、与项目有关的各种记录等。同时通过项目财务审计。收尾阶段的结束标志是《项目总结报告》，这个总结不仅对本次项目是一个全面的总结。同时，也是为今后的项目提供一个可以参考的有经验的案例。收尾阶段完成后项目将进入维护期。

项目的后续维护期的工作，是使项目产生效益的阶段。

（三）项目管理的具体流程

1. 项目的设计　对所要做的项目事情有一个框架性的设计。

2. 生成项目的总体目标与思路。

3．对项目的总体目标的评估和选择。

4．确定项目具体的目标与内容。

5．针对目标与内容，制订项目的实施方案。

6．项目干系人批准计划，签署项目任务书。

7．项目的实施、正式开展、进展项目。

8．项目的监控与评估 项目开始实施之后，就要考虑计划执行得如何，有无问题，要对进展情况进行监控、监测和控制，包括：

（1）监控项目总目标，如有问题就返回到步骤2，重新修正项目的目标。

（2）监控项目的具体目标与内容。如果有问题就返回步骤4，重新修正。

（3）监控项目的具体实施计划。具体的计划工作流程、对一些细节要进行评审，有问题就进行修改。

9．循环 按照整个过程不断地从计划的执行到监测、评估，修正，然后再执行，再评审，这个过程一直延续到全部工作结束。

10．项目的总结 项目全部完成以后，完成《项目总结报告》，并及时总结经验教训，作为今后项目的指导和借鉴。

11．结束项目

12．项目后评估 包含对于项目适当性、项目的效果与效率，项目技术，项目财务，项目的社会影响及项目持续性评估等[21]。

（四）项目管理方法

防盲项目具有较强的专业性，项目管理者除具有一定项目领导能力外，还应熟悉和了解项目中每一项技术，灵活运用各种项目管理工具[22]，通过各种图表、数值以及客观事实为依据，来分析问题并解决问题[23]。

1．德尔菲法 德尔菲法又名专家意见法或专家函询调查法，该方法主要是由调查者拟定调查表，采用背对背（团队成员之间不得互相讨论，匿名发表意见）的方式征询专家小组成员的预测意见，进行整理、归纳、统计，再匿名反馈给各专家，再次征求意见，再集中，再反馈，直至专家小组的预测意见趋于集中，最后做出预测结论（图1-4-1）。

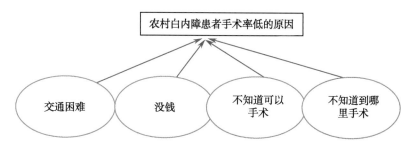

图1-4-1 农村白内障病人手术率低的原因（德尔菲法示意图）
调查农村白内障病人手术率低的原因：设计可能的原因发给邀请的专家，背对背求专家意见。对反馈的意见进行整理、归纳、统计，再反馈给各专家并征求意见，直至专家小组的预测意见趋于集中，最后得出农村白内障病人手术率低的原因：如经济困难、交通不便等

德尔菲法的特点是匿名性、多次反馈、小组的统计回答。这种方法的优点主要是简便易行，具有一定科学性和实用性，可以避免会议讨论时产生的害怕权威随声附和，或固执己见，或因顾虑情面不愿与他人意见冲突等弊病；同时也可以使大家发表的意见较快收集，参加者也易接受结论。主要缺点是过程比较复杂，花费时间较长。

德尔菲法在操作的过程中，应该注意：

（1）挑选的专家应有一定的代表性、权威性；

（2）在进行预测之前，首先应取得专家的支持，确保他们能认真地进行每一次预测。

（3）问题表设计应该措辞准确，不能引起歧义，征询的问题一次不宜太多。

（4）进行统计分析时，对于不同专家的权威性应给予不同权重而不是一概而论；

（5）提供给专家的信息应该尽可能的充分。

（6）只要求专家作出粗略的数字估计，而不要求十分精确。

（7）问题要集中，要有针对性，提问要先简单后复杂，先综合后局部。

（8）调查单位或领导小组意见不应强加于调查意见之中，防止出现诱导现象。

2．甘特图　又称为横道图、条状图。甘特图通过活动列表和时间刻度形象地表示出项目的活动顺序与持续时间（图1-4-2）。在图中横轴表示时间，纵轴表示活动（项目），线条表示在整个期间上计划和实际的活动完成情况。在现代的项目管理里被广泛地应用，主要关注进程管理（时间）。

甘特图的优点是图形化、直观明了、简单易懂。它直观地表明任务计划在什么时候进行，及实际进展与计划要求的对比。管理者由此可便利地弄清一项任务（项目）还剩下哪些工作要做，并可评估工作进度。传统甘特图的缺点是不能表示项目活动间的逻辑关系。

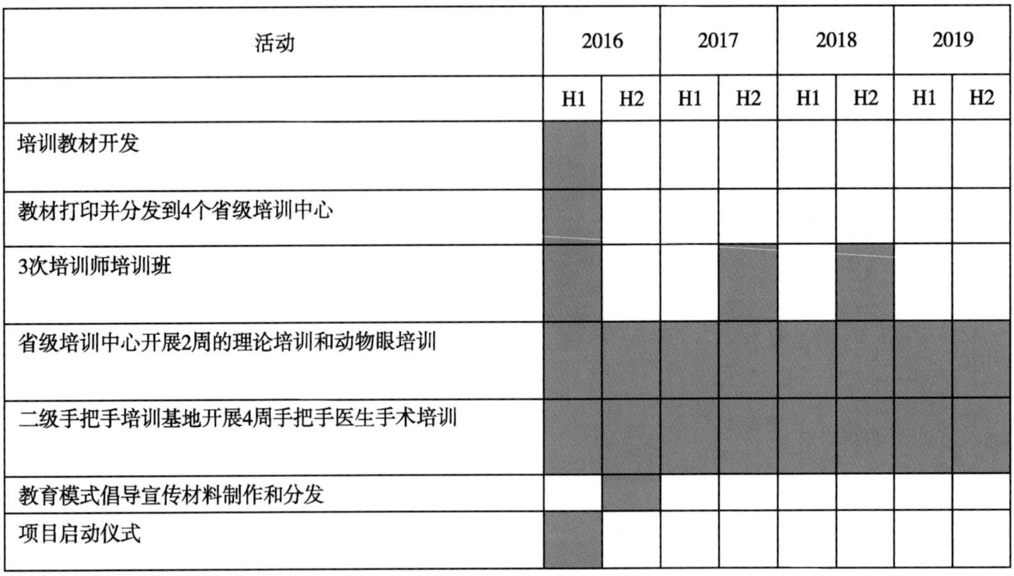

活动	2016		2017		2018		2019	
	H1	H2	H1	H2	H1	H2	H1	H2
培训教材开发	■							
教材打印并分发到4个省级培训中心	■							
3次培训师培训班	■			■		■		
省级培训中心开展2周的理论培训和动物眼培训	■	■	■	■	■	■		
二级手把手培训基地开展4周手把手医生手术培训	■	■	■	■	■	■		
教育模式倡导宣传材料制作和分发		■						
项目启动仪式	■							

图 1-4-2　县级服务团队培训项目时间表

此图显示了在县级服务团队培训项目中，项目的活动与时间关系。横轴表示时间，纵轴表示活动（项目），线条表示在整个期间，计划和实际的活动完成情况。如在2016年的第一个阶段（H1），需要完成教材的开发、打印并分发到4个省级培训中心，在2016年的第一阶段、2017年与2018年的第二阶段分别有一次培训师培训（阴影部分显示）

3. 鱼骨图　鱼骨图是一种发现问题"原因"的方法。其特点是简捷实用,深入直观。它看上去有些像鱼骨:问题或缺陷(即后果)标在"鱼头"外。在鱼骨上长出鱼刺,上面按出现机会多寡列出产生问题的可能原因,有助于说明各个原因之间是如何相互影响的(图 1-4-3)。

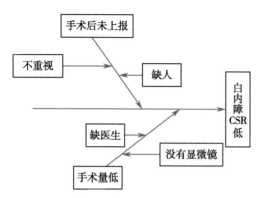

图 1-4-3　白内障 CSR 低的原因鱼骨示意图

应用鱼骨图分析白内障 CSR 低的原因。把白内障 CSR 低作为问题标在"鱼头",分析原因,如手术量低和手术后未上报,在鱼骨上长出鱼刺来显示。然后再分析手术量低的原因(缺医生、没有显微镜)作为小一级别的鱼刺显示,这样有助于说明各个原因之间的相互影响

(1) 鱼骨图使用步骤

- 查找要解决的问题。
- 把问题写在鱼骨的头上。
- 把相同的问题分组,在鱼骨上标出。
- 根据不同问题征求大家的意见,总结出正确的原因。
- 拿出任何一个问题,研究为什么会产生这样的问题。
- 可以针对问题的答案再问为什么。
- 在列出这些问题的原因后,可以列出可能的解决方法。

(2) 注意事项:一个质量特性画一张图,不要将多个质量特性画在一张图上,同时原因分析展开可能会不充分。

4. 流程图或框图:流程图是流经一个系统的图形代表。主要用来说明完成一项任务必需的管理过程(图 1-4-4)。流程图使用一些标准符号代表某些类型的动作,如决策用菱形框表示,具体活动用方框表示。但比这些符号规定更重要的,是必须清楚地描述工作过程的顺序。

流程图的优点是形象直观,各种操作一目了然,便于理解,并可以直接转化为程序。缺点是所占篇幅较大,由于允许使用流程线,过于灵活,不受约束,使用者可使流程任意转向,从而造成程序阅读和修改上的困难,不利于结构化程序的设计。

在防盲项目中,除了上述介绍的常用项目管理工具外,目前已开发有一些项目管理软件,如果能合理、正确使用这些合适软件,将极大地提高项目管理效率。

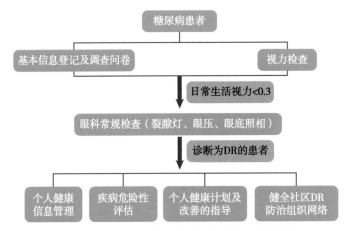

图 1-4-4　社区 DR 病人筛查与管理的流程示意图

此图展示了社区 DR 病人筛查与管理的工作顺序：对于社区的糖尿病病人，进行基本信息登记、调查问卷与视力检查，日常生活视力<0.3 的病人，进行眼科常规检查（裂隙灯、眼压、眼底照相）等来判断是否是 DR 病人，如果是，则进入到个人健康信息管理、疾病危险性评估等流程

思 考 题

1. 公共卫生眼科学的基本概念是什么？
2. 什么是患病率和发病率？二者的联系是什么？
3. 如何判断某地区白内障手术能力？
4. 什么是盲和视力损伤？
5. 我国的盲情有哪些特点？
6. 你们所处的地区眼健康状况如何？应该如何着手收集眼健康状况的相关资料？
7. 眼病筛查的基本要素有哪些？

参 考 文 献

1. 管怀进. 我国防盲与眼科流行病学研究的现状及发展. 中华眼科杂志, 2010, 46（10）: 938-943.

2. 李立明. 流行病学（供预防医学类专业）. 第 5 版. 北京: 人民卫生出版社.

3. Detry-Morel M. Compliance and persistence. J Fr Ophtalmol, 2006, 29: 216-225.

4. 赵家良. 提高白内障手术率是我国防盲治盲的当务之急. 中华医学杂志, 2013, 93（47）: 3729-3730.

5. 李凤鸣. 中华眼科学. 第 2 版. 北京: 人民卫生出版社, 2005: 2628-2639.

6. 第二次全国残疾人抽样调查办公室. 第二次全国残疾人抽样调查资料（上）. 北京: 中国统计出版社, 2007.

7. Zhao JL, Ellwein LB, Cui H, et al. The prevalence of vision impairment in older adults in rural China. The china nine-province survey. Ophthalmol, 2010, 117: 409-416.

8. Wang N L, Hao J, Zhen Y, et al. A Population-based Investigation of Circadian Rhythm of Intraocular Pressure in Habitual Position Among Healthy Subjects: The Handan Eye Study. Journal of Glaucoma, 2016,

25（7）：584-589.

9. Liang YB，Friendman DS，Wang NL，et al. Rationale，Design，Methodology，and Baseline Data of a Population-Based Study in Rural China：The Handan Eye Study. Ophthalmic Epidemiology，2009，16：115-127.

10. 高扬，徐昌森，徐栩，等. 白内障筛查及早期手术在防盲治盲中的作用. 中华医学杂志，2012，92（29）：2055-2058.

11. 许京京，何明光，吴开力，等. 广东省斗门县农村中老年人的眼病意识调查. 中华眼科杂志，2001，37（1）：28-33.

12. 孙葆忱，胡爱莲，吴敏，等. 盲与贫困的关系. 国际眼科纵览，2015，39（6）：361-367.

13. 赵家良. 从"防盲治盲"向"防治可避免盲和视觉损伤"转变. 中华眼科杂志，2015，7：481-483.

14. 胡翔，张睿，徐笑，等. 凝心聚力开创我国防盲治盲工作新局面. 中华医学杂志，2013，93（47）：3731-3732.

15. 李建军，张莉，彭晓燕. 远程眼科眼底像阅片诊断应注意的问题. 眼科，2014（04）：217-220.

16. 呙明，陈长征，刘剑平，等. 糖尿病视网膜病变远程筛查系统应用研究. 中华眼底病杂志，2012，28（3）：293-294.

17. 中山大学中山眼科中心. 眼科服务量拓展活动指南. 2016.

18. 李建军. 在人群中筛查青光眼的意义及实施方案. 眼科，2014（01）：71-72.

19. 程林. 设计项目管理与设计战略管理的关系. 科技与创新，2015（5）：31-32.

20. 丁荣贵，邹祖烨，王强，等. 领导干部需要具备现代项目管理的理念和知识. 中国软科学，2014（4）：30-33.

21. 张国梅，温跃春，柯根杰，等. 后评估体系在国际防盲合作项目中建立的探讨. 中国医学科研管理杂志，2010，22（5）：275-277.

22. 张国梅. 防盲合作项目管理常用工具应用. 实用防盲技术，2007，2（2）：1-3.

23. 美国项目管理学会. 项目管理知识体系（第五版）：2013.

第二章　白内障的诊断和治疗

本章节要点：

一、白内障病人术前完整的眼科检查，包括手术过程的知情同意

二、人工晶状体屈光度的计算

三、白内障手术的适应证和禁忌证

四、小切口白内障手术的步骤

五、白内障和人工晶状体手术术中和术后并发症的诊断、评估和处理

六、后发性白内障的诊断和YAG激光后囊切开术

　　各种原因引起房水成分和晶状体囊通透性改变及代谢紊乱时，透明的晶状体变为混浊称为白内障。白内障的病因很多，其中最多见的是老化，由于晶状体代谢退衰导致的白内障称为老年性白内障。儿童有先天性白内障，另外，眼部疾病（葡萄膜炎等）、遗传、紫外线和全身疾病（糖尿病等）、中毒、放射线、外伤、长期口服或局部使用糖皮质激素等都可以导致白内障[1]。

第一节　白内障的临床评价

一、视力

　　白内障的主要症状是无痛性、渐进性视力下降（图2-1-1）。目前在我国视力可能是决定手术的重要指标，有些医生以盲（<0.05）为标准，或0.1或0.2为标准。因为视力障碍的程度与晶状体混浊的程度和混浊的部位有关，例如视力同为0.1或0.2，但后囊性白内障比核性白内障造成的能力损害会严重得多，前者在明亮的日光或强照明下及在阅读方面比后者能力损害更为严重。因此，视力可能是手术的一个非常重要的指标，但不是唯一的指标，病人的自身需求也是手术的参考因素。

　　目前，检查视力（图2-1-2）主要应用国际标准视力表或对数视力表。激光视力检查对估计术后视力有益。临床实践中应分别检查双眼远视力、近视力、远近日常生活视力（在日常屈光矫正状态下的视力）和矫正视力，以大致估计白内障所致视力损害程度。对视力低下者，应例行光感、光定位、色觉检查。非常混浊的白内障也应有光感。光定位可确定有无视网膜脱离或严重的视野缺损。红绿色觉检查可得知黄斑部功能。

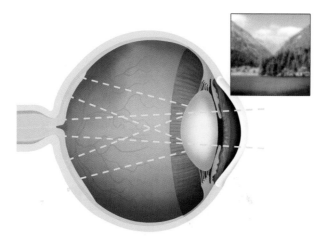

图 2-1-1　晶状体混浊导致视物模糊

当远处的平行光线经过正常眼内的屈光系统（角膜、房水、晶状体、玻璃体）折射后，光线可以聚焦到视网膜上，形成清晰的影像。然而病人存在晶状体混浊时，会导致晶状体对光线的折射能力下降，使光线不能在视网膜上形成清晰的焦点，引起视物模糊

　　视力检查是眼科的最基本检查之一，检查的环境需安静，光线充足，避免反光。检查视力时受检者取坐位，检查距离为 5m，因场地限制时可以如图 2-1-2 所示在 2.5m 处利用平面反射镜进行检查。遮盖一眼，左右眼分别检查，一般先查右眼再查左眼，未检查的眼睛应严密遮盖。最常使用的是"E"字母为视标的视力表，检查者由上而下逐行指视力表上的视标，要求受检者指出该视标的缺口方向。如受检者在 5m 处不能识别最大的视标（即 0.1），嘱受检者向视力表走近，直到能识别第一行视标为止，并对受检者的视力进行记录：受检者所在的距离（m）/5（m）×0.1。如在 2m 处才看清0.1 行，其实际视力应为 2/5×0.1=0.04。如在距离视力表 1m 处，仍不能识别最大的视标，则检查指数。受检者背光，检查者伸出不同数目的手指让

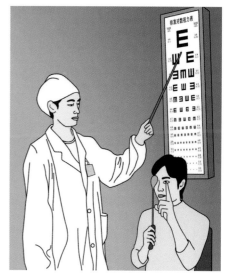

图 2-1-2　视力检查

受检者辨认，从 1m 距离开始，如受检者不能看清，检查者需要将手指逐渐移近，直到能正确辨认为止，并记录该距离，如"指数 /30cm 或 FC/30cm"。如指数在 5cm 处仍不能辨认，则检查手动视力，检查者的手在受检者眼前轻轻摆动同时询问受检者能否看到手动，如能看到，记下能正确判断手动的距离，如"手动 /20cm"或"HM/20cm"。如眼前手动不能识别，则检查光感。在暗室中用烛光或手电照射受检眼，另眼遮盖不透光，测试能否感觉光亮，记录"光感"和看到光亮的距离。然后再检查光定位，嘱受检者向前方注视不动，检查者在受检者 1m 处，上、中、下、左、右、左上、左下、右上、右下变换光源位置，用"+"、"-"表示光源定位的"阳性"、"阴性"。如受检者完全感觉不到光亮，则记录为"无光感"。

二、晶状体检查

要了解晶状体全貌，需充分散瞳后在暗室内进行检查。用灯光直接照射，看晶状体有无混浊及脱位。

白内障成熟与否，可用虹膜投影检查（图 2-1-3），即用电筒以 45°倾斜度照射瞳孔缘上，当晶状体尚未完全成熟时，由于其皮质与瞳孔区有很薄的透明区，在同侧瞳孔缘的晶状体上可见一新月形投影，如果此投影消失，证明白内障已经成熟了[2]。

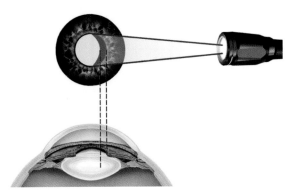

图 2-1-3 虹膜投影检查

用手电筒以 45°倾斜度照瞳孔缘上，当晶状体尚未完全成熟时，如晶状体混浊位于核心部，由于其皮质与瞳孔区有很薄的透明区，在同侧瞳孔缘的晶状体上可见一新月形投影，混浊越重阴影越窄。当晶状体全部混浊时，光线无法在皮质上形成投影，则新月阴影完全消失。这个征象是老年性白内障膨胀期的特征性改变，尤其是没有裂隙灯显微镜检查设备时，虹膜投影检查是判别白内障分期和防盲排查的一种实用方法

白内障根据混浊的部位不同，要采取不同的裂隙灯显微镜检查方法来确定白内障的部位、轮廓、混浊程度等，并判断是否与视力损害程度相符。必要时散瞳后再行检查。散瞳时应注意眼压。

老年性白内障是最常见的白内障，根据晶状体混浊的部位，老年性白内障分为皮质性、核性、后囊下性白内障，其中最常见的是皮质性。

（一）皮质性白内障

1. 临床表现　混浊首先出现于晶状体的皮质层，进而发展至全部。在混浊尚未出现以前，晶状体的纤维被液体挤开透明的裂隙称为水化现象。其中包括透明的小水泡，纤维板向心性分离及辐射状之纵行水裂，可视为本症的早期表现。

2. 临床分期

（1）初发期：灰白色混浊多先在晶状体赤道部皮质深部出现，呈楔形，作辐射状排列，当混浊未波及瞳孔区时视力多无明显影响。

（2）膨胀期又称进展期：楔状混浊渐向中央进行，晶状体其他部分也出现厚薄不一，形成各异的混浊区。皮质层因水分增加，使晶状体处于膨胀状态。此时前房变浅，晶状体表现常有均匀之纹理，呈丝状光泽。因前囊下仍有一层透明皮质，斜照时，可见虹膜投影。此期对具有青光眼素质者可能导致青光眼发作。这时视力减退已明显，并日渐加重。

（3）成熟期：经过数月或数年，晶状体内含的过多水分又逐渐消退，膨胀现象消失。晶

状体全部混浊,虹膜阴影消失。此期手术较理想(图 2-1-5)。

（4）过熟期:成熟期阶段长短不定。若过久,水分吸收,晶状体的星形纹失去,变成一致的灰白色,或在灰白色混浊上显有不规则的小白点。晶状体纤维液化呈乳液体,棕黄色晶状体核沉于下方,此即 Morgagnian 白内障。此期前囊膜松弛形成皱褶、且囊膜可变厚而不透明。同时前房加深,虹膜震颤,晶状体核随眼球摆动,可使囊膜破裂,晶状体脱位,继发青光眼,同时亦可使玻璃体液化,给白内障手术造成困难。

（二）核性白内障

核性白内障往往和核硬化并存。最初,混浊出现在胚胎核,然后向外扩展直到老年核,这一过程可持续数月、数年或更长的时间。在晶状体核混浊过程中可伴随着颜色的变化。早期,少量棕色色素仅仅积聚在核区而不向皮质区扩展。但有时皮质区很薄,也可呈现整个晶状体均呈棕色反光的外观。当色素积聚较少时,核心部呈淡黄色,对视力可不造成影响,眼底亦清晰可见。

随着白内障程度加重,晶状体核颜色亦逐渐加深,由淡黄色转而变为棕褐色或琥珀色。在长期得不到治疗的所谓迁延性核性白内障病例,特别是糖尿病病人,晶状体核最终变为黑色,形成所谓的黑色白内障。晶状体核颜色与核硬度有一定的相关性,即颜色越深,核越硬。

（三）后囊下性白内障

是指以囊膜下浅皮质混浊为主要特点的白内障类型。混浊多位于后囊膜下,呈棕色微细颗粒状或浅杯形囊泡状。有时前囊膜下也可出现类似改变。病变一般从后囊膜下视轴区开始,呈小片状混浊,与后囊膜无明显界限。在裂隙灯下检查时,有时可以发现混浊区附近的囊膜受累,呈现黄、蓝、绿等反射,形成所谓的多彩样闪辉现象。由于病变距节点更近,因此即使病程早期,或病变范围很小很轻,也会引起严重的视力障碍。

三、晶状体混浊分级

晶状体透明度变化是白内障诊断的重要依据,但如何定义"白内障",却始终存在争议。广义上讲,晶状体内出现任何混浊均可称作白内障,然而,绝对透明的晶状体是不存在的。况且,周边部微小混浊对视力无影响,诊断白内障就毫无临床意义。在白内障发展过程中,定量监测其混浊变化规律,对揭示白内障病因及判断治疗效果均有重要意义。此外,对现代白内障手术而言,晶状体核硬度也是一个非常重要的概念。在超声乳化手术中,晶状体核越硬,需要破碎的超声能量越大,操作时间越长,发生相关手术并发症的可能性也越大。

在白内障流行病学调查中常应用"年龄相关性眼病研究"(the age-related eye disease study,AREDS)所推荐的白内障分级系统,以及 WHO 白内障简化分级系统(a simplified cataract grading system)。在临床上还有其他几种有关白内障的诊断标准,比如 Chylack 等的晶状体混浊分级记录方法,即 LOCS 系统(lens opacity classification system,LOCS)。这一系统是将晶状体混浊的部位、范围、颜色、密度同标准照片进行比较,划分不同等级,以确定晶状体混浊的程度。此种诊断标准操作比较复杂,大多用于白内障实验研究。LOCS 系统是 1988 年由哈佛医学院 Chylack 等开发，1989 年改进为 LOCS Ⅱ（表 2-1-1）。1993 年更新为 LOCS Ⅲ（图 2-1-4），主要用于白内障的患病率研究及随诊研究。

表 2-1-1　LOCS Ⅲ 晶状体混浊分级标准

晶状体部位	混浊情况	分类
皮质（C）	皮质完全透明	C0
	少量点状混浊，轻微混浊	CTR
	点状混浊扩大，小轮辐状混浊位于瞳孔缘	C1
	轮辐状混浊，超过两个象限	C2
	轮辐状混浊扩大，瞳孔区约 50% 混浊	C3
	瞳孔区约 90% 混浊	C4
	混浊超过 C4	C5
核（N）	透明，胚胎核清楚可见	N0
	早期核混浊	N1
	中等程度核混浊	N2
	严重混浊，呈棕褐色	N3
后囊膜下（P）	透明后囊区	P0
	约 3% 混浊	P1
	约 30% 混浊	P2
	约 50% 混浊	P3
	混浊超过 P3	P4

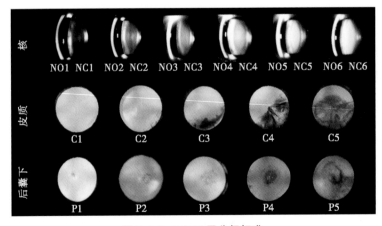

图 2-1-4　LOCS Ⅲ 分级标准

LOCS 系统是 1988 年由哈佛医学院 Chylack 等开发，1993 年更新为 LOCS Ⅲ，主要用于白内障的患病率研究及随诊研究。LOCS 系统分级是基于晶状体的皮质、核和后囊不同程度混浊来进行的。充分散瞳后，受检者坐到裂隙灯前，将 LOCS Ⅲ 标准照片放在病人的左或右肩后读片灯上，室内灯光调暗。检查时把裂隙灯调为裂隙光，裂隙灯的光强调为高度。作核性白内障分级时，裂隙光与视轴呈 45° 夹角，作皮质性白内障或后囊下型白内障分级时，裂隙光与视轴呈 0° 角，此时产生一致的照明、后照明或红光反射，光亮度应能分辨出所有的晶状体混浊。裂隙宽度为 0.2mm 或 0.3mm，检查时嘱病人向前看，裂隙灯对准瞳孔区，将焦距对准晶状体扫描瞳孔区观察晶状体情况

WHO 白内障简化分级是在瞳孔散大≥6.5mm 的状态下，用裂隙灯斜照法检查晶状体核，裂隙灯的光源与目镜的夹角为 30°～45°，对于皮质及后囊下混浊需应用后部透照法，裂隙灯的光源与目镜的夹角为 0°～5°。WHO 白内障简化分级系统包括核性混浊与颜色分级、皮质混浊及后囊下混浊分级。此分级系统来源于 LOCS 晶状体混浊分级系统，只是加以简化。

（一）WHO 晶状体核混浊（NO）

标准的核性混浊分为 4 级（0～3 级）。核性白内障标准 1：前、后胚胎核混浊，但是中央核区域依然可与之区分开；核性白内障标准 2：晶状体核更加混浊，没有清晰可见的中央透明核，红光反射减弱；核性白内障标准 3：晶状体核全部混浊，红光反射消失。

将裂隙灯下晶状体核混浊的程度与标准图片进行比较来分级：

0 级：核混浊较核性白内障标准 1 为轻。

1 级：达到核性白内障标准 1，但未达到核性白内障标准 2。

2 级：达到核性白内障标准 2，但未达到核性白内障标准 3。

3 级：达到核性白内障标准 3。

（二）WHO 晶状体皮质混浊（C）

分为 4 级（0～3 级），检查皮质混浊范围有两种方法：①圆周法：从瞳孔中心投影到周边来测量皮质混浊范围；②面积法：将各个象限不同大小混浊加在一起计算混浊面积。此外，以下两点值得注意：①只有在红色背景下有黑色阴影，才能确定为混浊；②先天性点状混浊，水纹及空泡不计于分级中。

0 级：皮质混浊以圆周法或面积法测量，混浊范围<1/8 象限。

1 级：皮质混浊以圆周法或面积法测量，为混浊范围≥1/8 象限，但<1/4 象限。

2 级：皮质混浊以圆周法或面积法测量，为混浊范围≥1/4 象限，但<1/2 象限。

3 级：皮质混浊以圆周法或面积法测量，为混浊范围≥1/2 象限。

（三）WHO 后囊下混浊（P）

亦分为 4 级（0～3 级），通过测量后囊下混浊范围的垂直长度来进行分级。

0 级：后囊下混浊的垂直长度<1mm。

1 级：后囊下混浊范围≥1mm，但<2mm。

2 级：后囊下混浊范围≥2mm，但<3mm。

3 级：后囊下混浊范围≥3mm，常需手术。

四、晶状体核硬度分级

一般来说，白内障形成过程中，晶状体核硬度不断发生变化，同时伴随颜色改变，而且两者存在一定的相关性。年龄与核硬度也有密切关系，特别是初发白内障的年龄与核硬度关系更大，有相同颜色的白内障，80 岁病人的白内障核硬度显然比 60 岁者要硬得多。

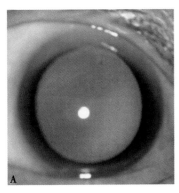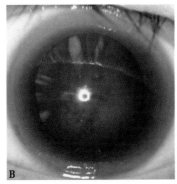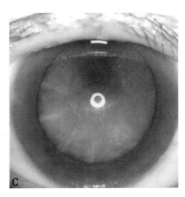

图 2-1-5 不同分期的白内障

A. 透明晶状体　B. 初期白内障　C. 成熟期白内障

对白内障病人进行检查时,如果没有浅前房的情况,充分散大瞳孔在裂隙灯显微镜下检查有利于对晶状体的仔细观察。如图 A 显示,正常的晶状体是透明的,可清楚地看到眼底的红光反射。如图 B 显示的初期皮质性白内障表现为周边的楔形混浊,中央的红光反射可见。如图 C 所示的成熟期白内障,在裂隙灯显微镜下可见晶状体完全呈现黄白色混浊,眼底红光反射不可见

　　眼底红光反射是判断晶状体透明性的一个重要指标,同时,在一定程度上可以反映晶状体核密度。软核性白内障呈现明亮的红光反射,并弥散至整个晶状体核;中等硬度核白内障,红光反射亮度减弱,且可在瞳孔区弥散出淡棕褐色反光。硬核性白内障,由于核质致密混浊,眼底红光反射较弱,有时仅在周边部可见。至于 V 级极硬核白内障,则瞳孔区除呈现深棕褐色反光外,无任何眼底红光反射。红光反射强弱及均匀程度不仅可以反映晶状体核密度,而且有助于判断和确认撕囊的轨迹,也可以精确聚焦在晶状体的任何层面,这对于保证术中操作的精确性是十分重要的。

　　晶状体核硬度,则主要是参照 Emery 及 Little 晶状体核硬度分级标准(表 2-1-2),根据裂隙灯检查结果(图 2-1-6),对其核颜色进行判断而分级。

表 2-1-2　晶状体核硬度分级标准

分级	颜色	白内障类型举例	红光反射
I(软核)	透明或灰白	皮质型或后囊下混浊型	极明亮
II(软核)	灰或灰黄	后囊下混浊型	明亮
III(中等硬度核)	黄或淡棕	进展期老年性白内障	略暗
IV(硬核)	深黄或琥珀	核性老年性白内障	差
V(极硬核)	棕褐或黑	"迁延性"白内障	无

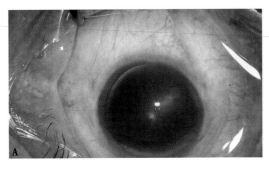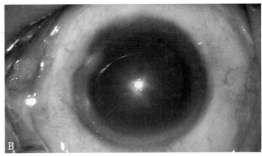

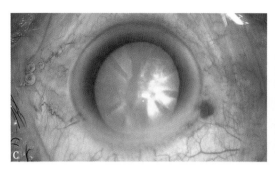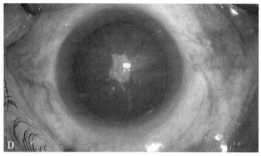

图 2-1-6 不同晶状体核硬度
A. Ⅱ级核 B. Ⅲ级核 C. Ⅳ级核 D. Ⅴ级核

晶状体核硬度的判断对于白内障手术适应证的选择具有重要意义，尤其是超声乳化手术。晶状体核越硬，需要破碎的超声能量越大，操作时间越长，发生相关手术并发症的可能性也愈大。Ⅰ级核为透明或淡灰白色，一般为皮质型或后囊下混浊型白内障的特点，比较容易被雕刻，只需很小的能量即可将其吸除。图 A示Ⅱ级核呈灰白或灰黄色，硬度稍大，对乳化针头及辅助器械均有阻抗，便于刻出一定形状的沟槽。图 B示Ⅲ级核呈黄色或淡棕黄色，Ⅲ级核硬度的白内障是超乳化手术最佳适应证。图 C示Ⅳ级核呈深黄色或淡琥珀色，较硬，往往需要的超声能量较高，并需要较复杂的劈核手法相配合，因此不适合于初学者。图 D示Ⅴ级核呈深棕褐色或黑色，超声乳化手术操作难度高，需要的超声能量很高，可能造成严重的角膜损伤，因此不适于作超声乳化手术，最好进行小切口白内障手术摘除

五、眼压检查

常采用 Goldmann 压平眼压计或者非接触眼压计等检查眼压，对诊断白内障是否合并膨胀期、晶状体溶解、晶状体脱位、葡萄膜炎等所致继发性青光眼或原发性青光眼有帮助。手术眼的眼压应当在正常范围。如果同时合并青光眼，应当作为复杂病例考虑。

第二节 病人的自我评估

一、视力减退

白内障病人的自觉症状主要有视物模糊、视力下降。当病人看东西时感觉模糊不清，视力减退，尤其对日常生活行为如看书看报、上下楼梯、走路、工作有影响，就应该及时就诊。如果是白内障引起的明显的视力下降，就有临床意义。

白内障导致的视力障碍与晶状体的混浊程度及位置有关，晶状体后极部接近屈光系统的结点，此处的轻度混浊也可以明显影响视力。视轴区的混浊对于视力的影响较远离视轴的混浊要大，当有轴性晶状体混浊的病人进入暗环境后，由于瞳孔的散大，视力可以得到提高。

不同类型的白内障对视力的影响也不同，仅仅轻度的后囊下白内障就能严重地影响视力，近视力比远视力下降更明显，可能是由于调节性瞳孔缩小的原因。相反，核硬化性白内障则近视力好而远视力差。皮质性白内障直至楔状混浊发展到视轴部位才会影响视力。

二、眩光

眩光是白内障病人常有的主诉，其严重程度可以从白天强光环境下对比敏感度减弱到

夜间迎面车灯或类似光源照射下产生致盲性眩光。白内障导致对比敏感度降低并产生眩光。光的颜色、强度和方向都和眩光的产生有关。

三、近视倾向

白内障发展增加了晶状体的屈光力，常引起轻度至中度的近视，这与晶状体核硬化导致晶状体屈光指数增加有关。老视病人减少了对老花镜的依赖，出现了所谓"二次视力"。当晶状体的光学质量恶化，这种暂时性的改善即丧失。当近视度数加深，或"老花眼"在阅读书报时反而不用戴花镜，应警惕白内障的发生。

四、有固定不动的眼前黑点

白内障病人有时会出现眼前黑影或黑点，尤其是在明亮的光线下感觉会更明显。

五、单眼复视与虹视

白内障的晶状体纤维发生不规则变化，可导致屈光状态的紊乱，出现单眼复视、多视、散视等症状。因吸收水分，晶状体纤维肿胀，注视灯光时可有虹视现象。

老年性白内障是一个长期缓慢的发展过程，晶状体从透明到完全混浊一般需要经历2～5年，有的甚至长达十几年，嘱病人定期到医院检查，不必有心理负担。

第三节　白内障的治疗

手术治疗是目前治疗白内障的有效手段。手术基本方式是摘除混浊的晶状体。囊外白内障摘除手术已经成为成熟的白内障治疗方法，在我国现阶段是县级医院治疗白内障的适宜技术。超声乳化手术近年来以损伤小、恢复快的明显优势在逐渐推广[3]。

一、白内障手术的一般原则与手术时机

对于每一个白内障病人，晶状体的位置、浑浊程度和混浊部位、有无震颤等，对决定手术时机及手术方式是必要的参考依据。不同类型白内障手术的一般原则与手术时机陈述如下：

1. 老年性白内障　由于现代囊外摘除术的成功率很高，并发症已大大降低，必须等待白内障完全成熟才能手术的观念已经改变。对于双眼白内障，特别是对多年也不成熟的后囊性或核性白内障，如视力已降至难以适应工作，即可考虑手术。

2. 先天性白内障　先天性白内障如合并有小角膜、小眼球、眼球震颤等症状，视功能预后往往不良。如为双眼全白内障，手术应及早施行。但早到什么程度，意见却颇不一致：目前认为宜在一岁内手术，以免影响视网膜功能的发育；但在一岁以下，特别是6个月前小儿，眼球过小，瞳孔散大不好，前房浅，术后发生并发症的机会较多。建议高年资白内障专家行超声乳化手术。两眼手术间隔的时间亦不宜过长，以免失去双眼单视功能或发生弱视。

3. 单侧性白内障　单眼视力明显下降时将影响双眼立体视，进行白内障手术后植入人工晶状体有可能获得比较满意的双眼单视。

4. 独眼白内障　可以在视力不能满足工作需要时提前手术。如另一眼曾做白内障手术失

败,应认真追查过去手术失败的原因,如继发青光眼、反复出血、视网膜脱离等,适当加以预防。

5. 并发性白内障 如患眼有葡萄膜炎,原则上至少待炎症消退后3~6个月方可手术。

6. 外伤性白内障 除外伤后合并有炎症或眼内异物取出不久者外,宜及早手术。如晶状体膨胀突入前房,或因晶状体物质过敏而引起炎症,应迅速手术。

7. 其他特殊情况 由于晶状体所致的继发性青光眼应迅速手术。完全脱位的晶状体应尽早手术,半脱位的晶状体如果混浊明显或者出现并发症如继发性青光眼等应尽早手术。球形晶状体如视力仍佳,可以作YAG激光虹膜根部切除以预防继发性青光眼。曾作穿透性角膜移植术者,宜在术后1年始作白内障摘除。

二、白内障手术适应证、禁忌证与手术方式

1. 适应证 对于初学者来说,白内障手术选择符合以下条件是理想的手术对象:

(1) 眼球暴露良好,眼睑松弛

(2) 角膜透明,无变性及营养不良

(3) 角膜内皮正常

(4) 虹膜结构正常,无营养不良

(5) 瞳孔散大充分,无变形

(6) 前房深度正常

(7) 眼底红光反射明亮均匀

(8) 前囊膜结构正常,有正常的紧张度

(9) 晶状体核中等硬度

(10) 晶状体位置正常,晶状体小带完整

(11) 眼底正常

2. 禁忌证 以下这些病人是初学者的手术禁忌证:

(1) 长期应用缩瞳剂或需要进行青光眼白内障联合手术的病人

(2) 浅前房

(3) 瞳孔无法散大

(4) 角膜混浊或并发角膜内皮病变者

(5) 葡萄膜炎并发白内障伴瞳孔后粘连

(6) 高度近视眼合并白内障

(7) 有眼外伤、玻璃体视网膜手术史

(8) 有器官移植史及有出血倾向者

(9) 脱位晶状体

(10) 伴有玻璃体脱入前房

(11) 独眼病人

强调:

对于先天性白内障、独眼白内障或其他复杂性白内障应特别慎重,应该由有能力完成高难度手术的医师主刀手术或转诊到上级医院进行手术。

3．手术方式

（1）白内障囊内摘除术：白内障囊内摘除术是在断离晶状体小带后，将晶状体连囊完整摘除的手术方式，目前临床已几乎不用，只适用于极个别特殊情况。

（2）白内障囊外摘除术：同传统囊外白内障摘除术比较，现代囊外白内障摘除术的突出特点是显微手术和闭合注吸系统的应用，从而使白内障手术更少盲目性和创伤性。小切口非超声乳化白内障摘除术的隧道小切口、撕囊、水分离等手术技巧，使现代囊外白内障手术技术又向前推进了一大步。超声乳化手术本身亦是脱胎于囊外白内障摘除术，许多基本手术技巧还需要囊外摘除术的基本动作作为支撑，临床上仍然存在术中发生异常情况时向囊外手术转化问题。现代囊外白内障摘除术以其规范的操作技术、适应证广泛、效果好，以及最能体现显微手术基本操作技术的特点，在我国县级医院医院仍将是白内障主导手术之一。

1）适应证：除了晶状体脱位和明显的半脱位以外，几乎所有类型的白内障均可进行囊外摘除术。

2）禁忌证：晶状体脱位或明显半脱位。

（3）白内障超声乳化术：白内障超声乳化术是近年发展很快的一种白内障手术方法，它利用超声波先把晶状体的硬核击成乳糜状吸出。超声乳化技术的发展经历了前房型超声乳化、后房型超声乳化、囊袋内超声乳化三个不同阶段。囊袋内超声乳化强调操作需在囊袋内完成，最大限度地保证操作过程的稳定性和安全性。白内障超声乳化术具有切口小、术后散光少、恢复快等优点。但是，此手术可造成角膜内皮损伤，导致角膜水肿与混浊（包括严重损伤后的永久性混浊）、晶状体后囊及玻璃体前界膜破裂、核坠入玻璃体等严重并发症。技术难度较高，学习曲线长。

适应证：十分广泛。除对角膜内皮营养不良、高龄的白内障病人外，几乎所有适应囊外白内障摘除术类型的白内障都可作为超声乳化手术的适应证。

三、白内障术前全身检查与评估

全身检查项目包括：血压、心电图、胸透、血常规、凝血四项、尿常规、肝功、肾功、空腹血糖、HIV、乙肝表面抗原和丙肝表面抗原。血压控制在 140/90mmHg 以下，空腹血糖控制在 6.7mmol/L 以下，稳定至少三天后才能做手术。

在做这些必要的检查基础上，还应该全面了解病人的以下情况，以保证手术的顺利进行。

1．一般情况　如术前发现病人发热、腹泻、感冒、精神异常、经期等情况，应推迟手术，寻找病因，对症治疗。这一点非常重要，若全身处于虚弱或高敏状态，易产生术中并发症及切口延迟愈合等。

2．心血管疾病　术前应例行心电图检查，特别是有心脏病病史病人。发现问题应请内科医生会诊，以便衡量手术利弊。必要时进行心电监护。对于高血压病病人，术前应使血压维持在接近正常水平。对舒张压长期维持较高水平的高血压病人，一定掌握降压速度和幅度。

3．血液病　重点是出凝血时间及凝血机制异常情况。术前常规检查凝血时间、凝血酶原活动度、血黏度及血小板计数，这对于联合玻璃体切除等手术尤为重要。一些研究证实：在白内障手术前10天应停用阿司匹林。因此，在决定手术的2周内，应慎用抗凝血类药物。

4．糖尿病　糖尿病的全身并发症和糖尿病视网膜病变的可能增加了糖尿病性白内障手术治疗的复杂性。血糖控制不良不仅增加手术风险，术后炎症反应也比较重，容易出现虹膜粘连并加剧糖尿病视网膜病变的进展。血糖水平控制在 6.7mmol/L（120mg/dl）为最佳手术指征；对病史较长、血糖很难控制在正常水平者，如手术为必需，其血糖水平最高不能超过 8.3mmol/L（150mg/dl）。

5. 泌尿系统疾病　术前例行尿常规检查，以排除泌尿系感染等疾患。如病人因尿道疾病正在服用 α₁ 阻滞剂（如坦洛新），该药物可以抑制、失活瞳孔括约肌，在白内障手术过程中通常会引起虹膜突然前涌、瞳孔缩小（即术中虹膜松弛综合征），导致手术操作困难。然而，停止使用 α₁ 阻滞剂并不能避免 IFIS 的发生，因此对服用 α₁ 阻滞剂的白内障病人进行手术风险较高。

术中虹膜松弛综合征（intraoperative floppy-iris syndrome，IFIS）

术中虹膜松弛综合征（IFIS）是白内障手术中出现的一种并发症，其表现为典型的三联征：术前散瞳后，术中瞳孔进行性缩小；松软的虹膜基质随正常的灌注流量产生浪涌现象；虹膜易从手术主切口或侧切口脱出。虽经术前充分的药物散瞳仍出现的术中进行性瞳孔缩小。目前多数学者认为术中虹膜松弛综合征与服用一种治疗慢性前列腺增生的高选择性肾上腺素 α₁ 受体拮抗剂坦洛新有关。IFIS 的处理方法包括：

- 术前采用 1% 阿托品扩瞳，必要时术中可前房注射苯肾上腺素或肾上腺素稀释液；
- 使用高黏性 2.3% 透明质酸钠的软壳 - 超软壳技术；
- 在超声乳化手术中采用低灌注（20～25ml/min）或低吸力（≤250mmHg，1mmHg = 0.133kPa）；
- 根据情况应用虹膜拉钩或瞳孔扩张环等。

---

6. 呼吸系统和消化道疾病　慢性支气管炎病人的咳嗽以及胃肠道疾病病人术后的恶心呕吐等，均可导致切口裂开、眼内出血、人工晶状体移位及眼内容物嵌顿于切口等。严重者还可诱发心力衰竭，产生严重后果。

7. 心理状态　传统的医学模式多重视疾病本身而忽视病人的心理，然而心理因素对手术病人来说尤为重要，术前充分地与病人及病人家属沟通，了解病人的手术期望值，解除不必要的思想顾虑，增强病人对手术的信心，对手术顺利进行以及避免医疗纠纷具有重要意义。

四、术前眼科检查与准备

1. 基本检查　在检查设备有限的情况下，最基本的白内障术前眼科检查需要包括：视力、小孔视力 / 矫正视力、裂隙灯、检眼镜、角膜曲率、A/B 超（图 2-3-1）、冲洗泪道和测眼压。

（1）人工晶状体屈光度计算：白内障摘除联合人工晶状体植入手术一般应在术前测定眼轴长度和角膜曲率等，以便于应用公式计算人工晶状体的屈光度。目前一般采用 A 型超声（A 超）进行检测。

1）常用的人工晶状体度数计算公式：人工晶状体植入术后获得理想视力，与术前正确的计算与选择人工晶状体度数有密切关系。计算方法很多，最基本的公式是 SRK 回归公式，是 Sanders、Retzlaff、Kraff 根据对数千例人工晶状体植入术后病人进行回顾性检查分析所得出的公式。此公式眼轴长度是用压平法所测得，故采用此公式应以压平法测眼球轴长，此方法不需测前房深度。

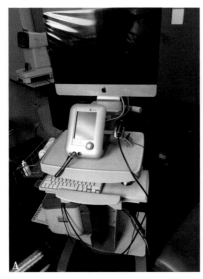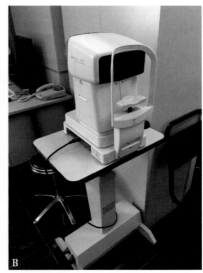

图 2-3-1　白内障术前检查常用仪器

A. 眼科 A/B 超　B. 角膜曲率计

预测人工晶状体屈光度是取得理想术后屈光状态的重要基础,在白内障手术前,需要确定准确的人工晶状体屈光度,人工晶状体度数计算公式中两个最重要的参数是眼轴长度和角膜曲率。眼科 A/B 超仪器(图 A)的 A 超测量模式可以对病人眼轴进行测量,在表面麻醉后检查者手持探头置于角膜正中央,嘱病人注视助视灯,轻轻接触角膜表面进行测量。重复 10 次取平均值记为眼轴长度。角膜曲率计(图 B)检查时分别测量垂直主子午线和水平子午线的曲率,并记录数值。如果水平和垂直的测量结果相同说明无角膜散光存在。如果水平和垂直的测量结果不相同说明有角膜散光存在

SRK 公式:$P=A-2.5\times L-0.9K$

式中 P 为术后达正视眼的人工晶状体度数,A 为常数。因人工晶状体设计及制造厂家不同而异,由厂家提供,L 为眼轴长度(mm),K 为角膜曲率(屈光度)。

人工晶状体的公式通常在 A/B 超机上已经编入计算机,在计算时可以将上述有关数据输入后,可打印出所需的人工晶状体度数。

2) 术后目标屈光度的设定:目标屈光度是指期望病人在术后达到的屈光状态,可以根据病人的需求,设置为正视、近视状态,还应考虑与对侧眼平衡。以看远需求为主的病人,可以预设为正视;以看近需求为主的病人,可以预设为轻度近视。正视状态即术后目标屈光度在 −0.5～0.0D。注意原为近视者不可使术后目标屈光度成为远视,因病人不易适应。

(2) 常用的人工晶状体类型及选择:常用的人工晶状体包括:①硬性晶状体:需要的手术切口较大,约 6.5～7mm,质地硬,材料通常为甲基丙烯酸甲酯(polymethylmethacryte, PMMA)。②软性晶状体:材质较软,可折叠,可以通过较小的(≤3.2mm)手术切口植入,材料包括硅凝胶、水凝胶和丙烯酸酯类,白内障术后可能需要进行眼底激光治疗的病人,如糖尿病病人,应该尽量避免选用硅凝胶材料的人工晶状体,否则可能影响激光和玻璃体切除手术治疗。

选择人工晶状体时,可从以下几个方面考虑:

1) 包装质量:包装是否严密可靠,是保证人工晶状体质量的重要环节,包括屈光度、光学直径、A 常数、晶状体袢种类、固定方式、倾斜角度、是否为吸收紫外线等,尤其必须有明确的消毒日期和有效期,对经二次消毒或重新封装的人工晶状体要慎用。

2）生产厂家：必须能确认生产国别和生产厂家，如无生产厂家标志或不能加以确定者不要轻易使用。

3）人工晶状体类型选择：后房型人工晶状体，首选囊袋内固定型，其次为睫状沟固定型，事实上，临床使用的大多数后房型晶状体，在两种固定方式上有通用性，二次植入应选择总长度为 13.5mm 的后房型晶状体。新型弹性开放襻前房型人工晶状体已被证明其使用的安全性，对一些不适应后房型人工晶状体植入的病例，可行一期或二期前房植入。

4）人工晶状体光学部直径：目前趋向于用 6.0mm 或 6.5mm 的大直径人工晶状体，易于固定，光学效果好。但适应小切口白内障手术需要，则 5.5mm 硬质晶状体和 6.0mm 的折叠晶状体应用非常普遍。此外，选择晶状体直径时，还应考虑眼部具体情况，比如术中发生后囊膜破裂，为使固定更可靠，则应选择大直径晶状体较为合适。

5）晶状体襻类型：常用的改良 J- 襻和改良 C- 襻各有优缺点，前者易于植入，且比较容易调整位置，其缺点是襻与组织接触范围小，容易引起局部组织坏死或变性，后者植入稍显困难，但植入后稳定性好，对支撑位置的组织很少产生损伤。

6）晶状体屈光度：进行人工晶状体屈光度数计算时，除参考精确计算公式计算结果外，还要参照术前屈光状态，以及将病人的特殊需要进行综合分析，加以修正。有时计算结果与已掌握的眼实际屈光状态相距甚远，这就需要认真分析，找出产生误差的可能原因。在特殊情况下，还需应用特殊的计算方法去处理。比如，曾经经过 PRK 或 LASIK 治疗的病例，根据例行检查所得结果进行计算，往往会出现较大误差，这是因为，屈光手术改变了角膜中心正常的拱形结构的缘故[4]。

7）软性折叠人工晶状体的选择：目前，临床上已有多种可折叠人工晶状体类型供选择，它们之间的区别除材料不同外，主要表现在弹性的大小，折叠后展开的速度，植入的方法等方面，如折叠镊植入方式要比推注式有更好的随意性，而植入记忆型晶状体更为方便快捷。

（3）黏弹剂：黏弹剂的主要作用是产生并维持手术空间，保护眼内组织以及润滑。黏弹剂在超声乳化白内障吸除术中可以在角膜内皮细胞表面形成一层保护膜，减少手术器械和晶状体碎片对角膜内皮的损伤以及与灌注液的直接接触，从而减少术中角膜内皮细胞损失。各种黏弹剂具有不同的黏滞性、黏弹性以及假可塑性等流变学特性，植入硬性人工晶状体，建议选择假可塑性好的黏弹剂，而植入折叠型人工晶状体则最好选黏滞性与黏弹性大的黏弹剂。黏弹剂分为内聚性或弥散性两大类。以 1.7% 透明质酸钠为代表的内聚性黏弹剂具有良好的黏滞性和黏弹性，有助于形成并维持眼内操作空间，稳定组织结构，术毕容易吸除。以 3% 透明质酸钠和 4% 硫酸软骨素按照 3∶1 的比例组成为代表的弥散性黏弹剂的表面张力低而弥散性好，能附着在内皮细胞表面形成一个平滑的保护层，在手术吸注过程中不易被吸出，还可以起到软垫作用减少角膜内皮细胞的损伤。在手术过程中，医生应充分考虑不同黏弹剂对角膜的保护以及术中操作等因素的影响，必要时可结合使用不同类型的黏弹剂，为角膜内皮细胞提供最大限度的保护作用。

注意事项：

- 黏弹剂应严格无菌操作，一次性使用，包装破损禁止使用。
- 避免交叉感染，一支黏弹剂仅限一位病人使用。有效期过后请勿使用。

- 黏弹剂应避光储存，2～8℃冷藏，不能冷冻。
- 如果储存温度过高，黏弹剂分子状态发生改变，会使黏弹剂稀释，影响黏弹剂的黏滞性和黏弹性，失去对角膜内皮细胞的保护作用及对前房的支撑作用。

（4）眼 B 超检查：借助 B 型超声波了解有无玻璃体病变、视网膜脱离或眼内肿物。在晶状体明显混浊，检眼镜检查不能辨明眼底情况时尤为重要。对玻璃体严重混浊、出血、星状变性以及视网膜脱离、脉络膜脱离、眼球内及眶内的占位性病变，术前即可明确诊断，对眼科临床工作具有非常重要的意义。

（5）伴随有其他眼部疾病

葡萄膜炎：眼内炎症至少控制（前房内没有炎性细胞）3 个月才能进行白内障手术。有葡萄膜炎病史的病人，无论是否有活动性炎症，在术前可以口服泼尼松片，每天 60mg，连续 3～7 天，有利于控制术后炎症反应。

2. 特殊检查在设备许可的情况下，可以进行以下特殊检查：

（1）角膜内皮细胞检查（图 2-3-2）：角膜内皮细胞是角膜保持正常功能的生理性屏障，角膜内皮细胞检查是精确评估手术对角膜损伤情况的理想方法，对白内障病人手术方案的制订具有指导意义。在临床上，如果角膜内皮低于 1000/mm² 时，应慎重考虑白内障手术方式，以避免出现术后角膜失代偿而影响手术效果及术后恢复。

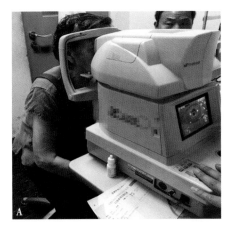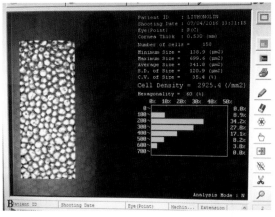

图 2-3-2　角膜内皮细胞检查

A. 角膜内皮细胞检查　B. 角膜内皮细胞检查结果。可同时显示角膜内皮细胞的图像和常用参数。角膜内皮细胞计数仪（图 A）通过所拍摄的照片可以观察角膜内皮细胞的大小、形状、细胞密度和细胞的转变过程，对内皮细胞的形态改变可以做深入的了解。检查结果（图 B）包括内皮细胞的图像，测量的参数包括角膜内皮细胞密度、大小、面积等数据。角膜内皮细胞计数低于 1000/mm² 即不建议行白内障超声乳化手术；而当角膜内皮细胞计数低于 800/mm² 时，是白内障手术的禁忌证；当角膜内皮细胞计数低于 500/mm² 时残留的内皮细胞负荷过重，已难以保证正常生理功能的需要，最后必将导致长期的角膜水肿及大泡性改变

（2）视觉电生理：视觉电生理是一种客观、定位、无创性的检查方法。对于屈光间质混浊的病人，电生理能够估计其视功能是否受到损害以及损害程度。白内障手术前视觉电生理检查有助于视功能的评估，提高预测术后视力的准确性。眼部电生理检查常常进行视网膜电图及诱发电位检查。视网膜电图（electroretinogram，ERG）于评价黄斑部视网膜功能有

重要价值。视觉诱发电位(visual evoked potential,VEP)主要反映视网膜神经节细胞至视觉中枢的传导功能。

(3)角膜地形图检查(图 2-3-3):角膜地形图是通过计算机图像处理系统将角膜形态进行数字化分析,将获取的信息以不同的彩色形态图进行表现,扫描的是整个角膜表面(前、后)。白内障摘除术后的散光是影响其裸眼视力的一个主要因素。借助角膜地形图的检查,可以为设计手术切口、术后散光矫正提供准确的参数,并且可排除由于圆锥角膜引起的高度散光。

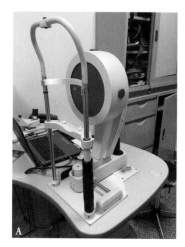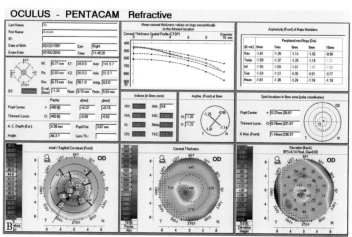

图 2-3-3　角膜地形图检查
A. 角膜地形图检查仪器　B. 圆锥角膜病人角膜地形图检查报告

角膜地形图检查仪(图 A)能精确地分析整个角膜表面的形态和曲率变化,检查报告(图 B)中颜色反映角膜各部分屈光力的大小,暖色代表屈光力强的部位,冷色代表屈光力弱的部位,反映散光的性质、散光量和轴向。可用于圆锥角膜和其他角膜疾病的筛查和早期诊断。与角膜曲率计仅能观察角膜总面积 8% 相比,角膜地形图可观察角膜范围占角膜总面积的 95% 以上,屈光力测量范围广,受角膜病变的影响较小,精确度高,误差较小。正常角膜在角膜地形图检查报告中呈现对称性良好的同心圆,中央区屈光度较大为 40.0～47.0D,向周边区屈光度逐渐减少,形态可呈现圆形、椭圆形和领结形。当角膜地形图出现以下特征:角膜下方曲率增加;角膜中央区屈光力呈不均匀分布;角膜中央区和周边区曲率差异很明显;同一个体双眼角膜中央曲率差值大,需要考虑圆锥角膜的诊断。图 B 中黑色箭头显示该病人角膜中央区屈光力分布不均匀,屈光力最高(56.1D)处位于中央偏下方,与中央区角膜屈光力(46D)差值较大,考虑存在圆锥角膜。角膜地形图对圆锥角膜诊断很有帮助,然而在没有角膜地形图检查仪的情况下,也可以通过裂隙灯显微镜检查发现圆锥角膜。圆锥病人存在严重的不规则散光,裂隙灯显微镜检查发现角膜呈出现向前锥状突起的圆锥,角膜基质变薄区在圆锥的顶端最明显。部分病人前弹力层可发生自发性破裂而出现角膜水肿,修复后形成瘢痕性浑浊

(4)激光视力视力干涉仪:用于检查未成熟白内障时黄斑功能,其基本工作原理是:两束相干光源,分别透过残存的晶状体透明部分,在视网膜上产生相干波,形成条纹,由于两束光相干角度不同,故形成立体相干条纹的粗细及距离也不相同,后者与黄斑视功能之间有密切的关系,通过调节两束光之间角度来调节立体相干条纹的粗细及条纹间的距离,直到病人能清楚分辨出条纹,从而可以判断黄斑视功能状态。

激光干涉仪可装在裂隙灯上,或为手提式。检查时充分散大瞳孔,取坐位,检查程序与普通裂隙灯检查相同,通过调节钮调整两束光的角度,从而改变落在视网膜的条纹的粗细与间隔的距离。检查者可根据病人能看清楚最细条纹,判断其相应的视力水平。

一般认为,激光视网膜视力在 0.3～0.5 时,评价黄斑功能准确性有限。因为此时即使黄

斑区有活动性病变，其远离中心的光感受器已能产生 0.3～0.5 的视力结果。激光干涉条纹检查视网膜视力亦易产生假阳性和假阴性。假阳性多由成熟期白内障、玻璃体积血、散瞳不充分引起；而假阴性则多与黄斑区神经上皮浆液性脱离、黄斑部囊样水肿，黄斑部裂孔等有关。

（5）对比敏感度的检查：在不同亮度和对比度的条件下，人眼对同样大小的物体分辨能力不同。传统的黑白视力表无法测定形觉功能。对比敏感度检查常用于评估形觉功能特性，能早期发现青光眼、黄斑部病变、弱视等眼病引起的形觉功能障碍。

3. 抗生素应用　拟行手术的病人于手术前须滴用抗菌药物滴眼液 3 天，每天 3～4 次。如果术前准备时间不够，至少在术前 24 小时内使用抗生素眼液，每 60 分钟一次[5]。

4. 镇静剂使用　为了消除病人的紧张和焦虑，可以在术前 1 天临睡前服苯巴比妥（鲁米那）0.06～0.09g 或地西泮 5～10mg。对于比较敏感的病人，手术前可以肌注苯巴比妥 0.1g。

第四节　白内障手术步骤

以非超声乳化小切口白内障摘除联合人工晶状体植入术为例，对白内障手术步骤进行详解[6]。

一、散瞳

术前 1 小时开始，应用复方托吡卡胺滴眼液滴眼，每 15 分钟一次，一共三次。为保持术中瞳孔始终呈散大状态，可用 0.25ml 0.1% 的肾上腺素加入 250ml 平衡液中作为灌注液。术中如因刺激引起瞳孔缩小，可用 1:100 000 的肾上腺素平衡液冲洗前房。

二、局部麻醉

盐酸丙美卡因表面麻醉，可以联合利多卡因球后麻醉或者球周麻醉。特殊病人，例如幼儿、无法配合手术的成年人，应该使用全身麻醉。参见第 16 章。

球后或球周麻醉要点：进针到既定位置后，需要回抽是否有血，确定针头不在血管；并且让病人转动眼球，确定针头未刺破眼球，然后才能推注麻醉药物。推注完毕，拔出针头如有出血，要进行及时的压迫止血。

三、消毒铺巾

参见第 16 章。

四、开睑

应用开睑器开睑的目的是暴露手术视野，如果睑裂小的话，可以做外眦切开。

五、上直肌牵引缝线

上直肌牵引缝线为可选步骤，用有齿镊于角膜缘 12 点上方 8mm 处夹住上直肌肌止端，使眼球下转，然后在上直肌肌腹部穿过 1-0 的丝线，针尖切勿穿破巩膜，拉紧缝线，用血管钳将缝线固定在手术巾上，眼球固定在下转位。病人眼位配合好时，可不使用本步骤。

要点：

1. 术者应自己抓取上直肌附着处，并穿针通过之，穿针时的深度要适宜，不要穿透巩膜。

2. 术后上睑下垂常与上直肌缝线引起的眼球筋膜囊纤维组织形成有关，所以要避免损伤上直肌周围的结缔组织。一般用细针 5-0 黑丝线，缝在上直肌附着处。

3. 切开眼球后，最好稍松开上直肌固定线，切不可过分牵拉上直肌缝线，以免造成切口张开，甚或玻璃体脱出。

六、结膜瓣的制作

沿角膜缘作以穹隆部为基底的结膜瓣，以暴露角膜缘切口部位（图 2-4-1）。具体方法：以角膜缘 12 点为中心，沿角膜缘剪开球结膜 120° 范围，然后向穹隆部方向结膜下做钝性分离，暴露上方的巩膜 3～5mm 宽，并进行表面电凝/烧灼止血。

要点：

用电凝或烧灼止巩膜血管出血。不要过度烧灼以免形成瘢痕或引起巩膜纤维收缩。电凝或烧灼应由后向前施行，因大部分巩膜表层血管是由周边向心地走向角膜边缘，可在后边止血，不需要烧灼角膜缘，以减少组织扭曲或术后散光。

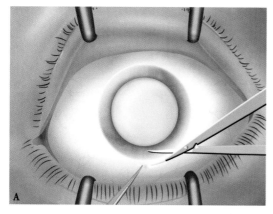 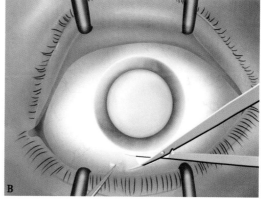

图 2-4-1　做结膜瓣

A. 剪开球结膜　B. 分离暴露巩膜

以角膜缘 12 点为中心，沿角膜缘剪开球结膜 120° 范围，然后向穹隆部方向结膜下做钝性分离，暴露上方的巩膜 3～5mm 宽，并进行表面电凝或烧灼止血

七、主切口

在 12 点方位做切口，位置可以在角膜、角巩膜和巩膜三个部位。角巩膜切口和巩膜切口均要形成自闭式隧道切口，根据外切口的形状可以分为环弧形、一字形和反眉弓形（图 2-4-2）。

1. 角巩膜切口（图 2-4-3）　切口位于角膜缘后界，此处血管较多，伤口愈合较快，对角膜屈光影响较小，是最常采用的切口部位。

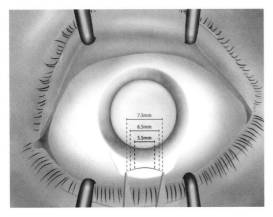

图 2-4-2　不同的主切口类型

如图所示,小切口白内障手术可以做不同大小的切口,从 5.5～7.5mm,最常用的切口形状是反眉弓形

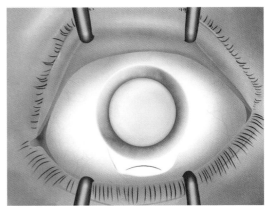

图 2-4-3　做主切口

做主切口时首先在角膜缘后缘由 10～2 点方位做板层切口,可先做垂直切口或稍向前倾斜的切口,深达巩膜 1/2

2. 巩膜切口　切口在角膜缘后界 1.0～1.5mm,长 5.5～7mm,呈眉状微弯曲或者直线型,在板层巩膜内潜行,至透明角膜内 1mm 稍微向前倾斜进入前房,内切口位置在小梁网的后部,切口完全避开角膜组织,内切口可以扩大至 6.5～7.5mm。

3. 角膜切口　切口在角膜缘内 1mm 的透明角膜处,优点是不引起出血,术后不易发生虹膜前粘连;缺点是容易损伤到角膜内皮和后弹力层,手术伤口愈合延迟,术后角膜散光较大。初学者应避免做此切口[7]。

4. 切口制作要点

(1) 首先在角膜缘后缘由 10～2 点方位做板层切口,可先做垂直切口或稍向前倾斜的切口,深达巩膜 1/2(图 2-4-4)。然后做角膜缘第二个平面的切口,即用三角刀或刀片自板层切口斜行切开角膜,进入前房(图 2-4-5)。应当检查切口是否全部切透。若切口小未切透,则核不易娩出,易发生悬韧带断裂、玻璃体脱出、核打滚、角膜内皮细胞丢失等并发症。

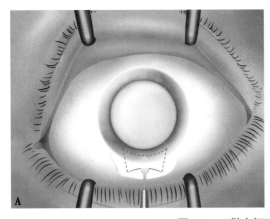

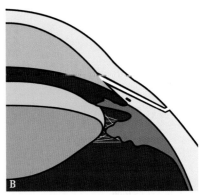

图 2-4-4　做主切口隧道

A. 做主切口隧道　B. 主切口隧道侧面示意图

做主切口隧道,做角膜缘第二个平面的切口,即用三角刀或刀片自板层切口斜行切开角膜,进入前房。应当检查切口是否全部切透

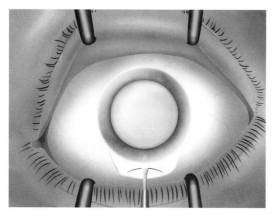

图 2-4-5　进入前房

如图所示,隧道完成后,从隧道中央处进行前房

(2)外切口大,内切口小,从外向内呈三角形。内切口 1mm 即可,如果内切口大于 2~3mm 截囊时房水溢出,前房极易消失,则需不断注入液体或空气,其所引起的湍流可损伤角膜内皮。此外,液体或空气自此切口反复突然溢出也会损伤组织。

完成主切口制作后,15°刀在 2 点位(右眼)或 10 点位(左眼)做侧切口。

八、维持前房

向前房内注入黏弹剂维持前房。如果需要使用台盼蓝进行囊膜染色,可在切口制作完成后,向前房内注入染色剂,染色完成后再注入黏弹剂维持前房。

九、截囊

截囊是现代囊外白内障摘除手术的重要步骤,成功的截囊是整个手术成功的关键。晶状体的赤道部的直径有 9~10mm,前后径 4~5mm,为了避免损伤到晶状体悬韧带,前囊孔的直径不应该超过 6~7mm。截囊术常用的方法有以下几种(图 2-4-6):

1.连续环形撕囊(continuous curvilinear capsulorhexia,CCC)　是首选的截囊方式,采用撕囊镊将前囊膜撕成一个无锯齿状边缘的光滑的圆形切口。此法保存囊袋完整性最佳,在晶状体核娩出时不容易引起前囊撕裂,并有利于清除晶状体皮质,并植入人工晶状体。撕囊要在较深和稳定的前房中进行,黏弹剂可以维持前房的深度,并稳定前囊膜;使晶状体后移,降低前囊膜表面的张力;撕囊应从前囊的中心部位开始并制作囊膜瓣,一旦囊膜瓣发生移动,囊膜即被平滑撕开,像是撕纸一样。撕囊的具体方法:先做一弧形前囊切开,约 2mm,然后翻转出前囊瓣,接着从一端开始做环状撕囊,也可以从一端撕出半圆,另外一端撕出半圆,在切口处的对侧相遇,完成连续撕囊,首尾相接是环形撕囊的重点(图 2-4-6),并注意随时修正作用力的方向,圆形撕开的直径为 6mm。成功撕囊的注意事项:撕囊时手术显微镜的放大倍数调大一些,8~10 倍,尽量将红光反射调在最清楚的位置;前房穿刺口不易过大,一般 1.5mm 就可以,可以防止漏水和虹膜脱出;黏弹剂保证前房一定要有足够的深度;控制好眼压;环形撕囊术最终接合点应以大直径覆盖小直径为原则,不适宜留下向内突出的边缘,这个边缘容易在手术操作中撕开。

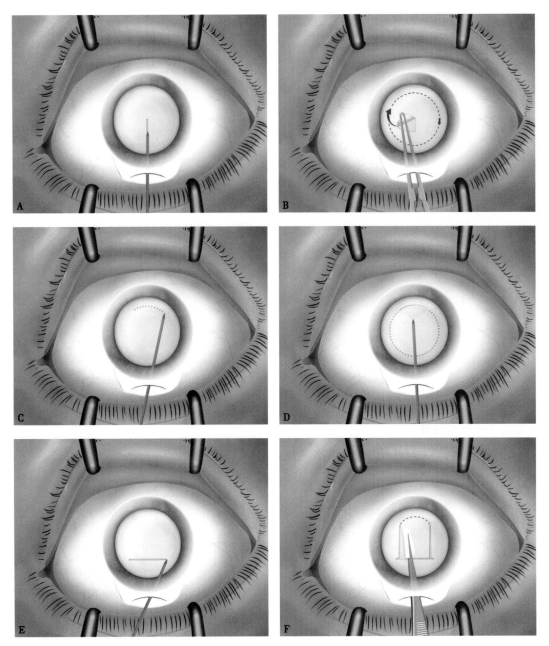

图 2-4-6　四种截囊方法
A、B. 连续环形撕囊　C、D. 邮票式截囊　E、F. 信封式截囊

如图 A、B 所示,连续环形撕囊的具体方法:先做一弧形前囊切开,约 2mm,然后翻转出前囊瓣,接着从一端开始做环状撕囊,也可以从一端撕出半圆,另外一端撕出半圆,在切口处的对侧相遇,完成连续撕囊,首尾相接是环形撕囊的重点。如图 C、D 所示邮票式截囊术:截囊针的针尖以环形走向做多个前囊刺破小口。如图 E、F 所示,线性(信封式)前囊切开术:先在上方中周部的前囊处作一个水平裂隙切开,取出晶状体核及皮质后再撕去中央光学区的晶状体前囊膜

2. 开罐式前囊切除术　截囊针头自 6 点开始,以扎破前囊一小口为原则,采用环形排列的多个小的撕裂口互相连接,并形成一个大的中央开口。

3. 线性（信封式）前囊切开术　先在上方中周部的前囊处作一个水平裂隙切开，取出晶状体核及皮质后再撕去中央光学区的晶状体前囊膜。

4. 邮票式截囊术　截囊针的针尖以环形走向做多个前囊刺破小口，它是开罐式截囊法的改进。

要点：

1. 弯截囊针　可用 7 号一次性针头代替截囊刀。最好将针尖抵住一金属平面上，弯向斜坡背面 60°～90°。然后将针杆折向相反的方向（图 2-4-7）。

2. 插入截囊针　正确插入截囊针也很重要。为通过小切口，应先将针头转向一侧。进针时沿着针尖的弯曲转动。径直插入可钩住或伤及虹膜或巩膜，造成损伤。

3. 初学者切记应在插入截囊针之前在前房内常规注入适量黏弹剂，以保持前房深度避免损伤角膜内皮且有助于扩大瞳孔。

4. 开罐式截囊是在前囊上做 30～40 个表浅穿刺，排列呈环形，环的直径约 6mm。若超过此直径则容易伤及悬韧带。重要的是使小穿刺孔几乎相连，彼此间仅有窄小的囊膜隔开，因而前囊不会浮起而影响继续操作。要注意穿刺不可太深。

5. 做穿孔的顺序各术者不尽相同。但初学者以从下方起始较妥。先完成 6 点方位附近的穿孔，以避免一旦截囊出现问题时，来不及做下方的囊切口。然后可沿顺时针或逆时针方向由已做好的穿孔处向两侧延伸，转向 12 点方位。

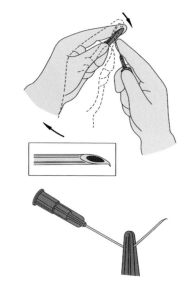

图 2-4-7　制作截囊针

制作截囊针的方法如图所示，用 7 号一次性针头，将针尖抵住一金属平面上，弯向斜坡背面 60°～90°。然后将针杆折向相反的方向

6. 切口完成后，用针尖在 6 点方位钩住前囊向上拉，一般前囊即可完全剥离。如未能剥离，可用针在前囊未切开处轻轻划过。也有在开罐或环形截囊后，用针在前囊从切口处向中央划几针，使前囊破裂。完整而大的前囊片可以在做完角膜缘切口后，用镊子在娩出晶状体前将前囊片夹出，亦可在娩核或吸取晶状体皮质时将其吸出。划碎的前囊片便于吸出。

7. 前囊残片：有时可能留下一些前囊残片，大块残片不宜留下，否则将妨碍皮质的吸收。如果大块残片位于上方，可用镊子或虹膜钩将其拉到眼外，然后用剪子剪除。勿将前囊片强行拉出，尤以宽基底的片，强行完全拉出则可能撕裂后囊或悬韧带。残片如不能取出，即使是大残片也不影响术后视力。偶尔，残片粘在瞳孔缘使瞳孔变形，但视力也不受影响。

8. 在成熟白内障做前囊切除术较为困难，不仅是能见度差，且无红光反射。如果皮质呈乳状，还会流入前房。故在前房注入黏弹剂保持前房深度与眼压十分重要。建议先在上方中周部的前囊处作一个点状切开，使乳状皮质呈烟状冒出后，将黏弹剂通过前囊孔注入囊袋内，保持前囊的张力，便于操作。

十、水分离

用较细的钝针头接平衡液,插入囊膜下,缓慢注入平衡液,先行前囊下水分离,再作皮质和核间水分离。边注水边用针头侧面拨开核上皮质再转动晶状体核,使核完全与皮质分离,注水使核浮起并略凸出于前囊膜撕口边缘为止(图2-4-8)。

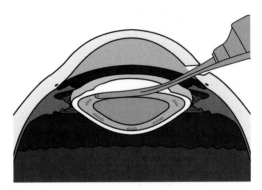

图2-4-8　水分离

水分离方法如图所示,用较细的钝针头接平衡液,插入囊膜下,缓慢注入平衡液,先行前囊下水分离,再作皮质和核间水分离。边注水边用针头侧面拨开核上皮质再转动晶状体核,使核完全与皮质分离,注水使核浮起并略凸出于前囊膜撕口边缘为止

十一、娩核

扩大内切口至6.5～7.5mm,使内切口大于外切口,从外向内呈"▽"梯形。娩核的主要方法包括:

(一)压迫法

通过器械压迫眼球球壁或者手术切口的边缘,将力通过玻璃体传递给晶状体核,将其从切口娩出,最常用的方法一张一翘,即用有齿镊夹住切口后唇,向眼球内方向压迫,使手术切口像鱼嘴一样张开,在下方6点方位用持针器往玻璃体压迫,使晶状体核的12点方位的赤道部翘起,注意避免角膜内皮与晶状体核接触导致角膜内皮损伤,当晶状体核上方赤道部娩出切口时,即可停止对眼球的压迫,用镊子或者冲洗针头将晶状体核自一侧向另一侧拨动旋转出切口外。娩核时注意压迫点的位置和力度,避免导致后囊破裂。

(二)浮出法

通过注液或者黏弹剂将晶状体核浮起,再用灌注针头轻压切口后唇将其娩出。

(三)捞出法(图2-4-9)

这种方法是使用晶状体圈套器完成,圈套器中央是空心的,水分离后将晶状体核旋转进入前房,在晶状体核后注入少量黏弹剂保护后囊,用圈套器将晶状体核"抱住",并托着从切口处捞出。此种操作存在一定的盲目性，容易撑破后囊，必须在操作比较熟练的前提下完成。

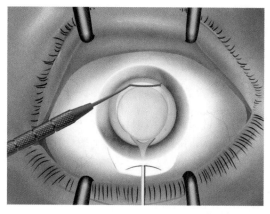

图 2-4-9　娩核

捞出法娩核如图所示，水分离后将晶状体核旋转进入前房，在晶状体核后注入少量黏弹剂保护后囊，用圈套器将晶状体核"抱住"，并托着从切口处捞出

要点：

1. 娩核前向前房内注入适量黏弹剂，以避免角膜内皮与晶状体核接触导致角膜内皮损伤。

2. 娩核前向晶状体核与后囊间注入适量黏弹剂，以避免将核圈套器插入晶状体核与后方皮质间时导致后囊破裂。

十二、人工晶状体植入

（一）小切口硬性人工晶状体植入时，下袢的输送尤为重要，用植入镊夹住晶状体光学部的上方，在晶状体下袢达到瞳孔中央时，将下袢稍向下倾斜插入囊袋内，随即把光学部分送入囊袋内。然后用晶状体镊夹持晶状体上袢顶端，沿切线方向作顺时针旋转，使下袢伸入囊袋内。当大部分下袢和光学部分伸入囊袋内时，松开晶状体镊，上袢将自行弹向对应的囊袋部位。某些情况下，用晶状体调位钩插入袢与光学部连接处，将上袢旋转进囊袋内。

（二）软式折叠式人工晶状体植入

软式折叠人工晶状体植入方法包括：

1. 折叠镊植入法　用植入镊取出折叠式人工晶状体，纵向夹住光学部中央，纵向平行插于折叠镊的槽内，缓慢对折。用植入镊紧靠折叠镊夹住已折好的晶状体，换下折叠镊。将下袢和晶状体光学部水平送入囊袋内，转动植入镊，使对折缘转向下方，轻轻松开植入镊。晶状体光学部慢慢展平在囊袋内，上袢用植入镊或晶状体定位钩旋转入囊袋内（图 2-4-10）。

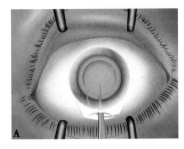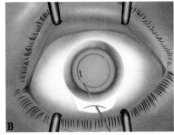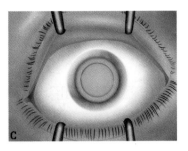

图 2-4-10　植入人工晶状体

A．植入人工晶状体　B．人工晶状体调位　C．人工晶状体植入囊袋内

植入人工晶状体步骤如图所示，图 A 显示用植入镊紧靠折叠镊夹住已折好的晶状体，换下折叠镊。将下袢和晶状体光学部水平送入囊袋内，转动植入镊，使对折缘转向下方，轻轻松开植入镊。图 B 显示晶状体光学部慢慢展平在囊袋内，上袢用植入镊或晶状体定位钩旋转入囊袋内。图 C 显示人工晶状体已经完成位置调整

2．推注器植入法　使用一种特殊装置，将人工晶状体安放在内，使其卷曲呈柱状，经巩膜隧道或经透明角膜切口推送入囊袋内。用晶状体植入镊纵向夹住折叠式人工晶状体部的中央，纵向安装人工晶状体在特制的折叠夹上，注入适量的黏弹剂，折好折叠夹，注意勿使袢被夹住。将装好晶状体的折叠夹安装在特制推注器上，小心旋转推送杆，使晶状体前袢推向推注器针管的前缘。将推注器针管插入透明角膜切口或巩膜隧道切口，缓慢旋转推送杆，使前袢和晶状体光学部慢慢展开于囊袋内，后袢用植入镊或晶状体旋转钩送入囊袋内。

十三、清除晶状体皮质

灌注抽吸针头在两针缝线之间进入前房，抽吸针头的开口始终避免朝向后方，以防抽吸时吸住晶状体后囊。要保持注吸力平衡，维持前房的深度，减少内皮损伤和晶状体后囊破裂的机会（图 2-4-11）。术中要保持瞳孔散大，尽量减少在虹膜后方盲目的操作。抽吸晶

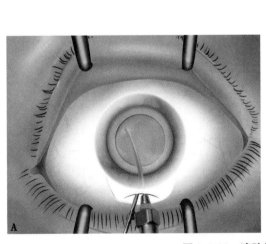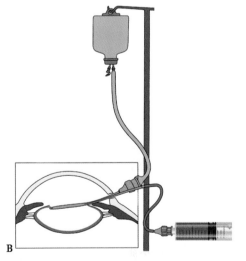

图 2-4-11　清除晶状体皮质

A．清除晶状体皮质　B．侧面示意图

清除晶状体皮质操作如图所示，图 A 显示灌注抽吸针头进入前房，抽吸晶状体皮质。图 B 显示抽吸针头连接的注射器和灌注瓶

状体皮质要从前到后逐层吸出，先抽吸 6 点方位的皮质，再抽吸左右两侧的皮质，最后是 12 点的皮质，最后清除残留的细小的皮质。位于周边以及虹膜后方的皮质要将其拉出至瞳孔区再吸出。

十四、切口闭合

用干棉签检查切口的闭合情况，如果发现切口无渗漏，能达到水密自闭状态，则不需要缝合；如果切口有少许渗液，向前房内注入消毒空气泡后，前房维持好，气体无渗漏，则视为气密状态，也不需要缝合。如不能达到自闭，则用 10-0 尼龙缝线，间断或者连续缝合，进针深度应该达到 3/4 的角巩膜厚度，切口两侧的深度要一致，进针和出针均距离切口 1.0mm。

十五、结膜瓣的处理

将结膜瓣拉下，遮盖角巩膜缘切口。如果不能完全遮盖巩膜伤口，可以用 10-0 尼龙线进行间断或连续缝合。

十六、小切口白内障手术操作评分标准

国际眼科理事会（the International Council of Ophthalmology, ICO）住院医师课程中用标准化的四级评分对受训者每一个操作步骤的技能水平进行客观评估，本书参考了 ICO 的 OSCAR 制作了小切口白内障手术操作评分标准（表 2-4-1），以便于手术培训师用于学员评估或学员自我测评。

表 2-4-1 小切口白内障手术操作评分标准

		新手（评分 = 2）	初学者（评分 = 3）	进阶者（评分 = 4）	胜任者（评分 = 5）	不适用，由指导医师完成（评分 =0）
		眼科手术技能评估量表 OSCAR–SICS				
1	铺单	在没有帮助的情况下不能开始铺单	铺单时需要少量语言指导。睫毛覆盖不完全	睫毛基本上被覆盖，铺单时对视野的影响极小	睫毛被完全覆盖，切口部位明确，铺单未妨碍视野	
2	巩膜途径和烧灼止血	不能成功地通过巩膜。烧灼止血的强度和定位不充分或过度	通过了巩膜，但是存在困难和犹豫。烧灼止血的强度和定位不充分或过度	在获得了良好的巩膜途径方面存在轻度的困难。烧灼止血充分	准确熟练地通过巩膜。适度且准确的烧灼止血	
3	巩膜角膜切口	切口的深度、定位和大小不当	下列各项中只有一项正确：切口深度、定位或大小	下列各项中只有两项正确：切口深度、定位或大小	良好的切口深度、定位和大小	
4	角膜切口	入前房比较犹豫，不能延长内口，前房明显变浅，切口需要延长或缝合	进入前房但延长困难，进入不同平面，内切口过前或过后。中度浅前房需要伤口延长或缝合	进入正确平面，能延长内口，不规则，需要伤口延长或缝合	熟练进入前房，切口长度合适不需要延长，延长时切口能自闭	

续表

眼科手术技能评估量表 OSCAR-SICS				
新手 （评分 = 2）	初学者 （评分 = 3）	进阶者 （评分 = 4）	胜任者 （评分 = 5）	不适用，由指导医师完成（评分 =0）
5 前房穿刺与黏弹剂：适当使用和安全置入 不确定使用黏弹剂的时机、种类和用量。在穿刺过程中难以进入前房	需要少量指导。知道给药时机，但是所选种类或用量有误	不需指导。在适当的时间给药。给予了适当的剂量和类型。导管末端的位置适当。在提供多种黏弹剂时不确定哪种是正确的选择	将导管末端放置在晶状体囊和内皮的适当位置，并在适当的时机给予了正确剂量的黏弹剂。在提供多种黏弹剂时能够选用适当的种类	
6 撕囊：皮瓣的起始及整个过程 需要指导，盲目性追求而非控制撕囊，可发生皮质撕裂	少量指导，主要为撕囊控制过程中的偶尔失控，可发生皮质撕裂	在控制中，几乎无不协调或复位操作，无皮质撕裂	灵巧地接近并自信地控制撕囊，无皮质撕裂	
7 撕囊：成形和环状完成 大小和位置不适于核的密度与植入物类型，可发生撕裂	大小和位置刚刚适用于核的密度和植入物类型，难以获得环形撕口，发生撕裂	大小和位置几乎准确适用于核的密度和植入物类型，具有可控性，仅需少量指导	大小和位置充分适用于核的密度和植入物类型，无撕裂，迅速、独立的辐射控制，在整个撕囊过程中保持对皮瓣和前房深度的控制	
8 核的水分离 水分离粗糙且不完全，妨碍了晶状体旋转和摘除，且手术医师未意识到	水分离粗糙且不完全，但是能够意识到，而且通过多次尝试后能够纠正	水分离和晶状体游离不精确，但是在没有辅助的情况下经过一次或多次尝试后能够完成	精确且受控的水分离术	
9 托核进入前房 不能进入前房，核在囊袋内旋转，接触虹膜和角膜，瞳孔收缩，可能损伤囊袋或悬韧带	经过反复尴尬尝试核托出，搅动皮质造成能见度降低，虹膜或角膜接触，囊袋或悬韧带无损伤	核进入前房，有少量阻力，没有角膜接触	没有阻力，瞳孔和虹膜没有损伤	
10 核摘除 因尝试核摘除而导致晶囊撕裂的辐射或后囊撕裂；不能固定或摘除晶状体核	移动协调，但是仍然不能摘除核	移动不协调且不精确，但是成功完成了晶状体核的摘除	熟练地摘除核，对移动和操作控制良好	

续表

眼科手术技能评估量表 OSCAR–SICS				
新手 （评分 = 2）	初学者 （评分 = 3）	进阶者 （评分 = 4）	胜任者 （评分 = 5）	不适用，由指导医师完成（评分 =0）
11　充分去除皮质的灌洗和抽吸技术	在将抽吸头置入晶状体囊撕裂边缘下方方面存在很大困难，不能控制抽吸孔的位置，不能按需调节抽吸的速率，不能充分剥除皮质，用抽吸器的口损伤了晶状体囊或虹膜	在将抽吸头置入晶状体囊撕裂边缘下方和保持开口向上的位置方面存在中等困难，在无对合末端的情况下尝试抽吸，对抽吸的动力学理解不佳，对皮质的剥除控制不理想，操作缓慢，可能损伤晶状体囊。多次尝试导致残留少量皮质物质	在将抽吸头置入晶状体囊撕裂边缘下方方面存在极小的困难。抽吸口通常向上，对皮质进行了360°处理，皮质剥除缓慢，技术错误很少，残余的皮质物质很少	保持抽吸口向上，在灌洗模式下将抽吸头置入晶状体囊撕裂边缘下方。在液体流恰好足以封闭末端的情况下开始抽吸，有效去除全部皮质。向瞳孔的中心方向轻轻剥除皮质物质，以防韧带断裂	
12　人工晶状体植入、旋转和最终位置	不能植入人工晶状体，不能做成植入不可折叠型人工晶状体的充分的切口：不能将较低的触点放入囊袋中，不能将上方接触点旋转入位。可折叠型：不能将人工晶状体加载入注射装置或钳状骨针内，不能控制人工晶状体的注入，不能控制末端的放置，人工晶状体不在囊袋内或注入后上下倒置	在人工晶状体的植入和操作方面存在困难，对眼睛操作粗糙，前房不稳定，重复尝试导致不可折叠型人工晶状体边缘的损伤：重复的犹豫不定的尝试导致下方触点在囊袋内，上方触点旋转入位，但是用力过度导致晶状体囊和韧带撕裂，在植入可折叠型人工晶状体时也需进行重复尝试：在将人工晶状体加载入注射装置或钳状骨针内方面存在困难，犹豫不决，对人工晶状体的注入控制不佳，在控制末端的放置方面存在困难，需要过度操作方可将触点放入囊袋中	在极轻微的前房不稳定的状况下完成人工晶状体的植入和操作，切口正好适用于不可折叠型人工晶状体的植入：在将下方触点植入囊袋内方面存在一定的困难，将下方旋转入位时对晶状体囊撕裂部位和韧带纤维具有一定的牵拉。可折叠型人工晶状体：在将人工晶状体加载入注射装置或钳状骨针内方面存在很小的困难，犹豫但是对人工晶状体的注入控制良好，在控制末端的放置方面存在极小的困难，两个触点均在囊袋内	在较深且稳定的前房和囊袋内进行人工晶状体的植入和操作，切口适用于植入物的类型。不可折叠型人工晶状体：下方触点顺利植入囊袋内；在不对晶状体囊撕裂部位和韧带造成过度牵拉的情况下将上方触点旋转入位。可折叠型人工晶状体：能够将人工晶状体加载入注射装置或钳状骨针内，在可控的情况下注入人工晶状体，人工晶状体固定对称，光学部分和两个触点均在囊袋内	

续表

眼科手术技能评估量表 OSCAR-SICS				
新手 （评分 = 2）	初学者 （评分 = 3）	进阶者 （评分 = 4）	胜任者 （评分 = 5）	不适用，由指导医 师完成（评分 =0）
13 切口关闭：清除黏弹剂、切口水化、切口的安全性 不能彻底清除黏弹剂。不能使切口不漏水或未检查切口的密封情况。最终眼压不佳	不确定彻底清除了黏弹剂。在手术结束时，需要额外操作方可确保切口不漏水。眼压可能不理想，但是意识到了这种可能性	在该步骤之后可充分清除黏弹剂，但是有一定困难。在手术结束时检查了切口且不漏水，或仅需极小的调整。眼压可能不理想，但是意识到并处理	在该步骤之后彻底清除了黏弹剂，在手术结束时检查了切口且不漏水。最终眼压理想	
14 眼球运动切口不偏和尽量减少眼睛转动与角膜变形 几乎持续的眼睛运动和角膜变形	眼睛经常不在初始位置，角膜经常变形皱褶	眼睛经常处于初始位置，发生轻度的角膜变形皱褶	在手术过程中，眼睛保持在初始位置。未产生角膜变形皱褶。切口的长度和位置防止了角膜变形	
15 眼睛置于显微镜视野的中央 总是需要重新定位	偶尔需要重新定位	瞳孔位置轻微波动	在手术过程中，瞳孔保持在中心位置	
16 结膜和角膜组织的处理 组织处理粗糙并导致损伤	组织处理处于边界水平，发生极轻的损伤	组织处理得当，但是有存在损伤的可能性	处理过程中未损伤组织且无相关风险	
17 眼内空间意识 器械经常接触晶状体囊、虹膜和角膜内皮	偶尔意外接触晶状体囊、虹膜和角膜内皮	极少意外接触晶状体囊、虹膜和角膜内皮	没有与晶状体囊、虹膜和角膜内皮的意外接触	
18 虹膜保护 虹膜一直处于风险中，处理粗糙	虹膜偶尔处于风险中。在确定使用钩、环或其他虹膜保护方法的时机和操作方面需要帮助	虹膜整体保护良好。在虹膜钩、环或其他虹膜保护方法方面存在轻度的困难	未损伤虹膜。熟练使用所需的虹膜钩、环或其他方法保护虹膜	
19 整体速度和操作的流畅性 犹豫不决，经常做做停停，非常不流畅。手术持续约60分钟	偶尔做做停停，无效和不必要的操作较常见，手术持续约60分钟	偶见无效和 / 或不必要的操作，手术持续约45分钟	避免了无效和 / 或不必要的操作，手术持续时间适于相应的手术难度。整体而言，30分钟足够	

第五节　白内障术后管理及并发症处理

一、白内障术后管理

术后第一天开始用抗生素和激素混合制剂（如妥布霉素地塞米松滴眼液）和短效散瞳剂（如托吡卡胺滴眼液）点眼，频率分别为每天四次和一次。术后随访时间一般为术后第一天、第一周、第二周和第四周，随访内容包括视力、小孔视力／矫正视力、眼压、裂隙灯和眼底镜检查[8]。

二、术中并发症与处理

（一）球后出血

球后麻醉时进针过速、过深，过于偏向鼻侧眶尖所致，针头越是细越是锐利，越容易球后出血。眼球上浮，眼睑紧张感增强，上下眼睑开睑困难，角膜水肿，眼球压力增加，是球后出血的迹象，需要延期手术。处理时需要加压包扎，一般一周左右出血吸收，出血吸收后再安排手术。

（二）切口意外

由于刀的力度、眼球压力低或操作不当，可造成切口不整齐，切开进入角膜的倾斜角度不适当，容易造成角膜内的板层切开和损伤虹膜和晶状体，角膜后弹力层撕脱。刀尖进入前房后注意刀尖所在的位置，避免触及角膜内皮面及虹膜。

（三）前房积血

可能是眼外的出血流入眼内，也可能是眼内操作粗暴损伤虹膜动脉环导致。预防的方法就是在手术做切口时要彻底止血，流入前房的血要及早冲洗干净，虹膜根部的出血，可以再滴入肾上腺素或向前房注入黏弹剂止血。

（四）虹膜损伤或者虹膜根部离断

手术切口在进入前房时，虹膜有时会随着房水脱出至切口外，特别在麻醉效果不理想、眼压控制不好的情况下，虹膜更容易脱出。如果虹膜嵌顿在切口处，要及时整复，若虹膜根部有离断，可以在缝合切口时将离断的虹膜一并缝合。

（五）角膜后弹力层撕脱

由于切口进入前房的位置过于靠前，或手术器械反复进入前房，以及进入的角度不正确引起，触及角膜的背面，撕脱角膜后弹力层。较大的角膜后弹力层撕脱，可以前房注入消毒空气或者黏弹剂复位。

（六）撕囊术的并发症

环形撕囊非常重要，好的连续环形撕囊可能大大减少后囊破裂的发生。常见的并发症有放射状撕裂，环状撕开口过大或者过小，给手术带来困难。处理需要改变撕囊的方向，或者改为开罐式截囊，撕开口太小时，容易发生"囊袋阻滞综合征"，因此可以用剪刀先剪开一个小口，再用连续撕囊法将其扩大。

> **囊袋阻滞综合征**：是指白内障手术后囊袋膨大，向后凸入玻璃体或向前压迫瞳孔造成瞳孔阻滞型青光眼。发生机制可能与环形撕囊口与 IOL 光学面粘连形成密闭腔隙致使大量液体在囊袋内积存，手术引起的炎症刺激以及晶状体上皮细胞代谢产物致使囊袋内渗透压升高，疏水性 IOL 的高度黏附性等因素有关。可以通过 Nd：YAG 激光切开囊膜进行治疗。

（七）晶状体后囊破裂

后囊破裂最容易发生在冲洗和抽吸残留的晶状体皮质时，主要是由于抽吸的过程中，误将晶状体后囊膜吸住，又未能及时辨认出来，继续增加吸力，导致晶状体后囊膜破裂。抽吸晶状体后囊附近的皮质时，应当把显微镜的焦点调整到后囊上。抽吸时器械的抽吸孔不应该直接向着晶状体后囊，当后囊孔吸住晶状体后囊时，可以看到抽吸孔周围有很多放射状条纹，此时应立即停止抽吸。若后囊破裂小，玻璃体前界膜未破，手术照常进行，若后囊破口较大，玻璃体脱出，应进行前段玻璃体切除术。根据后囊破口的大小，选择囊袋内或者睫状沟内植入后房型人工晶状体，或者悬吊型人工晶状体，或者前房型人工晶状体。植入晶状体后保持缩瞳和前房形成，防止玻璃体继续脱出。

（八）玻璃体脱出

原因：麻醉效果不理想，病人感到眼睛疼痛，瞬目挤压眼球，导致眼压突然增高。角膜缘切口较小，娩核时增加对眼内容的挤压，以致增加玻璃体脱出的机会，术中若发现角膜水平张力线，则说明切口太小，应将其及时扩大。在灌注抽吸晶状体皮质时，前房内压力不平衡，灌注抽吸针头吸住后囊膜，通常会引起后囊破裂。抽吸皮质时突然发现吸出阻力增大、前房加深、后囊膜平面出现异常反光、皮质自发移位等体征时，可以作为判断后囊膜破裂和玻璃体脱出的指征。娩核时，若压力过大，也可以造成玻璃体脱出，用晶状体核圈套器深入晶状体核后方欲掏出晶状体核时，若操作不当，也会引起后囊破裂玻璃体脱出。如果玻璃体脱出，应该找出有可能使眼压升高的原因，并给予解除，将前房内进入的玻璃体给予切除，应以虹膜复位、瞳孔复圆居中为标准，关闭切口时，应将切口周围的玻璃体剪除干净。可以在前房内注入空气泡来检测前房内是否有残留的玻璃体，若气泡在瞳孔上方且充盈均匀，提示前房内玻璃体已经清除干净。若玻璃体脱出处理不当，可以引起下述并发症：角膜缘切口愈合不良，慢性葡萄膜炎，玻璃体炎，玻璃体混浊，瞳孔阻滞性青光眼，角膜内皮失代偿，大泡性角膜病变，角膜混浊，瞳孔上移位，黄斑囊样水肿，甚至视网膜脱离。

（九）脉络膜驱逐性出血

不明原因的脉络膜下大量出血，是最严重的并发症之一。表现为切口裂开，晶状体虹膜脱出，晶状体玻璃体自切口脱出，视网膜脉络膜脱出，最后涌出鲜红血液，病人感到剧烈眼痛。一旦发生脉络膜出血，立即关闭切口，并行后巩膜切开放血。

三、术后并发症与处理

(一)眼内炎

多发生在术后 2～3 天，潜伏期 4～6 天，是白内障术后最严重的、灾难性的并发症，发生率约为 1.3‰，抢救不及时或早期诊断后治疗不规范，均可导致失明或严重视力损伤。如果出现病人术眼疼痛、结膜充血水肿、眼睑水肿、角膜光泽度降低、手术切口灰黄色浸润、前房混浊或积脓时，应高度怀疑发生眼内炎，及时转上级医院进行救治。一旦怀疑有眼内炎迹象，必须采取以下措施[9]：

1. 检查视力

2. 进行裂隙灯检查和 B 超检查，有条件的医院可以进行眼前节照相。

3. 抽静脉血进行白细胞计数、C 反应蛋白等辅助检查。

4. 立即取材，最理想的标本包括泪液、前房水(0.1～0.2ml)、玻璃体液(0.1～0.2ml)，做细菌培养和药物敏感度试验。玻璃体液细菌检出率最高。

5. 玻璃体手术是眼内炎的最根本治疗方法。

6. 在不具备手术条件的县级医院，紧急处理可以采用玻璃体腔注药术和全身、眼部使用大剂量广谱抗生素。

(1)玻璃体腔注药：主要针对疑似病例、早期病例，操作方法参见第四章第四节。目前治疗眼内炎最适合的玻璃体注射用药方案：a. 10g/L 万古霉素 0.1ml+20g/L 头孢他啶 0.1ml；b. 10g/L 万古霉素 0.1ml+4g/L 阿米卡星 0.1ml；c. 10g/L 万古霉素 0.1ml+22.5g/L 头孢他啶 0.1ml。将上述配制方法的溶解稀释液吸入 1ml 注射器中，0.1ml 玻璃体内注射。

(2)眼部治疗：可以使用 0.5% 左氧氟沙星滴眼液频点，睡前使用同类抗生物眼膏，加上散大瞳孔药物，例如 1% 阿托品或 0.5% 托吡卡胺每天 3～6 次。等待细菌培养和药敏试验结果出来后再考虑更换抗生素。

(3)可用静脉滴注或口服广谱抗生素作为辅助疗法，静脉滴注的抗生素首选万古霉素(每天 2 次，每次 1.0g)+头孢他啶(每天 3 次，每次 1.0g)。口服的抗生素可选用左氧氟沙星(每天 3 次，每次 100～200mg)。根据细菌培养和药物敏感性试验结果，进一步调整。

(4)前房积脓考虑前房灌洗：使用万古霉素 + 头孢他啶灌注液充分灌洗前房。灌洗液浓度建议万古霉素为 0.02g/L，头孢他啶为 0.04g/L。采用上述配制方法的溶解稀释液，分别吸入 1ml 注射器中。各 1ml 加入 500ml 眼用平衡盐液或其他眼用灌注液中，行前房灌洗。

做完以上紧急处理后，应尽快将病人转诊到有玻璃体手术条件的上级医院做进一步的处理[10]。

(二)角膜水肿

除非角膜内皮严重受损，一般角膜线性水肿混浊(图 2-5-1)多在一周左右消失。如果长期角膜水肿，多由于以下原因导致：玻璃体、虹膜或者晶状体囊膜粘连于手术切口处，或者上皮植入、青光眼、葡萄膜炎等。如果角膜内皮损伤不能代偿，就会出现进行性的角膜水肿、大泡性角膜病变、角膜混浊。术后应用抗生素眼药水、糖皮质激素眼药水、小牛血凝胶制剂，每天四次点眼，如果无效发生大泡性角膜病变，则考虑进行穿透性角膜移植。

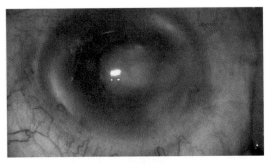

图 2-5-1　白内障术后角膜水肿

白内障术后角膜水肿是较为常见的手术并发症之一，轻度的水肿经过治疗后可以在术后一周内消失，严重的水肿可能是由于角膜内皮失代偿造成，也是白内障手术后灾难性的并发症之一。白内障手术中多种因素都可能对角膜内皮造成影响，例如器械的直接接触、水流、前房不稳定、手术操作时间长、眼内压的波动等。最好的预防方式是合理使用黏弹剂，避免手术器械接触角膜内皮，避免术中眼压波动，黏弹剂的使用可以对角膜内皮产生保护作用，降低手术操作对角膜内皮的影响。如图所示，病人白内障术后三天，仍可见明显的角膜水肿，需要积极地治疗和密切随访

（三）虹膜脱出

由于眼球受到挤压和压力增高，多在术后数天内出现，切口不紧密也容易出现，应及时将脱出的虹膜用抗生素溶液冲洗后复位，并用 10-0 线缝合切口至水密或气密[11]。

（四）术后浅前房

可能会导致虹膜的周边前粘连，日后继发青光眼，术后 2～3 天前房深度不能恢复的话，应该考虑以下几种情况：切口渗漏，切口裂开，应及时修补；睫状体脉络膜脱离，眼压降低，前房变浅或者消失，保守治疗可以使用睫状肌麻痹剂和高渗剂，阿托品滴眼液每天三次、20% 甘露醇静脉滴注每天一次。治疗无效一周后可以考虑脉络膜上腔引流手术。

（五）上皮植入

分为虹膜珍珠肿、虹膜囊肿、上皮植入前房，以虹膜囊肿最为常见，以上皮植入前房最为严重。此并发症治疗效果不好，预后较差。

（六）瞳孔上移位或者变形

虹膜嵌顿在切口或者玻璃体后脱离所致。轻微的瞳孔移位不影响视力，可以不予处理（图 2-5-2）。移位严重，可考虑进行瞳孔成形术。

（七）继发青光眼

虹膜周边前粘连，瞳孔阻滞，术后炎症反应，上皮植入前房，术后眼内出血，晶状体皮质残留均可导致眼压升高，术中黏弹剂残留过多，也可以引起一过性的高眼压。处理：应用碳酸酐酶抑制剂、β 受体阻滞剂、高渗剂等抗青光眼药物进行治疗。如果皮质残留较多，需要进行前房冲洗清除皮质。如果黏弹剂残留过多，可以从侧切口放出部分

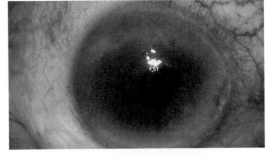

图 2-5-2　白内障术后瞳孔变形

白内障术中由于手术操作损伤瞳孔括约肌或有虹膜嵌顿在切口或者玻璃体后脱离所致，可以引起术后瞳孔变形，如图所示病人瞳孔成 D 形，变形较为轻微，不影响视力，可以不予处理

房水降低眼压。

（八）黄斑囊样水肿

呈现花瓣样或者星芒状的改变。预防的方法就是手术中操作轻柔，如果遇到玻璃体脱出，必须彻底清除，以解决对黄斑部的牵拉。可使用非甾体类抗炎药和激素滴眼。

（九）人工晶状体移位

重在预防，术中确认将人工晶状体放在囊袋内可以防止术后人工晶状体移位。轻度移位不影响视力者可不用处理，严重移位甚至脱位者需要进行手术治疗（图2-5-3）。

（十）后发性白内障

白内障术后的晚期并发症，由于残留的晶状体上皮细胞增生，并移行至后囊，形成纤维膜，引起后囊膜混浊，导致视力再次下降，可以用 Nd∶YAG 激光治疗（图2-5-4）。

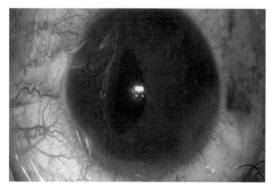

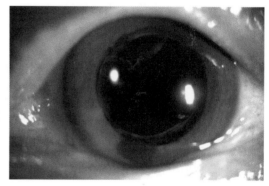

图 2-5-3　白内障术后人工晶状体偏位

造成人工晶状体偏位的最主要原因是人工晶状体未能正确地植入囊袋内。图中可见人工晶状体的两个祥位于虹膜表面，瞳孔变形明显

图 2-5-4　后发性白内障

图中可见后囊膜中央小片状白色混浊，形成了后发性白内障，对视力影响严重的需要进行 YAG 后囊膜切开术治疗

（十一）视网膜脱离

术中发生玻璃体脱出的病人，发生视网膜脱离的几率较高，一旦出现需要手术处理。术后眼压低、有视物遮挡感时要考虑视网膜脱离的可能，可以进行散瞳眼底检查或 B 超检查，一旦发现视网膜脱离，应该积极转院接受手术治疗。

（十二）脉络膜脱离

表现为 1 个或多个表面光滑球形的实性棕色隆起，常伴有低眼压和前房加深。可采用皮质激素局部滴眼、球周注射和全身应用，大多数脉络膜脱离可复位。药物治疗无效者应尽快转院治疗。

（十三）眼前节毒性反应综合征

眼前节毒性反应综合征（toxic anterior segment syndrome，TASS）是白内障术后非感染性急性眼前节的炎性反应,常见于术后早期。TASS 是包括手术器械和手术耗材、眼内灌注液、防腐剂、消毒剂等进入到前房,引起的术后无菌性炎症,造成眼组织损害。一般在术后 12~24 小时发生,偶有迟发。典型症状为视力下降,一般不伴有眼部疼痛,特征性表现为由广泛的内皮细胞损伤导致的角膜弥漫性水肿,大量的前房纤维素性渗出,瞳孔不规则散大,眼压早期可正常或偏低,炎症进展加重可能导致小梁网等损害,引起继发性高眼压及青光眼。严重的 TASS 可以导致永久性虹膜损伤,瞳孔收缩和舒张无力,以及小梁网损伤。房水及玻璃体液病原学检查革兰氏染色、细菌培养均呈阴性。TASS 重在预防,一旦发生,因其临床表现和感染性眼内炎相似,在排除感染性眼内炎后,治疗方法是全身或眼局部应用糖皮质激素,重症病人可以玻璃体腔内注射糖皮质激素。

四、Nd:YAG 激光后囊膜切开术操作步骤

Nd:YAG 激光后囊膜切开术是临床常用的治疗后发性白内障的方法,以下介绍具体操作步骤[12]。

(一)术前准备

1. 散瞳　如果瞳孔已足够大,可不必散瞳,如果瞳孔小,估计会影响操作,则于治疗前适当散大瞳孔,散瞳前必须确定视轴区及周围参照标志。

2. 麻醉　在一般情况下无需麻醉,如使用接触镜,则需局部表面麻醉后,置特制接触镜,在极特殊情况下(如眼球震颤),可做球后麻醉。

(二)操作方法

1. 能量设置从最小能量开始,逐渐增加,直到出现切割效果,对单纯后囊膜混浊,单脉冲能量 1~2mJ 是适宜的,能量过大,虽切割效果亦更明显,但产生并发症的可能性亦愈大。

2. 将激光的瞄准光点聚焦在后囊膜上(图 2-5-5)。在有后房型人工晶状体存在时,治疗前必须仔细检查,确定晶状体后表面与后囊膜间的距离,治疗中准确聚焦,否则将引起人工晶状体损伤或玻璃体前界膜损伤。也可以选择聚焦于囊膜后面,以减少人工晶状体损伤的可能性,但必须使用相对大得多的能量,以产生足够多的冲击波。

3. 切开顺序　从正中或靠上方 12 点位开始,依次以蚕食方向向下、向内、向外扩展,使形成圆形切开,避免开罐式环形切开,因其可能产生大块碎片滞留于前房,引起严重的术后反应。从上方开始切开可以减少由于不适当能量或聚焦不良造成视轴区人工晶状体后表面损伤的可能性。后囊膜切开大小,应根据具体情况而定,致密且完全混浊的后囊膜,尽管作一小直径的切开,也可获得较清晰视力,而对于半透明,或仅为

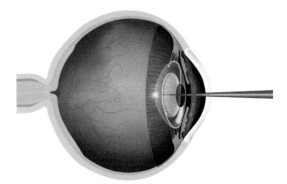

图 2-5-5　YAG 激光后囊切开示意图

对于后发性白内障病人可以进行 YAG 激光后囊切开术,即利用 YAG 激光把位于视轴中央区混浊的后囊膜切开,提高病人视力,切开的范围相当于瞳孔直径较为适宜

后囊膜褶皱者,小直径切开,会因切开周围的半透明区干扰而影响视力预后,此时,作一与瞳孔相当大小的切开是适宜的(图2-5-6)。

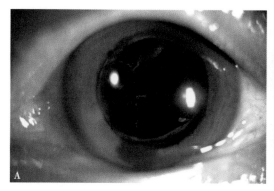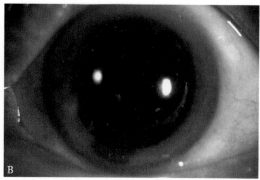

图2-5-6 YAG后囊切开术前后
A.术前 B.术后
图A所示为YAG后囊切开术前,可见后囊膜中央小片状白色混浊,图B所示为YAG后囊切开术后,可见后囊膜中央区破孔,直径约为4mm大小

(三)术后处理

术后常规给予激素和抗生素滴眼剂局部点眼,以减少局部反应,部分病例术后可有一过性眼压增高,故术后测量眼压是必要的,眼压增高一旦超过基础眼压5mmHg以上,则应该采取必要的措施,一般给予0.5%噻吗洛尔滴眼液滴眼,必要时给予乙酰唑胺片口服。

(四)并发症

1.人工晶状体损伤 操作不当,聚焦不当,聚焦不准或能量过大,当作后囊膜切开时,可造成人工晶状体后表面损伤。

预防人工晶状体损伤的措施包括:

(1)必须应用特制的角膜接触镜,以固定眼球,增加聚焦的稳定性。

(2)聚焦采取宜后不宜前的原则,即爆破中心位于膜的后面,能量调整应是宜小不宜大,尽量产生切割效果的最小能量进行操作,膜孔切开不宜过大,一般以3mm直径大小为比较合适。

2.玻璃体前膜破裂 YAG激光行后囊膜切开时,可同时伴有玻璃体前界膜损伤,使玻璃体前突。当有人工晶状体存在时,对玻璃体前突有限制作用,一般不产生临床症状,但当没有人工晶状体存在时,玻璃体前突可引起某些其他并发症,严重时,需要做前玻璃体切除术。

预防这种情况发生的最好办法是,后囊膜切开范围不能过大,一般以3mm直径最宜,因为3mm直径的透明区足以达到改善视力的目的,同时可对玻璃体产生足够的约束力,保护玻璃体前界膜与后囊膜间有一定距离。将激光聚焦在后囊膜靠前的位置,将有助于保护玻璃体前界膜的完整性。

3.炎症反应 YAG激光治疗后产生的炎症反应为机械振动及前列腺素释放所致,其严重程度与激光能量及产生的组织碎片性质有关。在治疗较厚的致密机化膜时，所用能量较大，产生的碎片也多，术后炎症反应可能很重，并保持时间较长。而在人工晶状体植入术后囊膜混浊的治疗中，由于膜很薄，仅用极小能量即可切开，因此术后可能没有任何反应。

预防措施包括：

（1）准确聚焦，减少空爆，控制总能量；

（2）对于复杂病例，可分期进行治疗，每次间隔一周；

（3）术前口服吲哚美辛，局部应用糖皮质激素，可减轻术后炎症反应。

五、转诊

伴有下列情况的病人称为复杂病例，应当在条件较好的眼科专科医院或三级综合医院眼科实施手术：

1. 晶状体半脱位或全脱位者。

2. 活动性葡萄膜炎合并白内障。

3. 眼部炎症病人。

4. 白内障伴有角膜内皮细胞严重变性、角膜内皮细胞数明显减少者。

5. 有器官移植史，如角膜移植、肾移植的病人以及有出血倾向者。

6. 眼球先天发育异常，以及所有严重影响手术的其他情况。

六、白内障病人术后注意事项

1. 手术后当天，术眼可能有轻度不适，如眼磨、眼痛、流泪等，不必紧张，尽量平卧休息，吃清淡易消化的食物。

2. 手术后第一天检查换药，由医生根据情况决定下次复查时间。

3. 如果需要病人或家属点眼药，请注意洗净双手，擦干，病人仰卧或坐着头稍后仰，眼球向上看，用一手示指拉开下眼睑，另一手拿药瓶，瓶口距下眼睑 1～2cm，滴 1～2 滴药液后轻轻放开下眼睑，闭眼休息几分钟。切忌压迫眼球。

4. 术后 1～2 周内少用眼，避免碰伤眼部、揉眼、低头、弯腰、搬重物等。避免污水进入眼睛内，保持眼部清洁。尽量避免咳嗽。如有眼红、眼痛、流泪、分泌物多、视力下降等情况，应尽快到医院检查。

5. 术后 3 个月应到医院常规检查，并作屈光检查，有屈光变化者可验光配镜加以矫正。

6. 儿童白内障手术后需要弱视治疗（详见儿童盲）。

思考题

1. 晶状体混浊都是白内障吗？白内障的主要症状和体征是什么？

2. 老年性白内障有哪些主要类型？最常见类型如何分期？

3. 白内障手术的适应证、禁忌证有哪些？

4. 白内障手术的术中和术后常见并发症有哪些？如何处理？

5. 白内障术后灾难性的并发症有哪些？如何识别和处理？

技能考题

1. 白内障病人的临床体检
2. 小切口白内障手术
3. YAG 激光后囊切开术

参考文献

1. 姚克. 微小切口白内障手术学. 北京：北京科学技术出版社，2012.

2. 何守志. 晶状体病学. 北京：人民卫生出版社，2004.

3. 张铭志. 恰当的白内障手术培训能够促进防盲工作的开展. 中华眼科杂志，2014，50（3）：164-166.

4. 张景尚，万修华. 新型多焦点人工晶状体临床应用的研究进展. 国际眼科纵览，2015，39（2）：73-78.

5. 梁庆丰，董喆，王宁利. 睑板腺功能障碍病人白内障围手术期需关注的问题及对策. 中华眼科杂志，2014，50（4）：244-246.

6. 林振德，李绍珍. 小切口白内障手术. 北京：人民卫生出版社，2002.

7. 刘雪，王进达，张景尚，等. 3.2mm 透明角膜切口超声乳化术治疗放射状角膜切开术后白内障的效果及安全性. 眼科，2015，24（6）：373-376.

8. 刘雪，万修华. 高度近视眼白内障摘除手术的研究进展. 中华眼科杂志，2015，7（51）：548-551.

9. 尤冉，王军. 白内障围手术期药物预防术后眼内炎的研究进展. 中华眼科杂志，2014，50（2）：153-157.

10. 中华医学会眼科学分会白内障与人工晶状体学组. 我国白内障围手术期非感染性炎症反应防治专家共识（2015 年）. 中华眼科杂志，2015，51（3）：163-166.

11. 孙旭光，王森. 重视白内障术后角膜上皮细胞功能障碍. 中华眼科杂志，2015，51（3），161-162.

12. 万修华，李晓霞. 后发性白内障的预防. 眼科，2014，23（2）：76-79.

第三章　青光眼的诊断和治疗

本章节要点：

一、青光眼筛查的重点人群和筛查方法
二、原发性开角型青光眼和原发性闭角型青光眼的主要特征
三、原发性开角型青光眼和闭角型青光眼的评估步骤
四、正常和异常的房角发现
五、青光眼所致视野缺损最常见的类型
六、抗青光眼药的主要类型及其作用机制、适应证、禁忌证和副作用
七、激光周边虹膜切开术

青光眼（glaucoma）是一组以特征性视神经萎缩和视野缺损为共同特征的疾病，病理性眼压增高是其主要危险因素。

根据前房角形态、病因机制及发病年龄 3 个主要因素，一般将青光眼分成原发性、继发性和先天性 3 大类：

1. 原发性青光眼

（1）闭角型青光眼：急性闭角型青光眼、慢性闭角型青光眼；

（2）开角型青光眼。

2. 继发性青光眼　由于眼部或全身疾病在眼部病变引起的眼压升高，常继发于外伤、晶状体脱位、葡萄膜炎、视网膜缺血性疾病和眼部手术等。

3. 先天性青光眼

（1）婴幼儿型青光眼；

（2）青少年型青光眼；

（3）先天性青光眼伴有其他先天异常。

第一节　青光眼的筛查

对于广大的县级医院，设备简单，人员少，如何高效率地利用现有仪器，提高疾病的诊出率。下面介绍筛查相关的方法与流程。

一、高危人群的筛查及间隔

1. 高危人群　由于我国人口众多,对整体进行大规模的筛查,投入的成本太大,筛查的效率过低,不太现实。因此对于有以下情况的高危人群进行筛查以便早期发现青光眼,是切实可行的方法[1]。①有青光眼家族史者。青光眼病人家庭的发病率比一般家庭高得多,因此每一位家庭成员都应认真检查一次,必要时做长期的定期观察。②一眼诊断为青光眼者,另一眼应尽早检查。③体检中被怀疑有青光眼者。40岁后每年必须定期查眼压、眼底。④患有与青光眼有关的全身性疾病者。如糖尿病、高血压、低血压、高脂血症等[2]。⑤患有与青光眼有关的其他眼病者,如高度近视、高度远视及虹膜炎等。⑥自觉出现青光眼常见的症状者:如眼胀、头痛、虹视、不明原因的视力疲劳等[3]。

2. 筛查的间隔　一般说来,在35~40岁时应进行一次青光眼排除检查,40岁以后每2~3年检查一次,60岁以后每1~2年检查一次。如有上述危险因素,应当在30岁后每1~2年就检查一次。

对以上高危人群的初次筛查检查结果无青光眼迹象,并不保证以后不发生青光眼,故仍应根据眼科医生的建议定期随诊。对于青光眼,在明确诊断前,宁可小心些,也不能大意,以免造成诊断和治疗的延误[4]。

二、原发性闭角型青光眼的筛查方法

闭角型青光眼眼压增高主要由于具有浅前房、窄房角的解剖基础(图3-1-1),发生房角关闭,导致房水难以排出,眼内压力不断升高。在我国,闭角型青光眼房角关闭可依据其发生机制分为瞳孔阻滞型、非瞳孔阻滞型、两种机制共存型及多种机制共存型[5]。

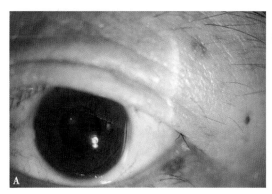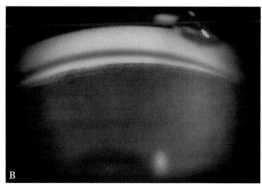

图3-1-1　浅前房示意图
A. 浅前房　B. 窄房角

周边前房深度检查法是将裂隙灯的裂隙宽度调成最细,将裂隙光照在周边角膜缘,裂隙灯与显微镜之间构成30°~45°角。观察最周边部角膜后界与最周边部虹膜表面之间的距离,即"周边前房深度",用该处的角膜厚度(CT)为计算单位来计算周边前房深度,相当于一个"角膜厚度"时记录为1CT。如图A所示,当裂隙光投射在周边角膜缘处时,可见周边前房极浅,约1/5CT。图B所示为房角镜下检查,可见窄房角,部分粘连

针对闭角型青光眼房角关闭机制的不同分型,目前我国已经开发了分别适用于大型医院和县级医院的防治技术流程。闭角型青光眼是一种适宜筛查的疾病,大规模的人群筛查

可采用房角镜检查技术。如果有条件，临床早期诊断可采用超声生物显微镜（ultrasound-biomicroscopy，UBM）检查，配合短时间暗室激发试验，可提高早期诊断的准确性。建议针对高龄、具有浅前房、窄房角解剖特征的人群进行以医院为基础的机会性筛查。

对于县级医院来说，运用前房角镜便可判断是否具有虹膜向前膨隆的房角关闭状态，对闭角型青光眼早期病人进行周边虹膜切除术进行干预。而对于大型医院，则可使用 UBM 判断病人房角结构属于瞳孔阻滞导致的房角关闭，还是周边虹膜肥厚所致的房角关闭，或是睫状体前位所致的房角关闭，从而有针对性、有选择性地使用激光周边虹膜切除术、激光周边虹膜成形术或者小梁切除术。

在具有行之有效的防治技术流程的条件下，闭角型青光眼筛查显得尤为重要。目前，我国已经自主研发成功全景高频超声生物显微镜，可以实现对于眼前节全景解剖结构的清晰显示，并据此建立了更为简便的 3 分钟暗室激发试验，提高了闭角型青光眼的检出率[6]。

（一）病人的主诉

根据发病速度的快慢，闭角型青光眼又分为急性闭角型青光眼和慢性闭角型青光眼。

1. 急性闭角型青光眼　发病急骤，来势凶猛，病人常感觉剧烈的眼胀头痛、恶心呕吐、视力锐减、结膜充血、大便秘结、血压升高，眼球坚硬如石，疼痛沿三叉神经分布区域的眼眶周围、鼻窦、耳根、牙齿等处放射；病人会看到白炽灯周围出现彩色晕轮或像雨后彩虹即虹视现象。若此时未能及时治疗，24~72 小时内可致失明。这是由于房角突然部分或全部关闭，房水不能及时排出，引起眼压急剧升高而造成的。

2. 慢性闭角型青光眼　病人自觉症状不明显或有不同程度的眼部不适，发作时轻度眼胀，视物模糊或头痛，常有虹视。多数在傍晚或午后出现症状，经过睡眠或充分休息后，症状消失。反复发作后，发作间隔缩短，持续时间延长，此时若治疗不当，病情会逐渐进展，晚期视力下降，视野严重缺损。

（二）青光眼临床常用检查方法

1. 视力检查法　见白内障检查。

2. 小孔镜视力检查法　见白内障检查，视力不是诊断青光眼的重要依据，因为有些青光眼晚期的病人，中心视力依然良好。

3. 裂隙灯检查法　早期仅为轻度睫状充血，随着病情的加重，全部结膜及巩膜充血，有时可看到轻度结膜水肿，甚至眼睑水肿。由于眼压突然升高引起角膜水肿，这是急性闭角型青光眼诊断指征之一。由于眼压升高导致瞳孔括约肌麻痹引起瞳孔散大，光反应消失。由于供应虹膜的局部循环障碍，局部缺血所致虹膜部分萎缩。在严重的急性闭角型青光眼病人中还可见"青光眼斑"，即在瞳孔区之晶状体前囊下可见半透明瓷白色或乳白色混浊斑点。由于静脉充血，一些蛋白质溢出到房水中，产生房水闪辉、虹膜后粘连及周边虹膜前粘连等[7]。

4. 间接检眼镜检查法　在急性发作期，可见视盘充血、水肿，视盘周围血管出血，如果高眼压持续时间太长，眼底检查可发现无明显视杯扩大性的视盘苍白。慢性青光眼眼底检查可见不同程度的视杯扩大，到晚期表现为视盘完全苍白（图 3-1-2）。

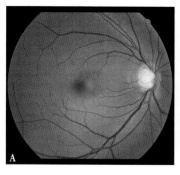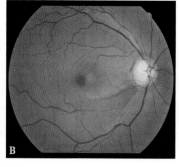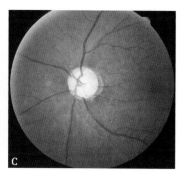

图 3-1-2　不同时期青光眼眼底改变

A. 早期　B. 中期　C. 晚期

眼底检查视盘的形态和视杯的变化对青光眼的诊断具有重要意义,视盘改变是青光眼的最主要阳性体征之一。青光眼的视盘改变主要表现为:①视盘凹陷进行性扩大和加深;②视盘上下方局限性盘缘变窄,垂直径 C/D 比值增大,或形成切迹;③双眼视盘凹陷不对称,双眼 C/D 比值的差值>0.2;④视盘上或盘周浅表性出血;⑤视网膜视神经纤维层缺损。其中以 C/D 比值的参考价值最大,但它并不是诊断成立的依据,因部分正常人眼底 C/D 比值也可较大,即所谓的"生理性大杯",往往是一直是大杯,没有进行性扩大和加深,也没有视野缺损或眼压升高等其他阳性体征,所以大凹陷并非都是病理性的。本图显示了不同时期青光眼眼底的视盘变化,图 A 为早期青光眼眼底改变,可见视杯凹陷较大,C/D 值为 0.5,盘缘变窄;图 B 为青光眼继续进展的眼底改变,可见视杯凹陷进一步扩大,C/D 值为 0.7,上方、下方、颞侧盘缘变窄;图 C 为青光眼晚期眼底改变,可见视盘色苍白,C/D=1.0,提示视神经严重萎缩

5. 斜照法　这是筛查前房深度的快速检查方法。检查方法是:嘱病人面向检查者向正前方平视。检查者手持手电筒在病人的颞侧角膜缘 3 或 9 处使光线与矢状面垂直的方向鼻侧照射,将瞳孔鼻侧的虹膜宽度分为 4 等份,如果鼻侧的虹膜根部都可以见到光线(受光区宽度为 4/4),表示前房深度正常或为深前房;如果仅鼻侧瞳孔缘虹膜可见光线照射(受光区宽度约为 1/4 或 1/4 弱),则表示为浅前房。此法是一种简单粗略的前房深度的估计方法。在裂隙灯下可以进行前房深度检查(图 3-1-3)。

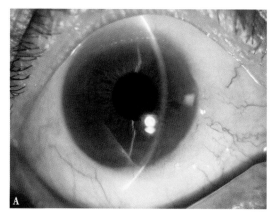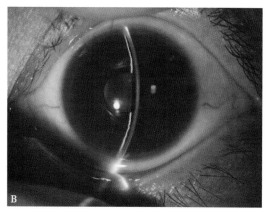

图 3-1-3　裂隙灯斜照法检查

A. 前房轴深正常,约 4～5CT　B. 可见前房极浅,前房轴深约 1CT

如图所示,用裂隙灯显微镜检查前房轴深,调整裂隙灯,使其与显微镜呈 40°～45°,并使裂隙光束通过厚度测定器的裂隙光阑,垂直聚焦于瞳孔中央的角膜表面,沿受检眼视轴照入,可以根据角膜厚度对前房轴深进行估计

6.周边前房深度检查法 将裂隙灯调成最细裂隙,灯光照在6点处角膜缘,裂隙灯与显微镜之间构成的角度为30°～45°。观察最周边部角膜后壁与最周边部虹膜表面之间的距离,即"周边前房深度",以该处角膜厚度(CT)为计算单位,相当于一个"角膜厚度"时,为1CT。分级标准[8]:

(1)周边前房深度为1CT,临床意义为房角不可能关闭;

(2)周边前房深度为1/2CT,临床意义亦为房角不可能关闭;

(3)周边前房深度为1/4CT,临床意义为房角可能关闭;④周边前房深度<1/4CT,临床意义为房角最终将关闭[9]。

在记录周边前房深度时,是按照1CT、1/2CT、1/3CT及≤1/4CT记录。

7.眼压测量 眼压指的是眼球内的压力,简称眼压。它是眼内容物对眼球壁施加的均衡压力(图3-1-4)。人正常眼压的范围是1.47～2.79kPa(10～21mmHg)。眼压的测量包括指测法及眼压计测量法两种[10]。

(1)指测法(图3-1-5):一般是眼科医生用来粗测病人眼压的一种方法,需要积累大量的临床经验才能掌握准确。检查的方法:嘱病人两眼尽量向下注视,检查者用双手示指尖端,同时交替轻轻触压上睑板上方深部的眼球壁,当一指压迫眼球时,另一指即可感触波动感,两手手指轮流交替压迫和感触,以此估量眼球之软硬程度。记录方法:"Tn"表示眼压正常,"T+1"表示眼压轻度增高,"T+2"表示眼压中等度增高,"T+3"表示眼压极高,眼球坚硬如石;反之,如眼球稍软于正常,记录为"T-1",中等度软"T-2","T-3"为极软。

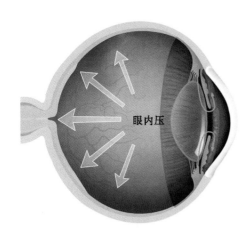

图3-1-4 眼压示意图

本图显示的是眼压,它是眼内容物对眼球壁施加的均衡压力,人正常眼压的范围是1.47～2.79kPa(10～21mmHg)

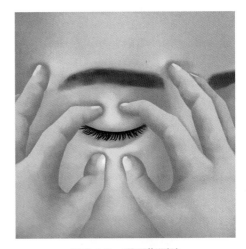

图3-1-5 眼压指测法

图示为指测法检查眼压,嘱病人两眼尽量向下注视,检查者用双手示指尖端,同时交替轻轻触压上睑板上方深部的眼球壁,当一指压迫眼球时,另一指即可感触波动感,两手手指轮流交替压迫和感触,以此估量眼球之软硬程度

(2)眼压计测量法:一般常用的有两种眼压计:一种是压陷式,如Schiödtz眼压计;另一种是压平式,如Goldmann眼压计。另外还有非接触式的眼压计。

1)Schiödtz眼压计(图3-1-6):在县级医院应用较广泛,但检查结果易受眼球壁硬度的影响。在测量的过程中，检查者技术不熟练，可造成角膜上皮擦伤。若消毒不严密，易引起交叉感染。测量方法：测量前眼压计先在标准试盘上测试，指针指在零度时为正确。操作方法如下：受检者取仰卧低枕位，双眼结膜囊内滴表面麻醉剂 2～3 次，然后用 75% 乙醇棉球消毒眼压计的底板，待干后才能使用。测量时，嘱被检查者伸出一手示指置于其双眼前中央一尺处并注视该固定点，检查者右手持眼压计，左手拇指及示指轻轻分开被检查者的上下睑，切勿压迫眼球。眼压计底板垂直放在角膜中央，不得向眼球施加任何压力，开始用 5.5g 砝码测量，迅速读取指针刻度，如指针读数小于"3"时，则应更换较重的砝码，重新测量。将测出的读数，查核换算表求得眼压数。在测完眼压之后，被检查者结膜囊内滴入数滴抗生素眼药水，以防感染[11]。

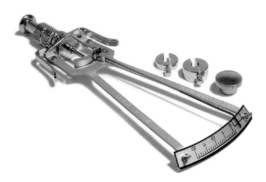

图 3-1-6　Schiödtz 眼压计

图示为 Schiödtz 眼压计，是一种接触式的压陷式眼压计，因价格便宜在县级医院和基层医院使用较为广泛。在表面麻醉后将眼压计平放到角膜中央，放置砝码测量读数，根据读数查换算表换算出眼压值。测量结束后需要及时清洗和消毒眼压计，防止眼压计生锈。其测量原理是通过对眼球施加 5.5～15g 的压力使眼球容积发生明显的改变，根据这个压力来推算出眼内压。但压陷的容积改变可能受到眼球壁硬度的影响，在球壁硬度偏低的眼（如近视眼）测量时，可能获得的眼压值会低于实际眼压值；而在球壁硬度偏高的眼中（如远视眼）测量值会高于实际眼压值。Schiödtz 眼压计的测量值还会受操作者人为因素的影响，例如压迫的位置不在角膜中的时候，会造成测量误差，操作不当还可能引起角膜上皮擦伤[12]。

　　2）Goldmann 眼压计：是目前国际通用的最准确的眼压计。检查熟练者，使用较为方便，不受眼球壁硬度的影响。操作方法：眼部点表面麻醉剂。病人坐于裂隙灯前，将头放置在支架上不动，用荧光素纸置结膜囊内使泪液染色。病人双眼睁大，向前平视，眼球不可转动。检查者将裂隙灯的操纵杆向前缓推，使测量头部逐渐贴着病人的角膜，此时不可触及睫毛。检查者读数并记录眼压[13]。

　　3）非接触眼压计测量法（图 3-1-7）：实际上也是一种压平式眼压计。它的原理是应用自动控制装置吹出一定压力的气流，在一定的距离吹压角膜，并用光学方法自动检测被气流吹平的角膜面积[14]。当气流吹压角膜达到固定面积（直径 3.6mm）时，根据瞬间的气流强度，用电子计算机自动换算出眼压数值。检查方法：不用点麻醉剂。病人坐位，下颌放置于支架上。让病人注视仪器的红点，检查者从目镜中观察时，红点调整至瞄准圆环中，按下发射钮，立刻显示眼压数值，一般连续测量 3 次，取其平均值。此法器械不接触角膜，故不需麻醉，操作简便，而且可以避免交叉感染或角膜上皮损伤，故对大规模眼压普查尤为适用。对于角膜不平者，测量结果是不准确的。临床上新推出的便携式非接触眼压计（图 3-1-8）携带更方便，使用更简单[15]。

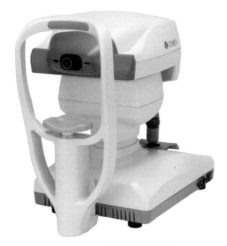

图 3-1-7 非接触眼压计

如图所示为非接触式眼压计,原理是应用自动控制装置吹出一定压力的气流,在一定的距离吹压角膜,并用光学方法自动检测被气流吹平的角膜面积。通常测量时连测 3 次,取平均值作为眼压值[16]

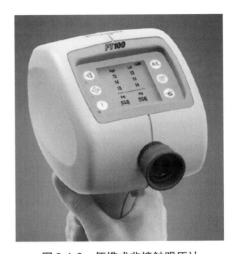

图 3-1-8 便携式非接触眼压计

图示为便携式非接触眼压计,测量原理和非接触式眼压计一致,优点是体积小,方便携带,可以用于社区筛查活动

4)回弹式眼压计:眼压作为青光眼的主要致病因素,是青光眼筛查、诊断、治疗过程中重要的检查项目。目前基层使用的眼压计主要包括两种:① Schiödtz 眼压计:特点是体积小、价格便宜(1000 元 / 台),但测量时存在机械性接触,有交叉感染和角膜损伤的风险。且测量的准确性受检查者的影响性较大,在筛查过程中很难做到标准化;②非接触眼压计:特点是测量过程无机械性接触,测量过程自动完成,客观性好。但是价格昂贵(10 万元 / 台),不易搬动(重量为 25kg),不适于基层筛查。回弹式眼压计的出现解决了该问题,该设备具有单价低(1 万元 / 台)、易携带(重量为 0.5kg)、无损伤、数据自动计算并可通过网络传输的特点,非常适用于基层青光眼筛查[17]。图 3-1-9 为该设备的操作示范及外观。

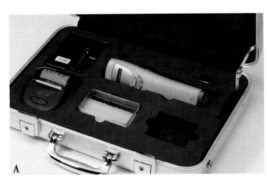
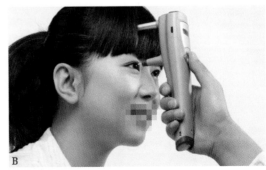

图 3-1-9 回弹眼压计操作示范及外观

图 A 所示为回弹眼压计外观,体积较小,便于携带,可以用于社区筛查活动。不需表麻,测量快速,病人感觉舒适。测量探针为一次性,避免了交叉感染,且探针接触面积小避免角膜损伤。图 B 所示为使用回弹眼压计测量的示范,测量时单手手持操作,使眼压计探针轻轻接触角膜,获得眼压读数[18]

8. 视野检查法　指眼球向正前方固视不动时所见的空间范围。正常人动态视野的平均值为:上方:56°,下方:74°,鼻侧:65°,颞侧:91°。视野检查可采用对照法或视野计进行检查。

（1）对照法：对于县级眼科工作人员来说，对照法是一种粗略、简单易行的检查视野的方法。检查时令受检者背光与检查者对坐或对立，彼此距离约为 1m，两眼分别检查。检查右眼时，受检者闭合左眼，检查者闭合右眼，同时嘱受检者注视检查者的左眼，然后检查者伸出手指（或持视标）于检查者和受检者中间从上下左右各不同方向由外向内移动，检查者自己看见手指（或视标）时即询问受检者是否也看见，并嘱其看见手指（或视标）立即告知，这样检查者就能以自己的正常视野比较出受检者的视野的大概情况。同法再测另一眼。优点是操作简单、不需仪器、不需特定场所，有一定准确性。缺点是精确度不足，无法作记录以比较（图 3-1-10）。

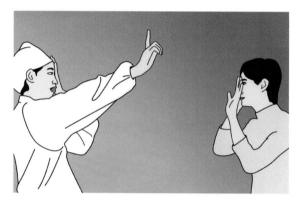

图 3-1-10　对照法视野检查

图示为对照法视野检查，这是一种粗略检查视野的方法，检查者本身视野必须是正常的。被检查者和检查者面对面而坐，双方眼睛维持同一水平高度。各自遮盖另一眼，嘱被检者右眼注视检查者左眼。检查者伸出示指在两人之间等距离处自周边部缓慢地向中心移动，测出被检测者开始看到手指时的位置。依次检查颞侧、颞上、颞下、上方、下方、鼻上、鼻下、鼻侧八个方向。本方法的优点是操作简单、不需仪器、不需特定场所，有一定准确性。缺点是精确度不足，无法作记录以作比较。对于配合欠佳的成人或儿童难以适用本方法

（2）视野仪检查（图 3-1-11）：准确性好，但费用高。检查时需要病人的配合，同时检查者要有一定的经验及技术水平。这些检查设备一般配备在二、三级医院使用。

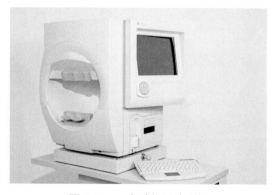

图 3-1-11　自动视野检查仪

图示为自动视野检查仪，能精确地测量受检查者的视野，检查过程中需要保持环境的安静，避免干扰。受检者在检查中注意力应集中，必须始终注意中心固视点，用余光感受出现在测试野的亮点，不能追踪亮点，同时不能太疲劳，受检查者的配合程度会对检查结果产生影响。当病人年龄大于 40 岁时，要注意进行老视的矫正

9. 房角镜检查（图 3-1-12）　房角镜检查法对青光眼的诊断及治疗是非常重要的。具体步骤：受检者结膜囊表面麻醉，甲基纤维素盛满房角镜的碟状凹陷，避免出现气泡，固定好受检者头部，检查者一手的示指和拇指分开受检者的眼睑，令其眼睛向上看，用另一手将前房角镜迅速放入受检者的结膜囊内，使房角镜与受检者角膜紧贴，指引受检者慢慢看向正前方，放开其眼睑，观察房角结构。Scheie 分类法：根据所能看到的房角结构范围分为宽窄两型，其中又将窄角分为四级，用罗马数字表示房角关闭的程度，数字越大表示房角越窄：宽房角（W）所有房角结构均可看到，不可能闭合；窄Ⅰ（NⅠ）房角略窄，多需加压后可看到睫状体带，不可关闭。窄Ⅱ（NⅡ）房角较窄，看不到睫状体带，潜在闭合危险。窄Ⅲ（NⅢ）房角极窄，小梁功能部及以后范围看不到，高度闭合危险。窄Ⅳ（NⅣ）除 Schwalbe 线外，其他房角结构完全看不到，已存在闭合（图 3-1-13）。

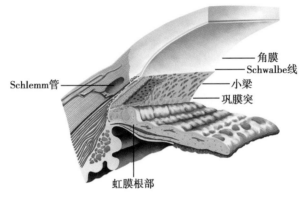

角膜
Schwalbe线
小梁
巩膜突
Schlemm管
虹膜根部

图 3-1-12　房角示意图

房角镜检查是青光眼诊断中的重要检查，在裂隙灯显微镜下通过前房角镜的辅助对房角进行检查。首先把房角镜转动直到镜面位于 12 点位置，将裂隙灯的光束放在垂直方向，观察房角。然后通过旋转房角镜观察 360°的房角，并判定房角的分级。同时可以通过受检查者的眼球转动或房角镜的倾斜和加压，观察房角有无粘连[19]。房角是在角膜与虹膜之间的夹角，图示为房角的示意图，它由前后壁和两壁所夹的隐窝组成。前壁的最前面为 Schwalbe 线，为角膜后弹力层终止处，呈白色，有光泽，略微突起。在它的后面是小梁网，是房水排出的通路。前壁的终点是呈白色的巩膜突。后壁为虹膜根部。隐窝是睫状体前端，呈灰黑色，又称睫状体带。前房角为角巩膜所掩盖，由于角膜与空气的折射率不同，因而光线在此产生全反射，故房角无法通过角膜看到。只有用前房角镜，通过光线的折射或反射才能看到[20]。

前房角镜检查必须在裂隙灯下有光照的条件下进行，光照会使瞳孔缩小，前房角加宽，或者使一些贴附性关闭的前房角重新开放。检查者在操作前房角镜时，可能会有意或无意地对眼球施加一定压力，从而影响对前房角形态的判断，尤其是对贴附性前房角关闭的判断。因此，前房角镜检查对判断前房角关闭的状态难免会存在一定偏差。

10. 超声生物显微镜（UBM）检查　高频超声生物显微镜（图 3-1-14）检查，采用高频声波，可以对眼前节解剖结构进行实时、无创观察；能在不对眼球施加任何压力的情况下观测前房角的结构，可以对后房和睫状体等结构进行活体观察；而且 UBM 可以在暗环境下进行检查，从而了解暗环境时前房角状况。检查时，UBM 超声探头是在水浴中扫描，不会对眼前节产生明显的机械性干扰，其检查结果较好地反映出自然状态下前房角的形态。UBM 具有高分辨率、能穿过非透明介质的特点，可在任何光线下进行房角形态相关解剖结构的观察测量。这些检查设备一般配备在二、三级医院使用[23]。

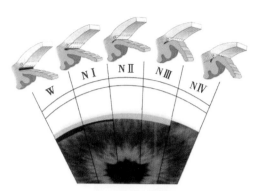

图 3-1-13　房角 Scheie 分类

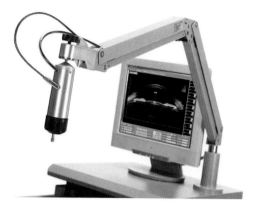

图 3-1-14　UBM 检查设备

根据房角镜下所见可以对房角进行分类,临床上常用的一种分类方法是 Scheie 分类法,如图所示分为五级:根据所能看到的房角结构范围分为宽窄两型,其中又将窄角分为四级,用罗马数字表示房角关闭的程度,数字越大表示房角越窄[21];宽房角(W)所有房角结构均可看到,不可能闭合;窄Ⅰ(NⅠ)房角略窄,多需加压后可看到睫状体带,不可能关闭。窄Ⅱ(NⅡ)房角较窄,看不到睫状体带,潜在闭合危险。窄Ⅲ(NⅢ)房角极窄,小梁功能部及以后范围看不到,高度闭合危险。窄Ⅳ(NⅣ)除 Schwalbe 线外,其他房角结构完全看不到,已存在闭合[22]

如图所示为超声生物显微镜(UBM)检查设备,采用高频声波,可以对眼前节解剖结构进行实时、无创观察;能在不对眼球施加任何压力的情况下观测前房角的结构,可以对后房和睫状体等结构进行活体观察

11. 相干光断层成像(OCT)检查　相干光断层成像,通过其内设的 Michelson 干涉仪,采用低相干光干涉度量学原理测量技术,测量因视网膜组织内不同层面反射形成反射界面与被反射界面的时程延迟信息,显示视网膜的断面结构。

12. 暗室激发试验筛查原发性闭角型青光眼　原发性闭角型青光眼的早期诊断是尽可能准确地评估前房角发生房角关闭的危险性究竟有多大。对闭角型青光眼病人采用改良的激发试验,即监测短期房角闭合状态(采用明暗光 UBM 或 3 分钟暗适应对房角进行评估),随后以 1 小时的暗室试验判断眼压水平。改良后的闭角型青光眼激发试验以房角关闭及眼压升高两项指标为判断标准,从而决定是否对闭角型青光眼的高危眼进行及时处理。激发试验阳性可作为诊断依据,激发试验阴性不能排除原发性闭角型青光眼。

(1)暗室激发试验:暗光对闭角型青光眼是一种刺激。暗室试验比较安全,不需特殊设备,方法简便易行。眼压增高的机制可能是瞳孔扩大,增厚的虹膜根部阻塞房角,此外瞳孔扩大、括约肌松弛而增加了瞳孔阻滞,慢性闭角青光眼的虹膜膨隆导致眼压增高的原因仍然是瞳孔阻滞。高褶虹膜型可能与瞳孔扩大、虹膜机械阻塞房角有关[24]。

方法:被检者戴黑眼罩在暗室静坐 1~2 小时(青年人 1 小时,老年人瞳孔小,多呈强直不易散大,以 2 小时为宜),不能睡眠,要保持清醒状态,否则要影响试验的结果。试验后应在红光下(暗光)迅速测量眼压,升高 1.25kPa(8mmHg)为阳性,阳性的病人除了比较试验前后的眼压差值,还要观察房角的变化。最好用最狭窄的裂隙光观察,以免影响观察效果。对于已升高眼压者滴 1% 毛果芸香碱,使眼压下降,有心血管病变的老年人不宜做此检查[25]。

（2）UBM 暗室激发试验：暗室超声生物显微镜房角检查此项激发试验和暗室试验相同，不同之处在于采用此项技术可对自然状态下的房角及周边虹膜。睫状体的变化进行实时观察记录，可使诊断的特异性提高到 100%，敏感性提高到 68.2%。

便携式 UBM，携带方便、图像清晰，满足了在大范围人群中筛查房角关闭的需要（图 3-1-15）。每台小型便携 UBM 的费用是 8 万元，平均可以用于 10 000 名病人的检查，平均下来，每个闭角型青光眼的检查费用大约只有 8 元。此外，UBM 检查更容易使县级医院医生所掌握，其检查报告更客观，便于存档与随访。

暗室试验是为原发性闭角型青光眼筛选、设计的一种激发试验，可以有效地从可疑原发房角关闭病人中筛选出高危病人，虽然暗室激发试验的阳性率并不高，但是该方法得出的阳性结果却能够为原发房角关闭病人作出明确诊断。暗室激发试验的试验方法有待进一步改良，以期提高诊断的敏感性与特异性。

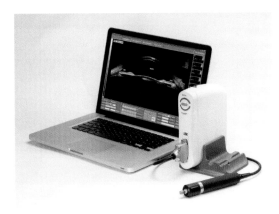

图 3-1-15　便携式 UBM

图示为便携式 UBM，检查原理和 UBM 一致，但体积小，携带方便、图像清晰，便于筛查、流行病学调查使用

暗室激发试验早期的设计者以病人暗室试验前后的眼压变化作为判断指标，认为眼压升高>8mmHg 者为阳性，采用这种判断方法则存在以下问题：一方面，一般只有在房角功能关闭>1/2 时，眼压才会升高，如果仅根据眼压的变化标准确定试验的阳性和阴性结果，当房角功能关闭范围<1/2 时，眼压将不升高或稍微升高，则可能被判为阴性结果，增加了漏诊机会；另一方面，有一部分病人的暗室试验后眼压升高并非由房角关闭所引起，如果单纯以眼压升高为标准，将增加假阳性率，使诊断的特异性下降，增加误诊率，所以采用这一方法其诊断的敏感性和特异性均较低。

研究发现 UBM 暗室激发试验是证实前房角关闭的有效方法。UBM 检查与暗室俯卧试验和散瞳试验相比，具有明显优势。暗室俯卧试验和散瞳试验都需要较长的检查时间，评价终点都是眼压升高程度，而不是前房角关闭的状态。

有研究表明，传统的依赖于房角镜检查的暗室激发试验敏感性是 31.8%，特异性是 99.6%，而结合了 UBM 的短时间暗室激发试验可将敏感性提高到 68.2%，而特异性是 90%。和房角镜相比较，UBM 的结果更直观准确，易于记录，由检查者带来的操作变异比较少，易于标准化，不同的研究者之间的检查结果也更便于比较。

由于闭角型青光眼危害性较大，故建议以 UBM 暗室试验后是否发生房角关闭为判断标准，以决定是否对闭角型青光眼的高危眼进行及时有效的处理。

中国约有 3000 万原发可疑房角关闭病人，这其中大约有 660 万的病人会在 5 年内进展为原发房角关闭，如果应用暗室 UBM 检查进行筛查，按每筛查出一个病人为国家节省 3000 元计算，这将为国家节省 200 亿元的费用。因此推荐有条件的医院采用 UBM 暗室激发试验来提高早期诊断的准确性。

三、原发性开角型青光眼的筛查方法

开角型青光眼的病因及病理改变迄今尚未完全了解。这类青光眼的房角是开放的，大都是宽角（图 3-1-16）。

（一）病人的主观评价

早期大多数病人无明显自觉症状，当病变发展到一定程度时，可出现轻度眼胀、视力疲劳和头痛，中心视力可维持相当长时间不变，而视野逐渐缩小。晚期视野缩小呈管状时，出现行动不便和夜盲。有些晚期病人可有视物模糊和虹视。

（二）筛查方法

由于此种类型的青光眼发病隐蔽，进展

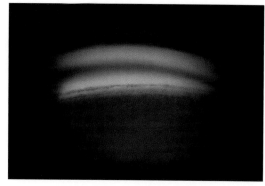

图 3-1-16 开角型青光眼房角

开角型青光眼病人的房角大都是宽角，如图所示房角镜下可见房角是宽角

较为缓慢，一旦确诊都已经有明显的眼底改变。

1. 间接镜检查眼底 视盘凹陷增大是常见的体征之一。早期视盘无明显变化，随着病情的发展，视盘的生理凹陷逐渐扩大加深，最后可直达边缘，形成典型的青光眼杯状凹陷。视盘因神经纤维萎缩及缺血呈苍白色，正常人视盘杯/盘比常在 0.3 以下，若超过 0.6 或两眼杯/盘比之差超过 0.2，应进一步作排除青光眼检查。检查时，要充分散瞳和使用足够亮度的无赤光直接检眼镜。

2. 24 小时眼压测量 眼压检查方法见前节。在早期，眼压不稳定，一天之内仅有数小时眼压升高，眼压波动幅度过大，可以导致视神经的损伤继续恶化。眼压仍然是青光眼诊断与治疗中的关键性指标，连续地 24 小时眼压测量较单次眼压测量能更好地反映受检者眼压变化的状况。因此，测量 24 小时眼压曲线有助于诊断。测量方法：10am、2pm、6pm、10pm、2am、6am、8am，每个时间点连续测量 3 次，最后取平均值，眼压波动幅度≥8mmHg为阳性。正常人的 24 小时眼压的波动范围一般不超过 5mmHg，若受检者的 24 小时眼压的波动范围超过 8mmHg 即为阳性[26]。

3. 视野 检查法见前节。开角型青光眼在视盘出现病理性改变时，就会出现视野缺损。

（1）中心视野缺损：早期视野缺损主要有旁中心暗点及鼻侧阶梯状暗点，前者位于在固视点之旁，表现为与生理盲点不相连的暗点，并向中心弯曲而形成弓形暗点，最后直达鼻侧的中央水平线，形成鼻侧阶梯[27]。

（2）周边视野改变：首先是鼻侧周边视野缩小，常在鼻上方开始，以后是鼻下方，最后是颞侧，鼻侧变化进展较快，有时鼻侧已形成象限性缺损或完全缺损，而颞侧视野尚无明显变化，如果颞侧视野亦开始进行性缩小，则最后仅剩中央部分 5°～10° 一小块视野，称为管状视野，也可在颞侧留下一小块岛屿状视野，这些残留视野进一步缩小消失，就导致完全失明（图 3-1-17）。

（3）眼底照相法（图 3-1-18）：是一种较好的原发性开角型青光眼筛查方法，属于客观检查，利于随诊，通常可采用免散瞳数码眼底照相，眼底图像在计算机上即刻显示，医生当时

即可为病人解释病情,还可通过网络传输请专家诊断。眼底照相可较清晰地反映视盘杯形态、盘沿形态以及视网膜神经纤维层的情况,是原发性开角型青光眼筛查及早期诊断的重要手段。因其价格昂贵,限制了它在县级医院的使用[28]。

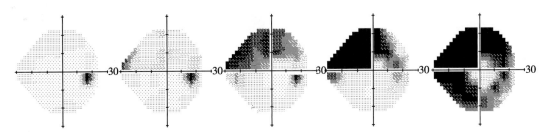

图 3-1-17　青光眼视野变化示意图

如图所示为青光眼从早期到晚期的视野改变,从左到右分别可见视野从旁中心暗点,周边视野小范围缺损,到弓形暗点、鼻侧象限性缺损,最终发展为管状视野。晚期青光眼病人由于视野范围极其狭窄,存在严重的视力损伤、行动能力极其受限

4. 倍频视野计　是用正方形的正弦格栅图形作为视标,检测注视中心 30° 范围内随机出现的 55 个区域,每个区域大小为 5°×5°,其对比敏感度可不断改变。固视检测采用 Heijl-krakau 盲点检测技术,各闪烁视标之间的时间间隔随机发生,从 0.75~1.25 秒不等,从而避免了受试者按节奏规律应答,产生假阴性。检测时检查者确定受检眼的眼别后,将注视器中遮挡板移向未检眼,检测时病人可以配戴自己的眼镜,检测过程中受检眼持续注视中心方形黑色固视目标,一旦观察到闪烁的视标,立即按压手中的反应器,仪器不断调整视黑白条的对比度,从而找到受检者可以察觉到的对比度。倍频视野计具有不受低视力的屈光间质混浊的影响,无需屈光校正镜,在检测中病人可配戴自己的眼镜,无需眼罩,可自动遮挡未检眼,不受外界光线及瞳孔大小的影响,可在普通灯光环境下操作,且测试快速,体积小巧,方便携带,相对便宜。因而,更适于青光眼高危人群的筛查。

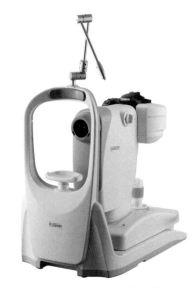

图 3-1-18　眼底照相机

图示为眼底照相机,眼底照相机分为两类:散瞳眼底照相机和免散瞳眼底照相机,在对青光眼病人进行检查时,推荐使用免散瞳眼底照相机。对青光眼病人进行定期眼底照相可以追踪病人的视盘变化情况、视神经纤维层损害进展情况等,有利于病情的监测、治疗计划的制订和病情控制

四、青光眼的转诊

对于基层医生发现的可疑青光眼病人,均应及时转诊至二级医院,接受进一步的检查,明确诊断,及时治疗;对于更加疑难的病例,继续上转至三级医院接受诊治。治疗后及康复期的病人可下转至基层医院接受随访及观察,同时上级医院应按基层的要求适时进行会诊

及定期培训基层医生。这种双向转诊模式的建立不仅能改善基层医疗资源闲置的现象，缓解上级医院医疗资源紧缺的矛盾，又可为病人节省医疗费用，从而为下一步的治疗节省时间。我国目前的社区卫生服务体系的基本框架已经建成，但是双向转诊制度并未实现正常运转。社区卫生服务机构与二、三级医院之间的上转、下转率都非常低。可通过对青光眼单病种双向转诊的建立来逐步完善双向转诊体系的建设。

第二节 青光眼的临床诊断

青光眼是排在首位的不可逆致盲性眼病，如果能够早期诊断和治疗，可以避免很多病人失明。然而由于很多青光眼早期无明显症状，在我国很多青光眼病人就诊时已经是晚期，治疗无法挽回丧失的视力和视野，因此对青光眼的筛查和早期诊断显得尤为重要。青光眼最基本的检查是眼压、眼底、视野和前房角检查[29]。

一、原发性闭角型青光眼的诊断

原发性闭角型青光眼的诊断需要具备以下特征：

（1）具备急性或慢性闭角型青光眼的临床表现和体征。

（2）在高眼压状态下，房角部分关闭或全关闭。

（3）典型的视盘及视野损害。

（4）除外继发因素。

原发性急性闭角型青光眼

原发性急性闭角型青光眼是一种严重的致盲性眼病。多见于女性和 50 岁以上老年人，男女之比约为 1∶2。常两眼先后（多数在五年以内）或同时发病[30]。

1. 发病机制 主要与虹膜膨隆，瞳孔阻滞、房角狭窄、闭锁等因素有关。

（1）解剖因素：闭角型青光眼多发于远视眼，小眼球，小角膜，晶状体相对较大，晶状体与虹膜间的间隙较窄，虹膜膨隆，止端靠前，睫状体厚而短，因而房角窄，前房浅。随着年龄增长，晶状体增大，进一步引起晶状体—虹膜膈向前移位，前房则更浅，房角更窄。正常情况下晶状体与虹膜有接触面，形成生理性瞳孔阻滞，当后房压力增加时，此接触面开放房水间歇性地进入前房。当接触面增大时，房水从后房流经晶状体为虹膜之间的阻力就会增大，产生病理性瞳孔阻滞，导致后房房水的压力升高，特别是当瞳孔轻度散大（约 4～5mm）时存在瞳孔阻滞，周边虹膜又比较松弛，因此周边虹膜被推向前，与小梁网相贴，以致房水排出受阻，引起眼压升高。这就是虹膜膨隆型青光眼眼压升高的机制[31]。

（2）诱发因素：一般认为与血管神经的稳定性有关。闭角型青光眼的发作，往往出现在情绪波动如悲伤、愤怒、精神刺激、用脑过度、极度疲劳、气候突变，以及暴饮暴食等情况下。引时血管神经调节中枢发生故障致使血管舒缩功能失调，睫状体毛细血管扩张，血管渗透性增加，房水增多，后房压力升高，并在有解剖因素的基础上，睫状体充血水肿使房角阻塞加重，眼压急剧升高，导致青光眼的急性发作。

2. 临床表现

（1）临床前期：一眼已发生急性闭角型青光眼，另一眼前房浅，房角窄，但眼压正常，无自觉症状，属临床前期。

（2）前驱期：在急性发作之前，病人往往在情绪波动、脑力或体力过度疲劳，阅读过久或看电视、电影之后，感觉有轻度头痛、眼胀、恶心、视物模糊、一时性虹视，休息后自行缓解，称为前驱期。以后这样小发作越来越频繁，最后终于急性大发作。

（3）急性发作期：

1）症状：由于眼压突然上升，病人突然感到剧烈的眼胀痛、头痛。视力显著下降，仅眼前指数，光感或无光感。由于迷走神经反射，可伴有恶心、呕吐、易误诊为急性胃肠炎或颅内疾患。应详细询问病史及检查，加以鉴别。

2）混合充血明显，伴有结膜表层血管充血怒张，有时有轻度眼睑和结膜水肿。

3）角膜水肿，呈雾状混浊，有时上皮发生水泡，知觉减退或消失，角膜后可有色素沉着。

4）前房甚浅，前房角闭塞。房水中可见细胞色素颗粒漂浮，甚至有纤维蛋白性渗出物。

5）瞳孔散大，呈竖椭圆形，对光反应消失，是由于支配瞳孔扩约肌的神经麻痹所致。因屈光间质水肿，瞳孔呈青绿色反应，故名青光眼或绿内障。

6）眼压急剧升高，多在 6.65kPa（50mmHg）以上，最高可达 9.31～10.64kPa（70～80mmHg）以上，触诊眼球坚硬如石。

7）虹膜淤血肿胀，纹理不清，病程较久者，虹膜大环的分支被压，血流受阻，虹膜色素脱落，呈扇形萎缩，或称节段性虹膜萎缩。

8）眼底大部分病人因角膜水肿不能窥见，角膜水肿稍消退后，可见视盘充血，静脉充盈，视盘附近视网膜偶尔有小片状出血，有时可见动脉搏动。

9）晶状体的改变：由于眼压急剧上升，晶状体前囊下可出现灰白色斑点状，棒状或地图状的混浊，称为青光眼斑。眼压下降也不会消失，作为急性发作的特有标志而遗留。青光眼斑、虹膜扇形萎缩、和角膜后色素沉着，称为青光眼急性发作后的三联征。

（4）缓解期：急性发作的病例，大多数经过治疗，或者极少数未经治疗，症状消失，关闭的房角重新开放，眼压降至正常，病情可以得到暂时缓解，局部充血消失，角膜恢复透明，视力部分或完全恢复。个别短期无光感的病例，若及时降低眼压，尚可恢复一些有用视力。但这些情况只是暂时的，如不及时进行手术治疗，随时仍有急性发作的可能。此期称为急性闭角型青光眼缓解期，若及时施行周边虹膜切除术，可防止急性发作。

（5）慢性期：是由没有缓解的急性发作期迁延而来。眼局部无明显充血，角膜透明，瞳孔中等度散大，常有程度不同的周边虹膜前粘连，眼压中度升高 4.66～6.65kPa（35～50mmHg），晚期病例可见视盘呈病理性凹陷及萎缩，部分病例可见动脉搏动，视力下降及青光眼性视野缺损。

（6）绝对期：一切持久高眼压的病例最终均可导致失明[32]。

3. 诊断与鉴别诊断

诊断：急性闭角型青光眼的诊断主要依靠病人的症状和体征。病人发病时视力会急剧下降，通常伴有剧烈的眼胀痛、头痛，甚至恶心、呕吐，一些病例尚有便秘和腹泻症状。临床检查时会发现病人眼压升高，眼球坚硬如石，有明显的混合性充血，角膜呈雾样水肿，前房浅，瞳孔呈卵圆形散大，前房角闭塞。

鉴别诊断：急性闭角型青光眼时，伴有剧烈头痛、恶心、呕吐等，有时忽略了眼部症状，而误诊为急性胃肠炎或神经系统疾病。急性发作期又易与急性虹膜睫状体炎或急性结膜炎相混淆。

二、原发性开角型青光眼的诊断

原发性开角型青光眼的诊断要点包括：

（1）至少有一眼的眼压≥21mmHg。

（2）典型的青光眼性视盘损伤。

（3）典型的青光眼性视野缺损。

（4）眼压升高时前房角开放。

（5）如果眼压<21mmHg，但有视盘和视野的改变，诊断为正常眼压性青光眼[33]。

第三节 青光眼的治疗

青光眼治疗的目的是有效降低眼压，提高视神经乳头血流灌注量，阻止视网膜神经细胞受损，特别是神经节细胞[34]。治疗的方法有以下几种：

一、药物治疗

对青光眼最好先用药物治疗，若在药物控制眼压效果不良的情况下，可考虑手术治疗。治疗的药物主要有：

1．β-肾上腺素能受体阻滞剂 机制是减少房水生成，例如：0.25%～0.5%马来酸噻吗洛尔滴眼液，0.25%～0.55%倍他洛尔等，每天1～2次，对眼压一般性增升有降压作用，降压幅度可达20%～25%。对眼压极度增高者，需联合应用其他降压药。长期应用时后期降压效果减弱。局部副作用有睑结膜炎、一过性眼烧灼感、刺激感、眼过敏、引起或加重干眼症等，全身副作用为影响心血管和呼吸系统，如有心动过缓、心传导阻滞、支气管哮喘的要禁用。

2．α-肾上腺素能受体激动剂 机制是减少房水生成，促进房水流出，代表药物如地匹福林、酒石酸溴莫尼定滴眼液（阿法根）等。联合β-肾上腺素能受体阻滞剂可有中等度降眼压作用，单独用药可降眼压20%～27%。局部副作用有充血、流泪和口干等，全身副作用有心动过速、心律失常和高血压等。

3．拟副交感神经药物（缩瞳剂） 主要是缩瞳，促进房水流出，如：1%～2%毛果芸香碱，根据病人疾病情况决定用药频率，对于急性闭角型青光眼病人，早期可以15分钟1次，眼压下降后逐渐减少用药次数，最后维持剂量为每天3～4次。

4．碳酸酐酶抑制剂（局部及全身） 主要是通过减少房水生成，降低眼压，降压幅度较弱，只有10%～15%。全身用药如醋甲唑胺，为防止产生全身的副作用，一般不宜长期服用，因为对肾脏有一定的毒副作用，不能作为治疗青光眼的基础药物。局部用药如2%布林佐胺滴眼液，每天3次。最常见的不良反应是口苦，局部的不良反应常见为烧灼感、刺痛感和流泪等。

5．前列腺素衍生物 是通过葡萄膜巩膜通道促进房水流出而降低眼压。是新型抗青光眼的一线用药，每天只需滴眼1次就能有效控制昼夜眼压波动，从而减少对视功能的影响。降压幅度大,可达 30%～40%,单用此类药物的降压效果比其他类药物要好。代表药物如拉坦前列素、曲伏前列素等。局部副作用少见,一些病人偶见轻度结膜充血、烧灼感、异物感和过敏症状。

6. **高渗剂** 可迅速增加血液渗透压,浓缩玻璃体,使眼压降低。常用于青光眼的急救。如 20% 甘露醇溶液,1.0～1.5g/(kg•d),快速静脉滴注。或用 50% 甘油 80～100ml 口服,临床使用时应注意病人的血压、心功能、肾功能、电解质以及血糖的情况。

7. **视神经保护药物** 中医药物如灯盏细辛、银杏叶、葛根素等。

8. **青光眼药物治疗的选择原则:**

(1)开角型青光眼建议前列腺素类衍生物可作为开角型青光眼一线用药。根据病人目标眼压的需要,选择单一或者联合药物治疗。

(2)噻吗洛尔等 β- 受体阻断剂不宜在晚上临睡前使用,因为该药物在睡眠期间无降压作用。

(3)单药治疗不能提供足够的眼压降低以阻止病情进展时,治疗选项包括:①转换药物;②增加药物;③激光或者手术。

(4)转换药物的指征为:

各种药物的降压幅度比较见表 3-3-1。起始治疗不能降低眼压(无反应为眼压降幅≤10%)或降低幅度不够(例如降幅仅 10%～20%)。此时,不同单药的转换可以采用不同种类的另外某一药物;如果起始药物为某一种前列素类衍生物,可用同类中的另一种药物。

(5)增加药物的指征为起始治疗已经降低眼压,但需进一步降低。单独用药不能达到目标眼压,可联合不同作用机制的药物治疗。注意事项如下[35]:

1)同一类药物(如 2 种 β 受体阻滞剂)不应联合应用,非但不能增加药效,还会增加药物不良反应。

2)同一类药物的拮抗剂和激动剂(例如阿托品和毛果芸香碱)也不应同时用于同一眼。

3)以前列腺素衍生物为起始治疗时增加药物,大多选择的常用制剂为 β 受体阻滞剂、局部碳酸酐酶抑制剂和 α 受体激动剂;以 β 受体阻滞剂为起始治疗时,增加药物的选择包括前列腺素衍生物、局部碳酸酐酶抑制剂和 α 受体激动剂。

表 3-3-1 美国青光眼指南 PPP(2010)中各类药物降眼压幅度比较

药物	降眼压幅度(%)
前列腺素衍生物	25～33
β 受体阻滞剂	20～25
α 受体激动剂	20～25
拟胆碱剂	20～25
局部碳酸酐酶抑制剂	15～20

二、手术治疗

用药物不能控制眼压,或者对药物不能耐受,或在药物治疗下视功能继续减退者,应考虑手术治疗。手术方式依原理不同可分为以下几种类型:

1. 解除瞳孔阻滞的手术如周边虹膜切除术。手术原理是通过切除或切开周边虹膜,使前后房沟通，瞳孔阻滞得到解除，术后前后房压力达到平衡，常能防止闭角型青光眼再次发作。主要适应证是：房角尚无广泛粘连的早期原发性闭角型青光眼，以及某些发病机制为瞳孔阻滞的继发性闭角型青光眼。

2．解除小梁网阻塞的手术如房角切开术、小梁切开术。房角或小梁切开术分别从内部和外部切开发育不良或通透性不够的小梁网，房水能经正常途径引流至静脉系统，此类手术对原发性婴幼儿性青光眼常可达到治愈的效果[36]。

3．建立房水外引流通道手术（滤过性手术）如小梁切除术、非穿透性小梁手术、激光巩膜造瘘术、房水引流装置植入术。滤过手术是切除一部分巩膜小梁组织，形成一个瘘道，房水经此瘘道引流到球结膜下间隙，然后再由结膜组织的毛细血管和淋巴管吸收，以降低眼压。此类手术主要是用于 POAG 和有广泛房角粘连的闭角型青光眼病人。

4．减少房水生成的手术如睫状体冷冻、透热以及光凝术。此类手术属于治疗难治性青光眼的破坏性手术。

三、激光治疗

青光眼激光手术是用于青光眼治疗的一种先进技术，它是一种很小光斑的强力光束，依靠光束的强度，引起眼组织小的烧灼或穿透。常见类型有激光周边虹膜切开术和虹膜切除术、激光小梁成形术、虹膜周边切除术、青光眼引流术等，激光治疗使大量病人避免了手术治疗。治疗时应用 Abraham 接触镜，采取大光斑（500μm）、长曝光时间（0.4 秒），能量的大小以不产生气泡及色素逸出为佳。这不但可在治疗过程中引起激光斑周围虹膜的强烈收缩，且日后可形成明显的激光反应斑，从而获得可靠的临床治疗效果。

YAG 激光周边虹膜切开术的步骤

1．术前准备

（1）术前 30 分钟滴入 1% 毛果芸香碱液 1～2 滴，可以缩瞳拉近虹膜，周边虹膜变薄，增宽周边虹膜与角膜内皮之间的空隙，利于透切。

（2）术前测量眼压

（3）表面麻醉

2．操作步骤

（1）采用附有 66D 凸透镜的 Abraham 接触镜，镜的凹面置入甲基纤维液安放于角膜上，安放接触镜的优点：明显加大倍数，利于聚焦、瞄准；分开眼睑、限制眼球运动。

（2）手术部位的选择

1）常选择在 11:00 或 1:00 方位，最好在鼻上象限，以便尽量减少激光对后极部损伤的危险。

2）寻找虹膜隐窝、淡色素区、萎缩区等较薄处。

3）击射部位尽量取虹膜周边部，可减少对晶状体的损伤及术后切除口与晶状体的粘连。

4）若有角膜老年环阻挡，可酌情把击射位置向中央转移。

5）避免在 12:00 处击射，因术中形成的气泡会在此处停留，妨碍手术的进行。

6）不宜选睑裂部的虹膜作击射，因术后会有虚影的感觉。

（3）能量设置：多脉冲的用2～6mJ，单脉冲的用4～8mJ。

（4）用激光红点作瞄准光时要聚焦于虹膜基质深部而不是聚焦在虹膜表面，这样才可以把虹膜击穿。一旦形成虹膜孔洞时，原则上应停止继续击射，避免损伤晶状体前囊。如确想切断虹膜孔洞间或边缘的残余纤维条索，则要采用低能量的多个击射，减少冲击损害。

（5）虹膜全层穿透击穿的标志：

1）全层穿透时，可见到虹膜后面的色素上皮层的色素呈蘑菇云（smoke signal）样涌入前房。

2）虹膜孔洞处可直接窥见晶状体前囊。

3）虹膜膨隆缓解，周边前房即时加深。

激光术前术后变化见图3-3-1。

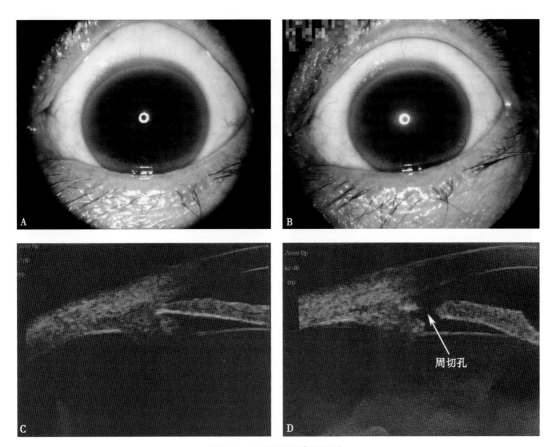

图3-3-1　激光虹膜周切术

A. 激光虹膜周切术前眼前节照相　B. 激光虹膜周切术后眼前节照相　C. 激光虹膜周切术前UBM
D. 激光虹膜周切术后UBM

激光虹膜周切术是针对浅前房高危房角的病人进行的一种治疗，利用激光在周边部虹膜做一个小的切开，达到前后房沟通的目的。如图所示该病人在做完激光虹膜周边术后，4点钟位（图B红圈所示）可见周边虹膜激光孔。该治疗的常见并发症是术中出血和术后一过性眼压升高，因此应注意监测治疗前后的眼压变化，如出现明显的眼压升高，需要进行降眼压治疗。图C和D分别显示激光术前术后UBM变化，图D中白色箭头所指位置可清晰地看到虹膜切开的位置，前后房已经形成良好沟通

3. 术后处理

（1）激光完成后 1～2 小时及术后 24～48 小时要监测眼压，并及时处理可能发生的急性眼压升高。如高于基础眼压 5mmHg，则给予噻吗洛尔滴眼液滴眼，必要时给予乙酰唑胺片口服。

（2）继续使用术前的抗青光眼药物（如 β 受体阻滞剂等），为了减少术后的虹膜后粘连，不宜继续长时间应用毛果芸香碱。

（3）常规应用皮质类固醇或吲哚美辛滴眼液局部点眼治疗，局部滴用 5～7 天，每天 4 次。

（4）如术中少量出血，嘱病人减少活动，保持坐位 2～3 小时，以促进出血吸收。

（5）术后 2 个月复查房角，注意孔洞有无关闭。激光虹膜切除术后虹膜空洞保持通畅达 6～12 周，则可基本保持永久开放。如发生闭塞可再次行激光治疗，重新打开孔洞且无明显并发症。激光虹膜切除术所形成的孔径以不少于 0.2mm 为宜（用裂隙灯光最小圆光斑进行测量）。

4. 并发症

（1）一过性高眼压：发生率约为 30%～50%。发生的原因包括：

1）过多的组织碎片堵塞小梁网，导致房水流出障碍。

2）过高的能量可破坏血-房水屏障，使房水生成增加。

3）前列腺素释放。

4）术前眼压已处于正常高限，极易被诱发青光眼发作。

预防和处理：

1）术前作详细检查，排除可能存在的青光眼因素。

2）术前口服吲哚美辛，以预防前列腺素性反应。

3）术中准确聚焦，以最小能量开始，正规操作以最大限度减少总输出能量和减少组织碎片的产生。

（2）前房积血：激光治疗引起眼前房积血，虹膜是血管丰富的组织，当激光切除时，虹膜基质将遭到严重创伤，血管破裂，引起积血。

一般情况下引起的积血比较少，可通过接触镜压迫眼球止血，为不影响继续操作，治疗可从下方象限开始，这样，一旦出现积血，血液将下沉，从而不影响上方操作。

在作激光虹膜切除术时，可预先用氩激光在预定位置光凝，使虹膜组织变薄，再以 YAG 激光切开，可避免积血。

（3）眼组织损伤：如果聚焦不准或能量过大，可损伤角膜内皮或滤帘组织，但一般比较局限，且不引起临床症状，故无需特殊处理，但在特殊情况下，角膜内皮损伤也可引起眩光，不适感，影响视力，故应预防其发生。

如果部位选择不恰当或能量过大，可造成晶状体前囊膜损伤甚至破裂，引起晶状体混浊，这是 YAG 激光进行眼前节疾病治疗时可能出现的比较严重的并发症。预防这种并发症发生的主要措施是，在作虹膜切除时，尽量选择靠周边部虹膜，因为中周部虹膜距离晶状体近，容易损伤晶状体，采取聚焦宜前不宜后的原则，使爆破中心尽量远离前囊膜。

四、急性闭角型青光眼的处理

闭角型青光眼急性发作，眼科医师应争分夺秒地采取措施降低病人的眼压，使之回归到正常水平,尽可能减少眼内组织和视神经纤维的损伤。传统的药物降眼压仍不失为一种有效的治疗手段,另外激光虹膜周边成形术和前房穿刺术也可作为急性闭角型青光眼的一线治疗。

其治疗原则是:

(一)紧急降眼压

1. 应先用缩瞳剂　β-肾上腺素能受体阻滞剂及碳酸酐酶抑制剂或高渗剂等迅速降低眼压,使已闭塞的房角开放;对发病不久的病例,常用1%～2%毛果芸香碱(匹罗卡品,piocarpine)每15分钟滴眼一次,连续2～3小时,至瞳孔缩小接近正常时,可改为1～2小时一次,或每天4次。

2. 可以全身使用碳酸酐酶抑制剂　醋氮酰胺或称乙酰唑胺(diamox),首次剂量500mg,以后每6小时一次,每次250mg,服用1小时眼压开始下降,可持续6～8小时。或高渗剂静脉输液,常用20%甘露醇,每公斤体重1～2g,静脉点滴,一般为250～500ml,在30～60分钟滴完,滴注后半小时眼压开始下降,可维持3～4小时。静脉输入甘露醇后可出现多尿、口渴或颅内压降低所引起的恶心、头痛、头昏等症状,这些症状在输液停止后迅速消失。

3. 呕吐剧烈者可肌注氯丙嗪25mg。烦躁不安者可用苯巴比妥0.03～0.1g口服或肌注,疼痛剧烈者可用吗啡10ml皮下注射。

(二)眼压下降后及时选择适当手术以防止再发

急性闭角型青光眼虽可用药物治疗使急性发作缓解,达到短期降压的目的,但不能防止再发。因此眼压下降后应根据病情,特别是前房角情况,尽快选择周边虹膜切除术或滤过性手术。

若停药48小时眼压不回升,房角功能性小梁网1/2以上开放以及青光眼临床前期,可施行周边虹膜切除术。对于眼压控制不到正常范围,房角已发生广泛前粘连者,应考虑作滤过性手术或小梁切除术。

激光虹膜周边成形术避免了周边虹膜永久粘连,也能解除新鲜的周边虹膜前粘连;同时使高眼压和炎症反应对小梁网滤过功能的影响最小化。前房穿刺即刻降低眼压,也就阻止了由于急性眼压增高引起的视神经和小梁网的继发损伤。但前房穿刺并不能从根本上解除瞳孔阻滞,所以建议前房穿刺后要继续应用降眼压药物直到行周边虹膜切除术为止。而前房穿刺术本身也为消除角膜水肿、尽快实施周边虹膜切除术创造了条件。

闭角型青光眼急性发作缓解后,应尽快对发作眼实施激光虹膜周边切除术。如果是首次急性发作的病人,发作持续时间不长,眼压下降后房角大部分开放,小梁网功能预计是良好的,若同时合并有白内障,矫正视力小于0.3,可以选择晶状体摘除联合房角分离手术作为急性发作缓解后的治疗。

另外,急性发作的对侧眼因为具有与发作眼相似的解剖和生理特征,大约有1/2的急性闭角型青光眼病人对侧眼会在5年内发作,因此,也需要一并给予激光虹膜周边切除术,以预防青光眼急性发作,也可行激光周边虹膜成形术。不建议急性房角关闭患眼的对侧眼长期应用毛果芸香碱。

急性闭角型青光眼发作眼具体处理路径如图3-3-2所示:

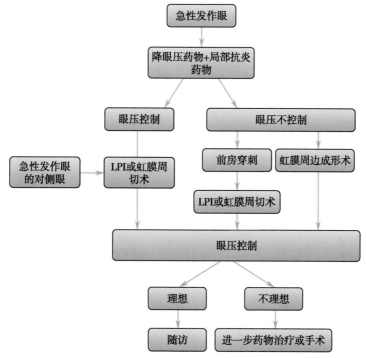

图 3-3-2　急性闭角型青光眼发作眼具体处理路径

急性闭角型青光眼发作眼是县级医院常见的眼科急症,由于起病急、危害严重,如果处理不及时得当,病人很快会失明。图示为急性闭角型青光眼的规范处理路径,该病的治疗总原则是尽快降低急性发作眼的眼压,减少高眼压对视神经的损害,密切关注对侧眼,进行必要的激光虹膜周切术预防对侧眼的急性发作

第四节　青光眼的随访及健康教育

一、青光眼的随访

(一)随访的重要性

青光眼是一种慢性、终身性疾病,需要长期随访才能有效地控制病情发展,随访的重要性在于:

1. 有些开角型青光眼病人早期没有任何症状,一次的眼压和视野检查结果正常,并不能判断他就不是青光眼病人,只有在定期的随访中才能及早发现它对视功能的损害。及早治疗,才能避免视野的丢失。

2. 还有些青光眼病人即使采取了治疗措施,但不一定都能满意地控制眼压,或者眼压虽已控制,但视神经病变仍在悄悄地进展,再者滤过手术效果病人间差异较大,远期效果不能准确预测,术后早期的炎症反应和滤过泡瘢痕化常影响手术的远期预后。只有定期随访才可以发现这种情况,便于医师及时调整治疗措施,巩固治疗效果。

3. 另外,各种青光眼的治疗都可能会有副作用和并发症,只有定期地随访才能发现这些负面影响,及时处理,通过调整治疗方案从而有效地保护视功能。可见,定期随访是维持眼压控制及滤过泡功能、改善病人用药依从性、保护病人视功能的重要措施。

（二）随访的内容

对于青光眼病人的随访需要包括以下内容：

1．眼压 测量眼压可以衡量疗效如何，根据眼压水平选择用药方案及观察时间。一般1～2个月测量1次，尽量控制在"目标眼压"以下。目标眼压又称靶眼压，是指通过治疗获得一个稳定的眼压范围的上界水平，在此上限水平以下的眼压范围内，视神经损害的进展能够最大限度地延缓甚至停止。当眼压控制较满意时，复查间隔可适当地延长。

2．视神经结构 观察视盘C/D比情况是判断青光眼是否进行的重要标志。尤其对开角型青光眼，眼压控制良好，杯盘比值继续增大，表示病变在进展，需做进一步的处理。有条件者还可做神经纤维层厚度检查，以期早期发现病变进展。

3．视力 不是每次随访的必查项目，但当病人合并有进行性的眼病如白内障、眼底病等时，就应该经常查视力，以免延误治疗的最佳时机。

4．视野 一般6～12个月作一次，以监测视神经损害发展情况。有条件可做眼底立体照相，了解病情控制情况。即使眼压已经控制，每年也应检查一次视野，以保证治疗的持续性。

5．滤过泡检查 所有已行滤过手术的病人，必须观察滤过泡情况。虽然病人已行滤过手术，但并不是每一位病人都能形成有效的滤过泡，有的滤过泡太薄，致滤过过强；有的滤过泡被瘢痕组织取代造成眼压控制不良，随访中发现的这些情况均应及早处理，从而维持手术治疗的稳定性。

6．其他 每年应常规作一次前房角镜检查，尤其对闭角型青光眼的病人。必要时检查前房深度、晶状体及全身情况。

二、青光眼病人的健康教育

青光眼防治的关键在预防，加强青光眼科普知识的普及，提高群众自身保健意识，在日常生活中远离诱发青光眼的因素，从而有效地预防青光眼。

1．青光眼最主要的诱发因素就是长期不良精神刺激，如生气、着急、抑郁等。这些精神刺激很容易使眼压升高，引起青光眼，所以平时要保持平稳的心态及愉快的情绪。

2．生活起居要有规律。不管是体力劳动还是脑力劳动，身体过度劳累后都易使眼压波动，所以要劳逸结合，适量体育锻炼，保持良好的睡眠质量。

3．普通人群要戒烟戒酒，不应暴饮暴食，大吃大喝易引起眼压波动。

4．合理健康用眼，不要过度用眼。不要在暗室停留时间过长，即使在暗室工作的人员，每1～2小时也要走出暗室或适当开灯，照明光线必须充足柔和。

5．青光眼家族及危险因素者，必须定期复查，一旦有发病征象者，应积极配合治疗，防止视功能突然丧失。

6．可疑青光眼病人不可在短时间内饮大量水分，包括饮料、牛奶等；还有一些饮料，如咖啡、浓茶等，对神经系统容易产生兴奋作用，也不宜大量饮用。

7．浅前房的人群不宜散瞳检查眼底，如果必须散瞳检查，则应该在眼压检测的情况下或者散瞳后尽早使用缩瞳药物恢复瞳孔大小。

8．多吃蜂蜜及其他利水的食物。蜂蜜属于高渗剂，口服蜂蜜后，血液中的渗透压就会升高，于是把眼内多余的水分吸收到血液中来，从而降低眼压。除此以外，西瓜、冬瓜、红小豆也有利水降压的作用。老年人适当多吃些富含维生素 A、B、C、E 等抗氧化物的食品,如蔬菜。

9. 主动检查老年人 每年要量一次眼压,尤其是高血压病人。发现白内障、虹膜炎也要及早治疗,以免引起继发性青光眼。

10. 谨慎用药 用药前一定要详细阅读说明书,对于一些易引起眼压增高的药物如硝酸甘油、戊四硝酯、阿托品及其衍生物时,一定要慎用。糖皮质激素长期应用时一定要注意对眼压的影响。

第五节　小梁切除术

小梁切除术是 1968 年设计出来的。最初的设计理念是切除部分小梁组织后,房水可以通过 Schlemm 管的断端进入 Schlemm 管,再进入积液管,达到房水引流降低眼压的目的。但在实践中发现,巩膜瓣缝合紧密的病人,不管是否切除到小梁组织,降眼压效果都不理想。而巩膜瓣缝合较松,术后结膜下形成滤过泡的病人,不管其是否切到小梁组织,均有很好的降眼压效果。最终的实践证明,小梁切除术的降眼压效果并不依赖于是否切除了部分小梁组织,而是是否形成了有效的滤过泡。小梁切除术最终演变为巩膜瓣保护下的一个滤过手术[37]。

小梁切除术起源于国外,主要针对的病人是开角型青光眼病人,而我国青光眼病人主要以闭角型为主。由于闭角型青光眼病人前房较浅,因此,只要此手术造成的滤过量稍多,就很容易发生术后浅前房、晶状体往前移位,并可能导致晶状体阻滞性青光眼,即恶性青光眼。因此,此手术进入中国后,引起了很多术后并发症。针对上述问题,后来又设计了复合式小梁切除术,也就是在手术结束时先密闭缝合巩膜瓣,避免术后浅前房。等术后炎症反应减轻,采用拆除可调节缝线的方法,使滤过量逐渐增加,形成滤过,降低眼压。术中应用丝裂霉素,减少术后组织的瘢痕增生,增加手术的远期降眼压效果。

手术步骤的每一次改良,都包含其原理、思想和设计。下面以复合式小梁切除术为例,说明每一个具体的操作的原理,从掌握机制除出发,来学习手术,做好每一个步骤,而最终完成一个完美的手术。

复合式小梁切除第一个操作是为了固定眼球而做上直肌牵引缝线(图 3-5-1),或者是角膜牵引缝线。

很多人认为上直肌固定缝线很简单,但是在临床中却经常可以看到,用镊子反复抓了几次,最后抓住的还是筋膜。为什么有的医生能够一次性抓住上直肌止端,而有的大夫抓很多次都抓不住呢?在这里要首先知道上直肌附着点以及上直肌解剖的特点,其次,要掌握每一个病人之间的不同,有的存在上直肌附着点的变异,或者曾经做过手术,对于这些特殊病人要特殊对待,知道"其所以然"。只有这样才能保证能够一次性抓住上直肌。以角膜缘为基底的结膜瓣制作,需要尽可能地把切口做到足够高,一般距角膜缘 7～8mm 为佳。而上直肌止点距角膜缘的距离是 7.7mm,这就提示我们要抓住的上直肌应该是在肌止点以后,这就意味着切口在肌鞘上面,要防止做切口时损伤到肌鞘,因此,需要尽可能让病人把眼睛往下转,充分暴露上方球结膜。但有的病人不知道如何配合医生,对侧眼紧闭,由于 Bell 现象而导致眼球不能下转。而让病人双眼往下看时,病人往往述说什么都看不到。这时候需要懂得用本体感觉来引导病人。在手术中提示病人把双脚并住,大拇指并在一起,即使病人看不到脚在什么地方,仍能感知到大拇指的位置,如果病人还是不能配合,可以提示病人动一动双脚的大踇指，这样病人就可以通过本体感觉而准确地向下方注视。因此，一个小动作可以减少很多的麻烦。抓上直肌时，镊子不能张开了去抓，也不能在穹窿部去抓，因为镊子张开过大的话，或者在穹窿部去抓，镊子抓住的都是筋膜，就没有空间抓上直肌了。正确的操作方法应该是闭着镊子进入穹窿部，超过肌肉止点以后马上旋转镊子垂直于巩膜面，此时再张开镊子大约 7mm，堆在此处的结膜被镊子张开时向两侧撑开，才能抓到肌肉。这些内在的机制才是大家真正要学的东西，只有明白了机制才能正在掌握，而不是简单的动作模仿。

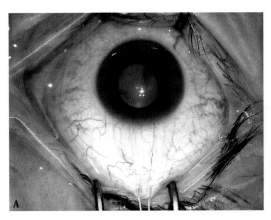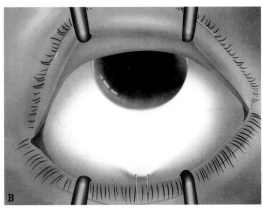

图 3-5-1　上直肌牵引缝线

A. 手术截图　B. 模拟图

上直肌牵引缝线如图所示，上直肌止点距角膜缘的距离是 7.7mm，抓上直肌的位置应该在上直肌止点附近。闭着镊子进入穹窿部，超过肌肉止点以后马上旋转镊子垂直于巩膜面，此时再张开镊子大约 7mm，堆在此处的结膜被镊子张开时向两侧撑开，才能抓到肌肉。抓住肌肉后，用缝线穿过肌肉下方，血管钳夹住上直肌缝线的游离端并固定

　　角膜缘缝线牵引的方法是近几年兴起的，对于初学者有一定的难度。缝浅了容易角膜撕裂，缝深了有可能穿透角膜。需要有一个学习的过程，同时由于使用了 5-0 缝线，也会增加手术的成本。

　　下面的操作是做角膜缘为基底的结膜切口（图 3-5-2）。

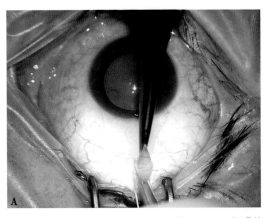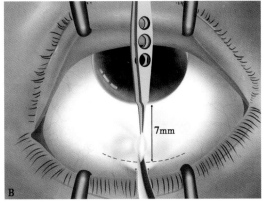

图 3-5-2　角膜缘为基底的结膜切口

A. 手术截图　B. 模拟图

如图所示第一剪剪的是球结膜和少量的筋膜

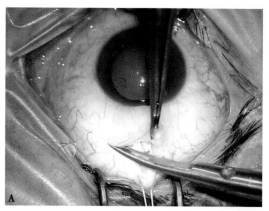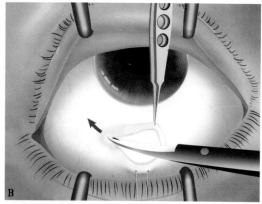

图 3-5-3　分离并剪开左侧球结膜

A. 手术截图　B. 模拟图

如图所示根据需要的厚度剪开球结膜和部分筋膜。用右手持剪刀剪开左边的切口

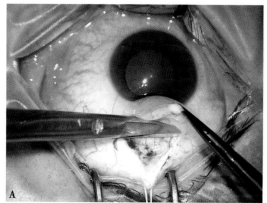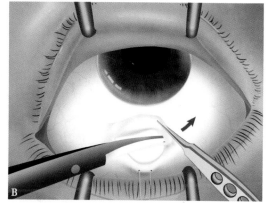

图 3-5-4　分离并剪开右侧球结膜

A. 手术截图　B. 模拟图

如图所示用左手持剪刀剪开右边的切口

　　首先切口要足够高，高的目的是什么？第一，万一结膜切口有漏的话，液体平面不会超过切口，也不从切口漏出，仍然可以形成有效滤过。第二，有足够的结膜面积与丝裂霉素接触。基于上述原理，第一剪刀应该在上直肌止端上面，但操作时一定要清楚下面有上直肌。第一剪剪的是球结膜，和少量的筋膜（图 3-5-2）。因为有的球结膜比较薄，如果单纯剪开球结膜，使结膜和下方的筋膜分离，容易造成薄壁滤过泡，要根据需要的厚度剪开球结膜和部分筋膜。用右手持剪刀剪开左边的切口（图 3-5-3），用左手持剪刀剪开右边的切口（图 3-5-4），三个动作完成结膜和部分筋膜切口。错位抓住球结膜下方筋膜，垂直剪开，剪到巩膜表层，上直肌止端的前方，两边会暴露出潜在的隧道区域。然后左右手分别操作把两侧隧道打开，再左右各剪一刀，这样就把筋膜充分剪开了。把筋膜提起，把 Tenon 囊前端止点的反折处剪开（图 3-5-5）。7 个动作一气呵成，完成了结膜和筋膜的分离。因为眼睑是弧形的，角膜缘也是弧形的，因此，做结膜切口时需要稍作弯曲，使之成为平行于角膜缘的弧线，这样保证有一个很好的滤过区。

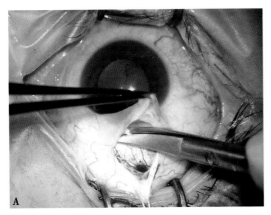
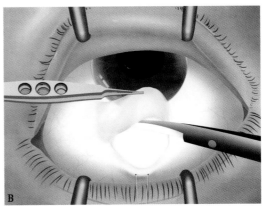

图 3-5-5　剪开 Tenon 囊前端止点反折处的筋膜组织

A. 手术截图　B. 模拟图

如图所示把筋膜提起，把 Tenon 囊前端止点的反折处剪开

　　下面再说一下止血。止血应该是扫帚般的漂浮性的止血。将表巩膜表面的血管轻轻扫去。对于有明确出血点的，是点对点的、接触性的止血。不要刻意追求手术区没有一点渗血，对于小的渗血，做一个小棉枕压迫在手术区、吸附性的止血即可。这样手术区就可以充分暴露。

　　对于巩膜瓣制作，巩膜瓣的形状、巩膜瓣的厚度要预先心中有数。如果眼压要降到足够低，则巩膜瓣要做得相对小一些，使小梁切口和巩膜瓣大小的比值比较大。分子是小梁切口大小，分母是巩膜瓣大小，小梁切口越大，比值越大。另外巩膜瓣的厚度要薄，但因为丝裂霉素的使用，厚度不能低于巩膜厚度的 1/4，否则巩膜瓣有可能会发生溶解。确定好巩膜瓣大小和厚度后就可以制作巩膜瓣了，可以用 15° 刀，也可以直接用隧道刀的侧面切开，切开的深度稍微多于要制作的巩膜瓣的厚度。然后从巩膜瓣的一个角开始剖切，剖切时要尽可能在同一个平面，这样，巩膜瓣厚度均匀一致（图 3-5-6）。现在的小梁切除手术并不是一定要切除小梁组织，而是角膜和角膜缘的部分组织。所以，为了减少术中出血可能，而且术后有一个好的滤过，巩膜瓣剖切的前界应该超过角膜缘的后界，进入透明角膜约 1mm（图 3-5-7）。剖切的前界应该是反眉形，和角膜缘的弧度相反，这样可以让房水在巩膜瓣的保护下沿弧形向两边流动，减少巩膜瓣侧切口的渗漏。

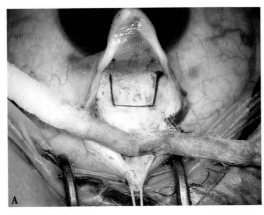
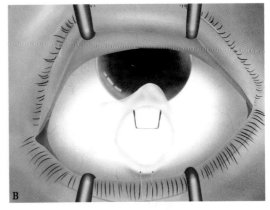

图 3-5-6　巩膜瓣制作

A. 手术截图　B. 模拟图

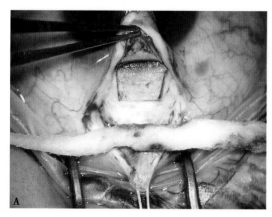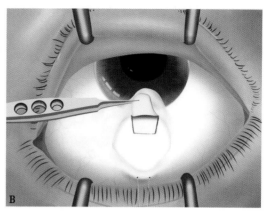

图 3-5-7　将巩膜瓣向前剖切至透明角膜约 1mm
A. 手术截图　B. 模拟图

　　为了防止巩膜瓣及结膜下组织粘连、瘢痕化，应该应用丝裂霉素。小梁切除术应该让巩膜瓣的引流要通畅，能够保持永久的不愈合，从而保证能在结膜下形成滤过区，但是，结膜伤口应该尽早愈合，防止伤口的渗漏。因此，具体操作时，丝裂霉素棉片分别置于巩膜瓣的上下方，如同"三明治"状（图 3-5-8、图 3-5-9）。因为术后的血管收缩，会造成滤过区域逐渐减小，因此，丝裂霉素棉片和组织的接触面积要足够大。如果你预计的滤过区域是 4mm×4mm 大小，在丝裂霉素接触区域至少要达到 6mm×5mm 大小。为了防止结膜伤口的延迟愈合，结膜伤口一定不能接触到丝裂霉素（图 3-5-10）。丝裂霉素放置的时间和浓度要根据结膜和筋膜的厚薄、病人的年龄、BMI 等个性化考虑。去除丝裂霉素棉片后，应用大量清水将组织冲洗干净，更关键是不能有丝裂霉素棉片残留于组织内。

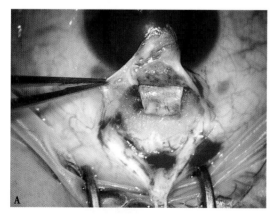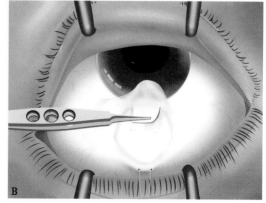

图 3-5-8　丝裂霉素的应用，将丝裂霉素棉片置于结膜下及巩膜瓣下
A. 手术截图　B. 模拟图

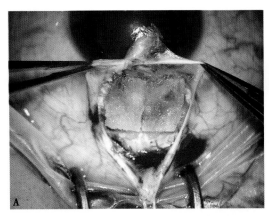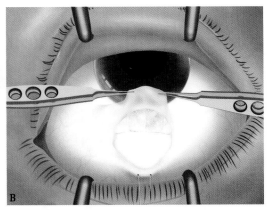

图 3-5-9　丝裂霉素应用巩膜瓣上也应放置丝裂霉素棉片
A. 手术截图　B. 模拟图

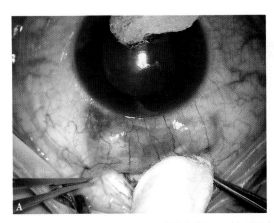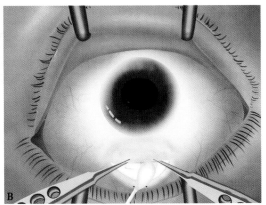

图 3-5-10　丝裂霉素应用将结膜拉紧紧压于丝裂霉素棉片上,注意结膜切口处不可以有丝裂霉素溶液残留
A. 手术截图　B. 模拟图

　　下一步是小梁组织切除,切除使用的工具和方法有很多,现在介绍一下我们的做法。用宝石刀于透明角膜处垂直角膜缘切开组织,切开长度约 1mm,平行切开 2 刀,间距约 2mm。将剪刀的一侧刀刃从切口伸入到组织下,要保证刀刃能顺利无阻力穿过,尖端超过另一侧切口,这样,一刀就可以把前唇剪开。前唇切开后,三面剪开的组织会向上翘起,垂直向上提起该组织,可以清楚地看见组织后界,用剪刀垂直要切除的组织剪除(图 3-5-11)。

　　非常重要的是,小梁切除前需做前房穿刺(图 3-5-12)。前房穿刺有很多的意义,第一是尽可能降低眼压,这样在切除小梁组织时虹膜不会脱出。所以,放液时要注意除了将前房的房水放出以外,还需放出后房水。具体操作方法:先缓慢放出前房水,撤出针头,适当按压眼球,有利于后房房水进入前房,此时再将针头进入前房,旋转针头,使斜面垂直于切口,放出房水。真正的放出后房水后再切除小梁组织,虹膜便不会脱出。如果后房水没有完全放干净,小梁组织切开后,仍会有虹膜脱出嵌顿于小梁组织切口,此时,可以将虹膜剪开,房水从剪开口流出后,还纳虹膜,然后再行虹膜周切(可能形成巨大周切口)。剪虹膜时注意,剪开的部位最好放在虹膜切除范围之内[38]。

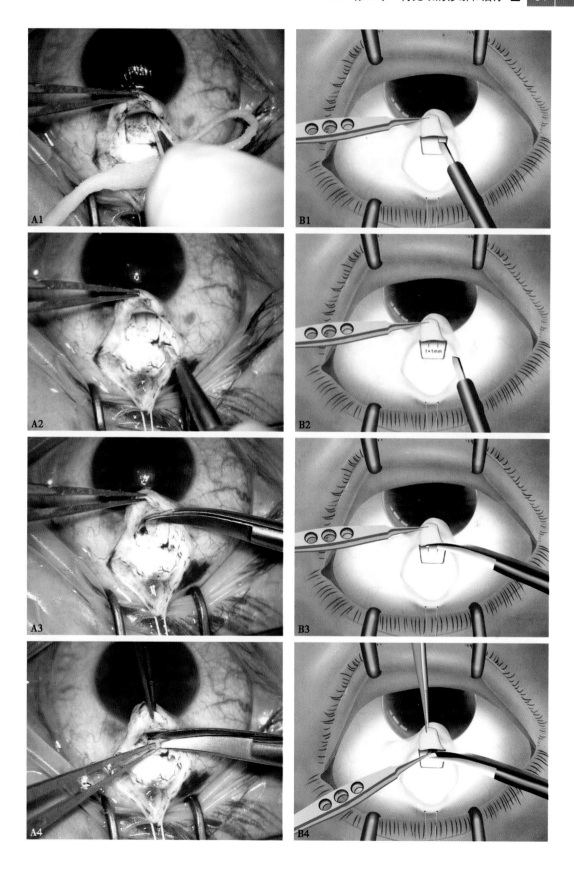

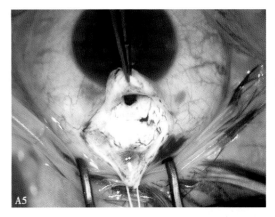
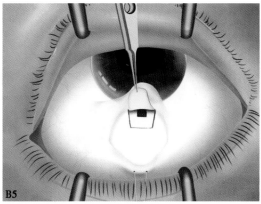

图 3-5-11　小梁组织切除
A1～A5. 手术截图　B1～B5. 模拟图

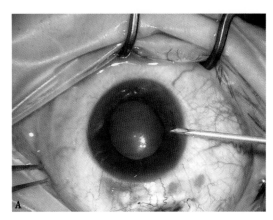
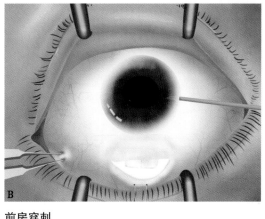

图 3-5-12　前房穿刺
A. 手术截图　B. 模拟图

　　小梁组织切除后,要做虹膜周切口。做虹膜周切的目的是什么?是单纯为了解除瞳孔阻滞吗。如果不做虹膜周切,引流量大时小梁组织口处会存在负压,就会把虹膜抽吸到小梁组织切口,形成虹膜嵌顿阻塞。因此虹膜周切口一定要做得比小梁切口大。具体操作为,抓住虹膜稍向左牵拉暴露右侧切口下的虹膜,剪除约一半的虹膜,再稍向右暴露左边切口下的虹膜,将余下的虹膜组织剪除。左右两次的摆动使得切除虹膜的周切口大于小梁组织切口范围,而且虹膜周切口呈新月形,不会发生袖套样的阻塞(图 3-5-13)。

　　一旦确认虹膜周切口大小合适,迅速行巩膜瓣的缝合,以减少低眼压状态的持续时间。复合式小梁切除术缝合的目的有两个:一是早期密闭缝合,减少术后浅前房低眼压等并发症,二是保证后期还能有持续的房水引流。如何操作才能达到这两个目的?巩膜瓣后唇的两针缝线,一定要漂浮缝合,也就是说,缝合完成后,巩膜瓣和基底巩膜之间是有缝隙存在的(图 3-5-14)。而两侧腰线的可调节缝线一定要密闭,这样,可调节缝线缝合完毕后,巩膜瓣与基底巩膜之间密闭,没有房水引流或者房水少量外渗,通过前房穿刺口形成前房后,前房稳定。缝合方法见下图示(图 3-5-15)。拆除可调节缝线后,因为巩膜瓣后唇两针缝线是漂浮的,房水可以通过此缝隙引流。因此,漂浮缝线是最重要的,巩膜瓣后唇这两针缝线,代

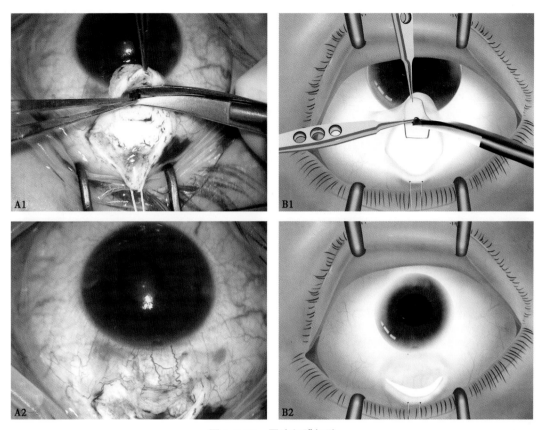

图 3-5-13　周边虹膜切除

A1、A2. 手术截图　B1、B2. 模拟图

表了把可拆除缝线拆掉以后的一种状态。也有人不做可调节或可拆除缝线,手术安全性也很好,因为他们已经掌握了漂浮缝线的松紧的程度。前房穿刺口的第二个作用就是前房形成,了解巩膜瓣密闭程度,前房形成后能够维持正常深度,而巩膜瓣处有缓慢的房水外渗,是恰到好处的一种表现,如果前房不能维持,很快消失,则说明巩膜瓣缝合不够紧密,需要增加缝线。这样,术后就不会出现因为缝合过紧而导致的反跳性的高眼压。

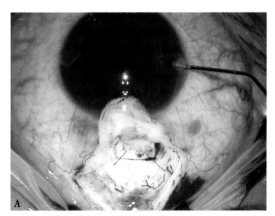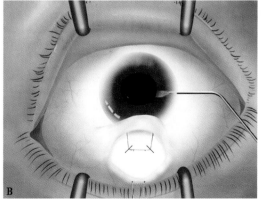

图 3-5-14　巩膜瓣固定缝线缝合

A. 手术截图　B. 模拟图

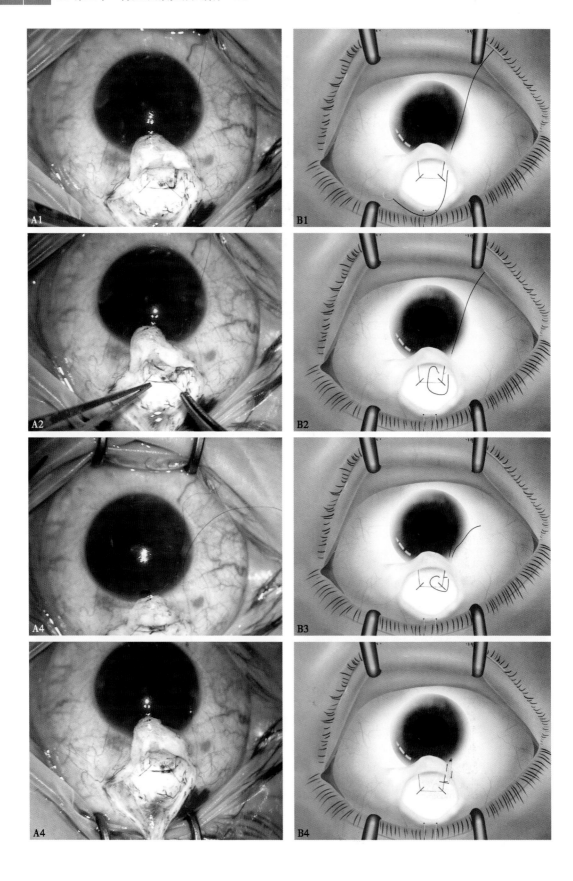

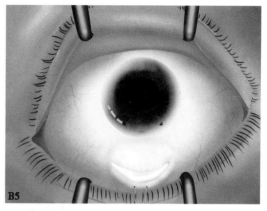

图 3-5-15 巩膜瓣可调节缝线的缝合方法
A1～A5. 手术截图 B1～B5. 模拟图

　　下一步是缝合球结膜。缝合的重点是一定要解剖上复位。由于筋膜结膜同时被剪开，如果条件允许的话，用 3 针间断缝合把筋膜复位。这样，缝结膜时就不存在张力，结膜不容易被撕裂，不易造成伤口漏。球结膜连续缝合时最容易犯的错误是没有结膜和结膜对合，而是把一侧的结膜缝合在对侧的筋膜上（图 3-5-16）。所以一定要注意缝合的是最外层的结膜。

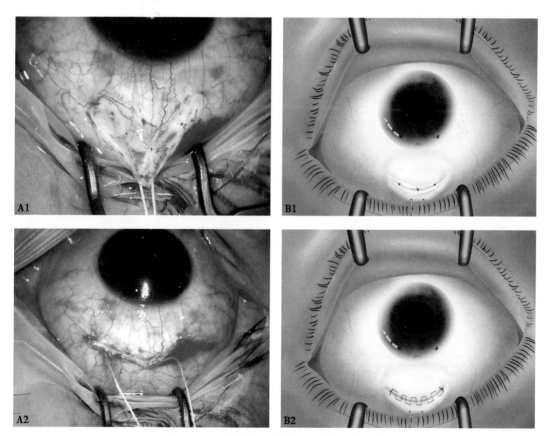

图 3-5-16 间断缝合筋膜、连续缝合球结膜
A1、A2. 手术截图 B1、B2. 模拟图

　　结膜缝合完毕后,在此通过角膜穿刺口形成前房,这是角膜穿刺口的第三个作用。这次打水的目的并不是评估前房能否形成,而是用超过第二次形成前房的压力,让能漏水的地方漏出来,形成一个滤过泡,并且看滤过泡的伤口处有无渗漏(图3-5-17)。这是非常重要的一点,此时如果发现滤过泡渗漏,当即就可以在手术台上缝合处理,减少了二次返回手术室操作的可能。角膜穿刺口的第四个作用:如果此时发现前房有出血,可以通过前房穿刺口进行前房冲洗。角膜穿刺口的第五个作用:缓慢地降眼压,避免小梁组织切除时的突然眼压下降,可以有效避免脉络膜上腔出血和急性脉络膜渗漏的发生。因此,通过总结可以发现,角膜穿刺口的五大作用。如果明白其中的道理,用15°穿刺刀行前房穿刺也可以。穿刺的切口大小要保证存得住气,存得住水,外口大内口小。并且最好将切口做在下方,以备发生恶性青光眼时,方便前房打气,并能维持气体充填前房。

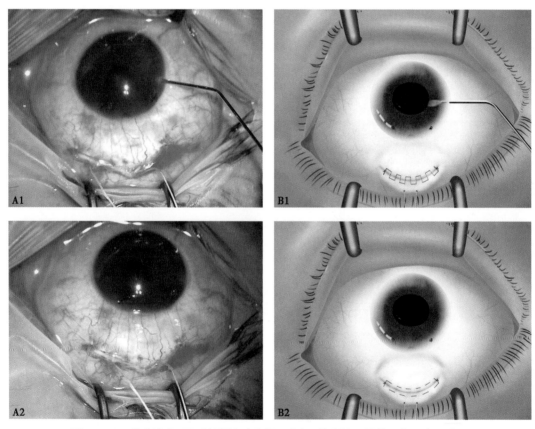

图 3-5-17　前房注水,可以判断滤过泡是否隆起,前房能否维持及伤口有无渗漏
A1、A2. 手术截图　B1、B2. 模拟图

　　以上即为小梁切除术的全部手术步骤,通过对每个手术步骤原理的分析,明白每个手术步骤的目的,更有利于掌握手术技巧,完成一个完美的手术。
　　为了对小梁切除手术技能进行标准化的评估,可使用手术技能评估量表(表3-5-1)。

表 3-5-1　小梁切除手术技能评估量表

	眼科手术技能评估量表 OSCAR– 小梁切除术				
	新手 （评分 = 2）	初学者 （评分 = 3）	进阶者 （评分 = 4）	胜任者 （评分 = 5）	不适用，由指导医师完成（评分 =0）
1　上直肌牵引缝线	没有帮助下不能完成	少许语言指导后能完成，尝试抓直肌次数>3 次	能独立完成，尝试抓 直肌次数 2～3 次	熟练完成，能一次准确找到并固定直肌	
2　做结膜瓣	切口不整齐，筋膜分离不完全	切口整齐，筋膜分离不完全	切口整齐，筋膜分离基本完整	熟练完成结膜切口和筋膜分离	
3　巩膜瓣	切口深度、定位、大小不当	下列各项中只有一项正确:切口深度、定位或大小	下列各项中只有两项正确:切口深度、定位或大小	良 好 的 切 口 深度、定位和大小	
4　丝裂霉素应用	浓度、使用时间、放置位置不当、冲洗不彻底	下列各项中只有一项正确:浓度、使用时间、放置位置、冲洗	下列各项中只有两项正确:浓度、使用时间、放置位置冲洗	正确的浓度、使用时间和放置位置、冲洗彻底	
5　小梁组织切除	切除组织大小、位置不当	切除组织的大小或 位置有一项不当	切除组织大小、位置正确	熟练完成，切除组织大小、位置正确	
6　前房穿刺	在穿刺过程中难以进入前房	少许语言指导，可以进入前房	经过 1～2 次尝试，顺利	无操作不当导致的角膜内皮水肿	
7　周边虹膜切除	不能顺利抓住虹膜，完成切除	少许语言指导，能抓住虹膜，但切除的大小不当	能顺利抓住虹膜，切除大小正确	熟练完成虹膜切除	
8　巩膜瓣缝合	不能独立完成巩膜瓣缝合	少许语言指导下能完成巩膜瓣缝合，但松紧程度不当	能完成巩膜瓣缝合，松紧适度	熟练完成巩膜瓣缝合，松紧适度	
9　结膜瓣缝合	不能独立完成结膜瓣缝合	少许语言指导下能完成结膜瓣缝合，但松紧程度不当	能完成结膜瓣缝合，松紧适度	熟练完成结膜瓣缝合，松紧适度	
10　眼睛置于显微镜视野的中央	总是需要重新定位	偶尔需要重新定位	瞳孔位置轻微波动	在手术过程中，瞳孔保持在中心位置	
11　整体速度和操作的流畅性	犹豫不决，经常做做停停，非常不流畅。手术持续约 60 分钟	偶尔做做停停，无效和不必要的操作较常见，手术持续约 60 分钟	偶见无效和（或）不必要的操作，手术持续约 45 分钟	避免了无效和（或）不必要的操作，手术持续时间适于相应的手术难度。整体而言，30 分钟足够	

思考题

1. 什么是青光眼？分为哪些类型？
2. 急性闭角型青光眼急性发作期如何诊断和治疗？
3. 原发性闭角型青光眼的主要危险因素有哪些？
4. 青光眼的筛查对象和手段是什么？哪些情况下需要转诊？
5. 哪些检查是青光眼随访中具有重要意义的？为什么？

技能考题

1. 青光眼病人的临床体检
2. YAG 周边虹膜切除术

参考文献

1. He M，FoosterPJ，GeJ，et al. Prevalence and clinical characteristics of glaucoma in adult Chinese：a population-based study in Liwan District，Guangzhou.InvestOphthalmol Vis Sci，2006，47（7）：2782-2788.

2. 徐亮，张莉，夏翠然，等. 北京农村及城市特定人群原发性闭角型青光眼的患病率及其影响因素. 中华眼科杂志，2005，41（1）：8-14.

3. Quigley HA. Number of people with glaucoma worldwide. Br J Ophthalmol，1996，80：389-393.

4. Quigley HA，Broman AT. The number of people with glaucoma worldwide in 2010 and 2020. Br J Ophthalmol，2006，90：262-267.

5. 王宁利. 重视适宜技术推广是提高青光眼防治水平的关键环节. 中华眼科杂志，2013，49（11）：961-962.

6. 李建军，徐亮. 利用眼科 PACS 系统管理青光眼病人. 眼科，2015（01）：61-63.

7. 王宁利，赖铭莹，陈秀琦，等. 活体人眼虹膜形态实时定量测量方法的研究. 中华眼科杂志，1998，34：369.

8. Lin Z，Mou DP，Liang YB，et al. Reproducibility of anterior chamber angle measurement using the Tongren ultrasound biomicroscopy analysis system. J Glaucoma，2014 23（2）：61-68.

9. 王宁利. 重视青光眼检查技术规范促进结果互认. 中华眼科杂志，2014，5：321-322.

10. Zhang Z，Wang X，Jonas J B，et al. Intracranial pressure fluctuations：a potential risk factor for glaucoma？. ActaOphthalmologica，2015，93（1）：84-85.

11. Li J，Yang Y，Yang D，et al. Normative values of retinal oxygen saturation in rhesus monkeys：The Beijing Intracranial and Intraocular Pressure（iCOP）Study. Plos One，2016，11（3）：64-72.

12. 王涛，刘磊，李志辉，等. 应用超声生物显微镜探讨原发性闭角型青光眼的发病机制. 中华眼科杂志，1998，34：365.

13. 李浩，吴志鸿. 眼灌注压波动与青光眼关系的研究进展. 中华眼科杂志，2015，51（6）：477-480.

14. 程玲艳，崔娟莲，段宣初动态轮廓眼压计与 Goldmann 压平眼压计及非接触眼压计测量眼压的对比研究. 眼科，2011，20（01）：33-37.

15. Jost B. Jonas，Wang NL，Wang YX，et al. Estimated trans-lamina cribrosa pressure difference versus intraocular pressure as biomarker for open-angle glaucoma. The Beijing Eye Study 2011. ActaOphthalmologica，2015，93（1）：e7-e13.

16. Hou R，Zheng Z，Yang D，et al. Pressure balance and imbalance in the optic nerve chamber：The Beijing Intracranial and Intraocular Pressure（iCOP）Study. Science China Life Sciences，2016，59（5）：495-503.

17. 甄毅，王涛，王文欣，等. 回弹式眼压计在先天性青光眼病人眼压测量中的临床评价. 眼科，2012，21（04）：278-281.

18. 北京医学会眼科学分会青光眼诊治新技术共识小组. 跨筛板压力梯度在原发性开角型青光眼临床分型及诊治模式中应用标准的探讨. 中华眼科杂志，2015，51（3）：170-172.

19. 张烨，李思珍，王宁利. 周边前房深度扫描分析仪对可关闭房角的筛查效能研究——邯郸眼病研究. 中华实验眼科杂志，2015，33（3）.

20. 王宁利，周文炳，叶天才，等. 应用计算机图像处理进行人眼前房形态的测量及分析. 中华眼科杂志，1995，31：412.

21. 王宁利，欧阳洁，周文炳，等. 中国人闭角型青光眼房角关闭机制的研究. 中华眼科杂志，2000，36：462.

22. Qing GP，Wang NL. Clinical signs and characteristics of pigmentaryglaucoma in Chinese. Jpn J Ophthalmol，2008，52：162-166.

23. Lin Z，Mou DP，Liang YB，et al. Reproducibility of anterior chamber angle measurement using the Tongren ultrasound biomicroscopy analysis system. J Glaucoma，2014 23（2）：61-68.

24. 王宁利，赖铭莹，陈秀琦，等. 超声生物显微镜暗室激发试验. 中华眼科杂志，1998，34：183.

25. 北京医学会眼科学分会青光眼诊治新技术共识小组. 三分钟暗室激发试验的机制和标准化操作规范探讨. 中华眼科杂志，2015，51（3）：167-169.

26. Zhang Z，Liu D，Jonas J B，et al. Glaucoma and the role of cerebrospinal fluid dynamics. Investigative Ophthalmology & Visual Science，2015，56（11）：6632-6635.

27. Jonas R A，Wang Y X，Yang H，et al. Optic disc - fovea angle：the Beijing eye study 2011. Plos One，2015，10（11）：1-10.

28. Hou R，Zhang Z，Yang D，et al. Intracranial pressure（ICP）and optic nerve subarachnoid space pressure（ONSP）correlation in the optic nerve chamber：the Beijing Intracranial and Intraocular Pressure（iCOP）study. Brain Research，2016，1635：201-208.

29. Wang NL，Wu HP，Fan ZG. Primary angle closure glaucoma in Chinese and Western populations. Chinese Medical Journal，2002，115（11）：1706-1715.

30. 中华医学会眼科学分会青光眼学组. 我国原发性青光眼诊断和治疗专家共识（2014 年）. 中华眼科杂志，2014，50（5）：382-383.

31. 田磊，吴莹，黄一飞. 可视化角膜生物力学分析仪评估青光眼病人角膜生物力学特征. 眼科，2016（01）：30-35.

32. 李建军，徐亮. 青光眼损害程度分期诊断的意义. 眼科，2014（01）：6-8.

33. Jiang R，Xu L，Liu X，et al. Optic nerve head changes after short-term intraocular pressure elevation in acute primary angle-closure suspects. Ophthalmology，2015，122（4）：730-737.

34. 王宁利，乔春艳. 从各国青光眼指南谈目标眼压. 中华眼科杂志，2014，50（4）：318-320.

35. 王宁利. 我国青光眼临床与科研的现状和未来. 中华眼科杂志，2015，51（2）：81-83.

36. The Advanced Glaucoma Intervention Study（AGIS）：11. Riskfactors for failure of trabeculectomy and argon laser trabeculoplasty.Am J Ophthalmol，2002，134：481-498.

37. Shi Y，Wang H，Yin J，et al. Microcatheter-assisted trabeculotomy versus rigid probe trabeculotomy in childhood glaucoma. British Journal of Ophthalmology，2016，100（9）：1257-1262.

38. 王怀洲，石砚，洪洁，等. 小梁消融术治疗开角型青光眼的初步结果. 眼科，2014（01）：13-18.

第四章 糖尿病性视网膜病变的筛查、诊断与治疗

本章节要点：

一、糖尿病性视网膜病变的流行状况

二、糖尿病性视网膜病变的筛查对象和流程

三、糖尿病性视网膜病变的临床分期

四、糖尿病性视网膜病变的治疗

五、糖尿病性视网膜病变的激光治疗操作

六、玻璃体腔内注药术

糖尿病性视网膜病变（diabetic retinopathy，DR）是糖尿病性微血管病变中最常见的表现，是一种具有特异性改变的眼底病变，是糖尿病的严重并发症之一。随着人民生活水平的提高和社会的发展，糖尿病病人不断增加，糖尿病性视网膜病变也不断增加。农村是糖尿病的重灾区，由于农村地区缺乏糖尿病及其视网膜病变的相应服务，并且农村的群众对糖尿病认识不足，糖尿病性视网膜病变的患病率远高于城市，很多病人到了晚期才被发现，导致难以挽救的视力损伤。

第一节 概　　述

一、糖尿病性视网膜病变的流行病学

糖尿病（diabetes mellitus，DM）是一个复杂的代谢性疾病，据世界卫生组织的有关资料显示，全球已有 2 亿多人患有糖尿病；在 2030 年，糖尿病病人人数预计将增加至 4.4 亿，比 2010 年增加 54%。这意味着，如现在有两个人患糖尿病，而到 2030 年则将有三个。世界糖尿病总数还在增加，由于人们越来越多地迁移到城市，运动少，吃得多，吃健康食品少，更多的人变得肥胖，2 型糖尿病患病率增高。人们的寿命延长，糖尿病在老年人中更为普遍。糖尿病时刻都在危害着人类的生存与健康，故被世界医学界列为继心脑血管、恶性肿瘤之后的第三大杀手。糖尿病现已成为我国常见的多发病，当前已有糖尿病病人 4000 万，至 2010 年我国病人人数已达到 6000 万。

糖尿病可引起各种各样的眼部疾病，如角膜溃疡、青光眼、白内障、玻璃体积血、眼底出

血等，但最常见而且对视力影响最大的是糖尿病性视网膜病变，也就是说，糖尿病性视网膜病变（diabetic retinopathy，DR）是糖尿病病人失明的主要原因。DR 通常在糖尿病后的 10～20 年之间发生，当糖尿病未被诊断和治疗时，糖尿病性视网膜病变发展得更快。

我国的流行病学调查结果显示在糖尿病病人中，糖尿病性视网膜病变的患病率北京为10.12%、上海为 27.29%。

总之，在世界范围内糖尿病性视网膜病变已成为主要的致盲性眼病之一。由于糖尿病的发病率正随着人们生活方式的改变而上升，糖尿病病人失明率是正常人的 25 倍，糖尿病性视网膜病变是糖尿病病人失明的主要原因，已成为 21 世纪所面临的严重挑战。

2002 年，患有糖尿病的人平均失明的风险预计数为 0.75%，这意味着，每 133 个糖尿病病人就会有一个盲人。如果我们简单地应用统计学分析，预计到 2030 年全球（4.4 亿）糖尿病中，将会有 330 万因为糖尿病性视网膜病变而失明。

对糖尿病性视网膜病变的及时干预可以防止视力损伤和失明，使病人长时间保持良好的视力，其中最常用的治疗是视网膜光凝术。一旦发展到了晚期，无论是激光术、玻璃体切除手术还是药物治疗都无法挽回已经丧失的视力。

二、糖尿病性视网膜病变的相关因素

（一）病程

糖尿病失明最重要的原因就是糖尿病性视网膜病变。其发生时间，一般在患糖尿病 5年之后开始出现，其发生的早晚和严重程度与血糖、血脂、血压等有直接关系。病程是得到肯定的最重要因素，据统计资料显示：病程达 10 年的糖尿病病人，有 50% 发生视网膜病变；病程 15 年以上的，有 80% 发生视网膜病变。Yanoff 调查非胰岛素依赖性糖尿病，病程 11～13 年，糖尿病性视网膜病变患病率 23%；14～16 年，糖尿病性视网膜病变为 43%；大于 16年，糖尿病性视网膜病变为 60%。Wisconsin 糖尿病性视网膜病变流行病学调查中，糖尿病性视网膜病变患病率在 <5 年者为 28.8%，>15 年者为 77.8%。北京协和医院的调查中，<10年病程，糖尿病性视网膜病变为 7%，10～14 年为 26%，>15 年为 63%，30 年达 95%。也有文献报道，病程 5 年以下糖尿病性视网膜病变为 38%～39%，病程 5～10 年为 50%～56.7%，病程 10 年以上为 69%～90%。M.Cohen（国际糖尿病研究所）报道 8 年病程者糖尿病性视网膜病变共 50%，20 年后 100% 病人实际上都能查出某些视网膜病变。

（二）性别与年龄

性别与糖尿病性视网膜病变无明显关联，但也有报告认为女性糖尿病性视网膜病变患病率多于男性，或男性多于女性。在年龄方面，青春期前儿童罕见糖尿病性视网膜病变。但青春期后病人和有相同病程的青春期或青春前期病人相比，糖尿病性视网膜病变患病率要高 4.8 倍。关于非胰岛素依赖性糖尿病，有人认为糖尿病性视网膜病变患病率与年龄无关，但糖尿病患病率与年龄有明显关联[1]。

（三）与血糖控制关系

近年来仍然一致认为血糖控制在正常范围可预防和延缓微血管病变的发展和眼部并发

症。Root 报告，糖尿病 10～19 年 131 例病人，血糖控制不良者 DR 患病率为 65%，控制较好者为 29%；在患 DM20～29 年 61 例病人中，血糖控制不良者 DR 为 90%，控制较好者 18%。北京协和医院统计>10 年 DM 病人，血糖控制差者 DR 100%，其中 62% 为 III 期以上病变，控制良好者 61%，III 期占 7%。

（四）糖化血红蛋白

糖化血红蛋白水平与血糖水平有关，长期高血糖病人的血糖化血红蛋白水平高。不论 1 型或 2 型糖尿病，Wisconsin 研究证明高糖化血红蛋白与糖尿病性视网膜病变危险性增加相关联。

此外，糖尿病性视网膜病变的发生和发展受到经济、环境等多种因素的影响，因此不同地区的糖尿病性视网膜病变患病情况有所不同[2]。但是，近年来，无论在发达国家或发展中国家（包括我国），随着经济的不断发展，糖尿病的发病率逐年升高，糖尿病性眼病也有日益增多的趋势，糖尿病的眼部并发症，特别是糖尿病性视网膜病变引起视力损伤数量也在不断增加。糖尿病性视网膜病变是目前大多数国家的主要医疗负担之一。

第二节　糖尿病性视网膜病变筛查流程与评估技术

一、糖尿病性视网膜病变的筛查对象

糖尿病性视网膜病变是 20～74 岁年龄组的主要致盲眼病之一。对于病程达 20 年的糖尿病病人，几乎全部的 1 型病人和大于 60% 的 2 型病人发生 DR，且其发生率随病程的延长而增加。糖尿病性视网膜病变可能发生数年而并不出现视觉症状，早期治疗将降低失明风险及治疗成本。尽管视力受损后进行及时的激光光凝可有效降低 DR 的致盲风险，但其最佳治疗时期多在视力受损之前，且光凝很难逆转已丧失的视力，因此对糖尿病病人进行糖尿病性视网膜病变筛查的必要性已毋庸置疑。研究表明，筛查可有效降低 DR 的致盲率。因此，定期的视网膜病变筛查成为及时发现病变、把握治疗时机的唯一有效方法。WHO 和许多医学学会建议对糖尿病病人应定期进行视网膜病变筛查[3]。

筛查对象应该包括：

（1）眼科门诊中发现糖尿病病人，特别合并有白内障的糖尿病病人，应当检查眼底。

（2）医院就诊的糖尿病病人，都应当眼底检查。

（3）走进社区人群，对确诊糖尿病或有高血糖史者进行普查。

二、糖尿病性视网膜病变眼底筛查方法与设备

糖尿病性视网膜病变的筛查在短期内对大规模的社区人群进行眼健康普查是行之有效的。对确诊糖尿病或高血糖史者，先进行身高、体重、血压、血糖、糖化血红蛋白等一般情况检查；然后检查日常生活视力、小孔视力（矫正视力）；有条件者可以测眼压、验光、裂隙灯检查角膜、晶状体等。最后做眼底检查可以散瞳眼底照相或小瞳眼底照相或直接检眼镜检查眼底等。必要时做荧光素眼底血管造影和相干光断层成像。筛查流程见图 4-2-1。

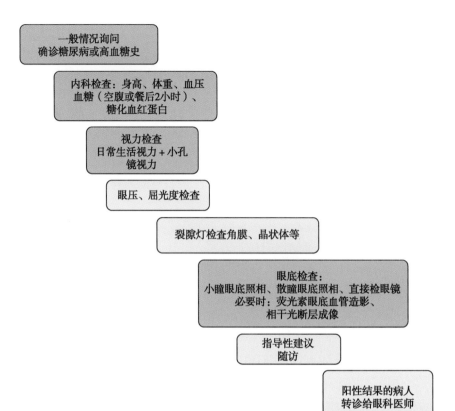

图 4-2-1 糖尿病病人眼底筛查基本流程

如图所示为对糖尿病病人进行眼底筛查的流程，常规筛查时可以根据所在的县级医院设备情况选择用直接检眼镜或眼底照相设备进行眼底检查，如果发现存在威胁视力的糖尿病性视网膜病变者，必要时可以转诊到上级医院接受荧光素眼底血管造影、相干光断层成像检查

（一）详细询问全身和眼部病史

采集一个详细的病史，包括糖尿病的患病时间、病人的血糖控制情况、用药情况（药物或胰岛素）、饮食、运动情况、吸烟、乙醇摄入、糖尿病家族史和其他的全身疾病例如高血压、糖尿病肾病、神经病变等。还应记录所有关于远视力或近视力模糊、闪光感、眼前漂浮物和视力变化的情况。

（二）日常视力检查

远视力的测定采用对数视力表（5m 距离）检测日常生活视力（the presenting visual acuity），即受检者无眼镜者查裸眼视力；已配戴眼镜者查戴镜视力；虽有眼镜但不经常戴，受检时未戴眼镜查不带镜的裸眼视力。矫正视力：全部受检者视力达不到 1.0 者，再进行屈光检查，屈光状态由验光师进行电脑验光仪检测，将电脑验光打印结果粘贴在体检单上，检查矫正视力，记录最佳矫正视力和镜片度数，戴镜后再查矫正视力。视力记录同前[4]。

（三）眼前节检查

在裂隙灯检查时（散瞳前），主要寻找虹膜新生血管并记录眼内压。

（四）视网膜病变的筛查

需要强调的是：疾病早期唯一能够监测的是视网膜检查。

糖尿病性视网膜病变有临床体征，可通过检眼镜或裂隙灯和 90D 或 78D 前置镜检查糖尿病性视网膜病变，其他对糖尿病性视网膜病变筛查有帮助的是眼底照相、荧光素眼底血管造影和相干光断层成像（OCT）。

1. 检眼镜　一般是眼科医师进行眼底检查不可或缺的临床工具。研究指出，直接检眼镜进行筛查的敏感性低于 80%。当没有裂隙灯及透镜时，检眼镜这种方法的灵敏性虽差但很有用。裂隙灯的优点是能用双眼看到视网膜，这种立体视觉提供一种深度觉，可以帮助诊断，特别是对于黄斑水肿的诊断。如果擅长应用裂隙灯显微镜检查视网膜，即能发现出血、新生血管、渗出和视网膜水肿引起的增厚，可以仅通过临床检查对糖尿病性视网膜病变（DR）作出诊断。裂隙灯及手持透镜检查视网膜这种方法有最佳的诊断特异性（不会把未患 DR 的人错划到 DR）及敏感性（不会把患 DR 的人漏掉）。然而，这很费时间，成本也高。

2. 眼底照相　是最有用的辅助检查。通过眼底照相获得眼底图像从而对眼底病变进行评价，照相对于发现糖尿病性视网膜病变和对病人提供咨询很有用。眼底照相机的价格仍然很高，但照相机操作很简单，图片的质量也在不断提高，且病人对拍照的费用的负担能力也不断提高。照相最有价值的用途是用于已接受过激光治疗的有糖尿病黄斑病变或新生血管的病人中。通常，激光可以达到完全治愈，使渗出和新生血管消失。然而，有时候这些病变不能完全消失。如果只是偶尔对病人进行检查，就很难记住治疗前视网膜的具体情况。当在激光治疗数月后依然能看到视网膜病变，却很难确定视网膜病变是好转、恶化还是保持不变。如果有眼底照相作参考，就能肯定视网膜病变的变化情况。而绝大多数现有的眼底照相筛查敏感性高于 80%，同时眼底照相可提供永久的记录，对检查者依赖性较低，目前，数码眼底照相是一种简便而广泛应用的适宜筛查方法[5]。

1991 年，视网膜病变研究组 ETDRS 推荐标准的 7 个视野眼底照片，但费时。有研究发现，每只眼在不散瞳状态下拍一两张照片，有很好的诊断特异性及敏感性，即分别以黄斑和视盘为中心，照两张 45° 眼底像。但由于糖尿病病人特别是病程长的或有视网膜病变的病人往往瞳孔很小，在小瞳下常不能获得可靠的眼底图像；散瞳虽然会给病人带来一些不适，但是能够获得更清晰可靠的眼底图像，从而提高了筛查的敏感性，降低误诊率。Paul 等报告散瞳眼底照相敏感性 81%，而小瞳眼底照相敏感性 61%。尽管小瞳眼底照相筛查可行，但总体而言，散瞳眼底照相优于小瞳眼底照相，因此，DR 的筛查也有建议采用散瞳眼底照相。

用眼底数码照相机进行视网膜照相快速且灵敏。照片由技术人员拍摄，使得眼科医师在很短时间内可检查大量的病人照片。同传统的眼底照相一样，数码眼底照相存在一定的局限性。有屈光间质混浊、黄斑水肿等情况，应转诊病人去接受全面的眼科检查。

糖尿病性视网膜病变眼底照相筛查的远程医疗模式即糖尿病性视网膜病变的远程筛查已成为一种目前备受推崇的方法。在一些县级地区，数码眼底照相机相对容易普及，但缺乏具备阅片技术的眼科专家，阻碍了糖尿病性视网膜病变早期筛查服务的开展。而现代计算机和信息技术服务的发展，县级医院建立了远程医疗服务平台，数码照相和远程眼科医疗的结合催生了糖尿病性视网膜病变的远程筛查模式。该模式中，县级医院利用数码眼底照相机采集病人眼底图像，通过远程医疗服务平台将病人的文字及医学影像资料传输给专业的眼科医学中心，由中心眼科专家对异地 DR 病人的数码眼底像进行分析评价，做出决策，并将信息反馈给县级医院。远程医疗作为一种工具使得糖尿病性视网膜病变的远程筛查不再受地域或时间的局限，将此服务的范围扩大到边远地区，从而为病人提供了更为便捷的享受眼科医疗服务的途径[6]。

3. 荧光素眼底血管造影　是一种检查视网膜循环细节的技术。它可显示引起渗出性黄斑病变的渗漏和引起缺血性黄斑病变和增生性视网膜病变的毛细血管闭塞区域。荧光素眼底血管造影则被认为是早期发现 DR 的最有效方法。然而，注射荧光素仍存在较低的（约 $1:20\,000$）出现严重过敏反应的风险，这种过敏反应可能是致命的。只有在拥有复苏条件的场所才能进行这项检查。此外，荧光素眼底血管造影操作复杂，技术要求高，同时由于不舒适的检查过程和较高的费用也将降低病人的依从性，因此不适用于筛查。

4. 相干光断层成像（OCT）　是利用激光扫描视网膜并形成精细的三维影像的一项较新的技术。这项技术不仅能检查视网膜的水肿或肿胀，也能进行测量并描绘地形图显示水肿最严重的区域（图 4-2-2）。它是快速、安全的，且不需要进行任何药物注射。联合使用 OCT 和眼底照相是二、三级医院最常用的记录和观察糖尿病性视网膜病变的方式。

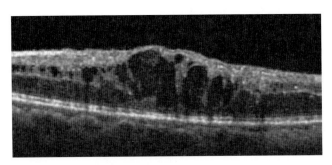

图 4-2-2　黄斑囊样水肿的相干光断层成像（OCT）图像

相干光断层成像是近年来出现的一种新型层析成像技术，利用弱相干光干涉仪的基本原理，检测生物组织不同深度层面对入射弱相干光的背向反射或几次散射信号，通过扫描，可得到生物组织二维或三维结构图像。OCT 能对黄斑区各层结构进行扫描，清晰显示黄斑区的病变。如图所示为糖尿病黄斑病变病人的 OCT 图像，可见黄斑中心凹正常凹陷消失，黄斑区呈现囊样水肿

三、筛查结果的判定

对采集的图像要回答一些问题，例如：该病人的检查结果正常与否？该病人何时接受下一次筛查？该病人是否需要眼科专科医师进一步检查？该病人是否需要治疗？这就需要眼科专业人员从眼底图像中抽取出关于视网膜病变的信息并加以分级，从而评价病变的严重程度，根据合理分析的结果作出决策。

根据美国糖尿病性视网膜病变早期治疗研究协作组（early treatment diabetic retinopathy study, research group, ETDRS）和 Wisconsin 糖尿病性视网膜病变流行病学研究组等的资料，经国际上 16 个国家 31 位专家共同制定了糖尿病性视网膜病变和糖尿病性黄斑水肿的严重程度分级。

（一）糖尿病性视网膜病变的分级

非增生性糖尿病性视网膜病变（nonproliferative diabeticretinopathy，NPDR）的分级见表 4-2-1。

表 4-2-1　非增生性糖尿病性视网膜病变的分级

病变严重程度	散瞳后检眼镜所见
无明显糖尿病性视网膜病变	无异常
轻度非增生性糖尿病性视网膜病变	仅有微血管瘤
中度非增生性糖尿病性视网膜病变	比仅有微动脉瘤重，但比重度者轻
重度非增生性糖尿病性视网膜病变，具有下列任何一项（称为"四二一法则"）	4 个象限中任何一个象限有 20 个以上的视网膜内出血点
	2 个以上象限有明确的静脉串珠样改变
	1 个以上象限有明确的视网膜内微血管异常（IRMA），但无增生性视网膜病变体征

增生性糖尿病性视网膜病变（proliferative diabetic retinopathy，PDR）见表 4-2-2。

表 4-2-2　增生性糖尿病性视网膜病变的分级

病变严重程度	散瞳后检眼镜所见
具有一项或多项则为增生性糖尿病性视网膜病变	新生血管形成 视网膜前出血 玻璃体积血

（二）糖尿病黄斑水肿（diabetic macular edema，DME）的分级

糖尿病黄斑水肿的分级见表 4-2-3。

表 4-2-3　糖尿病黄斑水肿的分级

病情严重程度	检眼镜下所见
DME 不明确存在	后极部无明显视网膜增厚及硬性渗出
DME 明确存在	后极部可见视网膜增厚及硬性渗出

如有水肿分为以下三级：

1. 轻度黄斑水肿　后极部视网膜有一定程度增厚及硬性渗出，但距黄斑中心较远。

2. 中度黄斑水肿　后极部视网膜有一定程度增厚及硬性渗出，接近黄斑中心但未累及中心。

3. 重度黄斑水肿　视网膜增厚及硬性渗出，累及黄斑中心。

糖尿病性视网膜病变眼底彩照见图 4-2-3，不同类型的典型病变见图 4-2-4～图 4-2-11。

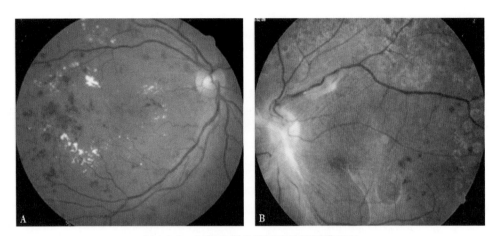

图 4-2-3　不同分期的糖尿病性视网膜病变
A. 非增生性　B. 增生性

图 A 所示为重度非增生性糖尿病性视网膜病变眼底改变并重度黄斑水肿,可见大量的微血管瘤、点状出血、硬性渗出,后极部渗出累及黄斑中心。出现这种眼底改变的病人需要接受激光治疗,并且应该转诊到上级医院进行荧光素眼底血管造影和相干光断层成像检查。图 B 所示为增生性糖尿病性视网膜病变眼底改变,可见视盘前增殖牵拉,下方视网膜局限性脱离,视网膜可见大量激光斑,说明病人曾经接受过视网膜光凝治疗

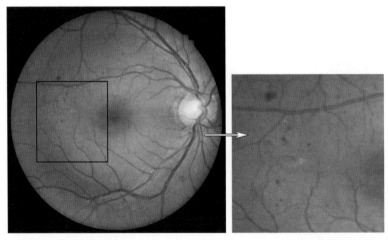

图 4-2-4　非增生性糖尿病性视网膜病变:出血(大而不均匀的红"点")**和微动脉瘤**(小而圆的"点")

如图所示为非增生性糖尿病性视网膜病变其中的两种典型改变——出血和微动脉瘤,右边放大的图片中可见较大形状不一的红色点是出血,较小形状圆形较均一的红色点为微动脉瘤,一般直径小于 125μm,边界清楚,光滑

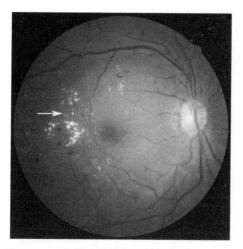

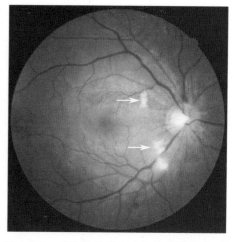

图 4-2-5　非增生性糖尿病性视网膜病变：硬性渗出

如图所示为非增生性糖尿病性视网膜病变可出现的一种改变——硬性渗出，白色箭头所指黄白色边界清晰的沉积物为硬性渗出。硬性渗出是视网膜毛细血管的病变，慢性水肿渗出，液体逐渐吸收后，在视网膜外丛状层遗留下的脂质沉着，表现为视网膜内边界清晰的黄白色小点和斑块，可融合成片状，亦可呈环状或弧形排列

图 4-2-6　非增生性糖尿病性视网膜病变：软性渗出

如图所示为非增生性糖尿病性视网膜病变可出现的一种改变——软性渗出，又称棉绒斑，白色箭头所指黄白色边界模糊的沉积物为软性渗出。棉绒斑是位于视网膜神经纤维层的缺血性梗死，表现为形状不规则、边界模糊、大小不等的棉絮状或绒毛样视网膜渗出斑

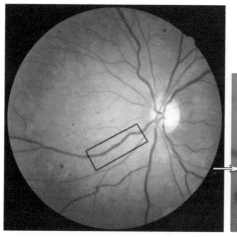

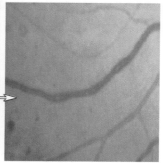

图 4-2-7　非增生性糖尿病性视网膜病变：静脉串珠

如图所示为非增生性糖尿病性视网膜病变可出现的一种改变——静脉串珠。白色箭头所指处可见静脉管径不规则呈串珠样改变。静脉串珠是由于视网膜静脉的管径改变引起的，表现为管径不均呈梭形、串珠状或球状扩张，纽襻状及局限性管径狭窄

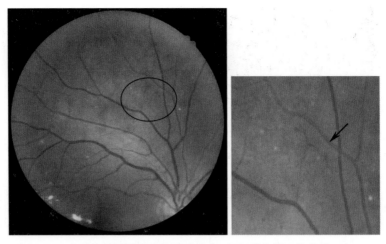

图4-2-8 非增生性糖尿病性视网膜病变：视网膜内微血管异常（IRMA）

如图所示黑圈及黑色箭头所指处为视网膜内微血管异常（IRMA），可见奇怪和扭曲的形状。IRMA 是严重缺血的征象，可以发生渗漏致视网膜水肿。糖尿病性视网膜病变引起毛细血管闭塞，闭塞区面积逐渐扩大，视网膜内出现连于动静脉血管之间的迂曲小血管，即 IRMA，也称为"短路血管"

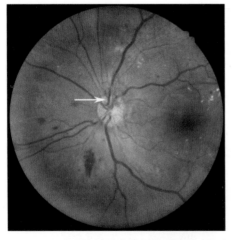

图4-2-9 增生性糖尿病性视网膜病变：新生血管（关键特征）

如图所示增生性糖尿病性视网膜病变的一个关键特征——新生血管，可以分为视盘新生血管和视网膜新生血管，在视盘上及其附近1个视盘直径范围内的新生血管称为视盘新生血管，除此之外的其他部位视网膜出现的新生血管称为视网膜新生血管。白色箭头所指可见视盘上不规则形状的新生血管[7]

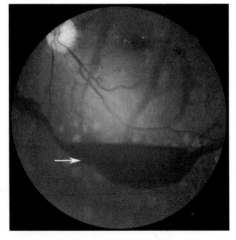

图4-2-10 增生性糖尿病性视网膜病变：视网膜前出血

如图所示增生性糖尿病性视网膜病变的一个关键特征——视网膜前出血。如图所示白色箭头所指可见视网膜前出血，液平形成舟状。新生血管单独或伴纤维组织增生时常黏附于玻璃体皮质层，牵拉常常可导致新生血管破裂出血，出血量较大时可位于内界膜下或视网膜与玻璃体后界面之间，常近后极部分布，遮蔽该处视网膜结构。可为一片或几片，大小不一，可小于1个 PD 或大于数个 PD，常呈半圆形或舟形，其上缘呈水平状或稍凹下。出血块形状可随头位改变而变动

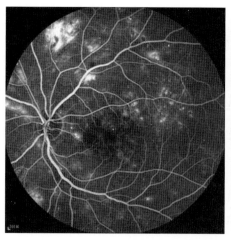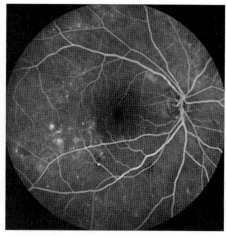

图 4-2-11　糖尿病性视网膜病变 FFA 改变

荧光素眼底血管造影（FFA）是糖尿病性视网膜病变的重要检查，如图所示在 FFA 上可见多种糖尿病性视网膜病变的改变，包括微动脉瘤、新生血管、出血遮蔽荧光等。FFA 对疾病的分期和发现新的血管病变具有重要的指导意义

第三节　糖尿病性视网膜病变的标准化管理

任何时候都要鼓励糖尿病病人控制好血糖和血压，介绍他们到有条件的服务机构获得帮助[8]。糖尿病性视网膜病变的标准化管理方案见表 4-3-1。

表 4-3-1　糖尿病性视网膜病变的标准化管理方案

糖尿病性视网膜病变（DR）的病程	临床体征	做什么（筛查/初级眼保健）	做什么（视网膜诊所）	医者对病人说什么
无 DR	无异常	鼓励病人在 12 个月内复查	12 个月内复查	糖尿病可在任何时候影响到你的眼内。你在 12 个月内返回来以使我们再次对你进行检查是重要的，这将有助于预防你丧失视力或变盲
轻度非增殖性 DR	仅有微动脉瘤	鼓励病人在 12 个月内复查	12 个月内复查	你患的糖尿病正在影响着你的眼睛。尽管此时你的视力很好，但我们仍要在 12 个月内复查你的眼睛，以便发现病变是否在不断加重。如果病变变得严重，我们将开始治疗以阻止糖尿病对你的视力造成影响

续表

糖尿病性视网膜病变（DR）的病程	临床体征	做什么（筛查/初级眼保健）	做什么（视网膜诊所）	医者对病人说什么
中度非增殖性 DR	较多微动脉瘤但比重度非增殖性 DR 的少	鼓励病人在 6～12 个月内复查	6～12 个月内复查	你患的糖尿病正在损害你的眼睛。尽管此时你的视力很好，但我们仍要在 6 个月内复查你的眼睛。因为这些病变将不断加重。如果病变严重，我们将开始治疗，以阻止糖尿病对你的视力造成影响。如果不及时治疗，你将面临视力下降或变盲的危险
重度非增殖性 DR	一个象限的出血多于 20 处；或有 2 个象限的静脉呈串珠状或视网膜内微血管异常（IRMA）	介绍到视网膜诊所。转到视网膜门诊，所有重度非增殖性 DR 的病人应有一位眼科医师负责处理。病人应每 6 个月复查一次	如果不能随诊，可在 6 个月内复查或考虑行全视网膜光凝	你患的糖尿病已对你的眼睛造成严重损害。虽然你的视力仍然很好，但你仍需要马上治疗以确保你的视力不下降或失明。我们要在 6 个月内复查你的眼睛。如果你认为你不能返回检查，我们可当即对你的眼病进行治疗。只有这样才能保证你不会在今后丧失视力
增殖性视网膜病变	视盘或其他部位的大量新生血管，玻璃体或视网膜前出血	紧急转往视网膜专科	如果玻璃体积血或视网膜脱离可行全视网膜光凝或玻璃体切除	你患的糖尿病已对你的眼睛造成十分严重的损害。尽管此时你的视力尚好，但你仍可能在未来一年内面临着丧失视力的巨大风险。你需要立即治疗以挽救你的视力。治疗并不能提高你的视力，但可以保护你的视力
黄斑水肿				
无黄斑水肿	无后极部的渗出或视网膜增厚	12 个月复查	12 个月复查	参照以上"无糖尿病性视网膜病变"
轻度黄斑水肿	后极部渗出或视网膜增厚，距黄斑>1PD	6 个月复查	6 个月复查	你患的糖尿病正在损害你的眼睛。尽管目前你的视力是好的，但我们仍必须在 6 个月内复查你的眼睛，因为这些病变有可能逐渐加重。一旦损害加重，我们将对你的眼睛进行治疗以阻止糖尿病影响你的视力。如果不及时治疗，你将面临视力下降或变盲的危险

续表

糖尿病性视网膜病变(DR)的病程	临床体征	做什么(筛查/初级眼保健)	做什么(视网膜诊所)	医者对病人说什么
中度黄斑水肿	后极部渗出或视网膜增厚,距黄斑<1PD,但未累及黄斑	介绍到视网膜专科。鼓励糖尿病病人检测他们的血糖和血压。如果他们不知道如何去做,就介绍他们到有条件的服务机构获得帮助	出现临床明显的黄斑水肿(CSMO)时行激光治疗。如无CSMO,则应在6个月内复查	你患的糖尿病已对你的眼睛造成严重的损害。尽管此时你的视力尚好,但仍可能在未来1～2年内下降。你需要激光治疗以阻止你的视力损害。这种治疗并不能提高你的视力,但可以保存你的视力
重度黄斑水肿	后极部渗出或视网膜增厚,距黄斑>1PD	介绍到视网膜专科	激光治疗或玻璃体内注射抗VEGF药物	你可能注意到你的视力越来越差。这是因为你患的糖尿病已对你的眼睛造成非常严重的损害。你需要立即进行治疗以防止视力的进一步损害。这种治疗可能并不提高你的视力,但如果你不治疗,你的视力将越来越差而且有可能致盲

如果因白内障或玻璃体积血而无法看清视网膜,可介绍给专业眼科医师实施白内障手术或眼科医师进行玻璃体切除术。

总之,对于分期在中度 NPDR 及以上的病人或者 DME 病人应该进行转诊,其中视力<0.3、或中度 NPDR、DME 病人应该紧急转诊[9]。

必须强调的转诊信息:

(1)虽然不是所有的眼科医师都能治疗糖尿病性视网膜病变,但他们都必须知道如何识别和何时转诊治疗糖尿病性视网膜病变病人。

(2)对于眼科医师和眼保健工作者的基本要求是确保糖尿病性视网膜病变病人能够转诊。

(3)每一个眼科医师都应知道向何处转诊那些需要激光治疗的病人。

第四节　糖尿病性视网膜病变的治疗

一、非增生性(背景期)糖尿病性视网膜病变的治疗

对于轻度到中度的非增生性(背景期)糖尿病性视网膜病变病人,主要的治疗手段是严格控制血糖,定期随访视网膜病变发展情况。中度的非增生性(背景期)糖尿病性视网膜病变病人除严格控制血糖外,应该转诊到视网膜专科医师进行严密随访或全视网膜光凝治疗[10,11]。

二、增生性糖尿病性视网膜病变的治疗

针对增生性糖尿病性视网膜病变的两种主要治疗选择是全视网膜光凝和玻璃体切除手术。

（一）全视网膜光凝

全视网膜光凝（panretinal photocoagulation，PRP）或播散性光凝，是治疗增生性糖尿病性视网膜病变的主要方法[12]（图4-4-1）。

激光的目的是诱导新生血管的退行（也就是说使新生血管停止生长和萎缩）。必须在早期给予激光治疗并覆盖足够的视网膜以诱导新生血管退行，这些血管会引起玻璃体积血和牵拉性视网膜脱离的并发症。糖尿病性视网膜病变研究中报道视盘新生血管的病人在PRP后严重视力丧失的情况减少了50%[13]。

实施PRP的基本步骤：

1. 术前准备

（1）充分散大瞳孔

（2）签署知情同意书

（3）糖尿病病人注意避免空腹时间过长，以免激光术中发生低血糖。

2. 操作步骤

（1）激光机设置：常选用绿光，光斑大小200～500μm（黄斑区100～200μm）、曝光时间黄斑区内0.1秒，黄斑区外0.2～0.5秒，激光功率起始时放到较小的位置，如50mW，如无反应，逐渐上调功率，如100mW、150mW、200mW，直到视

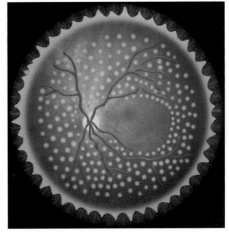

图4-4-1　理想的PRP术后示意图

全视网膜光凝（PRP）是糖尿病性视网膜病变常用的基本治疗，如图所示为理想的PRP术后眼底示意图，可见中周部视网膜广泛的激光斑，排列整齐。PRP一般分为2～3次完成，总的激光斑达到1500点左右，要求在视网膜上形成规则的2～3级光斑。如果病人在接受PRP治疗后，可根据病情需要再补充激光

网膜出现白色的反应灶。以出现2级光斑为宜。近黄斑区光斑直径为200μm，远周边部光斑直径可以达500μm。

（2）注意接触镜的放大倍数：用于PRP的接触镜有三面镜、赤道镜和全视网膜镜，赤道镜范围为90°。使用时要注意接触镜的放大倍数，例如全是液晶的放大倍数为1.41，设置光斑大小为200μm，实际光斑大小为282μm。

（3）PRP时由距离视盘边缘1～1.5个视盘直径（PD）外向外光凝，要避开上下血管弓内区域。光斑排列有序，每个象限都要达到周边部，总量不少于1600～2000个光凝点。避免直接光凝纤维血管膜，否则会引起收缩导致牵拉性视网膜脱离。

（4）单次治疗量一般不超过1000个点，对于已经发生视盘新生血管者，可达到2000个点，间隔2～3天分两次进行PRP。

3. 要点

（1）在进行PRP之前，需要熟悉激光机的性能和参数，根据不同的需求选择不同的激

光波长、功率和曝光时间。通俗地说，激光功率越大、波长越长，作用的部位越深。使用黄激光（577nm）其作用是在视网膜色素上皮层细胞上；红激光（647～676nm），光凝部位较深；绿激光（532nm）则光凝部位较浅。

（2）对于重症的 PDR，如新生血管性青光眼，需要的激光量更多。激光前进行玻璃体腔抗血管内皮生长因子（VEGF）药物，可以预防不良事件的发生。

（3）完成 1 次 PRP 治疗并不意味着整个 DR 激光治疗的结束，病人仍然需要坚持随诊，在 FFA 指导下进行必要的补充光凝。

4．术后处理

（1）完成 PRP 术后 4～6 周复诊，3～4 个月后决定是否需要重复激光治疗，如果新生血管未发生纤维化，可以在其周围局部加密光斑。

（2）单次激光量大时可能引发脉络膜脱离，甚至闭角型青光眼、黄斑水肿，可以在球旁或球后注射曲安奈德 20～40mg。

5．并发症　一般来说，光凝治疗是安全的，但由于适应证选择不当，或操作技术粗疏，均可导致不同类型的并发症。

（1）出血：视网膜局限性出血，可能系新生血管网近端部分光凝过重坏死所致，一般需数月方可完全吸收，而对长入玻璃体或伴有牵拉形成的新生血管，光凝易引起玻璃体积血。

（2）黄斑囊样水肿：多出现在全视网膜光凝后。其产生原因在于，广泛的光凝可使视网膜血液积聚，如治疗前不合并严重毛细血管闭塞，水肿可在数周后消散。

（3）中心凹灼伤：误伤中心凹，特别是能量较大时，可造成永久性视力障碍。

（4）Bruch 膜破裂：小光斑强度光凝可穿破 Bruch 膜，导致脉络膜新生血管长入，因此需要对局灶性完全封闭视网膜新生血管的方法进行重新评价。

（5）视野缺损：全视网膜光凝可引起周边视力及夜间视力不同程度减退，然而增生性视网膜病变如不加治疗对视力的威胁远比光凝治疗引起的视野缺损和夜间视力减退更为严重。

6．PRP 的操作能力评估　为了客观评估 PRP 的操作能力，可参考全视网膜光凝（PRP）操作能力评估量表（表 4-4-1）。

表 4-4-1　PRP 操作能力评估量表

日期： 学生： 评估者：		新手 （评分＝2）	初学者 （评分＝3）	进阶者 （评分＝4）	胜任者 （评分＝5）	不适用，由指导医师完成（评分＝0）
1	合适的 PRP 适应证	适应证选择不正确	能识别一些高危因素和适应证	能识别大多数高危因素和适应证	能正确识别所有的高危因素和适应证	
2	在获取知情同意时，回答病人关于可能出现的副作用的问题	不知道副作用	能列举一些副作用，例如：可能出现流泪、周边视野丢失、夜盲、调节障碍和黄斑水肿加剧	给予一些提示后能列举以下所有副作用：可能出现流泪、周边视野丢失、夜盲、调节障碍和黄斑水肿加剧	无需提示能列举以下所有副作用：可能出现流泪、周边视野丢失、夜盲、调节障碍和黄斑水肿加剧	

续表

日期: 学生: 评估者:		新手 (评分 = 2)	初学者 (评分 = 3)	进阶者 (评分 = 4)	胜任者 (评分 = 5)	不适用,由 指导医师完 成(评分 =0)
	在获取知情同意时,回答病人提出的可能出现的并发症的问题	不知道并发症	能列举一些可能出现的并发症,例如脉络膜渗液、中心视力丧失、脉络膜出血、视网膜出血、玻璃体积血和角膜擦伤	给予一些提示后,能列举所有可能的并发症,例如脉络膜渗液、中心视力丧失、脉络膜出血、视网膜出血、玻璃体积血和角膜擦伤	不需要提示,能列举所有可能的并发症,例如脉络膜渗液、中心视力丧失、脉络膜出血、视网膜出血、玻璃体出血和角膜擦伤	
	在获取知情同意时,回答病人关于治疗持续时间、疼痛和注意事项的问题	不能和病人进行讨论,包括治疗持续时间、疼痛和术后注意事项	能和病人进行一部分讨论,包括治疗持续时间、疼痛和术后注意事项	给予一些提示后,能和病人进行所有讨论,包括治疗持续时间、疼痛和术后注意事项	不需要提示,能和病人进行所有讨论,包括治疗持续时间、疼痛和术后注意事项	
	能获取知情同意	不能获取知情同意	给予很多指导下,能获取知情同意	给予一些指导下,能获取知情同意	不需要指导,能获取知情同意	
3	正确标记和确认眼别	没有标记或确认眼别,而且没有意识到确认眼别的重要性	意识到确认眼别的重要性,但没有标记或不能正确标记	大多数时候能确认眼别和正确标记	每次都确认眼别和标记	
4	在门上放置"激光治疗进行中"标识	未放置标识	在明确提示下放置标识	在暗示下放置标识	放置标识	
5	防护镜使用	未给旁观者(观察者和助手)提供防护镜	给旁观者(观察者和助手)提供了防护镜,但不知道为特定波长选用合适的防护镜	知道用于不同波长的正确防护镜,但没有每次都给观察者和助手提供	知道用于不同波长的正确防护镜,且每次都给旁观者(观察者和助手)提供	
6	点表麻药	没意识到需要点表麻药	偶尔忘记点表麻药	常常检查是否点了表麻药	总是检查是否点了表麻药	
7	选择合适的接触镜	不知道该用什么接触镜	在提示下能选择该用哪种接触镜	没有提示能选择合适的接触镜,但不清楚在哪些特殊情况下该用其他接触镜	能选择合适的接触镜,且在治疗中能根据情况换用接触镜	

续表

日期： 学生： 评估者：		新手 （评分 = 2）	初学者 （评分 = 3）	进阶者 （评分 = 4）	胜任者 （评分 = 5）	不适用，由 指导医师完 成（评分 =0）
8	根据选择的接触镜调整光斑大小	不知道接触镜的放大倍数，并且不知道如何根据选择的接触镜调整光斑大小	知道接触镜的放大倍数，但不知道根据选择的接触镜调整光斑大小	知道每种接触镜的放大倍数，能正确地调整能量（使用三面镜时光斑大小应为 500μm，使用广视野镜应为 200μm）	根据病人的晶状体状况、眼底的色素和对疼痛的反应，调整光斑大小、能量和曝光时间。知道换接触镜后要重新调整激光设置	
9	准备接触镜	未意识到需要使用耦合剂	意识到需要使用不同的耦合剂，并将耦合剂放到接触镜凹面上，但凹面里会有气泡	能在接触镜凹面上使用不同的耦合剂，且气泡较少	能在接触镜凹面上使用不同的耦合剂，基本没有气泡	
10	放接触镜	放接触镜引起角膜擦伤	大睑裂或松弛的眼睑能放接触镜，可能产生明显的气泡或偶尔引起角膜擦伤	一些眼睑较紧或中等小睑裂能放接触镜，会有一些气泡，但能自己解决问题	能在眼表放接触镜，会有些气泡，知道通过倾斜镜子或按摩和在眼睛使气泡迁移到一边，以及在小睑裂和眼睛有强烈挤压反射情况下，能够放置接触镜	
11	修正能量设置	不知道如何改变激光的能量设置，也不知道能量单位	知道如何改变激光的能量设置和将起始能量设置在 200mW，但不知道如何根据视网膜的反应调整能量	知道如何改变激光的能量设置和将起始能量设置在 200mW，知道如何根据视网膜的反应调整能量，但有些犹豫	知道如何改变激光的能量设置和将起始能量设置在 200mW，知道如何根据视网膜的反应调整能量	
12	调整曝光时间设置	不知道如何改变激光的曝光时间设置，不知道曝光时间的单位	知道如何改变激光的曝光时间，并设置为 200ms 起始	知道如何改变激光的曝光时间，并设置为 200ms 起始，知道何时应该上下调整曝光时间，但有些犹豫	知道如何改变激光的曝光时间，并设置为 200ms 起始，知道何时应该上下调整曝光时间	

续表

日期： 学生： 评估者：		新手 （评分＝2）	初学者 （评分＝3）	进阶者 （评分＝4）	胜任者 （评分＝5）	不适用，由 指导医师完 成（评分＝0）
13	正确聚焦激光	不知道如何打开瞄准光或增加亮度。不知道如何将瞄准光聚焦在视网膜上，远离中心凹	不知道如何打开瞄准光或增加亮度。不知道如何将瞄准光聚焦在视网膜上，远离中心凹	常常能聚焦到视网膜上，能通过5mm瞳孔和中度白内障聚焦瞄准光，远离中心凹。能意识到角膜擦伤会影响激光聚焦在视网膜上	总是能通过5mm瞳孔和中度白内障聚焦瞄准光，远离中心凹。能意识到角膜擦伤会影响激光聚焦在视网膜上	
14	正确的激光测试	不知道要先在血管弓外测试激光斑	在血管弓外测试激光斑，知道正确的视网膜反应。一些点过热、过淡，不知道如何根据病人的色素进行调整	在血管弓外测试激光斑，按20mW的间隔增加能量，直到出现灰白色的激光斑，能出现更稳定的灰白色激光斑，但不能总是根据色素进行调整	在血管弓外测试激光斑，按20mW的间隔增加能量，直到出现灰白色的激光斑，无论屈光间质和眼底情况如何都能获得一致的灰白色激光斑	
15	激光斑的布局	不知道正确的激光布局，或哪里该打激光。激光斑布局不规则，且因为接触镜位置不佳而呈椭圆形	不规则布局的激光斑，可能损伤血管和3点、9点的睫状神经。在将激光移到邻近视网膜的时候聚焦不清。大多数点是圆的，不是椭圆形的	用激光斑勾勒出主要的血管弓，激光斑之间的间隔是1/2个光斑，避开了3点、9点的睫状神经，布局比较规则。没意识到要避开牵拉性视网膜脱离和纤维膜区域，不知道要隔开1～2个视盘直径。在将激光移到邻近视网膜的时候聚焦不清，但能进行调整重新聚焦。距离视盘1个视盘直径。能旋转三面镜治疗旁边的视网膜	用激光斑勾勒出主要的血管弓，激光斑之间的间隔是1/2个光斑，避开了3点、9点的睫状神经，布局比较规则。知道要避开牵拉性视网膜脱离和纤维膜区域，不知道要隔开1～2个视盘直径。在将激光移到邻近视网膜的时候很少聚焦不清，也能进行相应的调整重新聚焦。能将激光斑打到晶状体边缘部位的视网膜，尽管有些变形。能顺利地旋转三面镜治疗旁边的视网膜	

续表

日期: 学生: 评估者:		新手 （评分 = 2）	初学者 （评分 = 3）	进阶者 （评分 = 4）	胜任者 （评分 = 5）	不适用，由 指导医师完 成（评分 =0）
16	足够的激光斑覆盖范围	不知道什么是足够的覆盖范围，或何时应该停止	能一次治疗 1/2 视网膜，但会跳过一些区域。完成治疗需要 30 分钟	治疗 1/2 视网膜基本不漏区域，每半视网膜约 700～800 个点。知道从下半部分开始	除了屈光间质混浊和玻璃体积血的区域以外，能完成一个完整的疗程	
17	清洗接触镜	在使用前后不关心接触镜是否清洗过	使用前后不检查接触镜是否清洗过	使用前后有时候检查接触镜是否清洗过	使用前后都检查接触镜是否清洗过	
18	激光术后处理	不询问是否头痛或眼痛	询问头痛或眼痛但不开镇痛药	如果病人诉头痛或眼痛，有时会开镇痛药	如果病人诉头痛或眼痛，总是会开镇痛药	
19	检查角膜是否有擦伤	不检查角膜是否有擦伤	有时候检查角膜是否有擦伤	检查角膜是否有擦伤	总是检查角膜是否有擦伤，并进行必要的处理	

（二）黄斑区光凝

对于糖尿病性黄斑水肿的病人可以进行黄斑区的光凝治疗，激光要点包括：

1．用局部光凝治疗环形渗出，使渗出的中心发白。不需要治疗单个的微动脉瘤。

2．在增厚区用格栅样光凝治疗弥漫性黄斑水肿。光斑间距为 1 个光斑，大小为 75～125μm，间隔时间为 20～50 微秒。不要使用重复模式。

3．从约 150mW 的低能量设置开始，逐渐增加能量直到达到期望的光凝反应。目标是产生灰白色到奶油色改变。白色意味着激光过热，需要降低能量。

4．注意不要侵犯中心凹无血管区。不要治疗中心凹旁微动脉瘤是明智的选择，因为这有可能增加旁中心凹毛细血管损伤的几率（可考虑用玻璃体腔内注射贝伐单抗来替代）。由激光斑引起的脉络膜视网膜萎缩，尤其是在中心凹 300～500μm 范围内过于密集的激光斑，数年后可以扩展到中心凹，引起视力下降，在近视眼中尤其如此。

（三）玻璃体腔注药术

玻璃体腔注药术作为治疗糖尿病性黄斑水肿或玻璃体切除术前辅助治疗，在糖尿病性视网膜病变治疗中的应用越来越广泛。

在玻璃体切除手术前应用玻璃体腔内注射贝伐单抗是有价值的。一项关于 6 个随机对照试验的循证医学综述发现，提前使用 1.25mg 的贝伐单抗玻璃体腔内注射治疗可使手术时间缩短、减少术中出血和眼内电凝的使用。术后出血的重吸收也显著加快，最终的最佳矫正视力显著提高。玻璃体腔内注射贝伐单抗对新生血管的作用是迅速的。在注射后 24 小时内可初步显效。最理想的术前注射时间是术前 5～7 天。在一部分病人中,术前玻璃体腔内注射贝伐单抗会导致玻璃体积血吸收,从而避免手术治疗。

1.抗血管内皮生长因子(抗 VEGF)治疗 糖尿病性视网膜病变病人的玻璃体和视网膜中 VEGF 水平升高。针对糖尿病黄斑病变和围术期应用的疗效进行评估的最新的抗 VEGF 药物是雷珠单抗(诺适得)和康柏西普(朗沐),康柏西普是我国自主知识产权的新药。临床试验结果显示玻璃体腔内注射雷珠单抗和康柏西普对于中心凹增厚的病人是有益的。然而,玻璃体腔内注射雷珠单抗单次费用约为 1 万余元,病人在第一年内可能需要接受 8～9 次注射。而玻璃体腔内注射康柏西普便宜得多,单次注射费用在 7 千元左右。

2.激素 对于糖尿病性黄斑水肿,玻璃体腔内注射曲安奈德可以短期减轻黄斑的水肿。在糖尿病性视网膜病变临床研究网络实验中,将玻璃体腔内注射激素曲安奈德和标准的激光治疗进行比较。尽管使用玻璃体腔内注射曲安奈德(IVTA)组出现了短暂的视力提高,但这种提高并不能持久。与 IVTA 相比,激光更加有效,且副作用更少。IVTA 的副作用包括白内障形成和眼压升高。在人工晶状体眼中,IVTA 联合及时的激光治疗比单纯激光更加有效。

3.玻璃体腔注药术(图 4-4-2)

(1)签署知情同意书,复方托吡卡胺滴眼液充分散大瞳孔。

(2)术眼周围皮肤消毒,铺洞巾,聚维酮碘溶液冲洗结膜囊。

(3)开睑器撑开眼睑,显微镜下操作,角规测量并标记角膜缘后 3.5～4mm 处巩膜。

(4)抽取要注射的药物,沿标记位置针头朝向球心方向穿刺玻璃体腔,确保能在瞳孔区看到针尖,缓慢推入药液。

(5)拔除注射器,用预先准备好的棉签压迫穿刺部位 10 秒。

(6)检查确定病人光感明确,取出开睑器,涂抗生素眼膏,包眼。

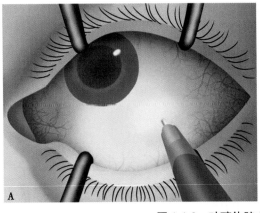 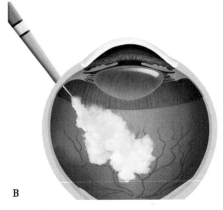

图 4-4-2 玻璃体腔内注药示意图

玻璃体腔内注药术是眼科常用的治疗方式,根据病情需要可以注入抗生素、糖皮质激素、抗 VEGF 药物等。在糖尿病性视网膜病变治疗中最常用的是注射糖皮质激素和抗 VEGF 药物,注药的操作如图所示。图 A 显示的是注射的部位,即角膜缘后 3.5mm,针头垂直于巩膜面进针,图 B 显示的是注药的操作,针头的方向朝向眼球玻璃体腔中心位置,在开始注药之前必须能在瞳孔区看到针头的位置位于玻璃体腔,才能推注药物

并发症及处理：

（1）出血：可引起注射部位结膜下出血，数天后自行吸收。

（2）眼压升高：常见于曲安奈德玻璃体腔内注射，多数病人经过降眼压治疗后得到控制。

（3）眼内炎：发生率极低，一旦发生，抢救措施同白内障术后眼内炎。

（4）并发性白内障：轻度混浊可以观察不予处理，严重混浊者手术治疗。

（5）视网膜裂孔：主要由于操作不当，注射部位靠后引起。可予激光治疗，引发视网膜脱离者需要手术治疗。

（四）糖尿病性视网膜病变玻璃体切除手术

玻璃体切除术是治疗严重的晚期增生性糖尿病性视网膜病变的手段，玻璃体和积血被切除和吸除，同时可以剥除引起牵拉性视网膜脱离的膜，从视网膜表面切除以去除整个玻璃体后界膜和相连的纤维血管膜[14]。

在发达国家，因早期筛查和预防措施及时，由于糖尿病性视网膜病变而需要玻璃体切除手术的病例已经很少见了。在没有筛查机制的国家中，许多病人来就诊时就有陈旧性的黄斑区牵拉性视网膜脱离。对这类患眼进行糖尿病玻璃体切除手术的效果欠佳。在资源匮乏的环境中，应该重点关注预后较好的患眼[15]。

以下情况是增生性糖尿病性视网膜病变的玻璃体切除手术适应证，应该转诊到上级医院：

（1）不吸收的玻璃体积血。

（2）视网膜前（或后界膜下）出血。

（3）牵拉性视网膜脱离威胁到或波及黄斑。

（4）合并孔源性或牵拉性视网膜脱离。

（5）即使进行了足够的 PRP，仍进展的严重的纤维血管化增殖。

（6）存在玻璃体牵拉黄斑的糖尿病黄斑水肿。

三、糖尿病黄斑病变的治疗原则

糖尿病黄斑病变是糖尿病病人视力丧失的一个主要原因。治疗方法包括抗血管内皮生长因子（抗 VEGF）、激素和激光。

在实践中，激光依然是治疗有临床意义的黄斑水肿的基础，玻璃体腔注射的使用应该根据每个病人的具体情况决定。

第五节　糖尿病性视网膜病变的预防

糖尿病性视网膜病变（DR）是糖尿病的一个并发症，我们可以通过预防糖尿病（初级预防）和控制糖尿病减缓或减少 DR 的严重性（二级预防）。

一、初级预防

患有糖尿病的人绝大多数是 2 型糖尿病，这往往是可以预防的。很多证据表明生活方式的变化，如减肥、增加体力活动、吃更多的水果和蔬菜可导致 2 型糖尿病发病率显著减少。

糖尿病是视觉丧失的一个原因，我们应该与现有的公众健康工作方案相一致，并确保糖尿病包括在我们的眼保健方案中。眼保健人员应利用每一个机会加强公众健康有关宣教，包括避免肥胖和定期进行体育锻炼，并尽可能提醒病人减肥和节食[16]。

二、二级预防

我们应该告知病人控制血糖和血压的重要性，应该抓住一切机会强调要很好地控制血糖和血压。

1. 理想地控制血糖　研究表明良好的血糖控制能将糖尿病性视网膜病变（DR）发展的风险减少 26%。在 1997 年出版的英国前瞻性糖尿病研究（UKPDS）表明：严格血糖控制，可明显降低 2 型糖尿病病人视网膜病变的进展和降低需要激光治疗的风险，10 年后，严格血糖控制组比对照组减少了 16% 的盲率。

2. 控制血压　在高血压病人，控制血压可以降低 DR 的风险。

目前，用于治疗 DR 的方法，减少了疾病的进展和维持了视力稳定，但视力改善的可能性很小。同时，治疗晚期 DR 的费用是昂贵的，病人还需要定期随诊，使得治疗费用进一步增加。

最好的方法是为糖尿病病人提供二级预防，以良好的控制血糖和血压的手段来控制 DR 的发病率。只有内科医师、眼保健工作者和病人的良好的合作，才能实现二级预防。这些二级预防措施不仅会降低 DR 的发病率和 DR 的进展，而且可以降低糖尿病的其他并发症，对于每一个糖尿病病人都是有益的。

第六节　糖尿病性视网膜病变病人的康复治疗

在初级眼保健水平，我们应该强调健康的饮食和锻炼的重要性，即糖尿病和糖尿病性视网膜病变可通过选择健康的生活方式来避免的[17]。

在当前的现代综合医学模式中，糖尿病性视网膜病变的治疗不仅仅是控制血糖水平，防治并发症、缓解疾病的症状，更重要的是要帮助病人综合干预以改善生存质量。

糖尿病性视网膜病变（DR）病人经过一个阶段系统的临床治疗，病情会趋于稳定，而出院后糖尿病病人是否能继续按医嘱服用药物，结合运动疗法，严格控制饮食，才是病人病情稳定、减少慢性并发症的发生、提高生活质量的关键。因此，对糖尿病的康复治疗更显重要。现代医疗针对糖尿病遗传因素方面目前尚缺乏有效的手段，对糖尿病的康复必须采取综合的干预措施，包括饮食治疗、运动治疗、药物治疗、糖尿病监测和心理康复。

一、饮食治疗

饮食治疗是糖尿病的最基础的治疗，每一个糖尿病病人都应控制饮食，无论是在发病期或是康复期，不论病情轻重、病程长短、是否用药、是否有并发症，总之，在糖尿病的各个阶段，都必须采取合理的饮食治疗。饮食治疗对老年病人、肥胖、病情较轻者都是重要的治疗方法。饮食治疗的目的在于提供合理的膳食热量和分配食物成分，既保证病人的基本生理需要，又最大程度地有利于糖尿病病情的控制。糖尿病病人饮食治疗的主要原则包括适量热量的摄取、营养均衡的饮食、正确而规律的饮食习惯。指导病人饮食要定时、定量、定营养素，多食糙米、麦面、鱼类、蛋类及新鲜蔬菜。纠正吃得越少越好的错误观念。进食要尽量避免淀粉等含糖量高的食物，避免肥胖，适当减肥。日常生活中可食用西红柿、黄瓜、芥菜以及豆制品等。食用粗纤维含量较多的食物能增加胃肠道蠕动，延缓消化吸收，有利于控制高血糖的发生，饮食中的脂肪、蛋白质要有适当的分配比例，按照工作性质不同，机体消耗能量不同，给予不同的营养剂量。

二、运动治疗

近年来，关于身体活动减少的危险性和运动指导教育的有效性不断得到证实。美国的一项健康调查以体重指数（BMI）<30 的 5 万女性和 6.8 万非糖尿病女性为对象，观察 6 年间肥胖和 2 型糖尿病（T2DM）的发生率。结果显示看电视的时间和运动量是糖尿病和肥胖发生的独立危险因素。每天看电视 2 小时，肥胖增加 23%（95% 可信限 17%～30%），T2DM 增加 14%（95% 可信限 5%～23%），疾病危险程度明显升高。同样，每天 2 小时坐位工作，糖尿病增加 5%（95% 可信限 0～10%），肥胖增加 7%（95% 可信限 0～16%）。相反，每周看电视的时间<10 小时，每天步行>30 分钟，肥胖减少 30%，T2DM 减少 43%。

运动疗法是直接治疗中最基本的治疗方法之一，对肥胖的 2 型糖尿病病人，其意义更为重大。运动治疗和饮食治疗一样，是所有糖尿病病人所必需的。但应注意以下几方面：

（一）运动方式的选择

运动处方的制订需考虑到个人生活习惯、经济文化背景、居住环境以及病情特点如并发症情况等，因人而异。运动形式主要选择中等强度的有氧运动项目，应以持续性的、有一定节奏感的全身性运动为宜，如步行、健身步行、轻快的散步、慢跑、游泳、骑车、各种健身体操、上下楼梯、跳舞等。户外运动比室内运动更好。

（二）运动量的选择

糖尿病病人的运动量以"有氧运动"为宜。有氧运动就是在运动中吸入的氧气量基本上能满足体内氧的消耗。不同运动方式的运动量不同，最简单的计算方式就是数运动后的脉搏数来衡量运动量。其运动处方的计算公式：运动后应保持的心率（脉搏数）=170（常数）－年龄，如 60 岁的老人，运动后心率大约在 110 次 / 分左右的运动量比较合适（170-60=110）。

（三）运动时间的选择

糖代谢紊乱是以餐后血糖显著升高为主要特点，一般每天运动最好在饭后 60～120 分钟时段运动效果较好，可以安排在早晨餐后和（或）晚饭后，禁忌空腹运动。每次运动 15～30 分钟，也有人认为每天运动 30～60 分钟。每天锻炼 1～2 次为宜，应动静结合，根据运动时出汗的程度，灵活掌握运动量和运动方式，避免激烈和过累的运动，以免加重病情。运动频率原则上每周运动 3～5 次，但对于糖尿病病人我们建议每天 1～2 次运动。

三、药物治疗

药物治疗是有效控制血糖和防止并发症发生的主要措施，坚持持续有效的药物治疗，用药及药量要个体化，严格遵照医嘱。DR 一旦发生，除全身治疗、激光治疗外，也有药物治疗，如羟苯磺酸钙（导升明，doxium-500），通过减轻视网膜血管的渗漏、减少血管活性物质的合成和抑制其活性等产生作用，其他药物还有甲钴胺（弥可保，methycobal）等。

四、糖尿病监测

病人坚持长期的糖尿病监测，对了解自己的病情，掌握控制糖尿病的治疗，延缓糖尿病并发症的发生和发展是非常有效的。

（一）血糖监测

监测血糖是糖尿病病人监测病情的重要手段。监测空腹血糖和餐后 2 小时血糖可在家中进行，血糖监测主要使用便携式血糖监测仪，该仪器使用方法简便，测试血糖快捷，比测尿糖更准确。

（二）糖化血红蛋白

糖化血红蛋白可反映血糖的水平。血糖值瞬息万变，而糖化血红蛋白反映的是 6～8 周内血糖的总体水平。一般糖尿病病人的糖化血红蛋白为 6%～8%，超过 9% 时，应该调整治疗方案。糖化血红蛋白每 3～6 个月复查 1 次。

（三）血脂

总胆固醇、甘油三酯和脂蛋白统称为血脂。血脂代谢和血糖有密切关系，应 0.5～1 年复查 1 次血脂。

（四）尿蛋白

尿液中的蛋白成分反映肾功能状况。糖尿病肾病的最早表现就是间断出现尿蛋白，故应 0.5～1 年检查 1 次尿蛋白。

（五）肝功能

口服降糖药物都在肝脏解毒，无疑会增加肝脏的负担。肝功能损害严重时，可以影响肝糖代谢，经常会出现低血糖，以至昏迷。应每年复查肝功能 1 次。

（六）肾功能

糖和胰岛素的代谢在肾脏进行，糖尿病本身也可以并发糖尿病肾病，严重损害肾功能。肾衰竭是糖尿病病人致死的重要原因。肾功能应 0.5～1 年复查 1 次。

（七）其他

血压、体重、心电图等也应定期检查。

（八）糖尿病控制指标

糖尿病的控制对糖尿病性视网膜病变的控制至关重要，按照糖尿病的控制程度可以分为控制良好、一般和不良三类，具体指标见表 4-6-1。

表 4-6-1　糖尿病控制情况分级

糖尿病控制指标	良好	一般	不良
空腹血糖（空腹）（mmol/L）	4.4～6.1	≤7.0	>7.0
非空腹血糖（餐后 2 小时）（mmol/L）	4.4～8.0	≤10.0	>10.0
糖化血红蛋白（%）	<6.2	6.2～8.0	>8.0
血压（mmHg）	<130/80	<160/95	>160/95
体重指数（男）	<25	<27	>27
（女）	<24	<26	>26
总胆固醇（mmol/L）	<4.5	>4.5	>6.0
高密度脂蛋白胆固醇（mmol/L）	>1.1	≤1.1	<0.9
甘油三酯（mmol/L）	<1.5	<2.2	>2.2

总之，糖尿病是一种终身性疾病，需要医师和病人在长期的治疗过程中，严密监测和控制。

五、心理康复

在许多人罹患糖尿病的时候，病人除了身体上的痛苦以外，他们还存在着心理上的折磨。糖尿病性视网膜病变病人视力的下降，视物模糊，造成学习、生活、工作的障碍，引起情绪烦躁不安；病人发病初期自觉饥饿感严重，而家属和医护人员却要求病人控制饮食，会产生一些不良的心理反应，悲观、绝望或出现逆反心理。

研究证明不良情绪可引起体内生长激素、胰高血糖素、去甲肾上腺素和肾上腺素等应激性激素的分泌增加，而这些激素又引起血糖的升高从而加重病情造成恶性循环。当糖尿病病人因精神紧张、焦虑忧虑、发怒等情绪时，甚至可发生酮症，当糖尿病病人感到精神愉快时，胰岛素需要量就会减少。糖尿病是慢性内分泌代谢性疾病，从它的发病机制来看，情、志创伤是其中重要一环，所以调和情志是糖尿病康复的重要内容。心境、精神、思想负担等这些虽说是精神心理活动，但可以影响人体生理功能，尤其对内分泌、新陈代谢的影响有时是很大的。而良好的心境则有益于人体胰岛素的正常分泌，又有利于调节脑细胞的兴奋和血液循环，进而促进胰岛素的分泌。糖尿病病人在接受治疗的同时，应除去太过或不及的情志变化，坚持一个"松"字，就是放松；做好一个"和"字，万事以和为贵。经常保持心情平静乐观，戒怒，避忧，不悲，无虑，这样才有助于糖尿病向好的方面转化，调动起全身抵御疾病的积极性。积极培养病人有益的兴趣和爱好及欣赏音乐、养花、养鸟、打太极拳等，使病人精神上有寄托，也有利于糖尿病的康复。作为医师要帮助病人解除郁闷，稳定情绪，开阔心胸，因为乐观豁达、心情舒畅才是病人战胜疾病的心理基础。

总之，心理康复对糖尿病病人十分重要，重点是改善病人的情绪状态，克服消极情绪反应，合理地安排生活和遵从医嘱，必要时可去看心理医师。要纠正病人对糖尿病的错误认识，使他们认识到糖尿病并非不治之症，以解除其精神压力，克服心理失衡状态，通过解释、说理、疏导、安慰等，进行支持性心理治疗，以帮助病人消除各种消极情绪反应；通过病人对糖尿病基本知识的了解和认知，消除不适当的预测、误解和错误观念，提高治愈疾病的信心，积极配合治疗和护理，达到最佳效果。

六、视觉康复

糖尿病性视网膜病变引起的严重视力减退，用手术、药物治疗或配眼镜后仍无法改善时，助视器的使用将为病人提供最后一次提高视力的机会。视力障碍的糖尿病性视网膜病变病人可使用助视器改善视觉状态，提高生活质量。有关助视器的使用与验配内容详见第八章。

第七节　糖尿病性视网膜病变病人的健康教育

健康教育是社会发展和医学进步的产物，是指对特殊人群在疾病状态下进行与疾病有关的医学与护理知识的教育。糖尿病教育是防治糖尿病的核心，也是糖尿病管理中实现良好代谢控制的重要组成部分。糖尿病是常见、多发、严重危害人民身体健康的慢性全身性疾病。糖尿病一旦确诊，糖尿病病人经过急性期治疗后出院，将面临长时间的治疗、康复、预防保健、疾病复发及预防并发症等问题，需终生治疗，特别是需要在家中长期治疗。因此，病人有必要了解糖尿病的有关知识，病人及家属迫切需要康复知识，帮助解决问题，更好地控制糖尿病。糖尿病的康复教育是贯穿糖尿病治疗始终的一条极其重要的措施。只有通过糖尿病教育，把疾病的防治知识教给病人，充分发挥病人的主观能动性，积极配合医护人员，进行自我管理，自觉地执行康复治疗方案，改变不健康的生活习惯（如吸烟、酗酒、摄盐过多、肥胖、体力活动太少等），控制危险因素和疾病的进一步发展。

糖尿病教育包括知、信、行三个方面，知是掌握糖尿病知识，提高对疾病的认识；信是增强信心，通过科学合理的治疗，糖尿病是可以控制的；行则是通过认知行为治疗将健康的生活方式落实到病人的日常生活活动中去。糖尿病康复教育的内容包括疾病知识、饮食指导、运动指导、药物指导、胰岛素使用方法、低血糖的防治、血糖及尿糖的自我监测、糖尿病日记、并发症的预防、应急情况的处理等。组织重点人群参加糖尿病知识讲座，通过社区刊物、板报、讲座等多种形式，宣传糖尿病的危害性、各种治疗的重要性。鼓励糖尿病病人树立战胜疾病的信心，保持心情愉快，指导病人及家属掌握尿糖检测方法，正确口服降糖药，正确使用胰岛素。糖尿病教育就是通过讲课、座谈等方式，让病人及家属掌握糖尿病防治的基本知识，对糖尿病有一个正确的认识，学会对病情进行自我监测，积极、主动地配合治疗。

个体化的康复教育，因人辨证施教，发挥病人的主观能动性，使之正确认识和对待疾病，并能积极配合，提高自我保健、自我护理的能力，改变不利于健康的各种行为，避免各种诱发因素。

在对病人进行康复教育过程中，重视家属的作用。家属对病人的理解、支持、关怀、疏导和鼓励，可使病人享受到亲情的温暖和安慰，在家属的督促和帮助下建立良好的生活方式和行为习惯。

多项研究表明，接受健康宣教的糖尿病病人生活质量明显高于未接受健康教育病人。健康教育直接影响病人的健康信念模式。健康教育可改善病人生理功能状态、精神心理状态、日常生活能力和社会活动能力，提高生活质量。健康教育可使病人充分认识和理解糖尿病的基本知识，获得多方面的信息，熟悉和掌握有关自我保健知识和技能。通过合理的膳食和运动疗法、休息、生活起居等，可以有效地控制血糖。正确的健康信念有利于提高病人的依从性，有利于病情稳定，由于血糖下降，病情控制，症状缓解，生理功能明显改善，减轻了因病痛引起的抑郁和焦虑等心理障碍，学会自我调节不良情绪，正确对待自己所患的疾病，正确认识自身价值，愿意参加更多的社会活动，得到来自他人的关心和援助，来自社会的支持和力量，对生活充满信心。改变不利于健康的各种行为习惯，建立科学的生活方式，延缓并发症的发生。可使病人建立良好的生活方式和健康行为，提高自我护理的自觉性和能力，从而提高健康水平和生命质量。

必须向糖尿病病人强调的信息：

1. 糖尿病可导致失明　糖尿病影响眼部的血管。这被称为糖尿病性视网膜病变，并且会导致视力损伤和失明。

2. 通过很好地控制血糖、血压和血脂，能降低糖尿病对眼睛造成的损伤。

3. 警告所有糖尿病病人如果感觉眼前飘浮物或视物模糊时要到医院就诊，因为这些症状可能提示玻璃体积血。

4. 糖尿病病人的眼病发病比较隐蔽，大多数人的糖尿病性视网膜病变是没有症状的，患有糖尿病的人都应该每0.5～1年做视网膜检查（检查1次眼底），以便尽早诊断和早治疗。

5. 疾病早期唯一能够监测的是视网膜检查。

6. 在处理患有糖尿病的白内障病人时，应该记住白内障手术可以使糖尿病性视网膜病变恶化。

7. 糖尿病性视网膜病变如果早期发现是可以治疗的。如果病人参加了所有的筛查或门诊预约，并接受了推荐的治疗，失明的可能性将会非常小。

8. 现代的激光和药物治疗对阻止视力丧失是非常有效的。然而，治疗并不能恢复已经丧失的视力。

9. 如果病人没有参加糖尿病眼部筛查或眼科门诊预约，其糖尿病性视网膜病变会变得非常严重，并影响视力。如果仍然不接受治疗，将会失明。

思考题

1. 什么是糖尿病性视网膜病变？主要的国际分级标准是什么？
2. 糖尿病黄斑水肿的分级是什么？
3. 糖尿病性视网膜病变的治疗原则是什么？
4. 在哪些类型的糖尿病性视网膜病变病人中可以使用抗VEGF药物玻璃体腔内注射？

5. 糖尿病性视网膜病变筛查对象包括哪些？什么样的病人应该进行转诊？

6. 糖尿病性视网膜病变的典型改变包括哪些？

7. 已经接受过 PRP 治疗的病人如果病情进展还能采用激光治疗吗？该如何做呢？

技能考题

1. 糖尿病性视网膜病变的临床诊断。

2. 全视网膜光凝操作。

3. 糖尿病性视网膜病变眼底图片读图，并对疾病分期进行判断。

参考文献

1. 郝琳娜，李毅斌，肖媛媛，等. 增生性糖尿病视网膜病变非血糖非病程相关致病危险因素分析. 眼科，2011，20（03）：207-210.

2. 柴欣，李毅斌. 糖尿病视网膜病变家族聚集性的研究进展. 国际眼科纵览，2015，39（4），278-280.

3. 黎晓新. 学习推广中国糖尿病视网膜病变防治指南，科学规范防治糖尿病视网膜病变. 中华眼底病杂志，2015，31（2）：117-120.

4. Brown MM, Brown GC, Sharma S, et al. Quality of life with visual acuity loss from diabetic retinopathy and age-related macular degeneration. Arch Ophthalmol，2002，120：481-484.

5. 李毅斌，张丽丽，石敬，等. 糖尿病视网膜病变的数码眼底照相筛查方法评价. 眼科，2008，17（05）：331-334.

6. 李建军，彭晓燕，徐捷，等. 糖尿病视网膜病变的远程筛查与诊断标准（征求意见稿）. 眼科，2015，24（05）：292-293.

7. 薛尚才，王秀兰，李惠荣，等. 非增生期糖尿病视网膜病变病人眼轴长度对眼底血管充盈状态的影响. 眼科，2014，23（06）：406-409.

8. 许迅，邹海东，宁光. 从医防融合的高度积极应对糖尿病视网膜病变的高发态势. 中华眼科杂志，2015，51（11）：801-803.

9. 李娜，杨秀芬，邓禹，等. 2型糖尿病病人自我管理水平与糖尿病视网膜病变的相关性研究. 中华眼科杂志，2015，51（8）：561-564.

10. 张新媛，刘薇，武珊珊，等. 羟苯磺酸钙治疗非增殖性糖尿病性视网膜病变：系统回顾与 Meta 分析. 中国科学：生命科学，2015，45（5）：471-478.

11. Zhang XY, Wei L, Wu SS, et al. Calcium dobesilate for diabetic retinopathy: a systematic review and meta-analysis. Science China Life Sciences，2015，58（1）：101-107.

12. 田蓓. 糖尿病视网膜病变全视网膜光凝治疗的几个问题. 眼科，2014，23（04）：222-225.

13. 中华医学会眼科学会眼底病学组. 我国糖尿病视网膜病变临床诊疗指南（2014年）. 中华眼科杂志，2014，50（11）：851-865.

14. 杨琼，魏文斌. 玻璃体手术治疗严重增生性糖尿病视网膜病变合并视网膜脱离的效果. 眼科，2011，20（02）：106-108.

15. 张利，陈术，金鑫，等. 糖尿病视网膜病变大片硬性渗出的手术治疗. 眼科，2011，20（04）：235-239.

16. Brandale M，Davidson MB，Schriger DL，et al. Cost effectiveness of statin therapy for the primary prevention of major coronary events in individuals with type 2 diabetes. Diabetes Care，2003，26：2300-2304.

17. Miller L，Becker TM，Coleman AL，et al. Vision-related quality of life in patients with diabetic macular edema Invest Ophthalmol Vis Sci，2007，48：998.

第五章 眼 外 伤

本章节要点：

一、眼外伤的分类

二、诊断、评估和治疗常见的眼外伤

三、开放性眼外伤一期手术原则

眼外伤是工作年龄人群中首位的单眼致盲原因，但爆炸伤和烧伤常引起双眼盲。常见眼外伤原因有异物伤、穿通伤、钝挫伤、热烧伤、化学烧伤、辐射伤等。

眼外伤一旦发生，即使程度较轻，也可能留有后遗症，表面看起来很小的眼部损伤，如角膜擦伤、角膜表面异物，如果处理不当，也会继发感染导致严重的病变，极大影响视力甚至致盲[1]。

眼外伤治疗过程中，病情可能千变万化，因此眼外伤要作为眼科急症给予准确及时的处理。正确的诊断和及时的治疗是防止眼外伤致盲的关键。医务人员要根据自己的环境、设备，综合确定现场急救和进一步的治疗方案。首诊医务人员无法处理的眼外伤病人应立即转诊，如眼球挫伤与视神经挫伤、眼球穿通伤等更可致眼球多种重度损伤甚至失明，应立即转诊[2]。

按致伤原因分类：可分为机械性和非机械性两类，前者包括钝挫伤、穿通伤、异物伤等；后者有热烧伤、化学伤、辐射伤、毒气伤等。

国际眼外伤学会提出的分类法：包括开放性和闭合性眼外伤。其中对眼球的外伤而言，锐器造成眼球壁全层裂开，称为眼球穿通伤。一个锐器造成眼球壁有入口和出口的损伤，称为贯通伤。进入眼球内的异物引起的外伤有特殊性，称为眼内异物，即包括了穿通伤在内。钝器所致的眼球壁裂开，称为眼球破裂。而钝挫伤引起的闭合性外伤，没有眼球壁的全层裂开[3]。

第一节 眼 钝 挫 伤

由于钝力作用，如打击、压迫、震荡等所致眼部的损伤称为钝挫伤[4]。

一、结膜挫伤

（一）临床表现

轻微疼痛、红、异物感。可见结膜下出血、水肿或结膜裂伤。

（二）检查和治疗

彻底检查眼球，必要时可点表面麻醉后检查，仔细检查结膜裂伤对应部位的巩膜，散瞳检查眼底，特别要注意损伤结膜相对应的部位。荧光素染色可明确结膜的撕裂、卷边、巩膜暴露等。必要时行眼眶 CT 或超声波检查排除异物或眼球爆裂。

单纯结膜下出血：早期冷敷，4～5 天后热敷，可自行吸收，局部应用抗生素眼膏。结膜破裂：一周内局部使用抗生素滴眼液及眼膏，伤口长度不足 5mm，可自然愈合，不需要缝合。5mm 以上裂伤应缝合，仔细对合伤口，不要嵌入 Tenon 囊组织，注意泪阜和半月皱襞的解剖关系。怀疑有巩膜裂伤者，应及时进行伤口探查。

二、角膜挫伤

较轻的钝力可引起角膜浅层组织的擦伤，较重则可引起角膜组织严重损伤，角膜内皮层和后弹力层破裂，造成角膜基质层水肿（图 5-1-1），甚至导致角膜破裂[5]。

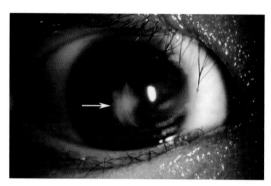

图 5-1-1　角膜挫伤
角膜受到外力冲击后可形成不同程度的挫伤，如图中白色箭头所示可见角膜中央白色星形混浊区，角膜水肿，为角膜挫伤的改变，同时病人还伴有前房血性房水，可见下方虹膜表面纹理不清晰

（一）临床表现

眼痛，异物感、畏光、流泪、眼睑痉挛和视力下降。由于上皮及内皮的损伤导致角膜渗透性增加而发生水肿混浊。角膜增厚水肿，可伴有后弹力层褶皱。可合并结膜充血，眼睑肿胀及轻度前房反应等。严重者可有角膜板层或全层裂伤，角膜全层裂伤时常伴有眼内容物脱出。

（二）治疗

角膜挫伤不合并裂伤时局部滴用抗生素滴眼液、皮质类固醇滴眼液或 50% 葡萄糖等高渗溶液，以加速角膜水肿的吸收。超过 15 天的角膜基质层顽固水肿，建议进行转诊治疗。角膜裂伤需要进行缝合，参见眼球破裂章节。术后应用局部及全身抗生素，并加用眼部散瞳药。

三、虹膜挫伤

虹膜挫伤可导致瞳孔括约肌麻痹、断裂、撕破，瞳孔变形，部分或全部虹膜根部离断等[6]。

（一）临床表现

1. 外伤性散瞳　瞳孔呈偏心性中等散大，对光反射迟钝或消失，有时可见瞳孔括约肌微小裂口或撕裂。

2. 虹膜根部断裂　微小的虹膜根部断裂检查不易被发现，可能造成漏诊，需在前房角镜下才能看见。较大的虹膜根部断离,瞳孔呈 D 形(图 5-1-2),一般用手电或裂隙灯照明下即可看见周边部的黑色空隙,常伴有前房积血。1/4～1/3 象限虹膜根部断离则可使瞳孔变形,可造成单眼复视。当虹膜根部 360° 圆周完全分离,即外伤性无虹膜,多伴有前房积血,积血吸收眼内呈黑色,可合并晶状体脱位。

3. 房角后退,前房角变宽,周边前房变深,后期常继发青光眼。

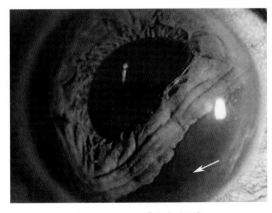

图 5-1-2　虹膜根部断裂

图中白色箭头所示为虹膜根部断裂,暴露晶状体,瞳孔向断裂部位的反方向移位,形成"D"形瞳孔。虹膜根部断裂如果范围较小,不影响视力可以观察;断裂范围较大,可引起病人单眼复视,则需要手术进行修补。本图所示病人因虹膜根部断裂较大,超过一个象限,需要接受虹膜修补手术

4. 外伤性虹膜睫状体炎外伤后 3 天内出现疼痛、畏光、流泪等,视力偶有下降。前房有白细胞和房水闪辉,可伴有睫状充血。

(二)治疗

1. 外伤性散瞳　口服或肌内注射维生素 B_1 维生素 B_{12} 类药物,部分病人可自行恢复。若瞳孔括约肌完全断裂,则不可恢复。强光下戴有色眼镜可减轻畏光症状。

2. 虹膜根部断　离范围较小者不需要处理,有复视或断离范围大者应及早行虹膜根部复位术。

3. 房角后退　若无眼压升高不需要处理。如眼压增高,可用 0.5% 马来酸噻吗洛尔滴眼液等降眼压药物控制眼压。药物治疗无效时可行抗青光眼手术。

4. 外伤性虹膜睫状体炎　除一般性抗炎药物外,可加用睫状肌麻痹剂。

5. 外伤性无虹膜　严重畏光者,可配戴有小孔的有色眼镜或安装人工虹膜。

四、前房积血

钝挫伤常合并前房积血。原发性出血过发生在受伤当时。继发性出血多发生在伤后 2～5 天,可反复发作,常为继发性青光眼的原因,亦可伴发角膜血染。

(一)临床表现

疼痛,视力模糊。微量积血仅在裂隙灯下发现房水中只有悬浮的红细胞。少量积血可见到前房水轻度混浊,前房积血呈液平面。大量积血:可充满整个前房,致眼压增高。根据前房积血量,前房积血分为三级:

积血量不到前房 1/3,血平面位于瞳孔缘以下者为 I 级:

积血量占据前房容积的 1/2,血平面超过瞳孔下缘者为 II 级;

积血量超过前房 1/2,甚至整个前房者为 III 级。

前房积血可引起继发性青光眼,晚期可发生角膜血染,如前房积血量多,伴发眼压增高及角膜内皮层损伤,积血的分解产物可经内皮层侵入并沉着于角膜基质层内,成为角膜血染。

（二）治疗

1. 急诊处理　双眼包扎，半卧位，限制活动。应用止血药物，如酚磺乙胺（止血敏）、卡巴克络（安络血）、巴曲酶（立止血）等，不能服用阿司匹林及其他非甾体抗炎药物。一般情况下不散瞳亦不缩瞳，有虹膜睫状体炎时用皮质类固醇滴眼液。

2. 反复出血者应加用云南白药，每次 0.5g，每天 3 次。将小量粉末状凝血酶（200～300u），置于下穹窿部以促进前房积血吸收。前房内积血多并有凝血块，超过七天不吸收者或眼压高经乙酰唑胺及甘露醇治疗无好转者，应行前房穿刺冲洗术，或用 1∶5000 尿激酶生理盐水溶液冲洗前房，血块可溶解吸出。

3. 角膜血染　已有角膜血染或有角膜血染倾向者，应及时作前房穿刺冲洗术或尽快转诊上级医院治疗。

4. 眼压高者应用降眼压药物。积极药物治疗无法控制眼压可行前房穿刺冲洗术。

5. 伤后 2 周内不能进行剧烈运动（包括下蹲和用力呼气）。伤后应密切随诊，2～4 周均应行房角检查，必要时行 UBM 检查，散瞳巩膜压迫法检查眼底。以便及时发现房角后退引发的青光眼。

五、睫状体挫伤

轻的挫伤常可由于睫状肌的痉挛或麻痹而发生视觉调节障碍。中度挫伤可伴发大量玻璃体积血。严重挫伤可引起睫状肌撕裂、睫状体断离等[7]。

（一）临床表现

视力下降、眼压多低于 5mmHg 以下，角膜内皮出现皱褶。前房变浅、瞳孔变形，尖角形成，尖端多朝向睫状体脱离相应的时钟方位。房角镜检查可见睫状体从巩膜突处脱离，露出瓷白色的巩膜内壁，脱离的睫状体与巩膜之间有一裂隙，睫状体表面常有轻重不等的撕裂，宽度增加。当眼压低、房角镜检查不能明确的睫状体断离时，可用超声生物显微镜（UBM）精确定位。

（二）治疗

轻度挫伤：可用皮质类固醇滴眼液滴眼，口服吲哚美辛（消炎痛），一般都能恢复。

睫状体断离：对于一过性低眼压或眼压轻度降低者，可采取保守治疗，经观察 2～3 周后，部分病人眼压得以恢复，不需要特殊治疗。对于轻度睫状体脱离者用 1% 阿托品眼膏散瞳，以利于睫状体离断的愈合。对于持续性低眼压，经药物治疗无效者，需要转诊接受手术治疗。

六、晶状体挫伤

由于挫伤使晶状体囊渗透性增加或因晶状体囊破裂，使房水渗入晶状体内而发生各种不同形态的挫伤性白内障。由于晶状体悬韧带断裂而导致晶状体部分或完全性脱位[8]。

（一）临床表现

伤后出现不同程度的视力下降。在晶状体前囊表面可出现虹膜印环，晶状体不同程度混浊。晶状体囊破裂后的白内障,若裂口小,且伤口很快闭合,则混浊局限于该处,若裂口达到一定大小,可形成全白内障(图5-1-3);皮质膨胀突入前房可引起继发性青光眼或葡萄膜炎。严重挫伤可导致晶状体部分或全脱位。在瞳孔区可见晶状体的赤道部,前房深浅不一,有虹膜震颤,玻璃体疝,视力下降,屈光状态改变,散光或单眼复视,亦可继发青光眼。

(二)治疗

晶状体局限性混浊可暂观察;进行性混浊者可行白内障摘除及人工晶状体植入术,晶状体皮质突入前房与角膜内皮接触或继发性青光眼,应急诊手术治疗。晶状体脱位:如无严重视力下降及并发症,可暂观察;若严重影响视力或继发青光眼应摘除晶状体。

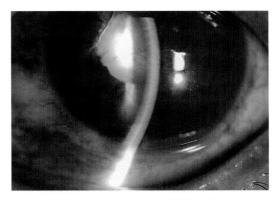

图 5-1-3 晶状体挫伤,伴前房积血

由于挫伤使晶状体囊渗透性增加或因晶状体囊破裂,使房水渗入晶状体内而发生各种不同形态的挫伤性白内障。如图所示为外伤后晶状体完全混浊形成了全白内障,伴有前房下方积血,可见液平。本例病人外伤性白内障对视力影响很大,需要接受手术治疗

七、玻璃体挫伤

根据致伤力的轻重,可出现玻璃体疝、玻璃体脱出和玻璃体积血等。

(一)临床表现

病人主诉有飞蚊症的症状,视力不同程度下降。玻璃体疝分前房内、角膜裂口内及巩膜口内玻璃体疝。玻璃体脱出是玻璃体从角膜或巩膜裂口脱出眼球外。玻璃体积血:有不同程度的视力障碍及黑影浮动,严重者仅光感。出血易使玻璃体液化或有胆固醇结晶。新鲜积血时,裂隙灯下可见红色反光或红色积血。陈旧积血呈棕色混浊。大量积血,瞳孔区无红光反射,长时间大量积血可使视网膜前后发生增殖,最终导致视网膜脱离。

眼部超声波检查有利于检查玻璃体情况。

(二)治疗

1. 玻璃体变性　无特效治疗,早期可用碘剂以促进混浊吸收。

2. 玻璃体后脱离　无特效治疗。

3. 玻璃体疝　嵌在角膜或巩膜伤口时,应及时将脱出到创口外的玻璃体剪除并缝合创口,同时给予抗感染药物。若玻璃体大量涌入前房,使房角阻塞引起继发性青光眼时,应手术治疗。

4. 玻璃体积血　新鲜积血应以止血为主。出血停止后应采用促进血液吸收的药物,对出血量大或出血不吸收病人,应在玻璃体机化前转诊行玻璃体切除术。如有视网膜脱离应尽早转诊接受手术。

八、脉络膜挫伤

（一）临床表现

1. 症状 挫伤后双眼非对称性视力下降或无症状。

2. 主要体征 散瞳检查眼底可见脉络膜破裂常伴有出血，早期难以发现裂伤，出血吸收后可暴露白色的巩膜，两侧缘有色素增生，视网膜血管跨越其上，常可发生于视盘周围，呈以视盘为中心的弧形（图 5-1-4）。根据脉络膜破裂和出血范围的大小、位置，可发生不同程度的视力障碍，位于黄斑区的出血，视力可急剧下降。晚期可出现脉络膜新生血管膜、外伤性视神经病变等。

3. 检查 详细检查眼底。FFA 可确定是否有脉络膜破裂，并可很好地描绘脉络膜新生血管膜的分布情况。

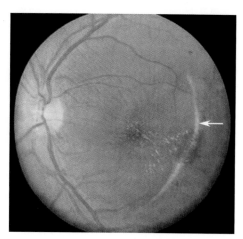

图 5-1-4 脉络膜破裂

图示白色箭头所指可见后极部白色、弧形脉络膜裂伤，暴露白色的巩膜，裂伤周围可见色素增生。由于裂伤范围较大，视力受到严重影响。对于此类病人因存在出现脉络膜新生血管的可能，需要定期随访观察

（二）治疗

1. 少量出血 休息和给予止血或促进血液吸收的药物。血液进入玻璃体时按玻璃体积血治疗。出血形成脉络膜脱离，经药物治疗无效者，可经巩膜切开放出积血或积液，然后电凝或冷凝。

2. 当脉络膜新生血管膜远离视网膜中心凹，距离中心凹大于 200μm 时，可考虑行激光治疗。

3. 随访 眼底出血无法窥清眼底的病人，应该定期复查眼底，观察脉络膜情况。嘱脉络膜破裂的病人自查 Amsler 方格表，有变化时立即就诊。经激光治疗脉络膜新生血管的病人应密切随诊，观察是否有旧的新生血管残留和新的新生血管出现。

九、视网膜挫伤

眼球挫伤力可对后极部视网膜产生冲力引起视网膜震荡挫伤。机械性眼外伤可破坏血眼屏障，发生炎症反应、视网膜出血、玻璃体嵌顿、视网膜脱离等。

（一）临床表现

1. 根据眼底病变的不同，可有不同程度的视力下降。

2. 主要体征

（1）视网膜震荡：多在受伤 6 个小时后发生，常见黄斑部灰白色水肿，其范围和受伤程度与外力作用方向有关。根据损伤程度，可发生不同程度的视力障碍，出现中心性相对性暗点，视物变形、变小、变远等症状。伤后早期 FFA 可有轻度弱荧光，无荧光素渗透。

（2）视网膜挫伤：表现为不可逆的视力减退，甚至在 0.05 以下。视网膜呈乳白色混浊、出血，水肿范围大，严重者有樱桃红点样改变。FFA 多有荧光素渗漏。ERG 检查有 a 波和 b 波波幅下降。

（3）视网膜出血：视网膜受钝力作用，血管破裂引起出血。根据出血所在部位，分为视网膜前出血和视网膜内出血，出血量多时，可进入玻璃体内而成为玻璃体积血。

（4）黄斑裂孔：多发生在囊样变性的基础上，视力明显下降，有相对性或绝对性中心暗点。裂孔呈圆形或椭圆形，边界清，有深度感。三面镜或前置镜下可见裂孔处有光带中断现象。OCT 检查可将其分类及帮助确定治疗方案[9]。

（5）外伤性视网膜脱离：在外伤当时或外伤后数周至数月发生，视力突然明显下降，充分散瞳后可在三面镜或检眼镜下发现视网膜裂孔。

（6）其他体征：可合并有前房炎性反应或出血，瞳孔散大，对光反射可消失，晶状体混浊或脱位等。

（7）检查：散瞳后详细检眼镜检查，超声波检查、FFA 以及 OCT 检查等可帮助诊断。

（二）治疗

1. 视网膜震荡及视网膜挫伤　应用血管扩张剂、维生素 B_1 及口服皮质类固醇。
2. 视网膜出血　头高位休息，口服止血剂、维生素 C，可给予碘剂以促进血液吸收。
3. 黄斑裂孔　若孔缘有牵拉，可手术治疗。
4. 外伤性视网膜脱离　应及时手术。若有玻璃体积血机化而引起的牵拉性视网膜脱离，有时需行玻璃体切除联合视网膜脱离手术。
5. 随访　视网膜震荡及挫伤病人一般 1～2 周后应散瞳复查眼底。嘱病人如出现视网膜脱离症状立即就诊。

十、视神经挫伤

外力的钝性打击或挤压引起视神经挫伤，尤其是来自眉弓颞上方的钝击或挤压伤，导致视神经管扭曲或变形，造成视神经受压[10]。

（一）临床表现

1. 症状　视力急剧下降，甚至无光感，可伴有创伤后疼痛等。
2. 主要体征　瞳孔直接对光反射减弱或消失，间接对光反射存在。早期（2 周内）眼底检查完全正常，晚期视盘苍白。
3. 视神经撕裂　视神经撕裂可分为部分性撕裂和完全性撕裂即视神经撕脱。部分性撕裂表现为在视盘撕裂处成局限性向后凹陷，有点类似先天性视盘小凹，如凹陷被出血遮盖，则只有待出血吸收后才能见到。相应于撕裂处的视网膜血管常变细，盘周常常有多处出血斑包绕。完全性撕裂则表现为视盘处呈一较深的黑洞，常并发较广泛的视网膜出血甚至玻璃体积血，晚期视网膜血管极细甚至看不见，时久凹陷被纤维组织所充填，视力则完全受损或丧失。
4. 视神经鞘膜内出血　视网膜静脉怒张，迂曲，视网膜出血，视盘水肿，邻近视盘有红圈，晚期视神经萎缩。

5. 检查　瞳孔检查至关重要。CT 可正常或显示视神经管骨折。伤眼色觉减弱,视野缺损。VEP 检测可示 P 波潜伏期延长,波幅降低,重者呈熄灭性改变。

(二)治疗

1. 早期可球后注射地塞米松 2mg,全身应用皮质类固醇、甘露醇,减轻视神经周围的水肿。对大剂量皮质类固醇冲击治疗,目前尚存在争议。

2. 早期给予维生素 B_1、维生素 B_{12}、ATP 及血管扩张剂等。

3. 若有视神经管骨折,可及时行视神经管开放减压术。

4. 随访　每天检查视力、瞳孔反射和色觉。

十一、眼附属器外伤

(一)眼眶挫伤

当打击眼眶时可产生眼眶骨折、眶内出血、眶组织受损。按骨折性质可分为爆裂性骨折和非爆裂性骨折。

1. 症状　视力下降、双眼复视、疼痛、局部触痛,鼻子受打击后出现眼睑肿胀和捻发音。怀疑有眼眶骨折时,应及时做 CT 检查以明确诊断,作全面眼科检查,包括眼球运动情况和眼球是否有移位,比较受累侧眼睑感觉是否异常,触压眼睑是否有捻发音,观察是否有眼球破裂、前房积血、创伤性虹膜炎以及有无脉络膜、视网膜损害,同时应测量眼压。

2. 治疗　对于眼眶骨折或眶内出血病人,应该进行及时转诊,对眼球突出者,应涂大量眼膏保护角膜,防止发生干燥及溃疡。合并颅脑及其他外伤,应请有关科室协助处理。伤后早期可用皮质类固醇减轻组织水肿和粘连。

(二)眼睑外伤

眼睑裂伤是眼外伤中较常见的一种眼科急症,包括单纯眼睑皮肤裂伤、睑皮肤合并睑缘及睑板裂伤以及合并眼睑睑板损伤的皮肤裂伤等。由于致伤物和伤口的方向、长度、深度、部位不一,有无组织损伤以及夹杂异物等情况,眼睑裂伤可有不同症状和体征。

1. 临床表现

(1)常有眼睑皮下出血或水肿,亦可有眼睑裂伤或贯通性眼睑裂伤。

(2)眼睑皮下气肿,触诊有捻发音,说明有鼻窦骨折。

(3)眼睑血肿迟迟不退,可能有眶骨骨折,如伴有结膜下出血及迟发性眼睑皮下出血,常累及双眼,呈眼镜样血肿时,常是颅底骨折的重要症候。

(4)损伤性上睑下垂。

(5)其他体征:眼睑挫伤经常合并眼部其他损伤,如眼球破裂伤、泪器损伤、角膜擦伤、眼眶损伤等。

2. 检查　注意眼睑伤口深度。注意详细检查眼球,除外眼球损伤。怀疑有异物、眼球破裂伤时,必要时可行 CT 检查,近内眦的眼睑外伤要注意有无泪道损伤。

除眼睑外伤外,要注意有无其他合并外伤的表现。对于内眦部裂伤创口处置应特别注意是否伤及泪小管,应做泪道冲洗。还要注意是否合并有内眦韧带断裂。上睑皮肤裂伤时尤其远离睑缘较深伤口，应注意是否有上睑提肌损伤，上睑提肌损伤可引起部分性或完全性上睑下垂，尤其在眼睑明显肿胀、大量眼睑皮下出血等状态下，上睑下垂容易遗漏。

3．治疗　眼睑出血或血肿早期用冷敷，5 天后用热敷。眼睑裂伤缝合前应探查伤口有无异物，并探查伤口深度。缝合原则为：

（1）小伤口：若与眶缘平行，自然对合良好，不需要缝合，如皮肤伤口较大，应缝合。

（2）伤口与眶缘垂直：应先将眼轮匝肌端缝合，再缝合皮肤伤口。

（3）眼睑全层裂伤：应分层缝合，注意睑缘对齐，如上睑提肌断裂，应同时缝合。

（4）伤口不整齐或皮肤撕裂破碎者：应将一切尚可存活的皮肤碎片保存，细心对齐缝合。

（5）近内眦部眼睑裂伤：如合并泪小管、泪囊和内眦韧带损伤，应及时修复。否则术后可以发生内眦畸形或内眦部向颞下移位。

（6）外眦部裂伤有时可同时存在外眦韧带断裂、外眦角变钝、睑裂变短。缝合外眦韧带，也可将外眦韧带鼻侧断端缝于相应的眶骨膜上。

（7）伤口内异物应完全取出，即使异物为较小的玻璃或石渣等稳定物质，也应尽力清除，以防日后异物包裹影响局部外观。

（8）动物撕咬所致的皮肤撕脱伤应进行过氧化氢溶液伤口局部冲洗和创口消毒，注射破伤风抗毒素和狂犬疫苗，伤口不宜立即缝合，暴露48～72 小时候后再进行处理以防厌氧菌感染。

（9）注射破伤风抗毒素。

（10）怀疑伤口感染时，全身应用抗生素。

（三）泪器挫伤

上睑外侧的严重裂伤或该处的眶壁骨折可损伤泪腺或导管。眼睑内眦部的挫伤可伤及泪点及泪小管。内眦部骨折可伤及泪囊，上颌骨骨折可损伤鼻泪管。

1．临床表现　溢泪、下泪管断裂、眼睑组织断裂。冲洗泪道可见自皮肤裂开处有冲洗液流出。泪道碘油造影可帮助确定泪囊的大小及病损部位。

2．治疗　若泪腺已严重破坏或脱出伤口，可将其摘除。泪点和泪小管损伤：应在显微镜下行手术修复吻合泪小管，泪管导管留置 3 个月后拔出，并定期冲洗泪道。泪囊损伤：如泪囊壁破坏，应直接缝合，再缝合皮肤伤口；如泪囊已破碎，应摘除；晚期慢性泪囊炎或泪囊瘘管形成，可在切瘘管同时行泪囊鼻腔吻合术。

第二节　破　裂　伤

任何原因造成眼球完整性破坏都称为眼球破裂伤。常见病因包括：儿童铅笔、剪刀、冰糕棍、植物刺、玻璃、眼镜片及遭遇钝力击打等。

一、角膜全层裂伤

角膜全层裂伤时常伴有眼内容物脱出，可有虹膜、晶状体等眼内容物脱出以及眼底的严重变化。

（一）症状

眼痛、畏光、流泪和视力下降。

（二）体征

1. 角膜水肿，可伴有后弹力层皱褶。
2. 角膜破裂伤口（图 5-3-1）。

（三）治疗

1. 角膜水肿、混浊　可局部滴用糖皮质激素眼药或高渗溶液，如 50% 葡萄糖溶液，以加速水肿的吸收。6 个月以上的角膜基质层顽固水肿，可考虑角膜移植术。

2. 角膜裂伤　应在显微镜下用 10-0 线仔细缝合，有眼内容物脱出者要同时处理，注意术毕前房的恢复，术后应用抗生素和散瞳药。角膜裂伤的缝合技巧见缝合示意图 5-3-2。

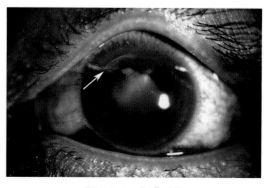

图 5-3-1　角膜裂伤

图中白色箭头所示可见角膜上方不规则性裂口，前房较浅，上方 12 点瞳孔缘处可见晶状体前囊破口，局限性的晶状体混浊。角膜裂伤较长，需要进行清创缝合手术。角膜裂伤的缝合需要在手术显微镜下应用 10-0 缝线缝合，缝合时要注意伤口对合整齐，避免眼组织嵌顿，缝合完毕后伤口需要达到水密或气密状态

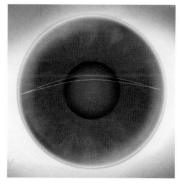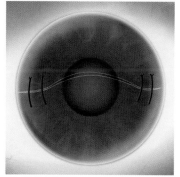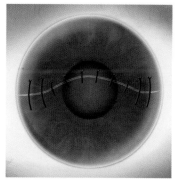

图 5-3-2　角膜裂伤缝合示意图

图示为角膜裂伤缝合的示意图，在缝合时先缝合关键部位，例如角膜缘、斜行伤口的抗压薄弱部位、不规则形伤口的拐角处和转弯处，缝合时周边部角膜缝线跨度应该大于中央，缝合完后伤口要形成水密或气密状态

二、巩膜外伤

（一）病因

眼球受钝力作用后，可发生巩膜破裂，多发生于薄弱的角巩膜缘或眼球赤道部肌肉止端[11]。

（二）症状

视力不同程度下降。

（三）体征

1. 可看到黑色的葡萄膜组织、玻璃体嵌在伤口，有时晶状体可从巩膜伤口脱出而结膜依然保持其完整性，常有结膜下出血。赤道部后的巩膜破裂不易发现，可观察眼压，有助于诊断和确定是否探查。
2. 常伴有前房积血及玻璃体积血。
3. 眼压低，可伴有瞳孔变形或移位。

（四）急救和治疗

对于巩膜破裂伤或可疑伴有巩膜破裂需要进行巩膜探查术的病人，应局部包封后尽快转诊，并叮嘱病人不可按压眼球，做鼓气、咳嗽等动作。

第三节　热　烧　伤

一、常见病因

铁水、热蒸汽等大量热能造成眼睑、眼球等结构组织蛋白凝固造成伤害。

二、症状

疼痛、视力下降等。

三、眼部表现

眼热烧伤常为面部和全身热烧伤的一部分。受伤轻重取决于致伤物的大小、温度及接触时间。

1. 眼睑皮肤烧伤　分为三度。一度伤及眼睑表皮，皮肤发红、水肿；二度伤及表皮和部分真皮，局部充血水肿，出现浆液性水疱；三度烧伤累及全层皮肤，严重时肌肉和睑板组织也受累。
2. 角膜烧伤　可有疼痛、畏光、流泪、视力减退等症状，角膜灰白、混浊、坏死、穿孔，虹膜脱出，可形成角膜瘢痕或角膜葡萄肿，可发生睑球粘连。
3. 结膜和巩膜烧伤　结膜烧伤轻者表现为充血，可自愈；中度烧伤可有结膜水肿、充血，治疗后可恢复；重度烧伤者结膜发生凝固性坏死，巩膜也发生坏死。

四、处理

1. 急救处理　使伤者迅速离开热源，除去致伤物，用自来水或生理盐水冲洗以降低致伤处的温度。注意全身生命体征。
2. 治疗　全身防止休克和预防感染。眼部止痛，清除表面坏死组织，预防和控制感染，促进愈合，防止睑球粘连。及时转诊。

第四节　化 学 烧 伤

一、常见病因

常见酸、碱烧伤，以石灰为最多，也可见化肥、农药、敌敌畏、实验室中化学试剂的爆炸、喷洒、迸溅等。

二、化学物质的极性

溶液有两种极性，即脂溶性和水溶性。角膜和结膜上皮是嗜脂性的，角膜实质层是嗜水性的。

1. 酸烧伤的特点　酸性溶液属于水溶性，不溶于脂肪，酸性物质使组织蛋白质凝固变性，具有屏障作用，使酸性溶液不易透过结膜和角膜上皮，故向眼内透入较慢，一般为非进行性。酸烧伤一般较碱性烧伤要轻，但高浓度酸烧伤也可产生严重后果。常见的致伤物有硫酸、硝酸、盐酸、醋酸、苯酚、三氯醋酸。

2. 碱烧伤的特点　碱溶于水，也溶于脂肪。碱性物质和组织中的脂肪起皂化作用，与蛋白质结合，形成可溶性蛋白，使角膜混浊，组织溶解坏死并继续渗透，向周围和深层扩展，甚至溃疡穿孔。常见的致伤物有石灰、氨水、氢氧化钠、水泥，氨水烧伤预后最差。

三、症状

畏光、流泪、疼痛、眼睑痉挛、刺激症状重，视力减退。

四、体征

轻者表现为球结膜充血和结膜上皮点状剥脱，重者球结膜高度水肿、苍白、缺血，角膜上皮大片脱落，呈瓷白色（图 5-5-1），前房可见渗出，可继发青光眼。伤后 1～3 周可能发生角膜融解、坏死而穿孔，晚期可形成睑球粘连或眼球萎缩。

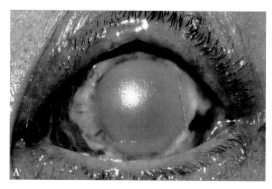
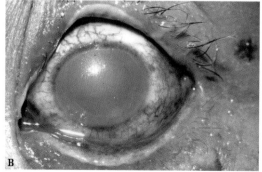

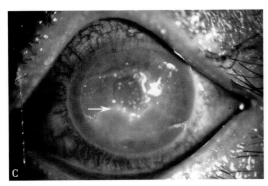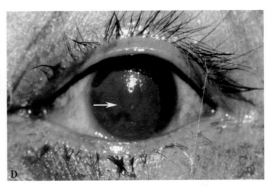

图 5-5-1　化学烧伤

图 A 示眼表酸烧伤。可见眼表严重烧伤,角膜完全混浊,角膜缘结膜苍白;

图 B 示眼表碱烧伤。可见角膜混浊严重,上方角膜缘结膜苍白,其余结膜充血明显;

图 C 示眼表酸烧伤。可见结膜充血明显,荧光素染色能清晰显示角膜损伤的范围,白色箭头所指处为中央 2/3 角膜上皮缺损;

图 D 示眼表酸烧伤。荧光素染色能清晰显示角膜损伤的范围,白色箭头所指处可见角膜中央大片荧光素着染

五、治疗

1. 化学烧伤的治疗原则　迅速彻底地清除化学物质,止痛,防止感染,促进组织早期愈合,预防睑球粘连等并发症。

2. 急救处理　要争分夺秒尽快冲洗,用自来水、生理盐水、硼酸水,就地取材用河水、池水等。碱性烧伤的病人如球结膜显著水肿,可作球结膜放射切开,结膜下冲洗。严重的碱性烧伤冲洗后应尽快作前房穿刺冲洗,使房水更新。

3. 一般治疗　急救处理后,应予止痛、抗炎、预防感染、促进愈合、预防睑球粘连等综合治疗。局部点眼、结膜下注射及全身应用抗生素。受伤早期用 5～7 天皮质类固醇。阿托品散瞳,防止虹睫炎。结膜下注射自家血和血管扩张剂。碱性烧伤注射维生素 C。结膜囊涂大量眼膏防止睑球粘连。

4. 转诊和手术治疗　病情严重者及时转诊。后期病情稳定后酌情对角膜白斑、睑球粘连等进行手术治疗者,可考虑转诊行角膜移植手术治疗。

第五节　眼　异　物　伤

异物致眼损伤常见情况为铁屑、砂粒、谷壳等。

一、结膜异物

(一)病因

各种异物进入结膜囊内。可以单个,也可多个,后者多见于爆炸伤,进入速度较慢者黏附在结膜表层(图 5-6-1),速度较快者可以进入结膜下。

（二）症状

随异物所在位置而异。位于睑板下沟者，瞬目动作可摩擦损伤角膜，异物刺激症状明显。若异物位于穹隆部、半月皱襞或结膜下，可无症状。

（三）体征

1. 结膜金属异物　如铁质异物，可产生结膜铁质沉着症。裂隙灯显微镜下，中央呈金色反光，四周有棕色颗粒（图 5-6-1）。在结膜上的铜异物常发生化脓性脓肿或坏死。

2. 结膜内植物性异物　可引起炎症反应，产生异物性肉芽肿。

3. 化学性质稳定的异物　如玻璃、塑料、煤屑及碎石等均不产生化学反应。

（四）急救和治疗

1. 浅层异物　贴附在结膜表面的单个或多个异物，可用生理盐水冲掉，或用湿棉签蘸去。

2. 对无刺激的结膜下异物可观察或待异物有排出倾向时再取。

3. 多发性结膜下异物无炎症及刺激症状者可不取。

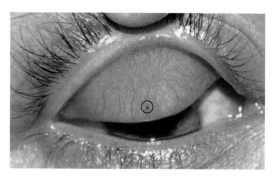

图 5-6-1　结膜异物

如图黑色圈所示上睑结膜面可见一小黑色异物，结膜异物可以引起很明显的异物感，上穹隆和上睑板沟是结膜异物容易存留的地方，在裂隙灯显微镜检查时应该注意这些位置。结膜异物可以在表面麻醉下，用一次性注射器针头或镊子去除，由于结膜血管丰富，取出结膜异物时可能引起少量出血，可以用消毒棉签轻轻压迫进行止血

4. 结膜铁锈沉着可刮除。若为多发异物引起的铁锈症，可用 0.5% 依地酸钠（EDTA）滴眼液滴眼。

二、角膜异物

（一）病因

常见异物有尘粒、动植物细刺、金属细屑、敲击飞溅的细小异物、爆炸时的碎屑如火药、煤屑、石屑等，它们可滞留于角膜表面或进入角膜内。

（二）症状

突然出现眼部刺激症状，如异物感、畏光、流泪、结膜充血、眼睑痉挛等。

（三）体征

1. 有的角膜异物用肉眼即可明显可见，细小的异物必须通过裂隙灯显微镜仔细检查（图 5-6-2）。

2. 铁质异物存留数天后可出现锈环或浸润，若不除去，铁锈可波及角膜上皮、前弹力层及附近的基质，不仅产生角膜刺激症状，而且可导致局部角膜混浊。

3. 铜质异物在角膜的反应取决于铜的含量，含铜多者，局部可有化脓性改变，异物多可自动排出；含铜较少者，可产生直接性铜质沉着症，裂隙灯显微镜下可见上皮层、前弹力层及基质浅层有金红色小粒堆聚。若铜质异物位于角膜深层，部分进入前房，可出现间接性铜质沉着症，晶状体呈向日葵样白内障。

4. 植物性角膜异物，尤其部分进入前房者，可有前房化脓。

5. 许多化学性质稳定的异物，如玻璃、塑料、煤屑及碎石等在角膜不产生化学反应，但可有明显的刺激症状。

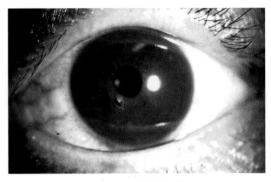

图 5-6-2　角膜异物

图中红圈所示可见黑色角膜异物，接近瞳孔区，需要在裂隙灯显微镜下确定异物的深度，如果是较表浅的异物可以用一次性注射器针头取出，如果异物位置较深，需要在手术室中完成异物取出，如取出异物后角膜伤口渗漏，可能需要进行角膜清创缝合

（四）急救和治疗

角膜异物多应尽早取出。术中应严格无菌操作，以避免术后发生感染，操作要轻巧、准确，避免不必要的损伤。

1. 角膜浅层异物　可用生理盐水冲洗除去，如无效可在表面麻醉后，以生理盐水棉签将异物轻轻拭去。

2. 嵌入角膜的浅层异物　在表面麻醉后，用针头轻轻将其剔除，注意针尖应朝向上方，以免病人不合作而误伤角膜。

3. 深层角膜异物若为磁性异物　可在手术显微镜下，先将浅层角膜切开，直达异物，然后以磁铁吸出。如为非磁性异物或磁性异物不易吸出者，可以异物为中心，做一尖端指向角膜缘的 V 形切口，直达异物所在平面，露出异物后，用注射器针头或异物针挑出异物，或用微型无齿镊将异物夹出，可不缝合，术后加压包扎。若角膜瓣较大，可用 10-0 尼龙线缝合。必须小心操作，术前应缩瞳，以防异物在术中坠入前房，损伤晶状体及异物坠入后房。

4. 多发性角膜异物　可将暴露出角膜表面的异物先取出，然后等异物逐渐排向表层时分次取出。如异物多而刺激重，视力又低于0.1者，可考虑板层角膜移植术。

5. 角膜锈环　可于异物剔除后，立即用异物针将其刮去。

6. 异物取出后因角膜瘢痕而严重影响视力者，早期可试用促进吸收的退翳药物。如伤口1年，经治疗视力仍低于0.1，可考虑行板层或穿透性角膜移植术。

7. 异物取出后要滴用抗生素滴眼液及眼膏，必要时结膜下注射抗生素。如发生感染，应按角膜炎处理。

三、眼内异物

眼球穿孔伤是眼科临床上的重急症，而伴有眼内异物存留多具有更大的危害性，包括穿孔伤对眼球的损伤、异物本身的毒性、感染、引起视网膜脱离以及增生性玻璃体视网膜病变等并发症。

（一）症状

眼痛、视力下降。

（二）体征

1. 眼球穿孔伤痕　根据穿孔伤的部分不同,可查到各种不同的异物入口处。

（1）结膜伤口：可伴有出血或在结膜下可见眼内容物脱出,结膜伤口可迅速愈合而遗留不明显的瘢痕。

（2）巩膜伤口：可见结膜下出血、球结膜水肿或结膜下色素组织。有时细小的异物经巩膜入口很快闭合,并不引起病人的注意,甚至病人否认曾有外伤史。

（3）角膜伤口：可表现角膜全层穿孔或仅有板层破裂。

（4）虹膜伤口：一些比较隐蔽的穿孔伤可能较明显的表现是虹膜上小的穿孔。

2. 眼压降低　新鲜的穿孔伤,房水或玻璃体流出,眼压明显下降。眼球贯通伤时,眼压常极低,异物由后部眼球壁穿出至眼球外,已不属眼内异物的范围。角膜或巩膜小伤口常可自行闭合或愈合,此时眼压亦可恢复正常。

3. 前房改变　角膜伤口可使前房变浅。有时巩膜伤口有玻璃体或葡萄膜脱出,则前房变深。角膜或巩膜小伤口闭合或自行愈合后,前房可恢复原来的深度。

4. 瞳孔变形　近瞳孔区的伤口,瞳孔缘常嵌顿于伤口,而使瞳孔变形。巩膜前部穿孔伤有较多睫状体脱出时,也可发生瞳孔变形及相应的瞳孔缘向周边移位。小的异物穿孔伤常不影响瞳孔的正常形状和位置。

5. 晶状体混浊　穿通性白内障一般发展较快,晶状体前囊可见穿破口,或有皮质涌至前房,或在破口处有虹膜后粘连。可形成全白内障或只发生局限性混浊,但如异物未穿过晶状体,则可不发生晶状体混浊。

6. 眼内容脱出　新鲜外伤,异物较大时,可见结膜囊内有黏稠的玻璃体或有葡萄膜嵌于伤口。

7. 异物可以位于前房（图 5-6-3）、晶状体（图 5-6-4）或眼球后段异物（图 5-6-5～图 5-6-7）。

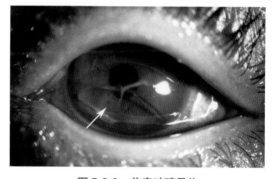

图 5-6-3　前房玻璃异物

白色箭头所示可见前房下方巨大玻璃异物,由于玻璃异物是透明的,异物较小时容易漏诊,需要仔细检查,玻璃异物在裂隙灯光线照明下能看到反光。图示异物需要进行异物取出,较大的异物不能经由原角膜伤口取出,以免造成伤口的二次损伤

（三）诊断过程

1. 多数病人可询及外伤史。
2. 眼部检查可发现眼球穿孔伤口或瘢痕。
3. 影像学检查

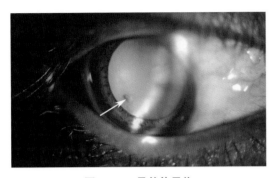

图 5-6-4 晶状体异物
白色箭头所指可见金属异物位于 8 点处晶状体内，晶状体轻度混浊

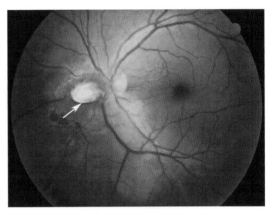

图 5-6-5 视盘异物
可见异物插入视盘鼻下方，周围小片出血。白色箭头所指可见异物斜插入视盘鼻侧，周围可见出血。视盘异物在手术取出时可能引发出血

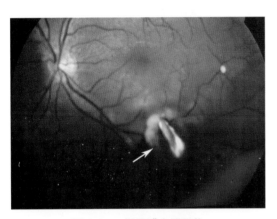

图 5-6-6 视网膜金属异物
白色箭头所指可见金属异物嵌入视网膜颞下血管弓附近，周围视网膜小片出血和视网膜水肿。需行玻璃体切除手术取出异物

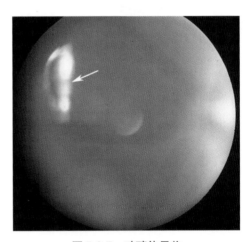

图 5-6-7 玻璃体异物
白色箭头所指可见金属异物位于玻璃体腔内，玻璃体异物可引起玻璃体炎症反应，病人有时可以保持较好的视力。玻璃体异物需要玻璃体切除手术取出

CT（图 5-6-8）：适宜于 X 线不显影的金属异物，以及用超声波难以发现的眼前部异物。

UBM：有利于眼前节小异物或多发异物（磁性及非磁性异物）的诊断（图 5-6-9）。

MRI：适合于微小的非磁性异物，尤其是植物性异物的定位，金属异物忌做 MRI，否则可引起异物的移动和新的损伤。

（四）急救治疗与转诊

1. 需应用全身和局部抗生素预防感染，使用非甾体抗炎药；同时针对出血、眼压改变应用对症治疗。

2. 破伤风抗毒素肌内注射，应该在受伤后 24 小时内完成。

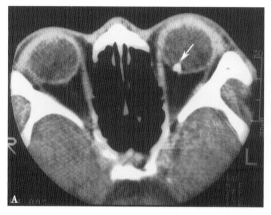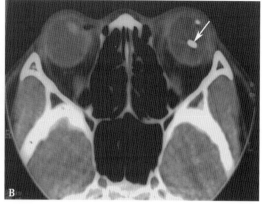

图 5-6-8　球内后极异物 CT 水平位定位

CT 断层扫描可以清晰显示眼内异物,可测量 CT 值辅助判断异物的性质,但对于植物性异物 CT 的检出率较低。图 A 白色箭头所指可见异物位于左眼视网膜前;图 B 白色箭头所指可见异物位于左眼玻璃体腔内

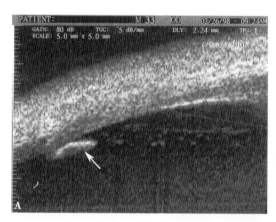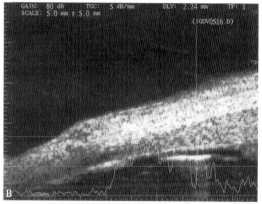

图 5-6-9　睫状体微小异物 UBM 定位

UBM 可以对睫状体、房角等位置进行扫描,有助于发现这些部位的异物,尤其是微小异物。白色箭头所指为睫状体异物

3. 以下情况均应尽快转诊到上级医院:

(1)伤口密闭或伤口较小,存在眼内异物尤其是金属异物,但视力较好,尽快转诊。

(2)伤口大或不规则,眼内容物脱出严重,伴眼内异物。

(3)经检查不能排外眼内异物者。

四、眼铁质沉着症

(一)病因

铁质异物长期留在眼内所致。铁的化学性质极不稳定,进入眼组织后,受二氧化碳的作用变为重碳酸亚铁,再经氧化变为氧化铁(铁锈)。铁锈进入组织内,与组织蛋白结合成一种不溶性含铁蛋白而形成组织内铁锈沉着。

（二）症状与体征

其症状的轻重与铁质异物大小、所含铁质成分及其在眼内的部位有关。位于睫状体及眼球后部未被组织包裹的异物，破坏性最大，症状也最严重。

1. 直接铁锈症　为早期的铁质沉着现象。进入眼组织内的铁屑，迅速产生一层铁锈并直接扩散到周围组织内，如位于角膜的铁屑，在其周围形成锈环。位于虹膜的铁屑，很快被组织包围，周围呈铁锈色。位于晶状体内的铁屑，常可在其周围看到黄色环形带。在多数情况下，晶状体发生进行性混浊。

2. 间接铁锈症　铁屑进入眼内，经过相当一段时期，在异物环外的某些眼组织内发生铁锈沉着现象。这是由于眼内液体的传播产生，也叫远达性铁质沉着症。这种现象主要发生在晶状体前囊膜下的上皮内、睫状体上皮内、视网膜及虹膜组织内以及角膜的深层组织和内皮层等。

（1）虹膜颜色的改变是铁质沉着症的第一特征。虹膜失去光泽，呈铁锈色，为铁质沉着于虹膜的前界层内所致。

（2）瞳孔反应迟钝，调节减退。表现为瞳孔常不易散大，为铁质沉着在瞳孔开大肌及括约肌内。

（3）晶状体前囊膜或前囊膜下可呈现均匀的棕色小点，是铁锈症的可靠特征（图5-6-10）。

（4）前房角镜检查可见小梁网色素沉着，呈铁锈色，可引起继发性青光眼。

（5）角膜基质层内可出现均匀一致的棕色颗粒。

（6）玻璃体液化、呈铁锈色。

（7）视网膜色调变暗，有黄色颗粒沉着，血管变细，神经节细胞变性，色素上皮细胞增生，引起视网膜色素沉着，病人有视力减退、夜盲及视野缩小。

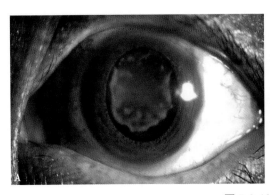 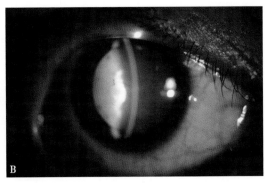

图 5-6-10　铁锈症

A. 晶状体前囊膜及前囊膜下可见棕色小点（铁锈）沉积　B. 晶状体前囊表面见团块状铁锈沉积，晶状体完全混浊

（三）治疗和转诊

对于铁锈症病人，最有效的方法是通过玻璃体手术取出异物和治疗相关并发症。如没有条件进行玻璃体视网膜手术的医院，应尽快转诊。

五、眼铜质沉着症

(一) 病因

铜质异物长期存留眼内所致。铜质沉着症与铁质沉着症不同,铁盐主要与细胞蛋白质结合为含铁蛋白质沉着物,而铜盐则主要沉着于膜状组织,如角膜后弹力层、玻璃体纤维、晶状体囊膜和视网膜等组织。两者结局亦不同,引起铁质沉着症的铁屑,如不处理,将不可避免地导致失明;而铜质沉着症,仅引起视力减低,一般不致完全失明。

(二) 体征

1. 铜内障　为铜质沉着症最常见特征。铜盐沉着在晶状体前囊膜下的上皮内,呈粉末状细密的小点,瞳孔区较密集而呈圆盘状。若将瞳孔散大,可见沉着物自圆盘区向外围呈花瓣放射形似葵花,所以又叫葵花状白内障。侧照检查可见金黄色或蓝绿色反光。铜盐沉着发生极慢,故铜内障的形成,有经过数年至数十年者。铜盐沉着不与组织形成一种固定的结合物,经过若干年后,若这种结合物能被吸收,则铜内障也可自行消失。

2. 角膜的铜盐沉着　主要在角膜后弹力层上,呈蓝绿色反射,直接光线照明不易看出,需用后部反光法检查。

3. 虹膜上有时可见黄绿色铜盐沉着。

4. 玻璃体纤维上铜盐沉着　可见呈金属反光的棕色点状颗粒。玻璃体常有液化、变性及混浊。

5. 视网膜铜质沉着　主要发生在黄斑区及视网膜血管附近,见黄色、橙红色或金黄色色素斑点,类似视网膜色素变性改变和视神经萎缩(图5-6-11)。

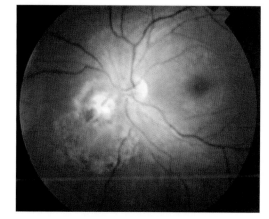

图 5-6-11　视网膜铜质沉着

如图所示病人在铜质异物进入眼内后,视网膜后极部黄绿色沉着物(铜锈),色素斑块沉着。长期的铜锈沉积会对视网膜的功能产生严重的影响,一旦发现需要通过玻璃体手术取出异物和治疗相关并发症

(三) 治疗和转诊

对于铜锈症病人,最有效的方法是通过玻璃体手术取出异物和治疗相关并发症。如没有条件进行玻璃体视网膜手术的医院,应尽快转诊。

六、眼眶异物

(一) 病因

高速飞溅的异物贯穿眼睑或眼球进入眶内。大多数为金属异物,如铁屑、铜片、铅弹,其他异物包括树枝、玻璃、塑料等。

（二）症状

视力下降，疼痛，复视。外伤后眼眶周围软组织反复肿胀、疼痛者，应考虑到眶内异物的存留，进一步检查明确诊断。

（三）体征

1. 常见眼睑皮肤或眼球有穿孔伤痕。

2. X 线异物定位或 CT 扫描证实异物在眶内。

3. 可有眼球运动受限，眼球突出，眼睑或结膜撕裂、充血、水肿，眼睑瘀斑，出现传入性瞳孔障碍者可能有视神经病变。

（四）急救与转诊

1. 预防感染　需应用全身和局部抗生素，非甾体抗炎药；同时针对出血、眼压改变应用对症治疗。

2. 应该在受伤后 24 小时内完成破伤风抗毒素肌内注射。

3. 急性损伤时，不可揉擦眼球，医务人员操作时切忌挤压眼球，包扎后尽快转诊到上级医院。

4. 陈旧异物如已经在眶内机化包裹，一般无不良后果，如不影响视功能，无疼痛等其他并发症，无需取出，解释病情，定期随访。

5. 对位于球后的眶内异物，视力正常者，应进行转诊，由上级医院确定是否需要手术治疗。

6. 下列情况为手术适应证，应进行转诊。

（1）异物压迫视神经，引起视功能障碍者。

（2）异物过大致使眼球移位、眼球运动受限者或视功能已严重损害，或病人坚决要求手术者。

（3）有感染征象：如眼球突出，眼球运动受限，严重水肿，发热，CT 扫描发现水肿。

（4）瘘管形成：多见植物性异物。

第七节　爆炸伤及辐射伤

一、爆炸伤

（一）概念

雷管、炸药、花炮等可燃性物品剧烈爆炸后造成伤害，其中鞭炮炸伤为日常生活中常见的损伤原因。眼部爆炸伤往往造成复合性损伤，病人可以既有热烧伤，也有冲击波造成钝挫伤或是眼球破裂的症状及表现[12]。

对于爆炸伤的预防重于治疗，特殊工种需要进行妥善的防护和制定完善的工作流程和安全条例，避免安全事故发生；日常生活尤其是传统节日期间需要加强预防鞭炮炸伤的科普宣教，严格控制烟花爆竹的质量和安全存放的监控管理，避免不合格的产品流入市场造成危害。

（二）急救处理和治疗

注意生命体征等全身情况和其他脏器损伤。注意全身及重要脏器，如有必要，多科会诊抢救生命，同时兼顾眼部。眼部治疗方案要根据伤情确定，详细分类治疗参见钝挫伤、烧伤或破裂伤部分。

二、辐射伤

（一）概念

日光、紫外线及各种放射性物质造成眼部损伤。

（二）症状

红、疼、视力下降等。

（三）体征

角膜上皮脱失、视网膜水肿。

（四）处理

急救处理和治疗：第一时间远离辐射源。对症治疗，应用角膜营养药、抗生素眼药等。视网膜如有损伤，可给予营养神经药物和改善微循环药物。

第八节　开放性眼外伤一期手术的原则

开放性眼外伤病情复杂，常常需要多期手术，如果处理不当可导致视功能严重受损甚至完全丧失。眼外伤的二期手术效果在很大程度上依赖于伤情和一期处理的结果。因此，一期手术的正确处理尤为重要，以下是一期手术需要遵循的基本原则[13~15]：

1. 一期手术主要目的是尽早恢复眼球的完整性，降低感染风险[16]。

2. 重视清创，术中在显微镜下仔细清理伤口。

3. 采用钝性分离分层暴露伤口处的组织，尽量保留眼组织，将脱出的组织清除渗出膜、抗生素溶液冲洗后还纳于眼球内，除非确定脱出的组织已严重污染或感染。

4. 术中充分止血，有利于清楚地识别和修复眼组织。

5. 伤口的缝合要达到密闭，手术结束时要注意恢复前房和眼压。

6. 合并外伤性白内障者，尽量分期手术，待炎症稳定后再择期行白内障手术。如果晶状体已经破裂、皮质溢出，在术者手术技术成熟的前提下，可在进行伤口修补的同时联合白内障手术；如技术不成熟，可以在一期手术完成后转院进行二期治疗。

7. 术前无光感不能作为一期眼球摘除的依据，也不能以预防交感性眼炎为理由摘除无光感眼，应首选将眼球伤口修复。研究表明，无光感眼在接受适当的一期及二期手术处理后，有相当比例的可获得一定程度的视力恢复。

思考题

1. 眼外伤包括哪些类型？
2. 化学性眼外伤的急救原则是什么？
3. 眼球内异物的主要检查手段有哪些？

技能考题

1. 眼睑和结膜清创缝合。
2. 角膜清创缝合。

参考文献

1. 宋秀君. 眼外伤. 西安: 第四军医大学出版社, 2007.

2. 颜华. 我国眼外伤救治现状与面临的挑战. 中华眼科杂志, 2015, 51 (8): 561-564.

3. 中华医学会眼科学分会眼外伤学组. 我国眼外伤近五年十大研究进展. 中华眼科杂志, 2015, 51 (8), 604-607.

4. 毛春洁, 颜华. 机械性眼外伤临床特征及眼外伤评分应用. 中华眼科杂志, 2012, 48 (5), 432-435.

5. 刘丽丽, 施玉英, 曹文红. 角膜穿通伤合并外伤性白内障的手术治疗时机与方法. 眼科, 2010, 19 (02): 360.

6. Naumann GOH, 王海燕, 庞秀琴. 关于外伤性虹膜植入性囊肿手术治疗的讨论. 眼科, 2009, 18 (02): 142-143.

7. 赵铁军. 玩具气枪致眼外伤临床分析. 眼科, 2000, 9 (02).

8. 刘力, 苗艳升. 外伤性晶体半脱位晶体切除、人工晶体植入术. 眼科, 2000, 9 (02): 80-82.

9. 汪东生, 莫静, 魏文斌, 等. 外伤性黄斑病变的 OCT 特征研究. 眼科, 2009, 18 (04): 236-238.

10. 黄谦, 周兵, 宋维贤, 等. 外伤性视神经病变经鼻内镜下视神经管减压及综合治疗. 眼科, 2010, 19 (06): 372-375.

11. 范大军, 陈战巧. 栗刺外伤致巩膜溃疡穿孔一例. 眼科, 2011, 20 (03): 216-216.

12. 王素云, 刁宠伟, 丁月明. 爆炸性眼外伤急诊处理与临床分析 眼科, 1999, 8 (04): 244-245.

13. 颜华. 重视开放性眼外伤一期手术处理. 中华眼视光学与视觉科学杂志, 2015, 17 (2): 65-67.

14. 马志中, 胡运韬. 关于开放性眼外伤救治的几个重要问题. 中华眼科杂志, 2013, 49 (8): 673-675.

15. 庞秀琴. 同仁眼外伤手术治疗学. 北京: 北京科学技术出版社, 2006.

16. 郁丽娟, 陈芳, 徐春军, 等. 外伤性眼内炎玻璃体切除加注药的临床治疗体会 (附 4 例报告). 眼科, 2000, 9 (04): 230-231.

第六章　常见的角膜及眼表疾病

本章节要点：

一、眼表疾病的范围

二、感染性角膜炎的诊断与治疗

三、沙眼的诊断与治疗

四、结膜炎的诊断与治疗

五、内外睑腺炎的诊断与治疗

　　眼表的解剖学定义：起始与上下眼睑缘灰线之间的眼球表面全部黏膜上皮，包括角膜上皮和结膜上皮（睑结膜，球结膜和穹窿结膜）。具有临床意义的眼表包括结膜、角膜、眼睑、泪器和泪道，泛指参与维护眼球表面健康防护体系的所有眼部结构。外伤、炎症等各种损伤因素均可导致角膜、结膜上皮表型发生改变，角膜新生血管化，干眼等一系列的病理变化，进而造成病人视功能障碍，因此眼表结构和功能的正常是清晰视觉获得的前提条件。

　　眼表疾病（Nelson，1980 年）泛指损害角结膜眼表正常结构与功能的疾病。眼表泪液疾病包括所有的浅层角膜病、结膜病及眼睑疾病，也包括影响泪膜的泪腺及泪道疾病。眼表疾病是最为常见的眼病，它是近年来眼科学中发展极为迅速的学科之一，随着对眼表疾病的认识不断深入，新的概念、诊断和治疗方法不断出现。

第一节　常见角膜疾病

一、单纯疱疹病毒性角膜炎

（一）病因及主要特点

　　单纯疱疹病毒性角膜炎（herpes simple virus keratitis，HSK）是由单纯疱疹病毒引起的，是一种最常见的致盲性感染性角膜疾病之一。最初感染多发于儿童期，原发感染后病毒终生潜伏于体内三叉神经节，在机体免疫力下降时可造成角膜再次感染。主要特征是反复发作、迁延不愈。严重的可造成角膜混浊或角膜溃疡甚至穿孔[1]。

（二）诊断

1. 临床表现　病人自觉异物感、畏光、流泪、视力下降。一般有多次发作史。临床表现常见有两种类型。

（1）树枝状或地图状上皮性角膜炎：睫状充血，角膜上皮脱落形成典型的树枝状形态。荧光素染色后，可见角膜的树枝状病灶（图6-1-1）。角膜知觉明显下降。病情一般持续1～3周。树枝状角膜炎经治疗好转后，多无瘢痕，不影响视力。但当反复发作，尤其是不适当使用皮质类固醇后，树枝状角膜病变不断融合，并可累及基质层形成地图状角膜溃疡（图6-1-2）。

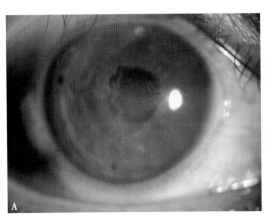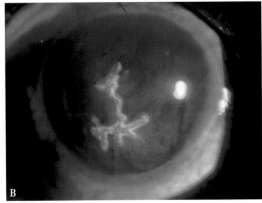

图 6-1-1　树枝状上皮性角膜炎
A. 眼前节照相　B. 荧光素染色

单纯疱疹病毒性角膜炎其中一种常见类型为树枝状上皮性角膜炎，典型表现为在角膜上皮下出现树枝状的病灶，如图 A 所示，角膜浅层混浊水肿，可见树枝状改变，经过荧光素染色后病灶显示更为清晰，如图 B 所示呈现典型的树枝状荧光素着染

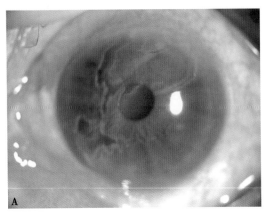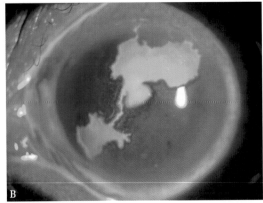

图 6-1-2　地图状上皮性角膜炎
A. 眼前节照相　B. 荧光素染色

单纯疱疹病毒性角膜炎另一种常见类型为地图状上皮性角膜炎，典型表现为角膜浅层地图样混浊，如图 A 所示角膜浅层地图样混浊水肿；经过荧光素染色后病灶显示更为清晰，如图 B 所示呈现典型的地图状着染

（2）盘状角膜炎：角膜基质中央出现灰白色盘状水肿浸润（图 6-1-3），一般直径约为 5～8mm，伴有后弹力层皱褶并常有呈白色点状的炎性细胞附着（KP）。少数病人有房水混浊或前房积脓。角膜上皮一般正常，荧光素染色阴性，或者有点状着色。病程长短不一，一般可持续 1～6 个月。痊愈后角膜病变褪去可留下较淡的瘢痕性混浊。

2. 诊断　根据病史和角膜病变形态可以做临床诊断。实验室诊断不是必需的，可选的方法有：血清病毒抗体检查、抗原的免疫组织化学检查、病毒分离等[2]。

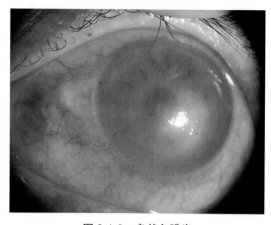

图 6-1-3　盘状角膜炎

单纯疱疹病毒性角膜炎感染角膜基质层时常呈现为盘状角膜炎，如图所示角膜基质层中央见盘状混浊、水肿，虹膜纹理模糊

（三）治疗

药物治疗可以选择碘苷（疱疹净）、阿昔洛韦、更昔洛韦、三氟胸腺嘧啶或环孢苷滴眼液。急性期 1～2 小时滴眼一次。晚上涂碘苷或阿昔洛韦眼膏。由于抗病毒药兼有抑制细胞分裂的作用，不要频繁地或采用 2 种以上的抗病毒滴眼液。上皮性角膜炎和浅基质病变者禁止使用糖皮质激素，盘状角膜炎可滴糖皮质激素联合抗病毒滴眼液，同时密切观察病情变化[3]。

单纯疱疹性病毒角膜炎愈合后角膜混浊阻碍视力者，和急性角膜穿孔者应该进行穿透性角膜移植术。在角膜溃疡近穿孔但缺乏角膜供体的情况下，可以选择转诊到上级医院或进行结膜瓣遮盖术[4]。

二、真菌性角膜炎

真菌性角膜炎（fungal keratitis）是一种严重的致盲性眼病，也是农村常见的感染性角膜病[5]。

（一）病因

病原体包括镰刀菌属（占 70%～80%）、念珠菌属、曲霉菌属、青霉菌属、鸡酵母菌属等。致病危险因素包括植物性眼外伤、戴角膜接触镜及长期应用免疫抑制剂或糖皮质激素等。植物，尤其是农作物引起的角膜外伤是常见的原因，在农作物的种植收割季节，麦芒、稻壳、树叶和草叶所致者多见。因为植物的叶子上带有真菌，随损伤的过程进入角膜，造成感染。

（二）诊断

1. 临床表现　起病缓慢，病程长。植物枝叶损伤后 1～2 周发病，自觉症状仅有异物感或轻度眼红、流泪、畏光等刺激症状。突出特点是症状较轻而体征严重。用抗细菌的抗生素无效，用皮质类固醇病情迅速加重。角膜溃疡灶呈灰白色，欠光泽，表面干燥而粗糙、微隆起（图 6-1-4）。溃疡周围有浅沟，有时可见小的卫星样病灶，常见黏稠的前房积脓。

2. 诊断　注意植物损伤角膜的病史，根据角膜溃疡灶的特征以及实验室检查发现菌丝、孢子或培养出真菌而作出诊断。

（三）治疗

1. 药物治疗　0.1%～0.2% 二性霉素 B、5% 那他霉素滴眼液滴眼每 1～2 小时一次。克霉唑眼膏晚上涂眼。可用棉签蘸少许 5% 碘酊在溃疡区涂抹 10 秒钟后用生理盐水冲洗。本病禁止皮质类固醇眼部或全身应用。

2. 手术治疗　可以选择清创术、角膜病灶切除术、结膜瓣遮盖术和治疗性角膜移植术。

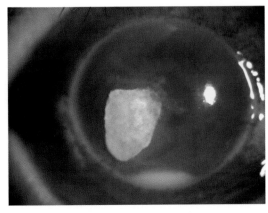

图 6-1-4　真菌性角膜炎

真菌性角膜炎常见于植物性外伤或隐形眼镜配戴者角膜上皮损伤后，真菌引发感染。如图所示真菌性角膜炎典型表现为角膜感染病灶呈现牙膏状外观，常伴有前房积脓[6]

三、细菌性角膜炎

（一）病因

细菌性角膜炎（bacterial keratitis）病人常因戴用隐形眼镜护理不当、角膜外伤后或剔除角膜异物术后感染葡萄球菌、链球菌、肺炎球菌或铜绿假单胞菌（绿脓杆菌）等而引起[7]。

（二）诊断

1. 临床表现　潜伏期很短，一般为 1～3 天。病人突然感到眼剧痛、视力迅速下降，眼睑红肿、结膜充血水肿。角膜出现浸润点，呈灰白色，约 1～2mm，微隆。周围有一圈较宽的暗灰色水肿区，浸润点很快形成白色溃疡，半透明、油脂状（图 6-1-5），角膜坏死组织不断脱落引起角膜穿孔，发展为眼内炎和全眼球炎[8]。

2. 诊断　根据眼外伤史、临床表现及溃疡的形态作出诊断。实验室检查为用药物治疗前刮片作革兰氏染色和作细菌培养证实。

（三）治疗

立即对病人进行隔离抢救。治疗原则如下：

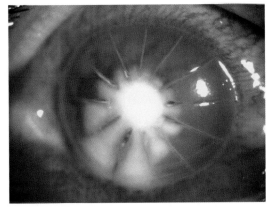

图 6-1-5　细菌性角膜炎

细菌性角膜炎一般起病较急，病情发展较迅速，病人红肿痛、视力下降等症状严重，角膜病灶形状多样化。如图所示放射状角膜切开术（RK）后病人发生细菌性角膜炎，可见明显的睫状充血，角膜上不规则性浸润灶，角膜弥漫性水肿[9]

1. 选择广谱抗菌滴眼液进行经验性治疗，一般首选氟喹诺酮类滴眼液或氨基糖苷类滴眼液，如喹诺酮类或妥布霉素。

2. 对疑诊为葡萄球菌感染者可联合应用 5% 头孢唑啉钠溶液滴眼。

3. 已有细菌培养和药物敏感性试验结果者，按药物敏感性结果调整用药。

4. 严重角膜炎病人，可以频繁滴眼每 15～30 分钟 1 次，好转后适当减少用药频率。

5. 淋球菌角膜炎病人应全身应用青霉素治疗。

6. 细菌性角膜炎感染急性期禁用糖皮质激素滴眼液。

7. 对用药 48 小时后病情无好转者，应调整治疗方案或及早转上级医院治疗进行手术干预。

8. 有前房积脓者，可在结膜下注射抗生素。

9. 角膜将要穿孔或已经穿孔时，应及早转上级医院治疗。

第二节　沙　　眼

沙眼（trachoma）是由微生物沙眼衣原体引起的一种慢性传染性的结膜角膜疾患，潜伏期约为 5～12 日，通常侵犯双眼。多发生在儿童少年时期。因其在睑结膜表面形成粗糙不平的外观，形似沙粒，故名沙眼。沙眼的感染率和严重程度与环境卫生、居住条件以及个人卫生习惯密切相关。其患病和病变的严重程度与环境卫生生活条件密切相关[10]。

一、病因

有关沙眼的病原学，曾有"立克次体、病毒、颗粒性野口氏杆菌、包涵体"等学说。1956年沙眼衣原体由我国病毒所汤非凡教授和北京市眼科研究所的张晓楼教授用鸡胚培养的方法在世界上首次成功分离出来，TE55（标准株）在世界范围使用。沙眼衣原体的发现，明确了沙眼的病原学，并促进了敏感药物的发现。1981 年国际沙眼防治组织授予"国际沙眼金质奖章"予以表彰[11]。

沙眼衣原体种内有 3 个生物变种（或亚种）：眼血清型有 A、B、Ba、C 四个血清型；生殖血清型有 D、Da、E、F、G、H、I、Ia、J、K 十个血清型。性病性淋巴肉芽肿血清型有 L1、L2、L2a、L3 四个血清型。在自然条件下，沙眼衣原体仅感染人，地方性致盲沙眼通常由 4 个眼血清型 A、B、Ba 和 C 引起。我国张力、张晓楼等（1990）用微量免疫荧光试验对中国华北沙眼流行区沙眼衣原体免疫型进行检测，结果表明我国华北地区沙眼流行以 B 型为主，C 型次之[12]。

二、临床表现

沙眼的临床症状轻重不一，病情因反复感染而加重，可因反复感染的频次不同而使各个病例的病程长短不一，甚或自愈，或持续几个月或延绵数年以致数十年之久。

沙眼症状包括病人起初毫无自觉症状，或只有轻微的异物感，仿佛常有灰尘侵入眼内等眼部不适感；晨起时可有轻微的分泌物，或较多黏液或黏液性脓性分泌物，也可能稍有不同程度的畏光、流泪和异物感。可合并弥漫性角膜上皮炎及耳前淋巴结肿大。重复感染时或并发细菌感染时，刺激症状可更重，且可出现视力减退。角膜上有活动性血管翳时，刺激症状变为显著，视力减退。当角膜溃疡发生时，疼痛伴视力下降显著。如果有倒睫发生，异物感、疼痛以及流泪加剧；晚期常因后遗症，如睑内翻、倒睫、角膜溃疡、血管翳的扩大和角膜瘢痕的出现，症状更为明显，常能引起干燥及视力障碍或严重影响视力，甚至失明[13]。

沙眼其病变最先是结膜和角膜上皮下组织的细胞浸润，常集结而形成滤泡，沙眼滤泡通常先起于上穹隆部；广泛严重的浸润使透明光滑的结膜由粗糙而变为混浊或增厚，使结膜血管模糊不清，或增厚的结膜表现出乳头样外观；其次逐渐出现瘢痕组织，通常小瘢痕多为横形白色线条状或网状，而大瘢痕则可能延及整个睑结膜。沙眼原发感染，愈后可不留瘢痕。但在流行地区，常有反复感染，在患病数年后，多次的反复感染加重原有的沙眼血管翳及瘢痕形成，严重瘢痕甚至睑板变形，引起睑内翻与倒睫。女性沙眼的严重瘢痕比男性高出 2～3 倍，推测这种差别是母亲和急性感染的儿童密切接触、反复感染有关。当角膜浸润继续进行时，位于角膜的淋巴细胞集聚而成的假性滤泡之上皮剥落形成很多表层小溃疡，即在角膜上缘可见到典型的 Herbert 小坑。血管翳是发生在角膜上缘，由球结膜经过角膜上缘伸到角膜表面半月形的一排小血管，血管翳的底是灰色的，充血时则血管翳变厚，显而易见。最严重的可形成全血管翳。角膜血管翳是沙眼最重要的一个特异性特征。倒长的睫毛持续地摩擦角膜引起角膜各种形状的不透明如薄翳、斑翳或白斑。晚期发生上睑下垂、睑球粘连、角膜混浊、实质性结膜干燥症、慢性泪囊炎等并发症。

三、诊断

1979 年第二届中华医学会眼科学会制定了统一的沙眼分期和诊断标准，临床沿用至今，标准如下：

沙眼诊断：

1. 上穹隆部和上睑板结膜血管模糊充血，乳头增生或滤泡形成，或二者兼有。

2. 用放大镜或裂隙灯显微镜检查可见角膜血管翳。

3. 上穹隆部和上睑结膜出现瘢痕。

4. 结膜刮片有沙眼包涵体。

在第一项的基础上，兼有其他 3 项中之一者可诊断沙眼。疑似沙眼者：上穹隆部及眦部结膜充血，有少量乳头增生或滤泡，并已排除其他结膜炎者[14]。

沙眼分期：

Ⅰ期——进行期：即活动期，乳头和滤泡同时并存，上穹隆结膜组织模糊不清，有角膜血管翳。

Ⅱ期——退行期：自瘢痕开始出现至大部分为瘢痕。仅残留少许活动性病变为止。

Ⅲ期——完全结瘢期：活动性病变完全消失，代之以瘢痕，无传染性。

同时还制定了分级的标准：根据活动性病变（乳头和滤泡）占上眼睑结膜总面积的多少分为轻（+）、中（++）、重（+++）三级。占 1/3 面积以下者为轻（+），占 1/3～2/3 者为中（++），占 2/3 面积以上者为重（+++）。

并确定了角膜血管翳的分级法：将角膜分为四等份，血管翳侵入上 1/4 以内为（+），达到 1/4～1/2 为（++），达到 1/2～3/4 者为（+++），超过 3/4 者为（++++）。

1987 年世界卫生组织沙眼简化分级系统（图 6-2-1），沙眼有 5 个主要体征，即 TF、TI、TS、TT、CO。一个沙眼病人可以同时有一个以上的体征[15-19]。

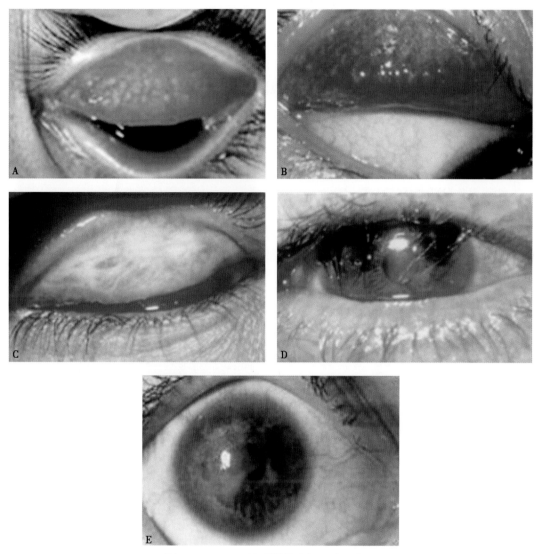

图 6-2-1　WHO 沙眼简化分级系统示意图

图 A 示上眼睑结膜有 5 个以上沙眼滤泡（TF），翻转上眼睑后在睑板中央睑结膜可看到 5 个以上的沙眼滤泡，TF 是活动性沙眼的体征之一，需要药物治疗；图 B 示弥漫性浸润 TI；沙眼性炎症 - 剧烈的（TI）：上睑结膜明显的炎症性增厚，遮掩住深层血管，范围占睑结膜的一半以上。如图所示上睑结膜充血明显，大量沙眼滤泡，即沙眼性炎症 - 剧烈的（TI），TI 是活动性沙眼的体征之一，需要药物治疗。图 C 示沙眼性瘢痕（TS）：上睑结膜白色片状纤维化瘢痕，翻转上睑后可见睑结膜大量白色片状纤维化瘢痕，即沙眼性瘢痕（TS），发现这个征象表面病人早年感染后沙眼衣原体，炎症消退后遗留大量瘢痕，严重的 TS 可能引起上睑下垂或倒睫；图 D 示倒睫或睑内翻（TT）：上眼睑数根倒睫摩擦到眼球，如图所示上睑可见大量倒睫（TT），睫毛接触角膜表面，可引起明显的异物感，反复的角膜擦伤、感染，最终可引发角膜混浊，永久性视力损伤。TT 是沙眼后遗症之一，需要倒睫矫正手术积极干预；图 E 示角膜混浊（CO）：中央部角膜浑浊，并使部分瞳孔缘变得模糊不清并引起明显的视力下降。如图所示角膜大片混浊（CO），遮盖虹膜、瞳孔区，引起严重的视力损伤。CO 是沙眼的严重后遗症，如要恢复视力需要接受角膜移植手术[20, 21]

＊沙眼性炎症 - 滤泡（TF）：在上睑结膜上有 5 个或以上的滤泡，滤泡直径不小于 0.5mm。

＊沙眼性炎症 - 剧烈的（TI）：上睑结膜明显的炎症性增厚遮掩住深层血管，范围占睑板结膜的一半以上。

＊沙眼性疤痕（TS）：睑结膜有疤痕形成。

＊沙眼性倒睫（TT）：至少有一根倒睫摩擦到眼球，包括近期被拔掉的倒睫。

＊角膜混浊（CO）：浑浊的角膜至少使部分瞳孔缘变得模糊不清并引起明显的视力下降，视力小于 0.3。

其中，TF、TI 是活动性沙眼，应及时治疗；TS 是患过沙眼的依据；TT 有潜在的致盲危险，需作倒睫矫正手术；CO 已产生明显的视力下降。

沙眼简化分级目的在于便于所有卫生工作者易于识别沙眼体征及其并发症，使用双筒放大镜（×2.5）和足够的照明（日光或者手电筒）即可进行检查。便于在确定的社区内对沙眼的流行状况能够进行简单的调查和易于进行评估。

沙眼的实验室诊断包括检测沙眼衣原体。除结膜涂片、Giemsa 染色（图 6-2-2）、Lugol 碘染色光镜下查包涵体，用荧光素标记的抗沙眼衣原体单克隆抗体直接染色，荧光显微镜下检查衣原体颗粒已广泛应用，另为酶联免疫吸附法（ELISA）检测衣原体抗原，如 ELISA 诊断试剂盒。微量免疫荧光技术（MIF）用以检测血清、泪液、分泌液中衣原体特异抗体型别及水平，还可监测 IgA、IgM、IgG 用于流行病学调查[22]。

结膜细胞学检查方法是实验室检查沙眼衣原体最传统的方法，由于其操作简便，在临床上广泛应用[23]。

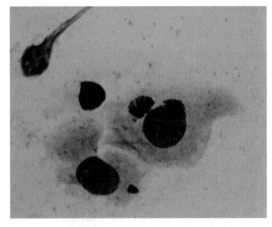

图 6-2-2　Giemsa 染色上皮细胞的胞浆内沙眼包涵体

沙眼衣原体具有特殊的染色性状，不同的发育阶段其染色有所不同。如图所示成熟的原体以 Giemsa 染色为紫色，与蓝色的宿主细胞质呈鲜明对比

衣原体分离培养是诊断衣原体感染的金标准，四种衣原体均可用鸡胚卵黄囊接种分离，分离阳性率为 20%～30%，可用于初代培养但费时较多，较适宜用以恢复衣原体毒力。用细胞培养分离衣原体是目前分离衣原体最常用的方法。沙眼衣原体可在 McCoy、HeLa-229、HI、FI 等传代细胞生长。肺炎衣原体易在 H292、Hep-2、HeLa-229、McCoy、HL 细胞生长。采用 DEAE- 葡聚糖、放线菌酮、细胞松弛素 B、胰酶和 EDTA、聚乙二醇等预处理细胞，标本离心接种等方法可提高分离阳性率。

分子生物学技术检测衣原体核酸有 DNA 探针核酸杂交法、聚合酶链反应法（PCR）、巢式 PCR 法、连接酶链反应法（LCR）等，近年有快速诊断试剂盒等问世[24]。

四、鉴别诊断

需要与其他滤泡性结膜炎相鉴别

1. 慢性滤泡性结膜炎（chronic follicular conjunctivitis）　原因不明，常见于学龄儿童及青少年，皆为双侧。下穹隆部及下眼睑结膜可见大小均匀、排列整齐的滤泡，无融合倾向。结膜充血有分泌物，但不肥厚；数年后自愈，无瘢痕形成；无角膜血管翳。无分泌物和结膜充血症状者成为结膜滤泡症（conjunctival folliculosis），一般不需治疗，只有在有自觉症状时才按慢性结膜炎治疗。

2. 春季角结膜炎 睑结膜上的乳头大而扁平且硬，上穹窿部无病变，也无角膜血管翳。结膜分泌物涂片中可见嗜酸细胞增多。

3. 包涵体结膜炎（inclusion conjunctivitis） 本病与沙眼的主要不同在于：滤泡皆以下穹隆部与下睑结膜为著，无角膜血管翳。实验室检查可通过针对不同衣原体抗体的单克隆抗体进行免疫荧光检测来鉴别其抗原血清型，从而与之鉴别。

4. 巨乳头性结膜炎（macropapillary conjunctivitis） 本病所致的结膜乳头可与沙眼滤泡相混淆，但有明确的角膜接触镜配戴史。

五、治疗

包括全身和眼局部应用治疗以及对并发症的治疗。

1. 局部抗生素治疗 局部用药可选用 0.1% 酞丁胺眼药水、0.1% 利福平眼药水、0.5% 新霉素眼药水及红霉素类、四环素类眼膏。尽量选用不需要冷藏的药品。

目前对感染性沙眼的推荐治疗方法有两种，一种是连续性治疗：用 1% 的四环素眼膏每天 2 次，共 6 周；一种为间断性治疗：每日 2 次，每月连续 5 天，每年至少连续用药 6 个月；或者每日 1 次，每月连续 10 天，每年至少连续用药 6 个月。

2. 全身抗生素治疗 对严重炎症性沙眼的病人应全身应用抗生素治疗，一般疗程为 3~4 周。可以口服四环素 1~1.5g/kg，分 4 次口服；或者四环素 1000mg，2 次 / 天，或者红霉素 1g/d，分 4 次口服。7 岁以下儿童和妊娠妇女忌用四环素，避免产生牙齿和骨骼损害。

一些研究显示，成年人一次性口服 1 克阿奇霉素在治疗沙眼衣原体病中是有效的。该药物在组织中的药物浓度可保持 8 天。相对来说，阿奇霉素没有严重的副作用，可以在 6 个月以上的儿童中使用。但孕期禁用。

为了达到长期消除致盲性沙眼的目的，WHO 建议不同沙眼检出率的治疗原则见表 6-2-1：

表 6-2-1 不同沙眼检出率的治疗原则

检出情况	基本治疗	附加治疗
TF：低于 5%	个体局部抗生素治疗	无附加治疗
TF：5%~20%	*群体或个体 /** 家庭局部抗生素治疗	对严重病人进行选择性全身抗生素治疗
TF：20% 或以上 或 TI：5% 或以上	群体局部抗生素治疗	对严重病人进行选择性全身抗生素治疗

* 群体治疗：患病群体的全部家庭中所有成员都接受治疗。

** 家庭治疗：家庭中有一或一个以上成员患有 TF 或 TI，全部家庭成员都接受治疗。

手术矫正倒睫和眼睑内翻，是防止晚期沙眼致盲的相关因素。

六、预防和预后

沙眼是一种持续时间长的慢性疾病，WHO 提出了有效的控制沙眼的四个要素即 SAFE 战略。SAFE 由四个英文字头组成，S=surgery 手术，A=antibiotics 抗生素，F=facial cleanliness 洁面,E=environmental improvements 改善环境。具体内容如下[15-18]:

S 手术矫正沙眼性倒睫:用双层睑板旋转内翻矫正术使摩擦角膜的倒睫向外翻转,可防止睫毛摩擦角膜进而引起进一步丧失视力,这是有效的预防沙眼性盲的"最后机会",并且是最急需采取的行动。

A 抗生素治疗活动性沙眼感染人群:定期检查和治疗活动性沙眼病人是很重要的。

F 洗面和清洁眼部:增加洗脸的次数以保持面部清洁可有效地防治沙眼,同时要注意毛巾和脸盆专人专用,以防沙眼微生物相互传播。

E 环境的改善(水和卫生)以消灭沙眼:改进水的供应、卫生和居住环境(包括垃圾的处理、消灭苍蝇、睡眠区的分隔与通风),能够预防沙眼,这是控制沙眼中需长期进行的最艰巨的工作。

七、消灭致盲性沙眼

新中国成立前,由于连年战乱、经济水平和卫生条件低下,沙眼在我国广泛流行,且是致盲的首要病因。新中国成立初期,在党和政府关怀下,对沙眼开展了群防群治,80年代,孙葆忱、胡铮等就在全国推广 WHO 沙眼简化分级系统并进行沙眼流行病学调查。1986 年全国残疾人抽样调查结果显示,沙眼是致盲原因的第三位,占 10.87%。1997 年中国 WHO 防盲合作中心(北京同仁医院)获得 WHO 日内瓦总部的书面许可及资助将 WHO 出版的有关沙眼方面的资料翻译成中文,发放至各地,在全国推广沙眼 SAFE 防治策略[25]。

1999 年 WHO 联合非政府组织发起"视觉 2020"全球防盲行动,其中,消灭致盲性沙眼是消灭可避免盲的五个根本目标之一。1999 年 11 月世界卫生组织与中国原卫生部合作在云南省昆明市召开沙眼评估与处理研讨会,汇总分析沙眼流行病学资料指出我国可能约有 600 万倒睫病人需要手术并认为是我国防治沙眼的首要问题。2003 年王宁利教授代表中国 WHO 防盲合作中心和防盲技术指导组参加"消灭致盲性沙眼全球联盟"会议,中国重返 WHO 消灭致盲性沙眼全球联盟,并由 WHO 资助《在中国消灭致盲性沙眼》项目,在 14 个重点省份进行沙眼流行病筛查,结果显示,大多数地区活动性沙眼低于 1%,只有个别高于 5%,TT 患病率为 0~5.5%,这些数据一方面说明在中国沙眼已经不再是主要的致盲眼病,另一方面也提示可能还有些"口袋"地区。根据此次筛查的数据,将消灭致盲性沙眼纳入到 2012—2015 年国家防盲规划中,以实现消灭致盲性沙眼的最终目标。"视觉第一,中国行动"项目三期启动了"2016 年在中国消灭致盲性沙眼"的评估,目前评估结果达到预期,应该说这是中国政府改水改厕、消灭四害,经济增长,医学水平提高,全民健康意识提高等综合治理的结果[26-29]。

第三节 结 膜 炎

一、细菌性结膜炎

细菌性结膜炎是一类由各种细菌引起的结膜感染,临床上一般根据发病时间的快慢可分为超急性、急性或亚急性、慢性。

（一）超急性细菌性结膜炎

起病急，常在 24 小时内发病，由奈瑟菌属（淋病奈瑟或脑膜炎球菌）引起。

1. 临床表现

（1）起病急，新生儿一般在出生后 2～3 天内发病；成人潜伏期为数小时至 2～3 天。两者症状相似，但在严重程度上成人较轻。

（2）双眼常同时受累，主要表现为大量脓性分泌物，俗称"脓漏眼"。

（3）眼睑水肿，结膜重度充血、水肿，常伴有炎性假膜以及耳前淋巴结肿大。

（4）治疗不及时或严重病例并发角膜周边浸润、角膜溃疡、穿孔，甚至眼内炎。

（5）结膜刮片或分泌物涂片可见上皮细胞内成对的革兰氏染色阴性的奈瑟双球菌。

2. 治疗

（1）局部治疗：生理盐水、3% 硼酸溶液或 1∶1000 高锰酸钾溶液充分冲洗结膜囊，每 0.5～1 小时 1 次。眼局部可采用 2000～5000U/ml 青霉素溶液（青霉素皮试阴性者）、庆大霉素滴眼液、妥布霉素滴眼液等点眼，用法为 5～10 分钟 1 次，待病情缓解后改为每 30 分钟 1 次，持续 2～3 天，配合红霉素眼膏每晚 1 次，然后再根据病情缓解情况酌情减量。

（2）全身治疗：可选用青霉素或头孢曲松钠静脉注射或肌肉注射，连续 5 天。青霉素每天 5 万 U/kg，分 2 次注射。头孢曲松钠为成人及 12 岁以上儿童 1～2g，每天 1 次；新生儿为 25～50mg/kg，每天 1 次。

（3）手术治疗：对于并发角膜溃疡经药物治疗无效甚至穿孔者，应及时行治疗性角膜移植术。

本病传染性极强。急性期病人需隔离，严格消毒病人使用过的器具，防止传染、流行。单眼患病时应防止另眼感染，治疗中冲洗结膜囊时应将头偏向患侧。医护人员在跟病人接触后必须洗手消毒以防交叉感染。新生儿出生后应常规立即用 1% 硝酸银滴眼液点眼一次，或涂四环素眼膏，以预防本病。

（二）急性细菌性结膜炎

起病较急，常见致病菌为金黄色葡萄球菌、表皮葡萄球菌、肺炎球菌、流感嗜血杆菌。

1. 临床表现

（1）起病较急，大多有自愈性，约 2 周便可痊愈。

（2）双眼同时受累；或一眼起病，另一眼在一周内发病。表现为畏光、流泪并伴有黏液性分泌物。

（3）眼睑肿胀，结膜明显充血水肿。多无淋巴结肿大（图 6-3-1）。

（4）绝大多数病例不累及角膜，极少数重度病人可出现角膜边缘的点状浸润。

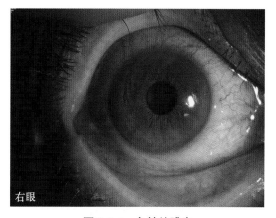
右眼

图 6-3-1　急性结膜炎
急性结膜炎病人自觉眼红肿、分泌物多，典型体征表现如图所示为结膜显著充血，大量分泌物，脓性或水样

（5）结膜刮片或分泌物涂片、细菌培养可见致病菌。

2. 治疗

（1）局部治疗：眼局部可采用喹诺酮类如氧氟沙星、左氧氟沙星滴眼液，妥布霉素滴眼液等点眼，每天 4～6 次；氧氟沙星、左氧氟沙星或妥布霉素眼膏，每晚睡前涂用。治疗时间为 1～2 周。

（2）全身治疗：一般不需要，对于那些伴有咽炎或急性中耳炎的病人和流感嗜血杆菌感染的儿童应口服抗生素。

本病为接触传染，急性期病人需隔离，防止传染、流行。医护人员在跟病人接触后必须洗手消毒以防交叉感染。

（三）慢性细菌性结膜炎

起病慢，病程长，病因为感染性因素，如莫 - 阿双杆菌、大肠埃希菌、链球菌、变形杆菌等导致；或为非感染性因素（如灰尘、烟雾等）不良理化刺激或倒睫、眼睑内外翻等。

1. 临床表现

（1）症状主要为异物感、眼痒、干涩感、少量分泌物。

（2）结膜轻度充血，乳头增生，可伴有睑缘炎。

2. 治疗

（1）去除病因，改善生活和工作环境。

（2）药物治疗：对症治疗。如分泌物较多时可点用抗生素眼药水；眼干涩时可点人工泪液；眼痒时可点 0.5% 硫酸锌滴眼液。

（3）其他治疗：对于合并有睑缘炎的病例可用抗生素眼液或眼膏涂抹睑缘。

二、病毒性结膜炎

是最常见的"红眼"原因之一。可由多种病毒引起，大部分有自限性。

（一）流行性出血性结膜炎

是一种易爆发流行的眼部传染病，属接触传染，传染性极强。病原体为微小核糖核酸病毒，主要为肠道病毒 70 型，偶尔可由柯萨奇病毒 A24 型引起。有自限性。

1. 临床表现　急性滤泡性结膜炎症状，伴有显著的结膜下出血、耳前淋巴结肿大等为诊断依据。

（1）潜伏期短，可在 24 小时内发病。常一眼先发生，1～2 天后累及另眼。

（2）起病急，表现为剧烈疼痛、异物感、畏光、流泪，分泌物为水样或黏液脓样。

（3）眼睑、结膜充血水肿，睑结膜滤泡增生，球结膜点片状出血，出血可融合。

（4）早期即可出现一过性点状上皮角膜炎，角膜上皮呈弥漫性荧光素钠着染。

（5）耳前淋巴结肿大、压痛。

（6）部分病人有发热不适、全身肌痛。

2. 治疗

（1）眼部点用抗病毒滴眼液，如阿昔洛韦或更昔洛韦滴眼液每小时 1 次，鱼腥草滴眼液每天 4～6 次。

（2）眼部点用抗生素滴眼液预防细菌感染。

（3）出现角膜上皮炎或假膜时可短期点用皮质类固醇滴眼液，病情缓解后逐渐减量。

本病传染性极强，易爆发流行，对传染病人隔离，病人接触过的器具应严格消毒，避免交叉感染。

（二）流行性角结膜炎

传染性强，可暴发流行，但多呈散发性，主要为接触传染。病原体主要为腺病毒 8 型、19 型。

1. 临床表现

（1）潜伏期 5～7 天，大部分一眼先发病，另一眼 3～5 天发病，后发者往往症状较轻。

（2）初期表现为异物感、畏光、流泪，分泌物为水样；在发病一周左右结膜炎症状减轻时出现视物模糊。

（3）眼睑水肿，结膜充血水肿。下睑结膜及下穹隆结膜滤泡较少。少数病例可有结膜下出血。

（4）50% 病人并发角膜炎，可表现为上皮下及浅基质点状浸润，数个至数十个不等，呈圆形，直径 0.5～1.0mm，多集中于中央区。

（5）耳前淋巴结肿大、压痛。

根据急性滤泡性结膜炎表现，后期并发点状角膜上皮下浸润，耳前淋巴结肿大、压痛，分泌物涂片染色可见单核细胞增多即可诊断。

2. 治疗

（1）局部冷敷及使用血管收缩剂可缓解症状。

（2）眼部点用抗病毒滴眼液，如阿昔洛韦或更昔洛韦滴眼液每小时 1 次、鱼腥草滴眼液每天 6 次。

（3）眼部点用抗生素滴眼液预防细菌感染。

（4）局部使用皮质类固醇尚有争议，故不宜常规使用。若出现膜或假膜以及角膜上皮下浸润出现于视轴影响视力时，可用皮质类固醇滴眼液，病情控制后逐渐减少用量。应注意皮质类固醇减量过快或突然停药，可引起角膜上皮下浸润再度出现或恶化。

本病为接触传染，对传染期病人隔离，病人接触过的器具应严格消毒，避免交叉感染。

三、变态反应性结膜炎

（一）春季角结膜炎（vernal keratoconjunctivitis，VKC）

是一种双眼慢性结膜炎，为特应性疾病，在春季最为常见。多发作于 10 岁前，迁延 2～10 年。发病年龄越小，男性病人比例越大。

1. 临床表现

（1）多为自限性，病程为 2～10 年。

（2）症状主要为眼痒、畏光，可有黏液性分泌物和眼睑痉挛。

（3）眼部体征可见结膜乳头，主要发生于上睑结膜和角膜缘。睑结膜型乳头为不连续的、直径大于 1mm、顶部扁平，呈"铺路石样"。角膜缘型乳头呈凝胶状，可融合。

（4）角膜可出现表层上皮型角膜炎以及盾状溃疡。在周边部可出现假性老年环的变性改变。

（5）结膜刮片可查到嗜酸性粒细胞。

2．治疗

（1）全身给药：可全身给予抗组胺药物。

（2）局部用药：①皮质类固醇药物：是治疗 VKC 最有效的药物。一般采取短期冲击疗法，疗程超不过 10～15 天。可选用醋酸泼尼松龙、地塞米松等药物点眼。②抗组胺药物：如富马酸依美斯汀等。③肥大细胞稳定剂：如色甘酸钠、洛度沙胺、吡嘧司特等。④双效药物：奥洛他定、酮替芬等。⑤非甾体类药物：双氯芬酸钠、普拉洛芬等。⑥环孢素局部点眼。

3．对于严重的上睑结膜乳头可采取冷冻或羊膜移植术。

（二）过敏性结膜炎

是一种双眼发作、自限性的过敏性结膜炎症。按发病的时间分为两型：季节性和常年性。季节性过敏性结膜炎常与空气中特定季节出现的花粉有关，而常年性过敏性结膜炎常与动物皮屑或尘螨等常年存在于环境中的变应原有关。

1．临床表现

（1）本病症状主要为眼痒，可伴有水样分泌物、眼红、畏光等。常伴有过敏性鼻炎。

（2）眼部体征主要为轻度的球结膜充血、水肿。过敏性黑眼圈（又称眶周暗色变）较常见。

诊断依据主要为病人主诉眼痒伴有水样分泌物，眼红较轻，症状往往重于体征。

2．治疗

（1）一般措施：避免接触特异性过敏原。

（2）中轻度病人首选双效药物点眼，如奥洛他定、酮替芬等。严重病人应联合用药，包括局部应用双效药物、非甾体类药物和口服抗组胺药。对于极严重病例，可联合局部使用皮质类固醇药物。

（三）巨乳头性结膜炎（giant papillary conjunctivitis，GPC）

是一种上睑结膜巨大乳头增生的慢性结膜炎症，大部分与佩戴角膜接触镜有关，有部分病人是因缝线、义眼诱发。

1．临床表现

（1）本病症状主要为眼痒、眼红、晨起黏液性分泌物增多、畏光等。常伴有过敏性鼻炎。

（2）眼部体征为结膜充血和上睑结膜特异性巨大乳头。

诊断依据主要为病人佩戴角膜接触镜，有眼痒、眼红症状和上睑结膜特异性巨大乳头。

2．治疗

主要目标是减轻症状。

（1）减少佩戴角膜接触镜时间。

（2）眼局部应用双效药物是最佳选择。严重病例可局部使用皮质类固醇药物。

第四节　眼睑常见病

一、外睑腺炎

外睑腺炎是 Zeiss 腺、睫毛毛囊或其附属腺体 Moll 腺的急性化脓性炎症，即"外麦粒肿"，俗称"针眼"。大多数为金黄色葡萄球菌感染所致。

（一）临床表现

1．患处局部有红、肿、热、痛的表现。

2．炎症主要在睫毛根部的睑缘处。

3．初期眼睑红肿范围弥散，剧烈疼痛，有硬结，压痛明显。

4．如病变靠近外眦部，可引起反应性球结膜水肿。

5．可有同侧淋巴肿大和触痛。

6．一般 2～3 天后局部皮肤出现黄色脓点，硬结软化，可自行破溃。随后炎症明显减轻、消退。

（二）鉴别诊断

1．眼睑慢性肉芽肿　常由外睑腺炎迁延而来，无明显疼痛，常见睫毛根部慢性局限性充血、隆起，边界清晰。

2．眼睑蜂窝织炎　眼睑弥漫性潮红肿胀、皮温增高；病变界限不清，无局限性压痛和硬结；可能出现毒血症症状，例如发热明显。

3．急性泪囊炎　病变发生在泪囊区，有泪道阻塞和黏液性分泌物。

4．急性泪腺炎　病变位于上睑外上方，同侧外上方穹窿部可见泪腺突出[30]。

（三）治疗

1．病变初期局部红肿明显时，可行局部热敷。

2．局部滴用抗生素滴眼液，如妥布霉素滴眼液、氧氟沙星滴眼液等。

3．若有脓肿形成，如果脓肿尚未破溃或虽然破溃却难以排出脓液时，行脓肿切开排脓，并放置引流条进行引流。

4．外睑腺炎由皮肤面切开，切口应与睑缘平行。脓肿未成熟前切忌挤压，以免感染沿静脉进入颅内，引起海绵窦血栓、败血症等严重并发症。

5．局部反应明显或伴有全身症状时，可全身应用抗生素治疗。

6．经 3～4 周治疗，局部红肿消退，残留局部肉芽组织或包块变硬，病人要求去除者，可行切除术或刮除术。

二、内睑腺炎

内睑腺炎是睑板腺的急性化脓性炎症，即"内麦粒肿"。亦多为金黄色葡萄球菌感染所致。

（一）临床表现

1. 患处局部有红、肿、热、痛的表现。

2. 可于皮下睑板部位触及局限性硬结，触痛明显。

3. 相应睑结膜面局限性充血明显。

4. 2～3天后可形成黄色脓点，可由结膜面自行破溃，随后炎症明显减轻、消退。

晚期要与睑板腺囊肿鉴别：为睑板腺无菌性慢性肉芽肿炎症，无疼痛，无压痛，界限清楚，相应结膜面慢性充血。

（二）治疗

同外睑腺炎，如有脓肿形成，需由结膜面切开排脓，切口与睑缘垂直。

三、睑板腺囊肿

睑板腺管道的阻塞，腺体的分泌物潴留在睑板内引起的一种无菌性慢性肉芽肿炎症。有一个纤维结缔组织包囊，囊内含有睑板腺分泌物及巨噬细胞在内的慢性炎症细胞浸润[31]。

（一）临床表现

1. 多见于儿童及青少年，成年人亦可罹患。

2. 病人多无明显症状，不影响视力，囊肿较大者可压迫眼球产生散光导致视力下降。突出于睑结膜面者可有异物感。

3. 好发于上睑，单个或多个，可双眼同时发生。表现为眼睑皮下无痛性近圆形结节，边界清晰，通常与皮肤无粘连，无触痛。翻转上睑后可在相应睑结膜面片状充血或呈紫红色病灶。

4. 小的囊肿可自行消退，大多数长期不变或逐渐变软，少数自行破溃，伴有炎症者形成睑腺炎[32]。

（二）鉴别诊断

1. 睑板腺癌　对于中老年病人，出现复发性睑板腺囊肿、上下睑同时增厚、睑板腺囊肿伴有睫毛脱失、表面破溃呈菜花样、色发黄等表现时，应高度怀疑睑板腺癌的可能。切除术中送冷冻切片，术后常规组织病理学检查以确诊。

2. 睑腺炎　具有红、肿、热、痛的炎症表现，病变初期界限不清，触痛明显，经2～3天后可自行破溃。

（三）治疗

1. 无症状者，不需要治疗，观察待其自行吸收。

2. 有炎症、皮肤潮红肿胀的，可行病变局部微波治疗，每天1次，疗程视病情变化而定，一般7～10天。

3. 包块较大不能消退且有局部症状者，可行睑板腺囊肿切除术或刮除术；中老年或复发性病人，行常规组织病理学检查除外睑板腺癌。

第五节 干　眼

干眼（dry eye）又称角结膜干燥症（keratoconjunctivitis sicca），是由于泪液不足或泪液过度蒸发所致睑裂区眼表损害并伴眼部不适症状的疾病。

一、病因

干眼病因繁多，主要包括：各种眼表上皮病变、免疫性炎症、眼表或泪腺细胞凋亡、性激素水平降低及外界环境的影响。其病理过程复杂，目前认为，泪液渗透压升高是干眼发病的核心机制，它可能引起眼表炎症，炎症介质释放泪液中可能引起眼表上皮组织损害，导致泪膜不稳定。但详细的发病机制尚未完全明了[33]。

目前主要将干眼分为泪液生成不足型和蒸发过强型两种类型。前者是由于泪腺疾病或者功能不良导致的干眼，即为水液缺乏性干眼（aqueous tear deficiency，ATD）根据发病原因又可分为 Sjögren 综合征（Sjögren syndrome，SS）所致干眼（SS-ATD）及非 SS-ATD。后者主要指睑板腺功能障碍（meibomian gland dysfunction，MGD）。

根据 ATD 缺乏的泪液成分的不同，又可将其分为以下 5 种类型：水液缺乏性、黏蛋白缺乏性、脂质缺乏性、泪液动力学（分布）异常性和混合性。混合性指上述因素的两种或以上同时存在，是最常见的一种类型[34]。

二、诊断

干眼的诊断尚无统一标准，通常根据症状、泪膜不稳定、眼表上皮的损害和泪液渗透压增加等 4 个方面的指标，可以对绝大多数干眼病人作出诊断。同时对引起干眼的原发病的诊断也非常重要。如果病人伴有全身系统性疾病，如类风湿性关节炎、系统性红斑狼疮、血管炎，系统性硬化等，也应明确诊断[35]。

（一）症状

常见症状主要为眼干、异物感、烧灼感、眼痒、畏光、晨起睁眼困难等[36]。

（二）泪河高度（图 6-5-1）

是初步判断泪液分泌量的指标。荧光素染色后，在裂隙灯活体显微镜下投射在角结膜表面的光带和下睑睑缘的光带的交接处可见泪液的液平。正常泪河呈凸形，高度 0.3～0.5mm。其宽度在一定程度上反映泪液分泌的多少。泪河宽度≤0.35mm 则提示为干眼。

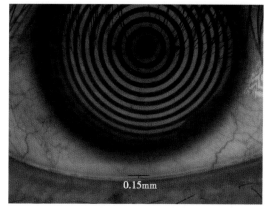

0.15mm

图 6-5-1　泪河高度判断

泪河即沿上下睑缘的泪液条，称泪河。如图所示可以对泪河高度进行判断。正常高度为 0.4～1.0mm，干眼病人常常出现泪河高度下降

（三）泪液分泌试验（Schirmer 试验）（图 6-5-2）

无表面麻醉的 Schirmer Ⅰ试验能较好标准化而被推荐采用。在不同个体之间、昼夜之间，甚至同一个体不同检查时间，Schirmer 试验检查结果有一定的差异，但在水液缺乏性干眼，这种差异的程度减轻。Schirmer 试验观察时间为 5 分钟。正常值为 10～15mm/5min，<10mm/5min 为低分泌，反复多次检查泪液分泌量<5mm/5min 提示干眼[37]。

无表面麻醉的 Schirmer Ⅰ试验步骤：

（1）扒开下眼睑，将试纸放入测试眼的下结膜囊的中外 1/3 交界处。

（2）嘱病人向下看或轻轻闭眼。

（3）5 分钟后取出滤纸，测量滤纸上湿润部分的长度。

（4）正常值：>10mm/5min。

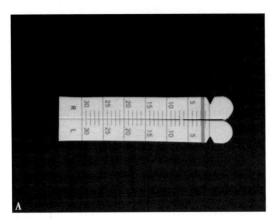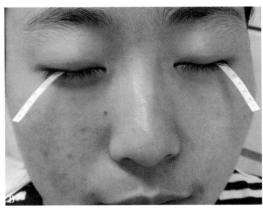

图 6-5-2　Schirmer Ⅰ试验示意图

Schirmer Ⅰ试验是干眼临床常用的检查之一，图 A 为进行 Schirmer Ⅰ试验所使用的滤纸条，上面标有刻度。图 B 所示为 Schirmer Ⅰ试验，黄色显示湿润部分的长度。用滤纸两条，置于睑裂内 1/3 和中 1/3 交界处，闭眼夹持 5 分钟后检查滤纸湿润长度，低于 5mm 则表明泪液分泌减少

（四）泪膜稳定性检查

泪膜破裂时间（tear break-up time，BUT）最常用。在结膜囊内滴入少量荧光素钠溶液，被检者瞬目数次后平视前方，测量者在裂隙灯活体显微镜的钴蓝光下用宽裂隙光带观察从最后一次瞬目后睁眼至角膜出现第一个黑斑即干燥斑的时间，记录为泪膜破裂时间。正常值为 10～45 秒，<10 秒为泪膜不稳定。

（五）眼表上皮活性染色

1. 荧光素染色　在结膜囊内滴少量荧光素钠溶液，于裂隙灯活体显微镜钴蓝光下观察。正常的角膜上皮不染色，染为绿色表示角膜上皮缺损。正常情况下，荧光素染色还能显示眼球表面一层完整的泪膜。如果泪膜与眼表上皮细胞微绒毛之间的联系被破坏，即使泪液分泌量正常，在角膜表面也不能形成稳定的泪膜。然而，干眼引起的眼表上皮点状染色最早发生于结膜而不是角膜。

2. 丽丝胺绿染色　可将含有失活变性的细胞核、缺乏黏蛋白覆盖的角、结膜上皮细胞染色。由于没有虎红染料的刺激性，容易为受检者接受，近年来更多使用丽丝胺绿染色。

3. 泪液渗透压测量　目前已经明确，泪液渗透压升高在干眼发病中起重要作用。泪液渗透压升高能最直接地反映眼表的干燥，而且，与其他干眼诊断性试验不同，泪液渗透压的变异小，其正常值标准已得到充分的验证。因此，泪液渗透压成为诊断干眼的标志性指标，甚至被认为是诊断干眼的"金标准"。泪液渗透压≤316mOsm/L 提示有干眼的可能。但其检查方法复杂，在临床未常规使用。

三、治疗

干眼的治疗包括两方面，即消除病因和缓解症状。干眼可由多种因素引起，如全身性疾病、生活和工作环境、长期使用某些药物和化妆品等。明确并消除引起干眼的原因是最佳治疗方法。然而，对大多数病人，缓解症状仍然是治疗的主要目标。而且，干眼的类型不同，治疗方法也不尽相同。

（一）水液缺乏性干眼（aqueous tear deficiency，ATD）

1. 泪液成分的替代治疗　最佳的泪液替代物是自家血清，但其来源受限。因此使用人工泪液保持眼表湿润、缓解干眼症状是目前的主要治疗措施之一。临床上现有品种繁多的人工泪液制剂供选择，可根据病人的病因、病情、眼表损害情况等合理选择人工泪液。需长期使用人工泪液的病人应选用不含防腐剂的剂型，以避免防腐剂的毒性作用加重眼表和泪膜的损害。

2. 延迟泪液在眼表的停留时间　可以配戴硅胶眼罩、湿房镜或潜水镜、治疗性角膜接触镜等，但严重干眼不一定配戴治疗性角膜接触镜。泪小点栓塞可以暂时或永久性地减少泪液引流对中、重度干眼治疗有一定帮助。严重的干眼病人还可考虑永久性泪小点封闭术。对于伴有眼睑位置异常，如睑内翻、外翻病人，可考虑睑缘缝合。

3. 促进泪液分泌　口服溴己新、盐酸毛果芸香碱、新斯的明等药物可以促进部分病人泪液的分泌，但疗效尚不肯定。Sjögren 综合征病人全身应用糖皮质激素或雄激素可以抑制泪腺的免疫性炎症，改善泪腺分泌功能。

4. 抗炎与免疫抑制治疗　现已明确，炎症是干眼发病机制总的重要环节。对重度干眼可局部使用皮质类固醇激素和免疫抑制剂治疗，但应注意前者可能引起眼压升高和晶状体囊下混浊的副作用。常用的免疫抑制剂有 0.05%～0.1% 环孢素（cyclosporin，CsA）或 0.05% 他克莫司（FK506）。

5. 手术治疗　自体颌下腺移植适合治疗重症干眼，但仅适应于颌下腺功能正常者，此外该手术只能部分解决干眼病人泪液分泌问题，并不能解决干眼的并发症，如睑球粘连、角膜新生血管和角膜混浊等。

（二）睑板腺功能障碍（meibomiangland dysfunction，MGD）

1. 眼睑清洁　包括热敷、按摩和擦洗三步（图 6-5-3）。

2. 局部药物的应用　包括抗生素滴眼液、短期使用糖皮质激素滴眼液、不含防腐剂的人工泪液。

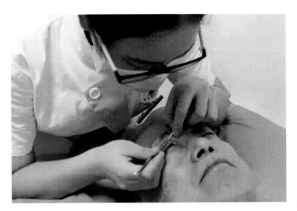

图6-5-3 睑板腺按摩方法示意图

睑板腺阻塞是常见的眼表疾病，睑板腺按摩操作简单，有助于排出睑板腺内的脂质，按摩有助于干眼症的治疗。按摩方法是局部热敷后，轻闭双眼，向外牵拉外侧眼角，固定上下眼睑。用食指或棉签垂直于睑缘方向，轻轻地上下按压，上下睑依次进行。按摩方法如图所示

3. 口服抗生素　四环素250mg口服，4次/天，或多西环素100mg口服，2次/天，需连续服用数周才起效，而且需维持数月。常见副作用是对光敏感，以及引起牙釉质异常。儿童、孕妇及哺乳期妇女可改用红霉素或阿奇霉素。

思 考 题

1. 常见的感染性角膜炎有哪些种类？怎样鉴别？
2. 什么是控制沙眼的SAFE战略？
3. 什么是干眼？主要的体征有哪些？
4. 沙眼已经被消灭了吗？未来的沙眼控制重点是什么？
5. 环境改善对干眼的病人是否有帮助？如果有，具体措施应该包括什么？

技 能 考 题

1. 角膜炎的临床诊断。
2. 泪液分泌试验。

参 考 文 献

1. 鲜依鈅. 感染性角膜炎的流行病学研究现状. 中华实验眼科杂志, 2012, 30(1): 86-90.

2. 张爱雪, 孙旭光, 王智群, 等. 疱疹病毒性角膜炎病人泪液病毒学检测及临床特征. 眼科, 2015, 24(02): 123-127.

3. 张晓玉, 王智群, 张阳, 等. 睑缘炎相关角结膜病变172例的临床分析. 中华眼科杂志, 2016, 52(3): 174-179.

4. 梁庆丰，李彬，张阳，等. 兔铜绿假单胞菌性角膜感染后炎症失控反应发病机制及治疗研究. 中华实验眼科杂志，2016，34（2），125-131.

5. 熊瑛，万修华，李婧，等. 30岁以上中国人眼角膜 Q 值及相关因素分析. 眼科，2015，24（06）：393-396.

6. 畅颖，孙旭光，王森，等. 以环形浸润为特点的角膜炎二例. 中华眼科杂志，2015，51（3）：218-220.

7. 中华医学会眼科学分会角膜病学组. 感染性角膜病临床诊疗专家共识（2011年）. 中华眼科杂志，2012，48（1）：72-75.

8. 孙旭光，王智群. 阿米巴角膜炎诊断与治疗. 北京：人民军医出版社，2015.

9. 姜超，王智群，张阳，等. Thygeson 浅层点状角膜炎21例临床分析. 中华眼科杂志，2015，51（3），173-177.

10. 王宁利，胡爱莲. 防盲手册. 北京：人民卫生出版社，2014.

11. 金秀英. 沙眼衣原体研究历程及进展. 眼科，2006，15（3）：145-150.

12. 潘志强，金秀英，张文华. 沙眼衣原体——发现与贡献. 中华眼科杂志，2006，42（06）：567-569.

13. Ningli Wang, Shijing Deng, Lei Tian. A review of trachoma history in China：research，prevention，andcontrol.ScienceChina.2016，59（6）：541-547.

14. Qingfeng Liang, Xinxin Lu, Mei Wang, et al. Study of infectious conjunctivitis among children in rural areas of Qinghai province.　Science China.2016，59（6）：548-554.

15. 鹿庆，崔彤彤，孙葆忱，译. 控制沙眼的未来途径［EB/OL］. http：//www.eyecarechina.com/index.asp.［2000-01］.

16. 李毅斌，降丽娟，孙葆忱，译. 获得社区对控制沙眼的支持［EB/OL］. http：//www.eyecarechina.com/index.asp.［2000-01］.

17. 孙葆忱，译. 在初级眼保健水平中沙眼的处理［EB/OL］. http：//www.eyecarechina.com/index.asp.［2000-01］.

18. 胡爱莲，郑远远，孙葆忱，译. 双层睑板旋转式沙眼倒睫手术［EB/OL］. http：//www.eyecarechina.com/index.asp.［2000-01］.

19. Mei Wang, Xinxin Lu, Ailian Hu, et al. Etiological characteristics of chamydia trachoma conjunctivitis of Primary Boarding School students in the Qinghai Tibetan area. Science China.2016，59（6）：555-560.

20. 胡爱莲，杨晓慧，崔彤彤，译. 第一届中国沙眼评估与管理全国研讨会 http：//www.eyecarechina.com/index.asp.［2012-06］

21. 全国防盲技术指导组. 我国沙眼快速评估规范. 中华眼科杂志. 2015，51（5）：327-329.

22. Xue Li, Shaoya Zhang, Qingfeng Liang, et al. Molecular characteristics of the ompA gene of serotype B Chlamydia trachomatis in Qinghai Tibetan primary school students. Science China.2016，59（6）：561-570.

23. Benshan Yang, Xiuyuan Li, Qingfeng Liang, et al. Characteristics of pathogenic microorganisms found in 99 cases of conjunctivitis from the Qinghai Tibetan area.Science China.2016，59（6）：571-572.

24. Liang Q，Lu X，Mei W，et al. Study of infectious conjunctivitis among children in rural areas of Qinghai province. Science China Life Sciences，2016，59（6）：548-554.

25. 胡爱莲，蔡啸谷，乔利亚，等. 建国以来我国沙眼流行情况变化规律分析研究. 中国实用眼科杂志. 2015，33（9）：985-990.

26. 王宁利，胡爱莲. 我国沙眼防治的启迪与思考. 中华眼科杂志. 2015，51（7）：484-486.

27. 胡爱莲，蔡啸谷，乔利亚，等. 1987年与2006年我国沙眼致视力残疾的对比分析. 中华眼科杂志. 2015，51（10）：768-772.

28. 胡爱莲，孙葆忱，崔彤彤，等. 中国沙眼可疑高发区患病情况评估. 中华眼科杂志. 2016，52（3）：212-215.

29. Ningli Wang. Elimination of blinding trachoma in China：why is further study necessary？ Science China.2016，59（6）：539-540.

30. 姜超，王智群，张阳，等. 儿童睑缘炎30例临床分析. 中华眼科杂志，2016，52（4），291-294.

31. 孙旭光. 睑缘炎与睑板腺功能障碍. 北京：人民卫生出版社，2015.

32. 梁庆丰，刘含若，郭燕，等. 睑板腺热脉动系统治疗睑板腺功能障碍的临床观察. 中华眼科杂志，2015，51（12），924-931.

33. 杜向红，梁庆丰. 干眼病人心理障碍的研究进展. 中华眼科杂志，2016，52（3）：226-230.

34. Liang Q, Liang H, Liu H, et al. Ocular Surface Epithelial Thickness Evaluation in Dry Eye Patients：Clinical Correlations. Journal of Ophthalmology，2016，2016（4）：1-8.

35. 苏炳男，梁庆丰，周敏，等. 长波长前节OCT在睑板腺形态检测中的初步应用研究. 眼科，2013，22（06）：370-374.

36. 胡爱莲，蔡啸谷，万修华，等. 干眼对视网膜成像质量的影响. 中华眼视光学与视觉科学杂志. 2015，17（9）：533-537.

37. Ai-Lian Hu, Li-Ya Qiao, Ye Zhang, et al.Reproducibility of optical quality parameters measured at objectve and subjective best focuses in a doubepass system.Int J Ophthalmol，2016，8（5）：1043-1050.

第七章　早产儿视网膜病变

本章节要点：

一、早产儿视网膜病变的筛查标准和流程

二、早产儿视网膜病变的分期及分区

三、早产儿视网膜病变的治疗原则

早产儿视网膜病变（retinopathy of prematurity，ROP）：指发生于早产儿及低体重儿眼底视网膜血管发育异常的疾病[1]。由于视网膜血管未发育成熟而引起视网膜缺血、增殖、脱离，最终视力丧失。随着我国医学的发展及早产儿存活率的提高，出生后需要吸氧的新生儿增加，ROP 的发生率有上升趋势[2,3]。近年来二孩政策的全面开放，高龄妊娠和高危妊娠的比例增加，这意味着高危新生儿的比例也将增加，可能会进一步使 ROP 的发生率上升[4]，县级医院是面对广大新生儿尤其是早产儿的第一个关口，县级医院眼科医师能正确认识和早期发现早产儿视网膜病变，对防治由该病引起的低视力甚至失明，具有重要意义[5,6]。

一、早产儿视网膜病变的筛查

（一）筛查对象

出生时体重<2000g，或出生孕周<32 周的早产儿和低体重儿易患早产儿视网膜病变，均为筛查对象。孕周越短，出生时体重越轻，早产儿视网膜病变发生率越高。出生后吸高浓度氧，也是早产儿视网膜病变的危险因素。一般在早产儿出生后 4～6 周或矫正胎龄（出生孕周＋出生后周数）31～32 周进行筛查[7]。

（二）筛查方法

1. 间接检眼镜　检查时要首先点散瞳药放大双侧瞳孔，表面麻醉下用间接检眼镜详细检查小儿的眼底（图 7-1-1）。可以联合巩膜压迫法进行检查，至少检查 2 次[8]。

2. 检眼镜　检查眼底范围仅限于后极部，而早产儿视网膜病变多发生在周边视网膜，因此不容易发现。

3. RetCam 眼底照相　操作简单、图片直观，容易发现病变，但机器较昂贵。

4. B超　检查有无视网膜脱离的发生。

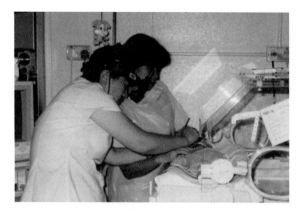

图 7-1-1 使用间接检眼镜检查新生儿眼底

如图所示在 ROP 的筛查中需要进行新生儿眼底检查，最常用的设备是间接检眼镜，需要在全身麻醉下，充分散大瞳孔后，由技术娴熟的医师使用双目间接检眼镜进行眼底检查

（三）临床特点

早产儿视网膜病变的特点为视网膜血管发育异常，产生视网膜缺血和新生血管以及增生性视网膜病变等，多为双眼发病，男女患病率无差异。

根据视网膜的部位将视网膜分为三个区（图 7-1-2）。

根据国际分类法将早产儿视网膜病变分为五期（图 7-1-3）：

1 期：眼底视网膜血管区 - 无血管区出现白色较细的分界线。

2 期：分界线进一步变宽并增高，呈现高出视网膜表面的嵴状隆起。

3 期：嵴明显隆起，呈红色，并在嵴后见视网膜新生血管及出血。

4 期：局部视网膜脱离。

5 期：全视网膜脱离。

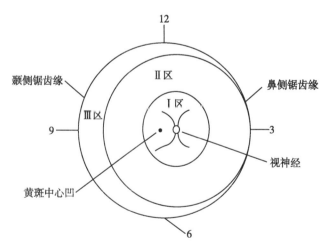

图 7-1-2 早产儿视网膜病变分区

Ⅰ区：以视盘为中心，视盘至黄斑中心凹距离的 2 倍为半径的圆形区域；

Ⅱ区：以视盘为中心，视盘至鼻侧锯齿缘的距离为半径画圆，除去Ⅰ区以外的环形区域；

Ⅲ区：视网膜上除去Ⅰ、Ⅱ区以外的剩余月牙形区域

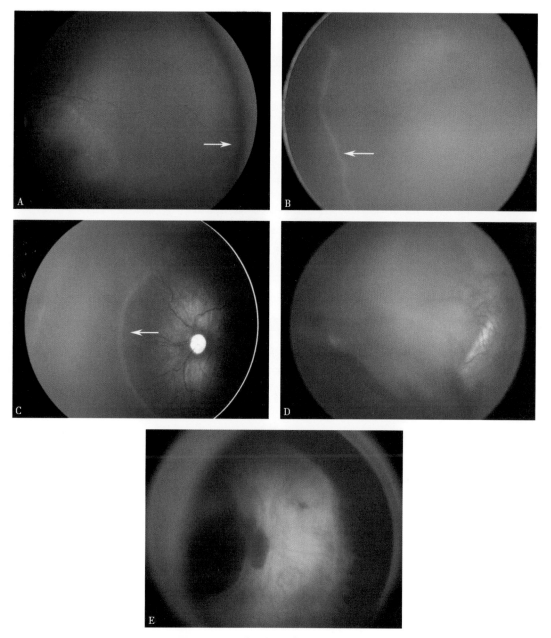

图 7-1-3 早产儿视网膜病变眼底分期

图 A 为 1 期(分界线期),视网膜无血管区与进行性增殖的视网膜血管组织之间,出现一条细而明亮的分界线,异常分支的血管到此线为止。白色箭头所指为分界线;

图 B 为 2 期(嵴期),分界线较 1 期增宽增高,呈嵴状隆起,血管从视网膜面向玻璃体内增殖,但仍在视网膜界面,有向后极部伸展的小血管丛。图中可见明显的嵴状隆起;

图 C 为 3 期,嵴明显隆起,呈红色,并在嵴后见视网膜新生血管及出血。图中示嵴伴视网膜纤维血管增生,出现新生血管化改变;

图 D 为 4 期,次全视网膜脱离,因视网膜下渗出或增殖膜牵拉或二者均有,引起次全视网膜脱离。根据是否侵犯黄斑中心又分为 4A 与 4B 两期,4A 期为视网膜脱离未累及黄斑,或仅为周边象限性脱离,4B 期为视网膜脱离侵犯黄斑中心凹,图 D 所示为 4B 期,视网膜脱离为侵犯黄斑区;

图 E 为 5 期,全视网膜脱离

（四）早产儿视网膜病变的诊断和鉴别诊断

根据患儿的早产史、吸氧史和缺氧史以及相应眼底改变不难诊断。需要鉴别的是表现为白瞳症的其他疾病，如 Coats 病、视网膜母细胞瘤、先天性白内障、永存原始玻璃体增生症、转移性眼内炎等，在此不作详述。

二、早产儿视网膜病变治疗原则

早产儿视网膜病变的治疗以手术和激光为主，发现此类患儿应该尽快转诊到眼科专科医院的小儿眼科或眼底科、儿童医院眼科[9]。

1 和 2 期的早产儿视网膜病变无需治疗，只需定期随访，有可能自愈，也有可能进一步发展。

3 期早产儿视网膜病变连续 5 个点钟或累计达 8 个点钟（即：早产儿视网膜病变阈值病变），应在 24 小时内行激光治疗，来控制病情进一步发展。

4 和 5 期早产儿视网膜病变应行巩膜环扎和玻璃体切除术，但效果一般不理想。

三、早产儿视网膜病变防治中的注意事项

1. 定期随访　早产儿视网膜病变是早产儿发育过程中出现的眼部疾病，应定期随访：1 期每 2 周复查；2 期每 1 周复查；3 期每周复查，如果病变进展，及时治疗；如果病变无进展，每 2 周复查，有时需观察到小儿半岁时病变才能消失。所以早产儿视网膜病变随访需家长密切配合，定期复查[10]。

2. 治疗预后　如果早产儿视网膜病变及时发现，及时激光，只要病变未波及黄斑区，患儿长大后矫正视力（通常为近视），不会受太大影响，但可能有轻度视野缩小。如果病变波及黄斑区，即使尽早治疗，视力也可能很差。需行玻璃体切除术的患儿，术后视力不理想。

3. 健康教育　早发现：早期家长不能发现孩子是否患早产儿视网膜病变，一般到病变晚期瞳孔区发白（白瞳症），家长才可发现，但此时孩子已几乎丧失视力，失去治疗的机会。因此，提醒家长，如果患儿出生时妊娠<32 周，体重<2000g，有或无吸氧史，均应该在患儿出生后 4～6 周到小儿眼科检查眼部情况[11]。

4. 早治疗　3 期早产儿视网膜病变不及时治疗，会继续发展成 4 期乃至 5 期早产儿视网膜病变，致视网膜全脱离，最终失明。因此，家长必须遵医嘱定期随访[12]。

5. 重视与产科、新生儿科医师的合作　开展必要的宣传和合作，让产科、新生儿科医师意识到早产儿视网膜病变与吸氧的关系、筛查和早期治疗的重要性，以便新生儿科医师及时发现并转诊高危患儿[13]。

思 考 题

1. 早产儿视网膜病变的筛查对象包括哪些？
2. 早产儿视网膜病变的分期和治疗原则是什么？

参考文献

1. 董京艳. 早产儿视网膜病变. 广州：广东科技出版社，2007.

2. Bowman R. How should blindness in children be managed. Eye，2005，19：1037-1043.

3. Parikshit G，G Clare. Blindness in children：a worldwide perspective. Communit Eye Health，2007，20（62）：32-33.

4. 杨晖，庄静宜，陈焓，等. 375 例早产儿中早产儿视网膜病变的患病状况. 眼科，2010，19（01）：58-60.

5. 储昭杰，王雨生. 我国大陆地区近 20 年早产儿视网膜病变发病概况. 中华眼科杂志，2012，48（2）：179-183.

6. Rahi JS，CEGilbert，A Foster，et al. Measuring the burden of childhood blindness. Br J Ophthalmol，1999，83（4）：387-388.

7. 中华医学会眼科学分会眼底病学组. 中国早产儿视网膜病变筛查指南（2014 年）. 中华眼科杂志，2014，50（12）：933-935.

8. 曾琦，罗先琼，张嘉雯. 早产儿视网膜病变筛查治疗过程的疼痛管理研究进展. 中华眼底病杂志，2015，31（3）：310-313.

9. 赵培泉，费萍. 早产儿视网膜病变诊断治疗研究现状、问题及展望. 中华眼底病杂志，2012，28（1）：3-7.

10. 姜海涛，刘恒，陶玥，等. 以新生儿重症监护病房为中心的早产儿视网膜病变筛查模式的初步探讨. 眼科，2010，19（06）：384-387.

11. 张国明，临安，张福燕. 早产儿视网膜病变和足月新生儿眼病筛查指南. 眼科新进展，2014，34（2）：101-107.

12. 赵培泉，费萍. 早产儿视网膜病变诊断治疗研究现状、问题及展望. 中华眼底病杂志，2012，28（1）：3-7.

13. 中国医师协会新生儿科医师分会. 早产儿治疗用氧和视网膜病变防治指南（修订版）. 中华实用儿科临床杂志，2013，28（12）：1835-1836.

第八章　屈光不正的防治技术

本章节要点：

一、屈光不正的主要类型及其特点

二、屈光不正的筛查方法

三、屈光不正的主要矫正方法

第一节　概　　述

人眼是一个精密的光学系统，这个系统自人出生到老年时会不断地出现各种屈光不正，如近视、散光、远视和老视。各种屈光不正都是和正视相对比而言的[1]，其定义分别如下，示意图见图 8-1-1。

正视：在调节放松状态下，平行光线经过眼屈光系统后聚焦在视网膜上。

近视：在调节放松状态下，平行光线经过眼屈光系统后聚焦在视网膜前方。

散光：光线经过眼屈光系统后不能在视网膜上形成焦点，而是形成前后两条相互垂直的焦线。

远视：在调节放松状态下，平行光线经过眼屈光系统后聚焦在视网膜后面。

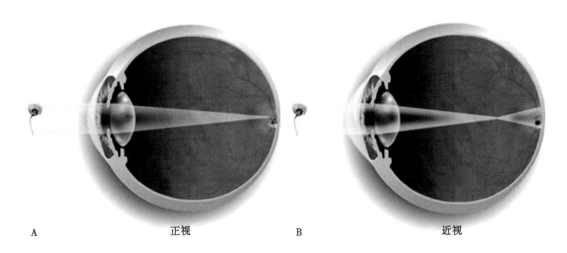

A　　　　　　　正视　　　　　　　　B　　　　　　　近视

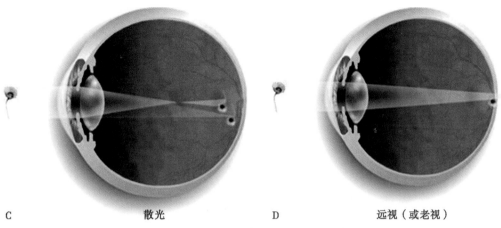

C　　　　　　散光　　　　　　D　　　　远视（或老视）

图 8-1-1　不同类型的屈光不正示意图

图 A 示正视：在调节放松状态下，平行光线经过眼屈光系统后聚焦在视网膜上；

图 B 示近视：在调节放松状态下，平行光线经过眼屈光系统后聚焦在视网膜前方；

图 C 示散光：光线经过眼屈光系统后不能在视网膜上形成焦点，而是形成前后两条相互垂直的焦线；

图 D 示远视：在调节放松状态下，平行光线经过眼屈光系统后聚焦在视网膜后面，或老视：随年龄增长，晶状体弹性下降，近处物体无法被聚焦在视网膜上，而是落在视网膜后方

老视：随年龄增长，晶状体弹性下降，近处物体无法被聚焦在视网膜上，而是落在视网膜后方。

各种屈光不正均可通过一定的光学方法予以矫正以获得视力提高，因此属于可矫正的视觉损害（correctable visual impairment，CVI）。但在实际生活中，大量的屈光不正并未获得适当的矫正。2008 年，世界卫生组织（World Health Organization，WHO）报道全球约有 1.53 亿例视觉损害是由可矫正的屈光不正引起的。因此，世界卫生组织把未矫正的屈光不正列为"视觉 2020，享有看见的权利"行动中要消灭的可避免盲眼病之一[2]。

第二节　屈光不正的筛查

屈光不正虽然种类较多，但仍可以通过一些简单的方法进行快速地大致判断。筛查屈光不正的最简单、实用和快速的方法是将远视力、近视力和小孔镜结合起来进行判断。

一、远视力

远视力是指被检查者站在 5 米处注视远视力表时，能够分辨清楚的最小视标所代表的视力（图 8-2-1）。注意在光线充足的环境下检查，让被检查者不要眯眼，一般两眼分开检查，先右眼后左眼，1.0 或以上为远视力正常。若视力表上最大一行视标

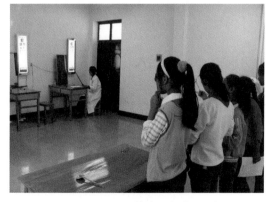

图 8-2-1　检查远视力

远视力是指被检查者站在 5 米处注视远视力表时，能够分辨清楚的最小视标所代表的视力[3]，图中所示为远视力检查场景

（0.1）也看不清，则让被检查者逐步走向视力表，当看清最大一行视标时停下，此时距视力表的距离设为 d，此时视力为（d/5）×0.1。如果在 1 米处也看不清最大一行视标，则检查数指；如在 5 厘米处还看不清手指，则改查手动；如手动不能辨认，则改查光感，在此不作赘述。

二、近视力

近视力是指被检查距离近视力表 33 厘米处时所能分辨的最小视标所代表的视力（图 8-2-2）。如近视力为 1.0，则记录为 1.0/33 厘米。如果被检查者在 33 厘米处看不清近视力表视标，可将近视力表逐渐移向被检查者，并记录下被检查者能看清时的最佳视力和距离。通过近视力表可初步判断被检查者的屈光不正，如被检查者在 20 厘米处近视力最好，则被检查者为近视，其近视度数为 1/0.2 米 =5.00D；如果被检查者需要把近视力表拿的更远些才能得到最佳视力，则为老视或远视[4]。

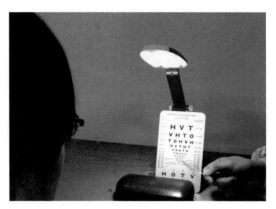

图 8-2-2　检查近视力

近视力是指被检查距离近视力表 33 厘米处时所能分辨的最小视标所代表的视力，图中展示的是近视力检查场景

结合远近视力和调节可以对一个人的屈光状态做出以下几种判断：

1. 远视力≥1.0，近视力≥1.0，被检查者为正视或轻度远视。正视不难理解，需要说明的是轻度远视。轻度远视者可以轻松地看清楚远处，也可通过一定的调节看清楚近处物体，但前提是所动用的调节在其调节能力范围之内。

2. 远视力≤1.0，近视力≥1.0，被检查者为近视、假性近视或调节性近视。假性近视和调节性近视均为调节未放松情况下的屈光状态，多见于调节力较强的青少年。

3. 远视力≥1.0，近视力≤1.0，被检查者为远视或老视。远视在不同年龄的人群中所表现的度数不同，如果是青少年，由于调节力较强，多为中度远视；如果为中年，调节力有所下降，表现为轻度远视。老视眼的调节力下降，看近时调节无法满足所需，因此近视力下降。

4. 远视力≤1.0，近视力≤1.0，被检查者为远视、老视合并近视或散光。此种视力组合说明眼的调节力不足以同时弥补看远和看近时的屈光不正，在青少年由于调节力强，应为高度远视；在中年人为中高度远视；老视合并近视也无法同时满足看远和看近；散光由于是形成两条不同的焦线，因此在远近视力上都无法通过调节获得正常。

三、小孔镜

小孔镜可以快速鉴别被检查者的视力不佳究竟是由于屈光不正还是眼器质性病变而引起的。眼科医师应重视小孔镜的应用，尤其是在没有复杂眼科设备的基层，小孔镜可作为判断眼部是否存在严重疾病的一种方法。

小孔镜是一个中间带有直径 1.0mm 小孔的不透明镜片（图 8-2-3），将其放置在被检查者眼前来检测视力（图8-2-4），如果被检查者视力提高，则说明必有屈光不正；如果视力不提高，则提示存在其他眼病。小孔镜提高视力的原因主要有两点，一是增加了景深；二是减少了眼的光学像差；需要注意的是，小孔镜也存在降低视力的影响，如衍射效应、降低视网膜照度等，但一般而言降低视力的影响不如提高视力的影响大。

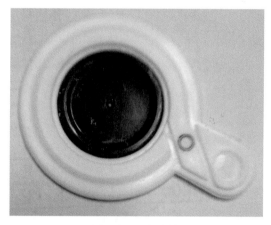

图8-2-3　小孔镜

小孔镜是一个中间带有直径1.0mm小孔的不透明镜片，用于快速鉴别被检查者的视力不佳究竟是由于屈光不正还是眼器质性病变而引起的，在基层设备缺乏的环境下，是有用的工具

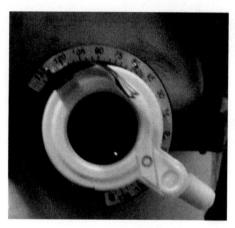

图8-2-4　小孔镜查视力

图中所示为用小孔镜给病人查视力的场景，将小孔镜放在试镜架上，再次检查视力，并比较小孔镜视力与裸眼视力的差别。如果被检查者视力提高，则说明必有屈光不正；如果视力不提高，则提示存在其他眼病[5]

四、检眼镜

通过直接检眼镜上的拨盘来粗略判断被检查者的屈光不正类型及度数；检查者需注意是否首先矫正了自身的屈光不正，如检查者为正视，则转动拨盘为负值时能看清眼底说明被检查者存在近视，相应的刻度即为被检查者的近视度数；如果拨盘为正值，则说明存在相应度数的远视。如检查者自身存在屈光不正，则还需从结果中减去这部分屈光不正方可得到被检查者的屈光不正度数[6]。

第三节　屈光不正的确诊

当初步筛查提示被检查者存在屈光不正时，可进一步给予详细的检查来明确诊断，主要方法有客观检查法和主观检查法两类，在此简要叙述。

一、客观检查法

主要包括检影法和自动验光仪法等[7]。

（一）检影法

检影法是利用检影镜观察眼底反光的影动情况来判断屈光不正的性质和度数。检查时注意要把检查者和被检查者之间的距离考虑进去,一般两者相距 1m,对应的屈光度为 −1.00D。检影镜有点状光检影镜和带状光检影镜两类,后者更为常用[8](图 8-3-1)。

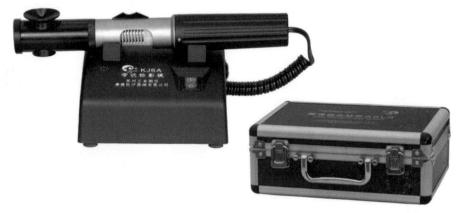

图 8-3-1 带状光检影镜

检影法是利用检影镜观察眼底反光的影动情况来判断屈光不正的性质和度数,图示为临床常用的带状光检影镜

当眼底光影和检影镜移动方向相反时,称为逆动,被检查者为高于 −1.0D 的近视;如果两者方向相同,称为顺动,被检查者为低于 −1.0D 的近视、正视或远视。当眼底反光影不动时,则为中和,被检查者为 −1.0D 的近视(图 8-3-2)。

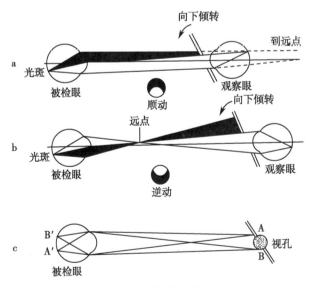

图 8-3-2 检影反射光原理图

图示为检影反射光的原理。检影镜将一束光线投射到病人眼屈光系统直达视网膜,再由视网膜的反射光抵达检影镜,穿过检影镜窥孔,被验光师观察到。这视网膜反射光是检影分析的主要依据。病人屈光状态不同,其由红光反射而形成的顺动、逆动也不同。验光师分析这不同的影动,在标准镜片箱中取出相应镜片来消解影动,直到找到中和点。用来找到中和点的标准镜片与病人的屈光状态密切相关

（二）自动验光仪法

自动验光仪法即利用电脑验光仪（图8-3-3）进行屈光不正检测，其优点是操作简单、快速、准确，适合大规模的屈光普查和门诊验光；不足之处在于存在一定的误差，来自于机器的稳定性和被检查者的配合程度等方面。尤其是当被检查者为青少年或儿童时，由于其调节力强，采用散瞳药物麻痹睫状肌后所得结果更为准确。需要注意的是，电脑验光的结果一般作为参考值，依此结果再进行主观验光，进行一定调试后的结果方可作为配镜的处方。

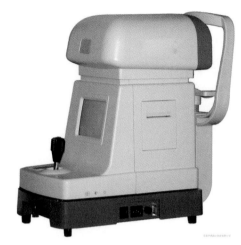

图 8-3-3　电脑验光仪

电脑验光属于客观验光法，工作原理与检影法类似，是采用红外线光源及自动雾视装置达到放松眼球调节的目的，采用光电技术及自动控制技术检查屈光度。图示为电脑验光仪设备

二、主观检查法

包括插片法、雾视法、散光表验光法、红绿视标测试、交叉柱镜和综合验光仪。

（一）插片法（图 8-3-4）

插片法为在被检查者眼前直接加减镜片，根据视力的主观感觉决定最适宜的镜片，以此来确定屈光不正度数。检查时遮挡一眼，一般先右后左。这种方法又称为显然验光，受调节的影响较大，尤其是当被检查者为青少年或儿童时，由于其调节力强、睫状肌不能完全放松，而容易出现偏差。

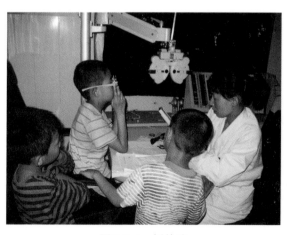

图 8-3-4　插片法

（二）雾视法

雾视法为在被检查者眼前放置一较高度数的正透镜，使其出现暂时性的近视，放松睫

状肌而消除调节的影响。该方法尤其适用于青光眼和对睫状肌麻痹剂过敏者,但所得结果不如睫状肌麻痹的效果彻底。

(三)散光表验光法(图8-3-5)

散光表验光法为怀疑被检查者有散光时采用,但仅能测出有无散光及散光轴位,不能准确决定散光的类型和性质。

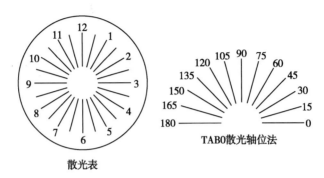

散光表　　　　　　　　TABO散光轴位法

图 8-3-5　散光表

(四)红绿视标测试(图8-3-6)

红绿视标测试为判断矫正球镜的终点,即球镜是欠矫还是过矫。当被检查看到红色视标和绿色视标亮度相近时,屈光状态为正视;当红色视标亮于绿色视标时,表明被检查眼处于近视状态,为近视欠矫或远视过矫;当绿色视标亮于红色视标时,表明被检查眼处于远视状态,为近视过矫或远视欠矫。

(五)交叉柱镜(图8-3-7)

交叉柱镜为进一步精确判断散光的度数和轴向,其使用前提是散光束的最小弥散环落在视网膜上,因此使用交叉柱镜前应将屈光不正充分矫正,并且使用红绿试验验证。

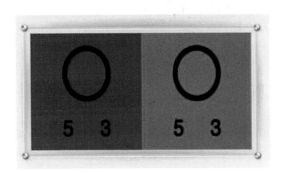

图 8-3-6　红绿视标测试

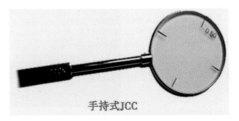

手持式JCC

图 8-3-7　交叉柱镜

图示为交叉柱镜,由两个屈光力大小相等,但符号相反的柱镜,柱镜轴向互相垂直叠加而成的。在精确调整散光时可以使用

（六）综合验光仪（图 8-3-8）

综合验光仪实际上不是一种独立的方法，而是将各种测试镜片组合在一起。它不仅可用来验光，还可以检测双眼视功能。

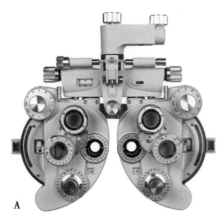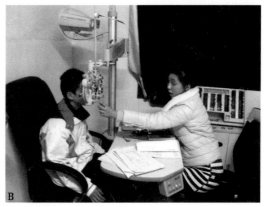

图 8-3-8　综合验光仪

综合验光仪将普通镜片箱内几乎所有的镜片都装入了它的转轮系统中，所以在临床操作上提供了比使用试镜架验光更有效、更快捷的镜片转换可能，通过简单的旋钮，很快转换需要的镜片，特别适合于进行复杂的主观验光和进行视功能检查。图 A 所示为综合验光仪的检测部分，图 B 为验光师应用综合验光仪为被检查者进行验光

三、屈光不正预防的适宜技术

屈光不正的预防主要是针对近视的预防，老视是一种自然的生理过程，无法避免。近视的发生受环境和遗传两大因素的影响。目前针对近视的预防，主要是从改变一些环境因素入手。

1. 近几年的国内外大规模流行病调查表明，近距离用眼、视野范围拥挤和光线昏暗等与近视发生相关，而户外活动与近视患病率的降低有关[9]。因此，增加儿童青少年的户外活动时间、多接触阳光、增加室内照明的亮度、减少近距离用眼的时间和适当间隔休息等理应有益于降低近视的发生发展[10~14]；

2. 眼保健操可以迫使青少年学生暂时停止学习，是一种可让眼睛放松休息的方法，在我国已经推广实施 30 余年（图 8-3-9）。近期的临床试验发现，规范眼保健操可降低，儿童眼的调节滞后[11]，高质量的眼保健操可延缓儿童眼的近视进展[13]。

3. 此外，也曾有人提出让青少年读书时配戴低度凸透镜来预防近视，该方法在理论上有一定的作用，但临床试验结果表明其效果并不明显，而且有导致外隐斜的风险，因此需慎重采用，对于外隐斜的儿童尤其不适合。

4. 对于目前市场上充斥的各种近视防治方法，如气功、磁疗、按摩、针灸，以及各式各样的近视治疗仪等，由于其实际功效和安全性尚未经过严格的临床验证，因此并不适合推广应用。

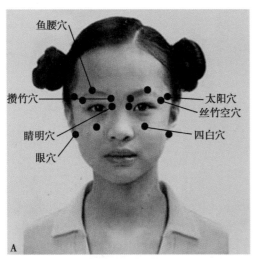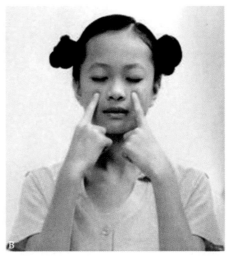

图 8-3-9 眼保健操

眼保健操为我国中小学广泛使用的青少年课间活动,图 A 所示为眼保健操按摩的穴位示意图,图 B 所示为眼保健操其中一节

四、屈光不正治疗的适宜技术

(一)框架眼镜

1. 概述 屈光不正的矫正方法最常见的为框架眼镜,各种屈光不正均可采用,其优点是方便安全摘戴容易,缺点是笨重不舒服影响外观,对于较大近视、散光、屈光参差和不规则散光的矫正效果不好。框架眼镜按照其焦点的不同,可以分为普通眼镜(图 8-3-10)、双光镜(图 8-3-11)和渐进镜(图 8-3-12)等[7]。

双光镜和渐进镜最早也最常用于老视的矫正,双光镜的镜片下方具有一块和中央度数相比度数较小的区域,渐进镜的下方,可以用来看近。

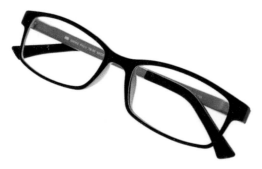

图 8-3-10 普通眼镜

普通眼镜即整个镜片不存在分区,度数一致

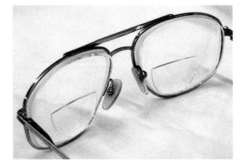

图 8-3-11 双光镜(下方区域用于看近)

双光镜的镜片下方具有一块和中央度数相比度数较小的区域,用于看近

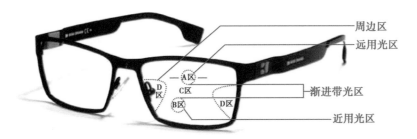

周边区
远用光区
A区
C区
D区
渐进带光区
B区
D区
近用光区

图 8-3-12 渐进镜
渐进镜是在眼镜的不同区域有不同的度数,用于看不同距离的物体

近些年来,双光镜和渐进镜也被用于学龄儿童的近视防治。和普通框架眼镜相比,双光镜和渐进镜有一定的效果,但约 0.25D 的差异在临床上意义不大。

2. 配镜的流程 配镜的流程分为验光、试戴、开处方和制镜等四个步骤。验光在上文已详细叙述。试戴主要是根据验光结果戴试镜架,上下楼梯、望远或看书报等 10～15 分钟,观察有无头晕、视物变形和眼胀等不适,如有则需对验光结果进行适当调整。如无不适,则可开具验光处方;根据验光处方选择镜架和镜片,并进行磨制和装配。

3. 一副好眼镜的标准 一副好的眼镜要考虑到很多方面,如镜架的选择和镜片的选择等。

(1)镜架的选择:首先需注意镜架的外观,如表面是否精细光洁,有无划伤毛刺、腐蚀剥落等,还要注意各个组成部分的尺寸和角度是否正常。此外,应遵循以下几点原则。

1)美学原则:根据配戴者的脸型、肤色和气质等进行选择,以达到淡化面部缺点、突出优点的效果。同时注意尊重个人意愿和特殊要求。

2)功能原则:镜架尺寸不要过大,应先考虑瞳距,再考虑脸的宽窄,还应考虑到顶焦度、散光的轴位和移光心的多少等因素,找到最佳结合点。

3)舒适原则:由于镜架的重量、镜框大小等,是否会导致配戴不舒适、影响视野范围等,都需要考虑到。

(2)镜片的选择:

1)屈光度数:一般在 3.00D 以内的为低度,可选择普通低折射率如 1.50 左右的树脂镜片或 1.523 的光白玻璃片;3.00～5.00D 之间的,可选择中等折射率如 1.56～1.59 的镜片;5.00D 以上的最好选择高折射率镜片,如 1.6～1.9;度数特别高者,首选折射率 1.9 的镜片,可使重量减轻,更加舒适。

2)用途:看远用时,可选用透光率高、防紫外线的镀膜镜片;看近用时,则可选透光率高、无色的光学镜片;室外用时,选择防紫外线的有色镜片,如树脂染色镜片、变色镜片等;水上活动时,选择偏振光镜片可以有效地防水面反光;雪地活动时,选择镀膜的有色镜片以防紫外线和雪地反光;运动时,选择抗冲击性能较佳的 PC 镜片。

3)人群:青少年宜选择树脂或 PC 镀膜镜片,一是重量轻减轻对鼻骨的压迫,二是抗冲击性能强,不易破碎从而保护眼睛;中老年人可考虑双光镜和渐进镜,以满足看远和看近的需要,外出时则可选择防紫外线的深色眼镜,以减轻对晶状体和眼底视网膜的损害。

4. 眼镜的保护 眼镜虽然在生活中很普遍,但很多人并不懂得如何进行保护。眼镜的保护分为摘戴、放置和擦拭等几个方面。

(1) 摘戴眼镜时,一定要用双手摘戴,从脸的正面摘下或戴上。如果长时间用单手摘戴,很容易导致镜架变形,螺丝松动;

(2) 放置眼镜时,应当先左后右折合镜腿,并将镜片朝上放置在桌面上,以避免桌面或其他硬物划伤镜片;

(3) 擦拭眼镜时,拇指和食指捏着镜圈上下端,用干净的镜片专用布擦拭。树脂镜片要用清水冲净后再擦拭。如镜片有油污,可先用少量洗涤灵清洗,再用清水冲净后擦干。

(4) 其他:镜架螺丝如有松动,应及时拧紧;眼镜不可放置在阳光下或挡风玻璃前暴晒,否则会导致镜片炸膜、变形;在游泳或剧烈运动后,镜架会沾上水分或汗水等,需用清水冲洗干净,以防生锈或腐蚀。

(二)角膜接触镜

角膜接触镜由于直接和角膜接触,对物象的缩小倍率小,对于不规则散光和屈光参差较大者治疗效果好。角膜接触镜分普通的软性角膜接触镜和硬性角膜接触镜。硬性角膜接触镜对于不规则散光的效果更好。对于不能耐受普通框架眼镜或者双眼屈光参差较大的个体,角膜接触镜是较好的选择。

(三)角膜塑形镜

角膜塑形镜是在夜间配戴的特殊材质的角膜接触镜(图 8-3-13),它对角膜实施一定的压迫使其变得扁平,从而获得白天较好裸眼视力的目的。角膜塑形镜对于 −5.00D 以下的近视效果较好。近年来,国内外长期的观察研究发现,它不仅仅是一种暂时性的角膜压迫重塑效果,还能够显著延缓近视度数的进展和眼轴的延长,值得在近视发展较快(>0.50D/年)的儿童中使用。但由于其验配复杂,必须在专业眼科医师的指导下方可配戴,以避免眼部严重并发症的发生。

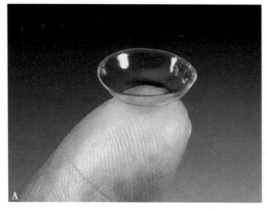
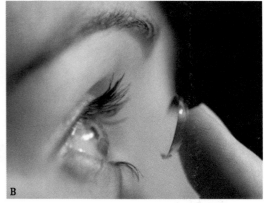

图 8-3-13 角膜接触镜
直接戴在角膜上用于矫正屈光不正的眼镜叫角膜接触镜,分为软性和硬性两类。图 A 所示为软性角膜接触镜,图 B 所示为角膜接触镜的佩戴方法

（四）准分子激光手术

准分子激光手术是利用193nm的氟化氩激光对角膜组织进行切削,改变角膜屈光力以矫正屈光不正的一种手术[15]。该手术最早始于20世纪90年代,目前包括准分子激光角膜切削术(PRK)、准分子激光原位角膜磨镶术(LASIK)和准分子激光上皮下角膜磨镶术(LASEK)几大类别;近年来,波前像差引导的个性化手术、非球面切削和飞秒激光成为激光手术的发展趋势[16]。准分子激光手术由于存在手术风险,以及一定比例的术后不良反应,如干眼症和夜间视力不良等,因此具有严格的适应证,术前必须进行全面详细的眼科检查[17]。

以目前流行的LASIK为例,下面的图8-3-14简要说明了其操作过程[18]。

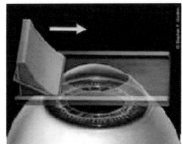
第一步：角膜微切器切割角膜

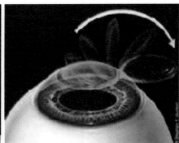
第二步：角膜瓣形成并翻转

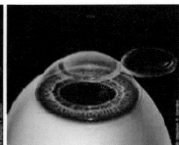
第三步：角膜中间基质切削区准备

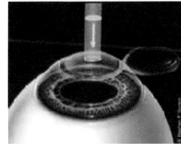
第四步：准分子激光切削角膜基质

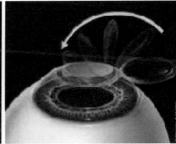
第五步：角膜瓣复位

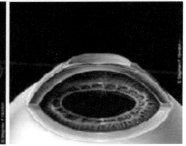
第六步：准分子激光角膜原位磨镶术完成

图 8-3-14　LASIK 操作过程示意图

准分子激光原位角膜磨镶术(LASIK)是一种用准分子激光矫正屈光不正的手术方式,图示为LASIK手术的分步骤详解[19]

（五）人工晶状体矫正术

人工晶状体矫正术包括植入前房或后房睫状沟的眼内镜,以及晶状体摘除植入人工晶状体的术式。此类手术均针对于屈光不正(尤其是近视)度数较高的病人,采用上述其他方法无法获得理想的矫正视力。

（六）其他

针对屈光不正的矫正,还有很多其他方法,如矫正近视的角膜基质环,矫正老视的热传导角膜成形术等,在此不作详述。

五、屈光不正防治中的注意事项

(一)治疗时机

各种屈光不正的治疗时机非常重要,尤其是近视,绝大多数在学龄儿童和青少年时期发生。一旦发现,应及时治疗,给予散瞳验光。对于第一次就诊的或 12 岁之前的儿童,应给予阿托品眼膏对睫状肌进行强力放松,一天使用两次,连续使用三天,否则容易导致验光度数不准确。对于 40 岁以上的人群,由于调节力较弱,可以给予不用散瞳的显然验光[20]。12～40 岁人群,可以考虑采用快速散瞳。

对于远视和散光,如果是导致儿童弱视的主要原因时,应当首先矫正这些远视和散光,以促进视觉发育的快速恢复,同时配合弱视的相关治疗措施。

对于老视,一旦发生明显的近距离工作困难或具有视疲劳症状时,应积极地进行验光,给予合适度数的眼镜来减低调节需求,以获得更好的视觉质量和生活质量。

(二)健康教育

各种屈光不正的矫正都不困难,但在实际生活各种屈光不正的矫正比例仍然不高。这和人群对屈光不正引起视觉损害的认识和重视程度不够有关,需要对各种人群进行不同方式的健康教育[21]。尤其是学龄儿童和青少年儿童,发生近视的比例越来越高,近视的度数也越来越高,需要从正规的教育(如幼儿园)一开始即加强预防和治疗近视的宣教。

(三)转诊和随访

屈光不正中的病理性近视或高度近视容易引起视网膜变性、视网膜裂孔、视网膜脱落和黄斑变性等眼底并发症,一旦发现应及时转诊到具备治疗资质的上级医院。对于其他可能的并发症如开角型青光眼、白内障等,也应积极的观察治疗[22-24]。

对于屈光不正中的普通近视(也称学校性近视),常发生于青少年,应加强给予矫正措施后的随访,保证至少半年一次。当发现进展较快或合并其他问题时,应及时治疗或转诊。

思 考 题

1. 屈光不正包括哪些类型?不同类型的区别是什么?
2. 矫正屈光不正的方法有哪些?优缺点是什么?
3. 所有人都适合戴角膜塑形镜吗?
4. 按电脑验光仪的结果给病人直接配镜是否科学?
5. 散瞳验光的原则是什么?

参考文献

1. 胡诞宁, 褚仁远, 吕帆, 等. 近视眼学. 北京: 人民卫生出版社. 2009.

2. Resnikoff S, Pascolini D, Mariotti SP, et al. Global magnitude of visual impairment caused by uncorrected refractive errors in 2004. Bull World Health Organ, 2008, 86: 63-70.

3. 李仕明, 杨宙, 李偲圆, 等. 基于儿童正视眼的眼光学模型构建. 中华眼视光学与视觉科学杂志, 2016, 18(1): 29-32.

4. 唐萍, 冯祎, 孟梦. 初发近视儿童调节反应与近视屈光度的关系. 眼科, 2014, 23(05): 319-322.

5. Atchison DA, Li SM, Li H, et al. Relative Peripheral Hyperopia Does Not Predict Development and Progression of Myopia in Children. Investigative Ophthalmology & Visual Science, 2015, 56(10): 6162-6170.

6. 郭寅, 唐萍, 刘丽娟, 等. 学龄儿童眼球生物学参数变化的队列研究: 二年随访观察. 眼科, 2015, 24(01): 19-24.

7. 王宁利. 同仁验光配镜实用技术. 北京: 人民军医出版社, 2006.

8. Si YL, Li SM, Yue HZ, et al. Effect of undercorrection on myopia progression in 12-year-old children. Albrecht Von GraæesArchivFürOphthalmologie, 2015, 253(8): 1363-1368.

9. 徐亮. 加强户外活动是防治近视眼的关键——用图说明近视眼的形成原理. 眼科, 2012, 21(01), 1-2.

10. Li SM, Li H, Li SY, et al. Time Outdoors and Myopia Progression Over 2 Years in Chinese Children: The Anyang Childhood Eye Study. Investigative Ophthalmology & Visual Science, 2015, 56(8): 4734-4740.

11. Li SM, Kang MT, Peng X, et al. Efficacy of Chinese Eye Exercises on Reducing Accommodative Lag in School-Aged Children: A Randomized Controlled Trial. Plos One, 2015, 10(3): e0117552.

12. Li SM, Li SY, Kang MT, et al. Near work related parameters and myopia in Chinese children: the Anyang childhood eye study. Plos One, 2014, 10(8): 783-786.

13. Kang MT, Li SM, Peng X, et al. Chinese Eye Exercises and Myopia Development in School Age Children: A Nested Case-control Study. Scientific Reports, 2016, 6: 28531.

14. Meng-Tian Kang, Shi-Ming Li, He LM, et al. Peripapillary Retinal Nerve Fiber Layer Thickness and its Association with Refractive error in Chinese Children: The Anyang Childhood Eye Study. Clinical & Experimental Ophthalmology, 2016, Apr 15.

15. 张丰菊. 追求角膜屈光手术后更完美的视觉质量. 眼科, 2012, 21(03): 151-153.

16. 张丰菊, 郭宁. 飞秒激光用于角膜屈光手术应注意的问题. 眼科, 2014, 23(05): 289-291.

17. 许多, 阚秋霞, 张国伟, 等. SMILE 矫正中度和高度近视散光 6 个月疗效分析. 眼科, 2014, 0(05): 295-300.

18. 贾砚文, 陈辉, 程新梁, 等. Epi-LASIK 和 LASEK 矫治高度近视的临床对比研究. 眼科, 2014, 23(01): 51-56.

19. 杨亮, 胡琦, 康杨, 等. 近视性屈光参差病人 LASIK 术后双眼视功能评估. 眼科, 2012, 21(03): 187-190.

20. 周磊, 沈降. 1% 阿托品不同用药方式对控制青少年低度近视进展的远期效果. 眼科, 2014, 23(02): 111-114.

21. 王小兵. 儿童高度近视合并晶状体半脱位的屈光检查要点. 眼科, 2013, 22(03): 194-194.

22. Qi Y, Duan AL, You QS, et al. Posterior scleral reinforcement and vitrectomy for myopic foveoschisis in extreme myopia. Retina, 2015, 35 (2): 351-357.

23. 李建军, 徐亮. 注重近视眼病人的青光眼机会性筛查. 眼科, 2016, 25 (01): 6-8.

24. 李建军. 病理性近视眼盘周萎缩斑及后巩膜葡萄肿的进展过程. 眼科, 2014, 23 (02): 110.

第九章 小儿斜弱视的诊断和治疗

斜视是两眼视轴不能同时注视同一目标,仅一眼视轴指向目标,而另眼视轴偏向目标一侧。

弱视是一种单眼或双眼最佳矫正视力低于正常,但未能发现与视力减退相对应的眼球器质性改变。弱视是由于生后早期发生的斜视、屈光参差、高度屈光不正或形觉剥夺等异常视觉经验引起的。弱视经适当治疗是可逆的。

第一节 斜弱视的分类

一、斜视的分类

1. 根据斜视的病因、视功能及临床表现,可分为:

(1)共同性斜视:肌肉本身和其神经支配均无器质性病变的斜视,斜视度不因注视方向或注视眼的改变而变化;

(2)非共同性斜视:多由于病变累及眼外肌的神经核、神经或肌肉结构引起眼位偏斜,斜视度因注视方向或注视眼的改变而变化。

2. 根据眼位偏斜的方向,可分为:

(1)水平斜视:内斜视(图 9-1-1)或外斜视(图 9-1-2);

(2)垂直斜视:上斜视(图 9-1-3)或下斜视;

(3)旋转斜视:内旋转斜视或外旋转斜视;

(4)混合性斜视:水平,垂直和(或)旋转斜视。

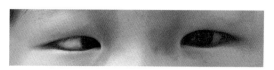

图 9-1-1 内斜视

病人双眼注视 33cm 远处的点状光源(手电光),通过观察角膜的反光点来测定斜视性质:正常双眼角膜反光点是对称的,一眼偏斜即为斜视。左眼注视,右眼角膜光点偏向鼻侧(右眼内斜)

3. 根据融合状态斜视可分为:

(1)隐斜:融合控制能力永远存在;

(2)间歇性显斜视:融合控制能力部分时间存在;

(3)显斜视:融合控制能力不复存在。

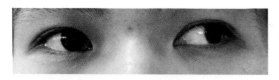

图 9-1-2 外斜视

病人双眼注视 33cm 远处的点状光源（手电光），通过观察角膜的反光点来测定斜视性质：正常双眼角膜反光点是对称的，一眼偏斜即为斜视。右眼注视，左眼角膜反光点偏向颞侧（左眼外斜）

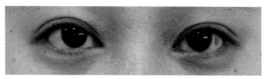

图 9-1-3 右眼上斜视

病人双眼注视 33cm 远处的点状光源（手电光），通过观察角膜的反光点来测定斜视性质：正常双眼角膜反光点是对称的，一眼偏斜即为斜视。左眼注视，右眼角膜反光点偏向上方（右眼上斜）

二、弱视的分类[1]

1. 屈光不正性弱视　大部分为远视性弱视，预后较好。如果患儿年龄小于 3~4 岁，即使检影度数达 +10.00D，经过积极、合理的弱视治疗，一般能获得很好的效果。近视病人因为看近时清楚，通常不会发生弱视。

2. 屈光参差性弱视

（1）远视性屈光参差：通常远视度数较高的一眼为弱视眼。

（2）近视性屈光参差：患儿常用近视较深的一眼做近距离工作（极高度近视除外），用近视较浅的一眼做远距离工作，这样两只眼均能获得清晰物像，不产生弱视。

（3）散光性屈光参差：单眼散光也能引起弱视，随着散光差异的增加，弱视程度也相应加深。

3. 斜视性弱视　内斜视病人的弱视发生率为外斜视的 4 倍。

4. 形觉剥夺性弱视　在婴幼儿期，由于眼间质混浊（如先天性或外伤性白内障、角膜混浊）、完全性上睑下垂等可引起弱视。可以单侧或双侧，单侧者更加严重，常伴有继发性内斜视或外斜视。警惕遮盖性弱视的发生，尤其 1 岁以下的婴儿更应慎重，5 岁后由遮盖引起弱视的可能性较小，即使发生，打开健眼几天即可恢复视力。

第二节　斜弱视的诊断

一、斜视的诊断

1. 询问病史　详细询问病人的年龄、准确的发病时间、发病原因或诱因、斜视发展情况、做过何种治疗、有无家族史等。

2. 眼外观检查　注意病人眼位偏斜的方向和程度，睑裂是否等大，颜面是否对称，有无代偿性头位。

3. 视力评估　详细检查病人的远、近视力及矫正视力。对于高度远视和散光者以及青少年病人，必须扩瞳后进行屈光检查。

4. 眼位检查

（1）角膜映光法（图 9-2-1）：适用于有注视能力的病人，嘱病人双眼注视 33cm 远处的点状光源（手电光），观察角膜的反光点来测定斜视度，光点在角膜鼻侧属外斜视，光点在角膜颞侧属内斜视。一般认为,反光点位于瞳孔缘时大约为15°,瞳孔缘和角巩膜缘之间为30°,位于角巩膜缘为45°,此法估计的斜视度较为粗略。

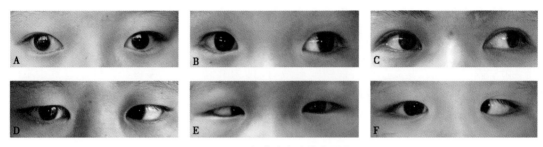

图9-2-1 角膜映光法检查眼位

病人双眼注视33cm远处的点状光源(手电光),通过观察角膜的反光点来测定斜视度。反光点位于瞳孔缘时大约为15°,瞳孔缘和角巩膜缘之间为30°,位于角巩膜缘为45°:图A示外斜视15°;图B示外斜视30°;图C示外斜视40°;图D示内斜视15°;图E示内斜视30°;图F示内斜视40°

(2)遮盖去遮盖法:鉴别隐斜和显斜视的主要方法。病人需具备对调节视标的注视能力,其检查结果才是可信的。利用角膜的反光点,测定病人在戴镜或不戴镜下分别注视33cm和6m视标时的眼位。

操作方法:遮盖一只眼,仔细观察另一只眼的运动方向,即没有被遮盖的眼球的运动方向。如果出现运动,说明病人存在显斜视,根据运动方向是哪一类斜视。如果非遮盖眼由外向内运动,说明病人患外斜视;由内向外运动,说明患内斜视;若存在垂直方向的运动,说明患有垂直斜视,即上斜视或是下斜视。

若非遮盖眼不动,再以同样的方式遮盖另一只眼,同样的方法观察对侧非遮盖眼的运动状态。第一次遮盖的眼是斜视病人的偏斜眼,对侧非遮盖眼自然不发生运动,因为遮盖前后都是非遮盖眼注视;如果遮盖的是斜视病人的注视眼,偏斜眼则出现运动。所以遮盖去遮盖检查必须先后遮盖两只眼才能得到正确的结果。

遮盖去遮盖检查法也能观察隐斜。例如,遮盖病人的右眼,左眼仍然注视前方的目标不出现运动。打开病人的右眼,如果左眼仍然不动,右眼出现运动,根据运动的方向能够判断病人是内隐斜或是外隐斜。若右眼由内向外运动,则说明患内隐斜;由外向内运动,说明患外隐斜。

(3)交替遮盖法:多用于隐斜及间歇性斜视病人。

操作方法:令病人分别注视33cm和6m视标,检查者用遮盖片交替遮盖左右眼。若遮盖一只眼,对侧眼仍然注视前方视标没有发生运动,则把遮眼板移到对侧眼上,观察原来被盖眼的运动方向,如果由外到内,说明受检查者可能存在外隐斜或外斜视,如果由内向外运动,说明受检者可能存在内隐斜或内斜视。这样反复交替遮盖几次,观察移去遮盖后的一只眼的运动方向,进一步证实初次的检查结果。如果观察到眼球出现垂直方向的运动,则说明受检者可能存在垂直斜视或垂直隐斜。

有些显斜视在检查的时候,开始表现为隐斜,经反复交替遮盖双眼,才表现出来显斜视,例如间歇性外斜视,在开始检查时为外隐斜,交替遮盖以后,才表现出外斜视。如果反复交替遮盖双眼,能充分显示出来最大斜视角。

(4)马氏杆法:马氏杆由一根或数根并列的玻璃圆柱构成,嵌装在金属圆盘内。通过它看点状光源则成一条与玻璃圆柱方向成直角的亮线。此法用于检查隐斜及隐斜度。

操作方法：在暗室内，将马氏杆放在一眼前，令病人分别注视 33cm 和 6m 处的点状光源。首先将马氏杆水平置于右眼前，则右眼可见一垂直亮线，如病人为正位眼，则此亮线正好垂直通过左眼所见的灯光。如果垂直亮线出现在灯光左方（交叉性），表示为外隐斜，如果垂直亮线出现在灯光右方（同侧性），表示为内隐斜。然后将三棱镜置于右眼前（内斜视时，三棱镜底朝外；外斜视时，三棱镜的底向内），不断调整三棱镜的度数，直到亮线恰好通过灯光为止，该三棱镜的度数在正常视网膜对应者，即为其隐斜度。再将马氏杆垂直置于右眼前，则右眼可见一水平亮线，如亮线正好水平通过左眼所见的灯光，表示病人无垂直位隐斜。如果亮线高于左眼灯光，表示为左上隐斜，如果亮线低于左眼灯光，表示为右上隐斜，其隐斜度也可用三棱镜来测定。如要查旋转隐斜，两眼放置垂直方向的马氏杆，右眼红色，左眼白色，以便分清左右眼，再用三棱镜底向上或向下放置于一眼前，使红白线条分开成红色和白色二条平行的光线。如二条水平亮线中任何一条倾斜，表示有旋转隐斜，如右眼亮线的颞侧端向下方倾斜，表示右眼为内旋转隐斜，如亮线的鼻侧端向下倾斜，表示右眼为外旋转隐斜。旋转马氏杆使倾斜的亮线呈水平时，镜架刻度表上所示的度数即为旋转隐斜的度数。

（5）三棱镜交替遮盖法：用于测量隐斜和显斜视两种偏斜的总度数。但是，不能把两部分斜视的度数分别表示出来。此方法经常用于斜视手术矫正之前，为手术设计提供眼球最大偏斜度数。这两部分加起来，反映了眼外肌不平衡使眼球自然偏斜的最大程度，排除了融合功能的影响。

操作方法：遮眼板从一只眼移向另一只眼应该迅速，以免发生融合，不能暴露大斜视角。经过数次交替遮盖后，眼位才能出现最大的分离状态。手持三棱镜，根据斜视的方向把三棱镜放在一只眼前，内斜视时，三棱镜底朝外；外斜视时，三棱镜的底向内；上斜视时，三棱镜底向下；而下斜视时，三棱镜的底则朝上方。继续交替遮盖两只眼，不断调整三棱镜的度数，直到交替遮盖时不再出现眼球运动为止。完全中和偏斜度数往往需要同时应用水平垂直方向的三棱镜。应分别测定视标在 33cm 及 6m 处时戴镜和不戴镜的斜视度数。

5. 检查眼球的运动　观察 6 个主要运动方向和 9 个眼位，以确定每条眼外肌的功能有无异常（图 9-2-2）。眼球运动分为单眼运动和双眼运动，双眼运动的检查主要是了解两眼眼球运动的协调性和运动功能的强弱程度。

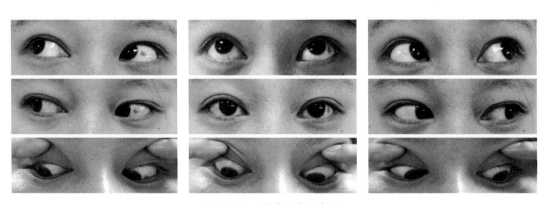

图 9-2-2　眼球运动示意图

双眼运动的检查方法：病人头不跟随目标转动，注视 50cm 距离的电筒光源，手持电筒分别向病人左侧、左上、上方、右上、右侧、右下、下方和左下 45° 转动，观察眼球跟随转动的幅度。内转时瞳孔内缘应到上下泪点连线，外转时角膜外缘应该达到外眦角，斜上下方转动时要注意两眼的相互位置关系[2]

检查步骤：

（1）病人头不跟随目标转动。

（2）检查者手持电筒，位于病人面前约50cm。

（3）手持电筒分别向病人左侧、左上、上方、右上、右侧、右下、下方和左下45°转动，观察眼球跟随转动的幅度。内转时瞳孔内缘应到上下泪点连线，外转时角膜外缘应该达到外眦角，斜上下方转动时要注意两眼的相互位置关系。

（4）注意排除内眦赘皮的影响。

二、弱视的诊断

1. 视力评估　详见"儿童视力评估方法"[3]。

儿童出生时眼球前后径短，所以正常情况下，婴幼儿出生时都处于远视状态。随着生长发育，眼轴增长，相当于向近视方向转化，至学龄前基本达到正视，该过程称为正视化。因此，儿童在学龄前期裸眼视力未达到1.0并不表示一定是异常的。儿童视力发育状况见表9-2-1。

表9-2-1　学龄前儿童视力正常发育状况

年龄	正常视力表现
1～2 月龄	瞳孔对光线刺激有反应
3 月龄	可全神贯注地看周围人的面孔，可以固视和追踪15～25cm距离处的玩具；玩具移向儿童眼前时出现双眼集合反射
6 月龄	会伸手去拿玩具；当玩具离开视线时会去寻找玩具；可以在30～60cm距离内追随作任何方向运动的悬挂着的小球；3～6个月可出现防御性眨眼反射。此时出现任何类型的斜视均为异常
9 月龄	可以快速、准确抓到玩具；能专注观察3～4m内人和动物的行为，并持续关注3～5分钟
1 岁	对图片感兴趣；可以手指感兴趣的物体；强迫优先注视（FPL）视力为20/100；1岁时眼轴形成的远视度平均可达 +3.75D
1～2 岁	此年龄组测试反而比较困难，小儿注意力很易分散，视力常常无法测试；接近2岁儿童可以试用儿童图形视力表
2～3 岁	可以使用匹配视力表；国际标准视力表0.4～0.6，或FPL视力20/57～20/20；≤+2.00D以内的远视被称为生理性远视
4 岁	国际标准视力表0.6～0.8；≤+2.00D以内的远视被称为生理性远视
5 岁	国际标准视力表0.8～1.0

注：对于6个月以下的儿童视力测量，尚不可能设计出标准化的视力测量方法，表中提到的方法仅仅是一种粗略的估计[4]。

2. 斜视检查

（1）内斜视：共同性内斜视多伴有弱视，且大部分为远视性弱视。部分先天性内斜视患儿能双眼交替注视，一般不会发生弱视，因为双眼均有注视的机会。如果单眼内斜视，且注视性质不好，应高度怀疑弱视。

（2）外斜视：共同性外斜视较少发生弱视。如果单眼外斜视，且注视性质不好，应高度怀疑伴发有其他眼病，如白内障、眼底病、高度近视等。

（3）垂直斜视：常有代偿头位，一般很少发生弱视。

3. 散瞳检影　最好使用睫状肌麻痹肌散瞳检影。≤6 岁、内斜视、球镜度数>+3.00D 的患儿，通常使用阿托品散瞳检影，每天点眼 3 次，双眼、共点 3 天。其余可以快速散瞳检影（环戊通滴眼液），12 岁以下必须散瞳检影。

4. 眼底检查　通常眼底正常，必要时可以进行视觉电生理（VEP）检查。

第三节　斜弱视的治疗

一、斜视的治疗

（一）非手术治疗

1. 屈光矫正　有的内斜视病人同时有中高度的远视，因远视眼调节过度、辐辏过强引起的调节性内斜，戴镜可以使斜视全部矫正。这类内斜视称为完全屈光调节性内斜视，其治疗要点是一定要用阿托品散瞳验光，另外配镜时远视度数要足矫。其他还有部分屈光调节性内斜视虽然戴镜不能完全矫正内斜视，但是术前也要规范验光和配镜，否则容易导致内斜视的过矫。另外对于合并散光的无论是内斜视还是外斜视，也应该首先配镜治疗[5]。

2. 治疗弱视　斜视病人经常合并弱视，尤其是内斜视，在考虑手术矫正斜视前，一定要先把弱视治愈，否则不仅不利于手术后的立体视建立，也不利于斜视后眼位的长期保持[6]。详见弱视治疗。

3. 正位视训练　如果是小角度的斜视，同时双眼单视功能又比较好的病人，例如小角度外斜视，可以通过训练来保持斜视角度很多年不再进展。

4. 配戴三棱镜　根据物像移位的规律和斜视度的大小，在斜视眼前放置三棱镜，使双眼有了共同的视觉方向，这样可以使双眼单视功能得到发育。主要用于：①小角度斜视；②斜视手术后残留眼位；③年龄较小的斜视儿童手术前的过渡。但是这种方法对于大部分斜视没有根治作用。

（二）手术治疗

出生在 6 个月以内的新生儿如果发现患有先天性内斜视，最好的斜视手术时机是在双眼单视功能发育之前，时间一般选择婴儿 3 岁左右[7, 8]。

婴儿在 6 个月之后发现患有内斜视，通常不建议立刻进行斜视手术，应该对斜视病人进行全部的眼部检查，如果发现伴有远视，对斜视婴儿的治疗可以先采用配戴矫正眼镜的方式，等 3 到 6 个月之后，如果检查婴儿斜视症状已经完全矫正，则继续配戴眼镜进行矫正即可，此种情况下可以不进行手术[9, 10]。

对于先期进行配镜治疗的婴幼儿斜视病人，在配镜时间超过 6 个月后，斜视症状没有改善，或者斜视症状仅是减轻，那么一般建议尽早采用斜视手术治疗方法[11, 12]。

对单眼性斜视病人，为了更有利地恢复病人的双眼单视功能，前期可以采用遮盖疗法，半年之后如果遮盖疗法并未明显改善斜视症状，这个时候可以考虑进行斜视手术[13]。

二、弱视的治疗

弱视的治疗由于无需特殊技术和器械,通常无需转诊[14]。

(一)屈光矫正

1. 远视

(1)不伴斜视的远视性弱视:

1)+3.00~+7.00DS:检影度数减 1.00DS 给处方。

2)+7.00~+8.00DS:检影度数减 1.50DS 给处方。

3)>+8.00DS:检影度数减 1.50~2.00DS 给处方。

4)<+2.00DS:检影后复查,取达到最好视力的最高度数或复查时裸眼视力达 0.9 以上,可以暂不配镜,3 个月复查。

(2)伴内斜视的远视性弱视:>+1.00DS 的远视均要完全矫正,即按检影度数全部矫正(足矫)。

(3)伴外斜视的远视性弱视:按最好视力的最低度数给处方;<+2.00DS:原则上不需配镜。

2. 散光 原则有多少给多少,不能接受者适当减低。

3. 屈光参差 为平衡双眼的屈光度,有医师将单侧高度近视眼也配成和另一眼一样低的近视度数,这样不太妥当。其实儿童双眼融合能力较强,在患儿能接受的情况下,建议双眼分别给足近视度数,这样才能给高度近视眼物像清晰的机会[15]。

(二)遮盖治疗

1. 双眼弱视 双眼视力相差 2 行以上,遮盖视力较好屈光度较低的眼。遮盖时间取决于:患儿年龄、弱视程度、治疗效果、依从性等。

(1)患儿<5 岁:每天遮盖 1 小时 /1 岁。如:患儿 1.5 岁,每天遮盖 1.5 小时(指患儿清醒时)。待双眼视力基本相等后,停止遮盖,过度遮盖会引起遮盖性弱视及影响双眼立体视的形成。

(2)患儿>5 岁:如果视力相差很大,可以全天遮盖,每 1 个月复查一次,防止遮盖性弱视发生。如果视力相差两行以上,可以每周遮盖不同的天数,视力相差越大,遮盖天数越多。对于较大儿童,在学校不愿意遮盖,也可以半天遮盖,即下学后在家遮盖。

2. 单眼弱视 全天遮盖视力正常眼,每个月复查一次。

3. 遮盖注意事项 强调遮盖必须严格、彻底,这是遮盖治疗成败的关键!尤其是单眼重度弱视患儿,开始遮盖会很困难,因为弱视眼视力很差,遮盖患儿对健眼遮盖会有反抗,也给日常活动带来很多困难,所以家长配合至关重要,一定要严格监督患儿遮盖是否彻底,避免患儿从框架与皮肤之间的空隙中偷看,必要时可以用无刺激粘胶布将眼罩贴在眼周围皮肤上,或将眼罩直接盖在眼睛上,使患儿无法偷看。遮盖期间尽量让患儿使用弱视眼,可以用一些颜色鲜艳的、感兴趣的玩具逗孩子玩耍,目的是尽量使视网膜有更多图像刺激。可以行走的患儿,开始遮盖时家长必须牵拉儿童行走,注意安全防止摔倒。伴眼球震颤的弱视:遮盖一眼后,另一眼震颤幅度增加,因此不建议遮盖治疗,可以进行弱视训练。

（三）弱视训练

遮盖期间可以同时进行弱视训练,加快患儿视力的恢复。

1. 重度弱视　可以使用红光闪烁仪,年龄大的患儿可同时配合精细目力训练,如穿珠子、画画等。

2. 轻度弱视　同时视光盘、融合光盘或立体视光盘,促进双眼视功能的恢复。4 岁以上合作的孩子也可以选用脑力影像生物信息刺激训练。

三、健康教育信息

要重视对弱视儿童及家长的健康教育,以下是一些重要信息:

1. 幼儿的常规视力筛查有助于及时发现斜视和弱视。

2. 弱视早发现早治疗效果好,大部分孩子能通过治疗恢复。

3. 弱视治疗需要长期坚持,一两次就诊不可能使弱视完全恢复。

4. 家长要重视对孩子所需要的遮盖、训练等治疗进行监督,严格按医嘱执行。

思考题

1. 弱视的定义是什么? 包括哪些类型?
2. 弱视的治疗方法包括哪些?
3. 斜视的治疗方法包括哪些?
4. 儿童视力达不到 1.0 就是存在屈光不正吗?
5. 儿童弱视遮盖治疗的原则是什么?

技能考题

1. 角膜映光法
2. 遮盖法

参考文献

1. 中华医学会眼科学分会斜视与小儿眼科学组. 我国斜视分类专家共识(2015 年). 中华眼科杂志,2015, 51(6):408-410.

2. 刘丽娟,李建军,王亚星,等. 如何进行斜视和弱视筛查及远程会诊. 眼科,2007,16(z1).

3. 中华医学会眼科学分会斜视与小儿眼科学组. 弱视诊断专家共识(2011 年). 中华眼科杂志,2011,47 (8):768.

4. 王丽丽,卢炜,傅涛,等. 弱视病人远、近视力差异的临床观察. 眼科,2013(04):266-268.

5. 吴西西. 先天性内斜视. 眼科,2002,11(03):1390-1393.

6. 张伟,赵堪兴. 斜视弱视治疗中应注意的几个问题. 眼科,2009,18(05):293-294.

7. 刘丽丽,于刚,吴倩,等. 儿童外斜视术后继发性内斜视的手术效果短期观察. 眼科,2013,22(05):327-331.

8. 卢炜,王京辉,傅涛. 知觉性外斜视伴患眼下转肌功能不全(单眼跷跷板样运动). 眼科,2011,20(03):199-202.

9. 傅涛,王丽丽,苏庆,等. 下斜肌后退术后抗上转综合征一例. 眼科,2014,23(06):432-432.

10. 王昆明. 儿童斜视手术方案的选择. 眼科,2005,14(05):351-352.

11. 李莉,卢燕,焦永红. 连续性外斜视的病因及手术效果短期观察. 眼科,2013,22(05):324-327.

12. 麦光焕,钟华红. 斜视手术中遇到的困难及处理对策. 眼科,2007,16(05):291-293.

13. 漆雅,于刚,吴倩,等. 儿童部分调节性内斜视的治疗及调整缝线在手术中的应用. 眼科,2013,22(02):121-123.

14. 王洪峰,王恩荣. 儿童弱视治疗中几个问题的讨论. 眼科,2013,22(05):295-298.

15. 林楠,卢炜,孙阿莉,等. 弱视儿童知觉眼位及注视稳定性状况的调查. 眼科,2014,23(06):417-419.

第十章　低视力康复

　　低视力康复是眼科一个很重要的组成部分，但由于长期受到忽视、缺乏专业技术人员，低视力康复的开展情况在我国不容乐观，一线城市中也仅有部分眼科开展了低视力康复服务。广大眼科医护人员对低视力康复服务缺乏认识，低视力病人难以获得所需的服务[1]。

第一节　低视力概述

　　视力损伤是指由于各种原因导致的双眼视力低下并且不能矫正或视野缩小，以致影响其日常生活和社会参与[2]。视力损伤包括盲与低视力[3]。我国残疾人联合会制定的盲及低视力标准如表 10-1-1。

表 10-1-1　1987 年及 2006 年我国残疾人抽样调查视力损伤标准[4]

类别	级别	双眼中较好的一眼的最佳矫正视力
盲	一级盲	<0.02～无光感，或视野半径<5°
	二级盲	<0.05～0.02，或视野半径<10°
低视力	一级低视力	<0.1～0.05
	二级低视力	<0.3～0.1

注：

　　① 盲或低视力均指双眼而言，若双眼视力不同，则以视力较好的一眼为准。如仅有单眼为盲或低视力，而另一眼的视力达到或优于 0.3，则不属于视力损伤范畴。

　　② 最佳矫正视力是指以适当镜片矫正所能达到的最好视力，或以针孔镜所测得的视力。

　　③ 视野半径<10°，不论其视力如何均属于盲[5]

　　举例说明低视力的诊断标准[6]：

右眼矫正视力 =0.3	左眼矫正视力 =0.1	不能诊断低视力
右眼矫正视力 =0.3	左眼视力 = 无光感	不能诊断低视力
右眼矫正视力 =0.2	左眼矫正视力 =0.1	诊断低视力
右眼矫正视力 =0.05	左眼矫正视力 =0.02	诊断低视力
右眼矫正视力 =0.04	左眼矫正视力 =0.02	诊断为盲

第二节　低视力的评估

　　对低视力病人进行眼科检查可以让医师了解病人视功能损害的程度（视功能评估），目的是设法使低视力病人能够充分利用残余视力,帮助低视力病人提高生活质量及增强独立生活能力[7]。

一、低视力病人的视功能评估

(一)病史

低视力病人的病史,可对其检查、处理及训练等提供非常重要的信息。首先应该询问一般眼科病史及治疗过程。对于先天及遗传性眼病病人,应该询问其家族史。询问全身病史,应该特别注意神经系统、关节、听力方面的病史。

(二)视力检查

1. 远视力检查　低视力门诊在成人常用"国际标准视力表",但是,"国际标准视力表"中,0.1 仅有一个视标,之后是 0.2,仅有 2 个视标,在 0.1 到 0.2 之间并无视标。0.2 视力的图形比视力 0.1 的图形小 1/2,而视力 1.0 的图形只比视力为 0.9 时的图形小了 1/9。因此,由原来 0.9 的视力改善为 1.0 较容易,但由 0.1 的视力改善为 0.2 却较难,虽然视力都增加了 0.1,但其真正改善的程度并不一样。这种视力表对一般眼科病人来说虽有缺点,但尚可使用,然而对低视力病人不适用。

常见的低视力病人用的视力表有:灯塔远视力表(图 10-2-1)、低视力远视力表(图 10-2-2)和灯塔图形视力表(图 10-2-3)。

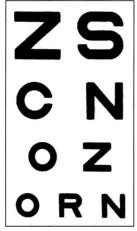

图 10-2-1　灯塔远视力表
灯塔远视力表 0.1 视标有两个,不像"E"字表 0.1 只有一个视标;病人易于记住

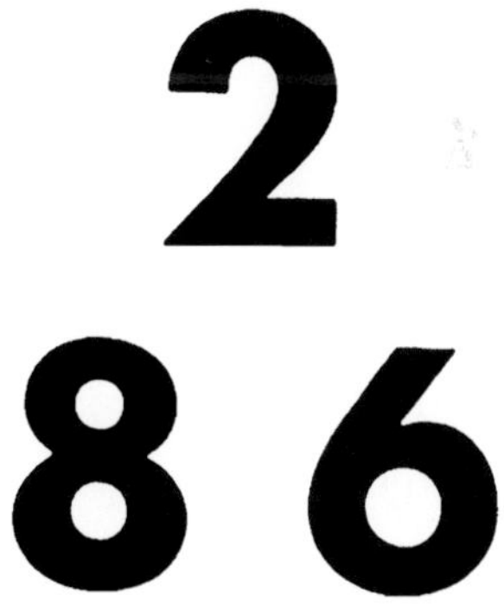

图 10-2-2　低视力远视力表
用数字为视标来测量病人的远视力

灯塔远视力表 0.1 视标有两个,这就不像"E"字表或国际标准视力表 0.1 只有一个视标,病人易于记住。另外,在 0.1 到 0.2 之间也有两行视标,分别为 0.16(20/125)、0.12(20/160)。

低视力远视力表,用的是数字,视标大小为 0.028～2.0(20/700～20/10),测试距离为 6 米或小于 6 米。

对于学龄前或智力低下的儿童,可以用灯塔图形视力表(图 10-2-3),该视力表为卡片式,有 3 个图形:苹果、房子、伞,视标大小为 0.1(20/200)～2.0(20/10)。该图形视力表的缺点是图形少(仅 3 个),检查时患儿易于记住。孙葆忱等设计的学龄前图形视力表(图 10-2-4),图形多(8 个),患儿不仅难于记住,而且不易失去兴趣[8]。

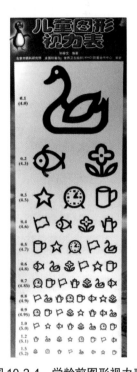

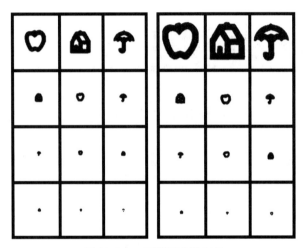

图 10-2-3 灯塔图形视力表

灯塔图形视力表用图形的大小来检查病人的视力

图 10-2-4 学龄前图形视力表

孙葆忱等设计的学龄前图形视力表有 8 个图形,病人通过辨别大小不同的图形来检测视力

2. 近视力检查 低视力门诊常用国际标准近视力表查视力。检查时应注意照明,避免反光。测试距离为 30cm。如果病人在此距离不能看清 0.1,可以移近距离,直至看清为止。记录视力和测试距离。正常近视力在 30 厘米处看清 1.0 一行即可。老年人调节力减弱或丧失,在查近视力时可根据年龄适当给予正球镜,以代偿其调节力。

低视力门诊常规应用国际标准近视力表查视力。在应用助视器时,还要进行阅读能力测试。"汉字阅读视力表"(图 10-2-5),除可对病人进行近视力测试外,尚可根据测试结果得出病人使用近用助视器的主观放大率或放大倍数。这种集视力测试阅读能力及放大倍数预测于一身的汉字阅读视力表,是低视力门诊工作中简便又十分有效的工具。

3. 低对比度视力表 一般视力表背景与视标的对比度为或者接近 100% 的高对比度,而现实环境中很少有这样的环境,为了解视觉质量,需要测试低对比度视力,经常应用的视力表是 25%～10% 的对比度。如两对比度标准对数视力表(图 10-2-6)。儿童可以应用儿童笑脸对比图形视力表(图 10-2-7)。虽然进行低对比度视力测试比较费时间,但是对低视力病人视功能的评估十分重要。

点 数 (point)	汉 字 号 数	
80	（九行字）	四比八小
64	（七行字）	九大于七和二
48	（特号字）	老王喜欢中国山水
40	（初号字）	一年有三百六十五天
36	（小初号字）	太阳已经从东边升起来了
32		你和孩子们为什么那么高兴
28	（一号字）	同学写信告诉老师他全家平安
24		走到大门口就可以看见前面有条路
20	（二号字）	把课文读两次后再做句子与对话练习吧
16	（三号字）	我们中间每个人都知道科学知识非常重要
12	（小四号字）	请不要在马路上乱跑必须记住行人要走人行道
10	（五号字）	因为他现在出去了所以还得过些时候才能见面
8	（六号字）	工人们在这里已经长期生活和工作了几十个年头
6		为了充分认识和了解现代社会请认真学习和思考
5	（七号字）	美丽的传说把当时人类活动和发展的情况生动地传给了后代

（标准检查距离25厘米）

图 10-2-5　汉字阅读视力表

汉字阅读视力表不仅可以根据文字字号大小来检测病人的近视力，还可以根据测试结果（点数）得出病人使用近用助视器的放大倍数

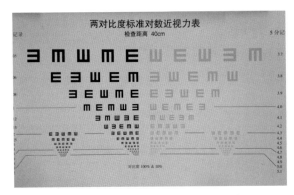

图 10-2-6 两对比度标准对数视力表

一般的视力表白底与黑字非常分明,形成 100% 或近 100% 的对比度,而现实中很少有这样的环境,因此需要应用对比度视力表来测试低对比度视力,图左是 100% 对比度,图右是 10% 对比度

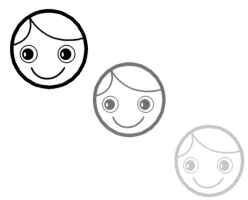

图 10-2-7 儿童笑脸对比图形视力表

不同对比度的笑脸图形,用来检查儿童低视力病人的低对比度视力[9]

(三)眼科常规检查

常规的眼科检查应包括裂隙灯、眼压、眼底等检查,重点在于确定诊断及确定病变是否活动。如果病变仍在活动,例如有活动性炎症或出血等,应按眼病诊断予以治疗。如果病变静止,或为陈旧性病变,而且经眼科各种治疗手段无效或失败时,则应考虑使用助视器。

(四)屈光检查

低视力病人均应常规进行屈光检查,不可主观断定病人视力"不可能矫正"。对于每一个低视力病人都必须进行常规且十分细心的屈光检查。

(五)对比敏感度检查

检查视力是对视功能进行定量的评价,但视力检查不能表现出视觉的形觉功能。一般的视力表白底与黑字非常分明,形成 100% 或近 100% 的对比度。但是辨别浓淡不分明或对比不强烈的物体(在日常生活中经常遇到)仅靠视力检查结果无法得出明确的答案。对比敏感度是对空间明暗对比度的检查,检查设备常用的是"对比敏感度检查卡"(图 10-2-8),是由不同对比度的条栅图组成[10]。

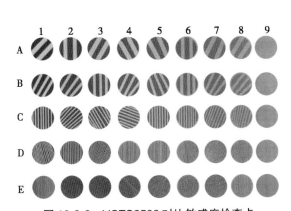

图 10-2-8 VCTS6500 对比敏感度检查卡

对比敏感度测试卡横分 5 排,左侧排首处标明 A、B、C、D 及 E,分别代表 1.5 周 / 度、3 周 / 度、6 周 / 度、12 周 / 度、18 周 / 度 5 个空间频率。每排均有 8 个不同对比敏感度值的条栅图,第 9 图无条栅为空白图

(六)其他检查

针对不同的眼科疾病,需要相应的检查,如 Amsler 表检查、视野、色觉、立体视

觉及眩光检查等。

　　除了上述眼科检查，还要对病人的阅读速度、视觉搜寻能力、定向行走能力等进行评估并记录。

二、低视力病人的康复需求评估

　　由于视功能损害对各类人员所造成的困难是不相同的，适配助视器时，眼病和用眼特点的差异决定了选配助视器应该依据个体的实际情况和需求（如放大需求、对光的喜好等）同时应结合考虑配戴者身份所承担的经常性任务的需要来选配。

第三节　助视器与使用

　　对于低视力病人来说，需要通过配用适合的助视器同时进行相应的训练，最大可能地去利用其残余视力，才使他们能融入社会的群体中，更好地适应社会。助视器是提供给视力损伤人使用的一种重要的辅助器具[11]。

一、助视器的定义和分类

　　能改善或提高低视力病人的视觉及活动能力的任何装置与设备均称为助视器。

　　助视器分为两大类，即视觉性助视器和非视觉性助视器（更准确地说是非视觉性装置或设备）。视觉助视器可分为光学助视器与非光学助视器。

　　光学性助视器是一种利用光学性能的作用，以提高低视力病人视觉活动水平的设备或装置。它可以是凸透镜、三棱镜或平面镜。光学助视器又分为远用光学助视器和近用光学助视器。电子助视器中电子视力增强系统（electronic vision enhancement systems，EVES）即闭路电视助视器（closed-circuit televisions，CCTVs）也属于光学助视器。

　　非光学助视器不是通过光学系统的放大作用，而是通过改善周围环境的状况来增强视功能的各种设备或装置。它们可以单独应用，也可以与各种光学性助视器联合应用。

　　非视觉性辅助设备或装置：指视力严重损害的低视力病人或盲人不能依靠视学装置或助视器改善视功能，只能依靠听力，触觉等视觉以外的补偿，如盲杖、电子工具、导盲犬、电子表等。

二、常用助视器的种类

（一）光学助视器

　　是应用光学系统使被观察的物体成像放大，病人便可以看到或看清楚原来模糊的小物体[12]。

　　1. 远用助视器　远用助视器一般用于看黑板、看电视、室外看站牌等。主要是各种类型或不同倍数的望远镜。包括：双筒望远镜，大多为 ×2 或 ×2.5；便携式单筒望远镜；单筒望远镜 ×4～7 等（图 10-3-1～图 10-3-3）。

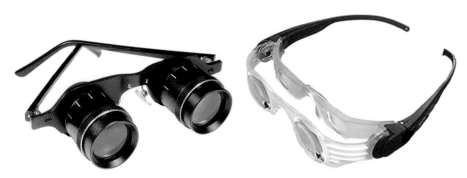

图 10-3-1　双筒望远镜

不同倍数的望远镜一般用于看黑板、看电视、室外看站牌等

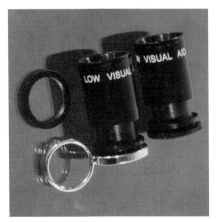

图 10-3-2　便携式单筒望远镜

便携式单筒望远镜带有指环，利于低视力病人携带，随时用于观看

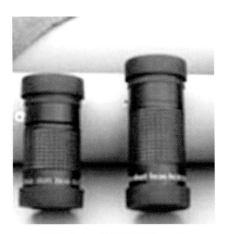

图 10-3-3　单筒望远镜 4～7×

不同倍数的单筒望远镜常用于看远处物体

望远镜助视器优点是能使远处的目标放大。缺点是视野明显缩小，目标虽变大，但变近，当病人头部转动时，目标快速向反方向运动，景深短，所以只适用于静态的情况下使用，如果在走路、开车等运动状态下使用是很困难的。

2. 近用助视器　近用助视器可以解决低视力病人的阅读或某些近距离工作的需要，近用助视器多为屈光度较高的正镜片。近用助视器常见类型如下：

（1）眼镜助视器：正透镜度数为 +4.00～+40.00D（×1～10）。优点：有恒定的放大作用，视野大，双手可自由活动。缺点是随着放大倍数的增加，工作或阅读距离越来越近（图 10-3-4，图 10-3-5）。

（2）近用望远镜及手术放大镜：优点是比同样放大倍数的眼镜助视器阅读或工作距离远，可适合于一些特殊工作，如打字、看乐谱、画图等。手术放大镜可用于眼科手术。缺点是视野小，景深较短（图 10-3-6）。

（3）各种手持放大镜：是一种手持的可在离眼不同距离处使用的正透镜，即眼与透镜距离可任意改变的近用助视器。有各种形状、不同放大倍数。优点是使用方便，价格便宜，随处可以购买，适合于短时间阅读及看细小目标，如阅读药瓶上的说明等。在光线不佳处，可

以使用带有光源或照明的手持放大镜。缺点是需占用一只手，老人手颤抖时无法控制焦距（图 10-3-7）

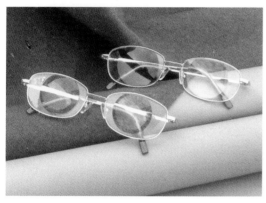

图 10-3-4　眼镜助视器（树脂框）

近用助视器可以解决低视力病人的阅读或某些近距离工作的需要，眼镜助视器是近用助视器的常见类型（有玻璃框和树脂框可选择）

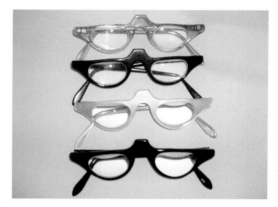

图 10-3-5　眼镜助视器（玻璃框）

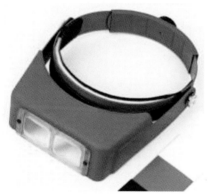

图 10-3-6　手术放大镜

手术放大镜可用于辅助眼科手术

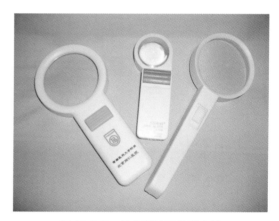

图 10-3-7　带光源的手持放大镜

带光源的手持放大镜可以安装电池，在光线不佳处提供照明

（4）立式放大镜：是固定于一个支架上的凸透镜，目标或读物与透镜间的距离是恒定的（固定焦距）或可变的（可调焦或非固定焦距），放大倍数多为 ×1.5～4。优点是有比较正常的阅读距离，老人或儿童用手持放大镜有困难时，可用立式放大镜。缺点是视野较小，阅读姿势差，易疲劳（图 10-3-8）。

3. 近用（或中距）望远镜　近用（或中距）望远镜优点是能在较高倍的放大倍数下，有较长的工作距离。比较常用而且简单的方法是在近用望远镜上加阅读帽。近用望远镜有国产眼镜式望远镜，放大 ×2.5，阅读帽（图 10-3-9）的"帽"外壳及镜片均为塑料制品，类似一个有弹性的橡皮套，在橡皮套内放上所需之正球镜片，然后将它再套到望远镜的物镜上。

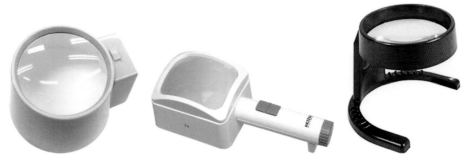

图 10-3-8　不同种类的立式放大镜

立式放大镜是固定于一个支架上的凸透镜，放大倍数多为 ×1.5～4。老人或儿童用手持放大镜有困难时，可用立式放大镜

4. 电子助视器　电子助视器是一种电子图文放大装置，是将所阅读的文字、图片等所观察的物品通过摄像镜头，将影像传到屏幕上并加以放大。利用它可以看书报、写信、画图、学生做作业等，与电脑相连，进行各种电脑操作。

电子助视器放大倍数高，视野大，可以调整对比度及亮度，可有图像反转的改变：比如可以调成白底黑字或者黑底白字，因此，病人可以双眼用来阅读，发挥两只眼睛的作用，视野更加完整。可有正常的阅读距离和舒适的阅读姿势。

（1）台式电子助视器：台式电子助视器是一体式液晶电脑和高像素彩色电脑摄像头，利用计算机图像放大处理软件对原始图像进行放大处理。手动调焦，可与普通的电脑及电视机连接，操作方便（图 10-3-10）。

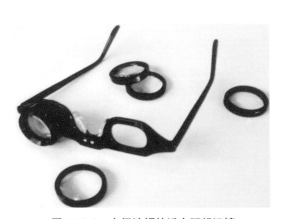

图 10-3-9　有阅读帽的近中距望远镜

阅读帽类似一个有弹性的橡皮套，在橡皮套内放上所需之正球镜片，然后将它再套到望远镜的物镜上，用于放大倍数较大时，有较好的阅读（工作）距离

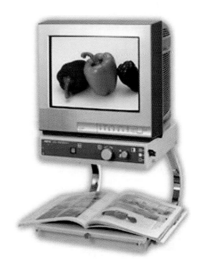

图 10-3-10　台式电子助视器

（2）远近用多功能台式电子助视器（图 10-3-11）：满足近距离和远距离的双重需求，学生使用既可以看黑板，也能够记笔记。适用于阅读书籍，写作，可以配合手工操作、机械制

造、修理小器械等。

（3）手持式电子助视器（图 10-3-12）：掌上型、袖珍式或口袋式电子助视器。

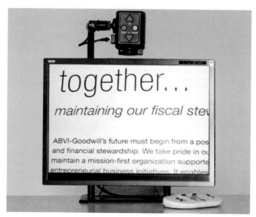

图 10-3-11　远近用多功能台式电子助视器

远近用多功能台式电子助视器，可以通过转换摄像镜头的方向，满足近距离和远距离的双重需求，学生使用既可以看黑板，也能够记笔记

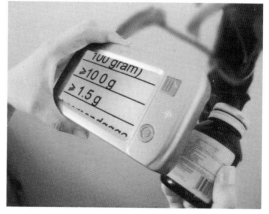

图 10-3-12　手持式电子助视器

掌上型、袖珍式或口袋式电子助视器用于看近，便于携带

（4）电脑硬件与软件助视器：是另一种电子助视器，它是以计算机系统为基础的，能提供屏幕放大、合成语音等功能。如 Zoom Text（图 10-3-13）图文放大软件帮助低视力病人浏览网站、查找网络资料、阅读文件、收发电子邮件、浏览网页，以及正常学习电脑应用。

（5）阅读机：它可以把各种印刷品，如书籍、杂志及各种复杂资料的文字转换成清晰的语言，使盲及低视力病人极方便且容易地"阅读"各种书刊和报纸。

（6）夜视系统：可用于夜盲病人，如视网膜色素变性。此系统适合于远用，夜晚使用者可看到目标清晰图像，但图像为绿色（图 10-3-14）。

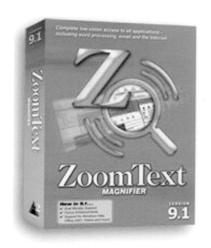

图 10-3-13　Zoom Text 图文放大软件

以计算机系统为基础，能提供屏幕放大、合成语音等功能的软件

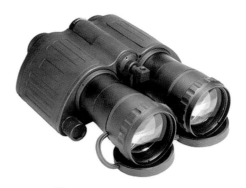

图 10-3-14　×5 双筒夜视镜

适用于夜盲病人，夜晚使用可看到目标清晰图像

（二）非光学助视器

不是通过光学系统的放大作用，而是通过改善周围环境的状况来增强视功能的各种设备或装置，称为非光学助视器。

1. 照明　照明是改善对比度的最好途径。多数低视力病人，尤其是老年病人常需要较强的照明。但不同眼病对照明要求不同。如黄斑部损害、视神经萎缩、病理性近视、视网膜色素变性等，常需较强的照明。白化病、先天性无虹膜、球后视神经炎等，常需较暗照明。

为获得较强的照明，除可增加光源的强度以外，还可将光源移到目标附近，这是一种既可节约能源，又可增加照明强度的有效方法。

许多低视力病人使用助视器阅读或工作距离比较近，常常在 2～10cm，所以病人头部将光线挡住。一个非常好的办法是利用自然光线，例如可以让病人坐在窗户处，有视力眼或视力较佳眼靠近窗户，即病人侧面对窗户，不要正面对窗户。这样从窗外射入的自然光强且光线弥散。如病人感到光线太强，可离窗户稍远一些进行阅读。

在使用人工照明时，应该有半透明且大一些的灯罩，这样光线会弥散一些，灯臂可以调节，光源与读物应成 45° 角，光源位于眼的一侧，同时应防止反射光直接射入眼内而引起眩光，产生视力疲劳或分辨力下降。室内除主要用于阅读或近距离工作的照明外，尚应有一个在室内天花板上或空中的辅助照明系统，比工作灯的照明暗 20%～50%。

2. 加强对比度　使低视力病人更易于辨认环境中的低对比度物体与目标，使病人更方便及安全，如：书及刊物应有强烈的黑白对比。低视力门诊内的设备、地板与墙壁等对比要强一些。门诊内的标志及字体要大而醒目。这也适用于低视力病人的居住环境，如过道涂颜色明亮的箭头或其他鲜亮的标记，房间屋门、室内家具、桌椅、桌面及其上物品，均要求有强的对比度。

3. 控制光线传送和光线滤过

（1）太阳帽、眼镜遮光板，均可阻挡或滤过周边部的光线，避免其直接射入眼内，以帮助减少眩光。

（2）滤光镜：各种滤光镜（图 10-3-15）可以滤过各种短波光，使成像对比度增加，进而改善视功能。有许多种颜色和深浅程度不同的滤光镜可供选择，如：红色滤光片能提高中及低空间频率的对比敏感度，适于全色盲和视网膜色素变性病人。黄色滤光镜能滤去大部分波长在 500nm 以下的光线，因而可保护眼免受蓝光、紫光及紫外线的干扰，适合低视力病人进行白天户外活动时配戴等。

4. 相对体积放大或线性放大作用的利用：如大字印刷品、大字号的电话拨号盘（图 10-3-16），盲童学校低年级学生（低视力班）使用的大字课本等。

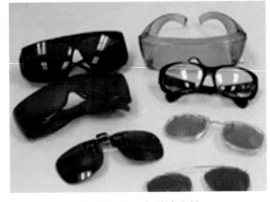

图 10-3-15　各种滤光镜

滤光镜可以滤过各种短波光，使成像对比度增加，进而改善视功能。有多种颜色和深浅程度不同的滤光镜可选择，适合低视力病人进行白天户外活动时配戴

5. 阅读架　阅读架(图 10-3-17)有利于低视力病人长时间近距离阅读。阅读架不但可以使低视力病人采取舒适的体位,减轻疲劳,而且可以将书放在阅读架上,解放双手。

此外,利用粗黑线条的纸、粗头笔、书写控制板等帮助写字,戴针孔镜也属于非光学助视器。

(三)非视觉性辅助设备

指视力严重损害的低视力病人或盲人不能依靠视学装置或助视器改善视功能,只能依靠听力,触觉等视觉以外的补偿,如盲杖、电子工具、导盲犬、电子表等。

1. 盲杖　由起初的树枝、藤条或竹竿等简单的棍棒,逐步演变成更具应用效能的弯把式盲杖、直段式盲杖、折叠式盲杖(图 10-3-18)等。

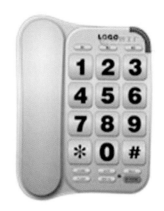

图 10-3-16　大字号的电话拨号盘
增大电话拨号盘的字号,使低视力病人使用更方便

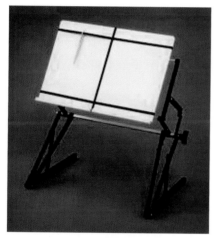

图 10-3-17　阅读架
将书放在阅读架上,可以使低视力病人采取舒适的体位,有利于长时间近距离阅读

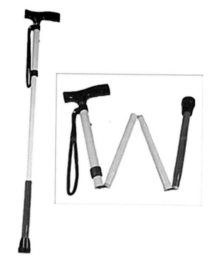

图 10-3-18　折叠式盲杖
不同形式的盲杖,帮助视力残疾病人行走

2. 导盲犬　"引导盲人犬"的简称,是为有视觉障碍的人专门提供向导服务的伴侣犬。也有称其为"向导犬"、"盲人犬"、"引路犬"。

3. 其他　语音报时钟、语音温度计、药盒闪烁及声音提醒报警器都属于非视觉性辅助设备。随着科学技术的发展,电子导盲器,电子导盲犬,全球定位系统(GPS),电子人造眼等也为低视力病人提供服务。

三、助视器的使用训练

低视力病人如何使用助视器,这是在低视力康复中的一个非常复杂和重要的问题。对于每一个低视力病人,都应制订一个适合于病人本人情况的训练计划。

为了很好地制订一个训练计划,指导者应该知道低视力病人使用助视器要达到的主要目的与要求;训练的原则是先简单后复杂,训练的目标应该是先静止后活动。

第四节 低视力的康复训练

低视力康复包含有两项内容即基本康复(basic rehabilitation)与视觉康复(visual rehabilitation):基本康复的主要内容是日常生活的技巧及定向与行走技术。视觉康复的含义是最大可能的去利用病人的残余视力,即低视力病人需要特殊的培训或设备,以便使他们能在家庭、学校和社区中进行各种活动。此外,还需要教育或职业康复、心理康复等[13]。

一、儿童低视力病人的康复

低视力儿童视觉的发育尚未停止,视功能的高低可以通过训练来提高。因此,低视力儿童不仅靠自己看,而且需要靠别人教他们如何使用残余视力,并认识及理解他们所能看到的一切。同时,还需要靠视觉以外的其他感觉来获得外界信息,如听觉,触觉或运动知觉,嗅觉及味觉训练来弥补视觉方面的不足[4]。

(一)视觉训练

视觉最初的训练是让儿童看手电筒的亮光。手电亮光从上、下、左、右及近、远移动,训练他们追随固定目标的能力。随后可以把各种色彩鲜明、反光良好的玩具拿在背景对比清楚的环境下进行训练。

在1岁左右儿童能爬、站立及行走时,应该把玩具放在他的周围,让他去观察、寻找,并且逐步让儿童注意周围的事物,如人物、家具等。

在2~3岁时,应让他学习辨别目标的形状。向儿童说明目标的名称及其一些特点,着重讲明直线、曲线、点及角等。

下一步便是练习画图及其他视觉训练。开始时要看简单的单色图,白、黑或其他颜色鲜明的图或画,背景与图的对比要强烈。开始练习时图应大一些,以后渐渐变小,直到儿童刚刚看到为止。当儿童能看清并能说出图的名称以后,就应让他们练习描图,从描简单的图逐步描较复杂的图,直到图很精细复杂,儿童无法描绘为止。视力严重损害的儿童建立手-眼协调运动比较困难,练习描图也能改善手-眼的协调动作。上述训练结束时儿童已达3岁左右,可以开始进行下述视觉训练:

让患儿认识并能区别所看到的人们或目标彼此间的差别。让患儿看一张图片,并向患儿详细讲明图片内的各种情况。例如一张家庭卧室图,图中有人物,有家具等,这实际是在学习看一种比较复杂的透视图。从图片中可以学习到人物及物件大小、远近、彼此间的关系。与此同时应该把患儿带到与图片类似或不同的实际场合之中,然后让患儿了解人物之间、人物与家具之间的关系。通过看并让他们模仿人物的动作,了解这些动作的含义。这种训练对低视力儿童将来在周围环境中独立活动,以及自己有效地去获得有关知识十分重要。

在此期间患儿应开始学习"视觉分类",患儿应练习根据目标颜色、大小、长短、应用或事情发生的先后顺序进行分类。可以用玩具、娃娃、房屋、厨房各种用具、衣服、线、纽扣等练习视觉分类。

下一步训练包括视觉记忆，目的是将看到的不完整或一部分目标，通过视觉记忆把它们组织成一个完整的目标。这种训练是通过一些智力测验玩具（如"七巧板"之类）来完成的。先将该类玩具拆散，然后根据视觉记忆重新把它们拼成一个完整的图案。这种训练可以使他们把一个不清楚的目标，通过视觉记忆及组织而变成一个完整清楚的目标。

对于严重视力损害儿童，在进入学校学习以前，必须着重进行上述训练，因为这种训练也是阅读课本的准备阶段。

应该强调指出的是，高效率视觉功能的获得，不仅要靠视觉训练，还必须与其他感觉训练相结合，只有充分发挥其他感觉的潜力，视觉功能才能得到更为充分有效的利用。

（二）低视力儿童的教育

世界特殊教育发展的趋势是进行"一体化"教育，从近年来教育理论及一些发达国家的实际情况来看，盲童进入普通学校学习，对盲童康复极为有利。"随班就读"是具有中国特色的一体化教育的体现，也是我国深入开展九年义务教育的需要。

（三）功能性视力的训练

功能性视力是表示为了特殊目的而去使用的视力。即指应日常生活中的种种需要，而以不同方式使用各种视觉技巧的能力。

低视力儿童病人，视觉损害限制了他们获得生活经验、运动发展及与伙伴的交往。加上由于早期干预尚未普遍开展，患儿的父母大多在争取消除孩子的残疾而奔波，全身心地扑在求医问药上，无暇顾及应有的教育与训练，对视力的使用更是顾虑重重，抱着"保护"为上的观念，很少鼓励甚至不让患儿使用剩余视力，使低视力儿童从婴儿时期，就失去了很多"看"的机会，形成了这类儿童视觉认识程度低，视觉技巧掌握少，处于能看看不清，想看不会看的状态，因此对低视力儿童进行全面有效的视力训练，就显得格外重要。功能性视力训练的目的：一是提供各种看的机会，鼓励低视力病人更好地使用视力；二是帮助低视力病人掌握视觉技巧，学会视觉操作，提高病人利用自身残余视力的能力。

低视力病人的功能性视力训练是依据眼球运动的注视、跳动和追随三种基本形式及病人缺乏视觉经验等现实状况，按低视力病人的实际需求进行的。训练的中心点是指导低视力病人学会视觉操作，掌握视觉技巧。

训练的基本内容是：

1. 认识和注视训练（图 10-4-1） 注视即集中注意看清一个目标。这是视觉技巧中一项最基本的内容。通过训练帮助病人识别颜色，辨认物体形态，以有助于建立视觉印象。

注视训练包括固定注视和定位注视两方面，其间包括学会使用助视器。定位注视是指把视力固定注视到需要的地方，即学会向不同方向注视。对病人来说，近距离的定位注视关系到病人今后阅读及生活的细节，如阅读需找到每一页的开始，查字典、查电话簿需要在该页顶端找到关键的字。远距离的定位注视则涉及病人对环境的认识等。

对缺乏视觉经验的低视力儿童病人，训练时要加入视觉认识的训练。视觉认识是视功能发展的基础。帮助病人识别颜色、辨认物体形态既有助于建立视觉印象，又有利于巩固和提高注视技能。

2. 视觉追踪训练 视觉追踪是控制眼球运动的一种视觉训练，即能用眼或头部的运动跟踪一个活动的目标，或用移动视线来追随物体。这是人们日常生活及阅读、书写中必不可少的视觉技巧。

　　开始可以练习追随移动的目标，练习用眼描线（图 10-4-2），室外可以通过玩滚球（或保龄球）、观看几辆不同色彩的玩具汽车行驶进行。

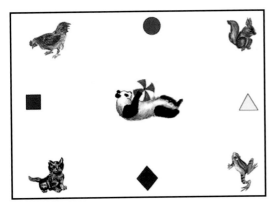

图 10-4-1　认知和注视训练图片

视觉认识是视功能发展的基础。训练时，让病人看彩色图片，学习颜色、形状、动物名称等

仔细观察小兔按什么线条能找到其他四个小动物。

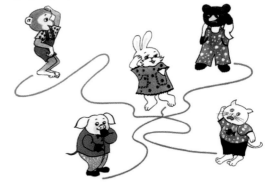

图 10-4-2　用眼描线

视觉追踪要求用眼或头部的运动跟踪一个活动的目标，或用移动视线来追随物体。训练时，让病人看图，根据连线判断线两端的动物，或者从一侧动物开始，用眼描线找到另一侧的动物。开始可以允许手指与眼球同时移动，后期要求单纯用眼

　　3．视觉辨认训练　视觉辨认是集视觉认识与视觉技巧中注视、追踪为一体的训练。通过区别物体的异同及细节差异来辨认物体（图 10-4-3）。进行视觉辨认技巧的训练，一是要引导看出物体之间的异同，二是要通过细节差异来辨别物体。

　　4．视觉搜寻训练　视觉搜寻训练也是控制眼球运动的一种训练，是练习跟踪、辨认为一体，从而找到目标的训练。

　　视觉搜寻技巧的要点.一是视力必须由物体一侧向另一侧运动，然后由上而下一行一行地覆盖要搜寻的地区，要防止快速而不规则的乱找目标。二是眼球移动时，眼球必须平稳地运动，不偏离到其他方向。可以利用两幅图找不同来训练。

　　5．视觉记忆训练　视野缺损使低视力病人看到的目标往往仅是一部分或是一个模糊的全貌，而通过视觉记忆的组织，则有可能将其变得完整而清楚（图 10-4-4）。因此，视觉记忆的形成对低视力病人特别是儿童低视力病人更准确地了解他们所看到的一切是至关重要的。视觉记忆的核心是从局部了解整

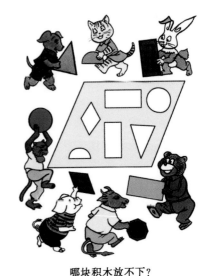

哪块积木放不下？

图 10-4-3　视觉辨认

视觉辨认训练是通过区别物体的异同及细节差异来辨认物体。训练时，让病人辨认动物所持有的不同的图形，指出应该放在板面上正确的位置。或者要病人看清画面各画了哪几种动物，然后找出它们的相同处与不同处

体,它是以众多的视觉印象为基础的。

训练的内容有:①凭记忆说出曾出现过后被拿走的物品;②记忆看过物品的颜色和形状;③按看过的顺序排列图片;④认识部分与整体的关系。能根据记忆把各部分组成整体或把缺损的部分补完整。

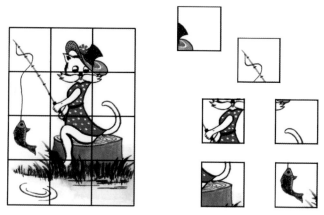

图 10-4-4　视觉记忆训练
视觉记忆的核心是从局部了解整体,训练时,可以将分割的图形拼成一个整体

二、老年低视力病人的康复

随着年龄的增长,老年人眼部生理方面和视功能均发生了一些改变,如看颜色觉得暗一些,对明及暗适应的能力下降,周边视野轻度缩小,对比度降低,调节能力下降,形成老视等。

老年视力损害病人可能同时伴随其他疾病的出现,由于视功能的丧失再加上伴随疾病的出现,彼此互相影响可使病人有更大的功能丧失,生存质量进一步下降,也会使康复工作更加困难。

(一)老年低视力病人的处理

1.远视力的矫正　任何低视力病人都应仔细检查屈光情况,以求通过普通眼镜提高其远视力。

若有进展但发展缓慢的眼病,如许多老年性白内障、青光眼等,如配镜可有较明显的远视力提高,应予以矫正。但对进展迅速的眼病,如老年性黄斑变性进展期,除病人强烈要求外,一般暂不予配镜。

2.助视器的应用

(1)远用助视器:最常用的是眼镜式、手持单筒及卡式单筒可调焦式望远镜,放大倍数多在×2～×4,适合于间断性的短时间使用。

(2)近用助视器:近用助视器种类较多,常用的有普通眼镜助视器、手持放大镜、立式放大镜、近用望远镜、电子助视器等。

(二)病人日常生活方面的康复

在国外主要是由职业治疗师(occupational therapist)来完成。康复内容包括:使用触摸式大字电话（光学助视器），写字、辨认钱币、厨房及家用电器的使用、自我照顾能力等。目的是要能充分利用其残余视力尽可能恢复阅读、书写的能力，享受晚年的一些乐趣，能基本做到独立生活。

思考题

1. 低视力的诊断标准是什么？
2. 低视力常用的助视器有哪些类型？
3. 青光眼晚期病人适用哪种助视器？为什么？

参 考 文 献

1. 孙葆忱，胡爱莲. 临床低视力学. 北京：人民卫生出版社. 2013.

2. Quigley HA，Broman AT. The number of people with glaucoma worldwide in 2010 and 2020. Br J Ophthalmol，2006，90（3）：262-267.

3. Wasserman RC，Croft CA，Brotherton SE. Preschool vision screenings in pediatric practice：a study from the pediatric research in office settings（PROS）network. Pediatrics，1992，89（5 Pt 1）：834-838.

4. 郑远远，孙葆忱，崔彤彤，等. 盲及低视力的先天性白内障患儿术后的视觉康复. 眼科，2003，12（06）：361-363.

5. 孙葆忱，胡爱莲，杨晓慧，等. 手机使用引起的未注意盲与交通事故. 眼科，2015（01）：8-11.

6. Liang YB，Friedman DS，Wong TY，et al. Prevalence and causes of low vision and blindness in a rural chinese adult population：the Handan Eye Study.Ophthalmology，2008，115（11）：1965-1972.

7. 王淼，杨利民，杨玉平，等. 眼病与致盲因素的调查分析. 眼科，1999，8（04）：41-42.

8. 杨瑶华，甄毅，吴海涛，等. 灯箱视力表与 Freiburg 电子视力表应用对比研究. 眼科，2013（02）：117-120.

9. Parikshit G，G Clare. Blindness in children：a worldwide perspective. Communit Eye Health，2007，20（62）：32-33

10. 盛欢，孙葆忱. 低视力病人视力与色觉的相关性. 眼科，1999，8（01）：59-61.

11. Hatch S，Whitener J，McAlister WH，et al. Optometric Care within the Public Health Community.Old Post Publishing. 2010.

12. 郑远远，崔彤彤，胡爱莲，等. 新型国产两用望远镜助视器在低视力康复中的应用. 眼科，2005，14（05）：323-325.

13. 孙葆忱，胡爱莲. 低视力病人生存质量与康复. 北京：人民卫生出版社. 2009.

第十一章 倒 睫

倒睫（trichiasis）是指睫毛向后方生长，以致触及眼球的不正常状况。生长方向异常的睫毛，尤其是倒向角膜表面生长的睫毛，不但经常摩擦角膜上皮，引起异物感、怕光、流泪等症状，还会引起眼球充血、结膜炎、角膜上皮脱落、角膜炎、角膜血管翳、角膜溃疡、角膜白斑，进而影响视力[1]。

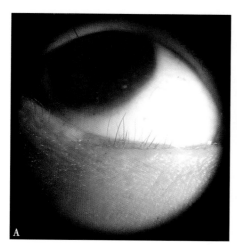 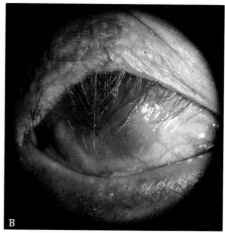

图 11-1-1　倒睫

倒睫是指睫毛向后方生长，以致触及眼球的不正常状况。如图 A 所示病人上下眼睑均有多根睫毛接触角膜，容易引起异物感、畏光流泪。图 B 可见上睑大量睫毛接触角膜，引发结膜显著充血，角膜感染、混浊，影响视力

第一节 分 类

倒睫的原因很多,主要有两类,包括不伴有眼睑内翻的倒睫和伴有眼睑内翻的倒睫。

1. 不伴有眼睑内翻的倒睫 只是单纯由于睫毛的生长方向异常,或者由于下睑赘皮的皮肤压迫而引起倒睫。

2. 伴有眼睑内翻的倒睫

(1)先天性睑内翻(congenital entropion):多见于婴幼儿,只发生在下睑,亚洲人发病率较高,易发生在下眼睑近内眦部位。发病机制:大多由内眦赘皮牵拉,眼睑眼轮匝肌过度发育或睑板发育不全所致。有些婴幼儿比较胖,加之鼻根发育欠饱满,鼻根部很平,加上伴有内眦赘皮和下睑赘皮,亦可造成下睑内翻、倒睫。

(2)退行性睑内翻(senile entropion):退行性睑内翻又称慢性痉挛性睑内翻或老年性睑内翻,多发生于下睑。发病机制:①下睑缩肌腱膜的断裂,下睑缩肌无力;②眼睑水平方向张力的松弛,眶隔和下睑皮肤松弛,失去牵制眼轮匝肌的收缩作用,导致睑板下缘倾向外,睑缘则向内;③眼球的轻度内陷,老年人眶脂肪减少,眼睑后面缺乏足够的支持所致;④眼轮匝肌的重叠,眼轮匝肌痉挛,肌纤维向上卷缩,眶隔前眼轮匝肌重叠,导致眼睑内翻,同时引发倒睫。

(3)瘢痕性睑内翻(cicatricial entropion):瘢痕性睑内翻,由睑结膜及睑板瘢痕收缩牵拉,引起睑缘倒向眼球,上下睑均可累及。主要是沙眼瘢痕、结膜烧伤、化学伤、结膜天疱疮以及白喉性结膜炎等疾病均可引起。发病机制:瘢痕的收缩造成眼睑后层明显比前层缩短而使睑缘朝内卷曲,引起瘢痕性睑内翻。

(4)痉挛性睑内翻(spastic entropion):多见于下睑,由于眼部轮匝肌痉挛引起。发病机制:常见于眼部急性炎症,损伤或者内眼手术(如白内障摘除术),因为刺激引起眼轮匝肌特别是近睑缘的眼轮匝肌纤维反射性痉挛,导致睑缘内卷而形成眼睑内翻。由于下睑的睑板薄而窄,发生痉挛的机会较多,上睑睑板较宽,发生内翻的较少。此种内翻多为暂时性的,一旦刺激因素消失,多数可以自行消失。

第二节 临 床 表 现

一、临床表现

1. 眼痛、畏光、流泪和异物感。

2. 少则1~2根,多则所有睫毛均倒向眼球,摩擦角膜。

3. 睫毛长期摩擦角膜,导致相关并发症:

(1)结膜的炎症:由于睫毛的反复刺激结膜和角膜,因此结膜炎比较难以治愈,常常容易反复发作,流泪,分泌物常时有出现。结膜炎症反复且长期不愈时,有的病人出现结膜瘢痕,少数出现局部睑球粘连。

(2)角膜的改变:倒睫可以引起角膜上皮点状或者弥漫状损伤,角膜上皮的脱落、角膜浅层混浊、角膜血管翳、角膜上皮角化、角膜溃疡、角膜白斑,进而影响视力。

（3）其他:除了角膜病变影响视力以外,倒睫有时引起散光也可以影响视力,在儿童病人如果散光明显的话,少部分还可以引起弱视。

二、诊断和鉴别诊断

根据病人有眼痛、畏光流泪等症状,以及肉眼或裂隙灯下见睫毛倒向眼球即可诊断。检查下睑时,应嘱病人向下注视,方能发现睫毛是否触及角膜。倒睫可与以下疾病鉴别:

1. 双行睫（distichiasis）　指一排或者部分睫毛于睑板腺开口或者稍于其后长出,这种异常的睫毛更加细短或者缺少色素。

2. 乱睫或睫毛乱生（metaplasticlashes）　睫毛源于睑板腺囊,睫毛的生长方向杂乱,该病多发生于长时间的瘢痕性结膜炎。

第三节　治　　疗

1. 去除病因,治疗沙眼、睑缘炎等局部病变。

2. 不伴有眼睑内翻的局部性倒睫,常用的处理方法如下:

（1）拔除法:倒睫数量不多时可以直接用睫毛镊拔除,简单有效,但是由于睫毛的毛囊并没有破坏,几周内易复发。再次长出的睫毛会更粗更硬,刺激角膜,因此拔除只是在条件简陋没有其他办法的情况下,或者在其他方法都尝试无效的情况下,不得已而为之。

（2）电解法[2]:电解破坏毛囊并拔除,有时需要反复多次才能达到理想效果,成功率10%～20%左右。

（3）冷冻治疗:可以解除众多的倒睫,潜在的并发症有:皮肤的色素脱失,术后的睑缘切迹,对睑板腺的损害和对泪膜稳定性的影响。

（4）激光治疗:激光分离术,对少数散在分布的倒睫是有效的。

（5）显微镜直视下手术切除毛囊治疗:可在显微镜直视下将毛囊切除;若倒睫数量多,可楔形切除或前板层切除,对于其他方法无法处理的局部成簇的倒睫有效。

3. 对于倒睫数量较多的和伴有眼睑内翻的病人,常用的手术方法有如下几种:

（1）上睑埋线法矫正内翻倒睫:此法适合年轻、上睑皮肤较薄、不松弛、皮下脂肪不多、内眦赘皮不明显的上睑轻度内翻倒睫的病人。

（2）下睑缝线压管法矫正下睑内翻倒睫:又称下穹窿皮肤缝线术,适合部分先天性睑内翻,痉挛性睑内翻及退行性睑内翻。

（3）皮肤眼轮匝肌切除术:适合于青少年伴有下睑赘皮的内翻倒睫和部分老年人的退行性内翻倒睫,通过睑缘附近皮肤和肥厚眼轮匝肌的切除,增加皮肤张力,加强紧张性,阻止眼轮匝肌超过睑缘,深部固定法缝合切口。

（4）眼轮匝肌缩短术:适合退行性眼睑内翻。

（5）睑板楔形切除术（Hotz术）:适用于各种原因引起的伴睑板肥厚的瘢痕性上睑内翻。其次也适于结膜瘢痕所至的睑内翻及广泛倒睫。手术切除部分肥厚的睑板,借以恢复睑缘的位置,解除睑结膜、睑板的向内牵拉的作用,矫正睑板的异常状态。

第四节　常用的倒睫手术详解

一、Hotz 手术的基本步骤

（一）术前准备及麻醉

表面麻醉和局部浸润麻醉。

（二）手术步骤

1. 结膜囊置金属垫板，拇指和食指固定睑皮肤，以保护角膜。据角膜缘 3mm 平行切开睑皮肤，切口应为眼睑全长，深度达睑板（图 11-4-1）。注意垫板放置的方向和术中的位置，位置不正确和术中移动，不能起到保护眼球的作用，甚至有可能发生刺伤眼球的并发症。

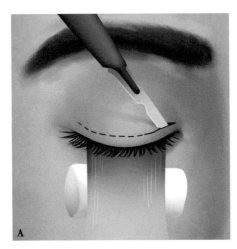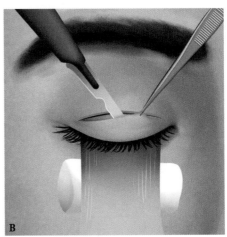

图 11-4-1　皮肤切口

A. 切开皮肤　B. 分离暴露皮下组织

如图所示做皮肤切口，图 A 示结膜囊置金属垫板，拇指和食指固定睑皮肤，以保护角膜。据角膜缘 3mm 平行切开睑皮肤；图 B 示切口应为眼睑全长，深度达睑板

2. 分离并剪除皮下组织及部分眼轮匝肌，暴露睑板（图 11-4-2）。剪除眼轮匝肌时要注意尽量靠近睑缘，肌肉条应该较窄，以免损伤附着在睑板远端的上睑提肌，术后引起上睑下垂。

3. 用 11 号刀片在睑缘上约 1.5mm 处垂直切开睑板全厚 2/3（图 11-4-3），而后平行楔形切除这部分睑板。切除部分宽约 2mm，基底朝外，勿切断睑板及伤及睫毛毛囊。

4. 止血　止血时要避免用干棉签直接擦拭，易导致棉丝残留于伤口内，应该用湿棉签轻压止血。金属垫板也有压迫止血作用，用拇指压在一侧眦部可增加止血效果，如出血较多，影响手术进行，宜用止血钳钳夹止血。然后做矫正缝合，固定缝合是以 5-0 丝线，先从切口近睑缘端皮肤面进针，横向穿过楔形切除睑板的睑缘远端断端，再从皮肤切口的睑缘远端穿出，然后结扎（图 11-4-4）。一般作 3 针挂睑板的同样缝合，并注意分布均匀。

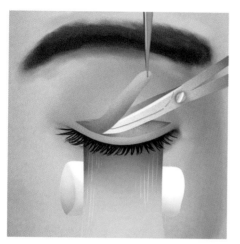

图 11-4-2　剪除一窄条眼轮匝肌

如图所示分离并剪除皮下组织及部分眼轮匝肌，暴露睑板

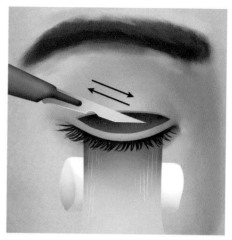

图 11-4-3　切开并削薄部分睑板

如图所示用 11 号刀片在睑缘上约 1.5mm 处垂直切开睑板全厚 2/3

5．固定缝线之间用 5-0 丝线间断缝合皮肤切口，结膜囊涂抗生素眼膏，单眼包扎。

（三）术后处理

术后常规换药，注意矫正情况和眼睑闭合情况，每晚结膜囊内涂抗生素眼膏，预防由于眼睑闭合不全引发暴露性角膜炎。一般术后 7 天拆除缝线。

（四）术中注意事项及异常情况的处理

1．眦部矫正不足　　多发生在内眦部，其原因可能是①眦部睑板切除不充分；②睑板缝线位置过低，或内眦部睑板第一针缝线未横向穿过睑板而将缝线直接缝上因而无力；③皮肤切口过高，眦部睑板薄弱，而缝线又没有穿过睑板韧带，如术中发现矫正不足，可将缝线紧些结扎，如还不能完全矫正时，应拆除矫正不足部位的两条缝

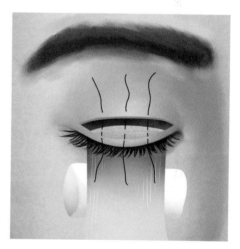

图 11-4-4　固定缝线

如图所示，固定缝合是以 5-0 丝线，先从切口近睑缘端皮肤面进针，横向穿过楔形切除睑板的睑缘远端断端，再从皮肤切口的睑缘远端穿出，然后结扎。一般作 3 针挂睑板的同样缝合，并注意分布均匀

线，重新缝合，缝合时应将带睑板的几针尽量缝的高些，使其接近睑板上缘的边缘处，如眦部睑板薄弱，就将缝线全部缝在睑板上缘上方的睑板眶韧带上，如仍感不足时，可做限局的灰线切开或按睑板切断缝线法在矫正不足部位做补助缝线，即用拇指翻转上睑，以一线双针，由上穹隆结膜进针，经过睑板前面，从切口下缘距睫毛 1mm 的皮肤处穿出，然后结扎缝针，如果内眦部内翻已经矫正，但仍有几根倒睫，可酌情做睫毛电解或限局的灰线处切开。

2．老年人上睑皮肤松弛的处理　　一般睑内翻不需切除皮肤，如睑内翻并上睑皮肤松弛

可沿切口方向切除一条宽 3～8mm 皮肤。

3. 防止角膜穿孔 合并角膜溃疡的病人,手术中应注意避免外力压迫眼球,以免发生角膜穿孔。

4. 皮肤对合不严密 其原因是由于上下创缘的缝线穿出位置不对称,进针部位离皮肤边缘过远,或将切口下缘的眼轮匝肌作了切除,再加缝线结扎过紧,使皮缘卷缩在创口内皮肤对合不严密,拆线后创口容易裂开,即延长治疗时间,由容易感染,所以在结扎缝线后,应仔细对合创缘。特别是横缝睑板的第一针缝线,穿过睑板后穿出皮肤的位置,应与穿入皮肤的位置对应,以免发生错位缝合。

(五)术后并发症

1. 过度矫正 轻者拆线后可自然恢复,重的过矫很少见,可在术后 3～4 天提前拆线,再用绷带 1～2 天,可恢复正常。

2. 术后感染 术后 2 天眼睑红肿、疼痛,说明已有感染,宜行全身及局部抗生素治疗,如已形成脓肿应及早拆线排脓。

3. 睑缘中央部坏死 术后 3～4 天,在睑缘中央部发现充血,水肿,进而逐渐坏死结痂,在上睑缘形成角状切迹,甚至发生眼睑闭合不全,其原因可能是:①切睑板时切口过于靠近睑缘或在中央部切透了睑板和结膜;②对切口下缘做过多的剥离;③中央部缝线过紧等,换药时如发现睑缘部糜烂,应及早拆除中央一条缝线,不会影响睑内翻的矫正效果。

4. 上睑下垂 极少发生,发生原因是在剪除眼轮匝肌时损伤了上睑提肌。重在术中预防,做剥离和剪除眼轮匝肌都不能超出睑板上缘。术后半年不恢复可行缝线上睑下垂矫正术。

(六)评分标准

应用标准化的手术评估量表对 Hotz 手术能力进行评估,见表 11-4-1。

表 11-4-1 Hotz 手术能力进行评估量表

ICO- 眼科手术能力评估量表:倒睫矫正术(Hotz)					
日期 学生 评估者	新手 (评分 = 2)	初学者 (评分 = 3)	进阶者 (评分 = 4)	胜任者 (评分 = 5)	不适用,由指导医师完成 (评分 =0)
1 铺巾	无人帮助不能开始铺巾	在少量口头提示后可以铺巾	可以自己完成铺巾	手术部位清楚,铺巾没有影响视野	
2 制作皮肤切口和分离眼轮匝肌	有很大困难,分离过程中组织层次不清,损伤组织	在口头提示下可以分离眼轮匝肌,会损伤组织	分离眼轮匝肌有些困难,没有损伤组织	顺利分离眼轮匝肌,没有引起组织损伤	
3 剪除轮匝肌	剪除眼轮匝肌困难,位置和宽度不合适	有些困难,需要指导才能完成剪除眼轮匝肌,位置和宽度基本正确	有轻微困难,剪除眼轮匝肌,位置和宽度正确	剪除眼轮匝肌顺利,位置和宽度基本正确	

续表

ICO-眼科手术能力评估量表：倒睫矫正术（Hotz）					
日期 学生 评估者	新手 （评分 = 2）	初学者 （评分 = 3）	进阶者 （评分 = 4）	胜任者 （评分 = 5）	不适用，由指 导医师完成 （评分 =0）
4　削睑板	分离暴露睑板困难，削除板层睑板困难，缝合困难	分离暴露睑板削除板层睑板和缝合有些困难，需要指导	分离暴露睑板、削除板层睑板和缝合有轻微困难	分离暴露睑板、削除板层睑板和缝合顺利完成，组织对位良好	
5　切口缝合	组织对位关系不清，缝合困难	尝试几次后能完成缝合	分层缝合有轻微困难	顺利完成缝合，组织对位良好	

二、眼轮匝肌转位术的基本步骤

（一）术前准备及麻醉

表面麻醉和局部浸润麻醉。

（二）手术步骤

手术步骤示意图见图 11-4-5。

1. 睑缘上皮肤切口及止血方法同 Hotz 手术。

2. 分离皮肤切口上下缘皮下组织，暴露眼轮匝肌。

3. 自一端游离出睑板前的一条直径约 5mm 的圆索状眼轮匝肌，另一端带蒂，剪除多余的眼轮匝肌、皮肤及膨出的眶脂肪，充分止血。

> 要点：
>
> - 轮匝肌瓣不可太宽，太宽不容易置入隧道中，且术后容易引发异物感；
> - 轮匝肌瓣不可太窄，太窄容易造成力量不足，欠矫。

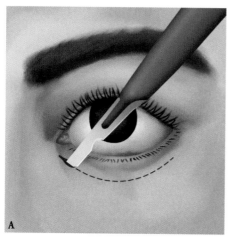
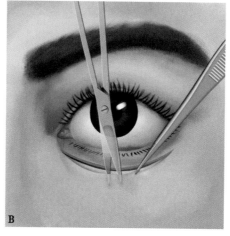

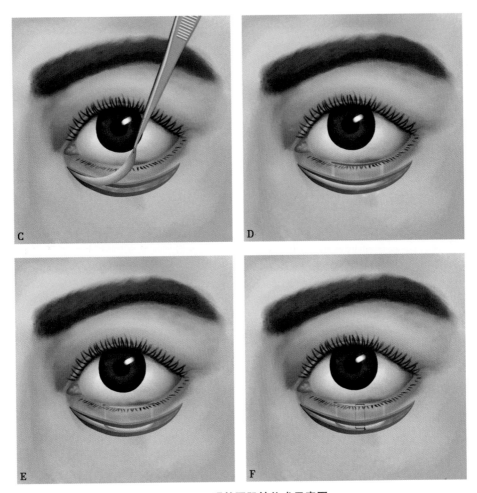

图 11-4-5　眼轮匝肌转位术示意图

A. 切开皮肤　B. 分离暴露眼轮匝肌　C. 分离肌瓣　D. 切开睑缘，制作隧道　E. 肌瓣穿过隧道
F. 褥式缝合固定肌瓣

如图所示，图 A 示切开皮肤方法同 Hotz 手术；图 B 示分离皮肤切口上下缘皮下组织，暴露眼轮匝肌；图 C
示自一端游离出睑板前的一条直径约 5mm 的圆索状眼轮匝肌，另一端带蒂，剪除多余的眼轮匝肌、皮肤及
膨出的眶脂肪，充分止血；图 D 示沿灰线切开睑缘，长至倒睫区两侧各宽 2mm，深约 4～5mm，睑缘切口两
端做皮下睑板上隧道切口，贯通睑缘上的皮肤切口；图 E 示将预先作好的一端带蒂眼轮匝肌瓣游离端先从
带蒂端皮下隧道切口穿出；图 F 示固定肌瓣褥式缝线缝 3 针（眼轮匝肌转位术相关内容由云南省第二人民
医院眼科胡竹林教授提供）

　　4. 沿灰线切开睑缘，长至倒睫区两侧各宽 2mm，深约 4～5mm，睑缘切口两端做皮下睑
板上隧道切口，贯通睑缘上的皮肤切口。

　　5. 将预先作好的一端带蒂眼轮匝肌瓣游离端先从带蒂端皮下隧道切口穿出，从另一端
皮下隧道切口穿入到睑缘上皮肤切口内缝线固定一针；睑缘切口中点两侧用 3-0 黑丝线行
自肌瓣中央缝入经切口底部从睑缘上 2mm 皮肤缝出的褥式缝线固定肌瓣 2 针，使肌瓣与睑
缘切口紧贴。两端带蒂的眼轮匝肌瓣则将肌瓣两断端自两侧皮下隧道切口穿出后用 5-0 黑
丝线将断端对齐缝合，固定肌瓣褥式缝线缝 3 针。

要点：

肌瓣勿扭转或过紧，使之充填于睑缘切口内。

6. 皮肤切口缝合同传统手术方法。

（三）术后处理

同 Hotz 术。

（四）术后并发症及异常情况的处理

1. 睑缘灰线切开部位不准确，导致切开后后唇睑缘上仍有乱生睫毛；在有条件的医疗机构，在低倍显微镜下或放大镜下进行睑缘切开较佳；此外，术前 1 周嘱病人不要拔除倒睫毛，以免影响手术方式的判断。

2. 睑缘切开的深度过浅（4～5mm）及带蒂轮匝肌瓣条索较细（直径 <5mm），导致术后睑缘张开宽度不够，初学者最好进行测量为佳。

3. 睑缘切开带蒂端皮下隧道宽度不够，宽度应较肌瓣条索宽，手术时能宽松通过，特别是睑缘切开较长超过 2/3 睑缘长度，带蒂轮匝肌瓣条索较长，因隧道压迫使轮匝肌瓣供血不足导致术后萎缩而使远期睑缘再度变窄，使倒睫复发。

4. 带蒂轮匝肌瓣充填不到位，未紧贴切开的睑缘槽内。在睑缘切开较长带蒂轮匝肌瓣条索较长的病例应做两对褥式缝线，使轮匝肌瓣不高于睑缘切开的前后。

三、睑板切断术

适合眼睑变形和肥厚不明显的病例，其原理在于将睑板自睑板下沟处切断，解除瘢痕的牵引，缝线结扎使睑缘恢复到正常的位置。

四、睑缘灰线切开术

适合内翻程度在整个眼睑不一致的病人或者做其他手术方式仍有部分倒睫未能完全矫正者。伴有角膜病变者，局部滴用抗生素眼膏和促进角膜上皮修复的滴眼液或眼膏进行治疗。

思考题

1. 引起倒睫的常见原因有哪些？如何治疗？
2. 倒睫会造成严重危害吗？为什么？

技能考题

倒睫手术。

参考文献

1. 王宁利，胡爱莲，HughRTaylor. 沙眼. 北京：人民卫生出版社，2015.
2. 马雅丽. 裂隙灯显微镜下倒睫电解术临床治疗观察. 中国社区医师，2016，32（10）：26-27.

第十二章 泪道疾病

本章节要点:

一、泪道解剖
二、急性泪囊炎的诊断和治疗
三、鼻腔泪囊吻合术

泪道疾病是县级医院常见病,但由于症状不严重,不影响视力,容易受到忽视,其中泪道的慢性感染常常会给眼内手术带来潜在的威胁,如果没有正确处理,可能引发眼内手术的感染,严重影响视力[1]。

第一节 概　　述

一、泪道的解剖

泪道包括上下泪小点、上下泪小管、泪总管、泪囊和鼻泪管(图 12-1-1),其主要功能是引流泪液入鼻腔。正常情况下,泪腺产生的泪液除了通过蒸发消失外,一部分泪液依赖于眼轮匝肌的"泪液泵"作用,通过泪道排出。眼睑打开时,眼轮匝肌松弛,泪小管和泪囊因自身弹性扩张,腔内形成负压,积聚在泪湖的泪液通过开放的泪小点被吸入泪小管和泪囊。泪小管毛细作用也有助于泪液进入泪小管。在眼睑闭合时,泪小点暂时封闭,眼轮匝肌收缩,挤压泪小管和泪囊,迫使泪囊中的泪液通过鼻泪管排入鼻腔[2]。

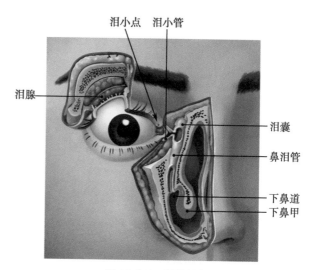

图 12-1-1　泪道解剖

图示为泪道解剖示意图,泪道包括上下泪小点、上下泪小管、泪总管、泪囊和鼻泪管,其主要功能是引流泪液入鼻腔。在眼睑闭合时,泪小点暂时封闭,眼轮匝肌收缩,挤压泪小管和泪囊,迫使泪囊中的泪液通过鼻泪管排入鼻腔

二、泪道疾病的概念和特点

泪道疾病,是指由于各种原因所致泪道排泪障碍,其症状主要表现为溢泪及相应的炎症反应。泪道疾病是眼科常见病,主要包括泪道阻塞或狭窄和泪囊炎。泪道起始部(泪小点、泪小管、泪总管)管径窄细,位置表浅,容易受到炎症、外伤的影响而发生阻塞。鼻泪管开口和下端是解剖学狭窄段,易受鼻腔病变的影响出现阻塞。而阻塞可导致炎症,炎症进一步加重阻塞。因此,泪道疾病的治疗主要是解决阻塞和炎症。

三、泪道疾病的分类

1. 睑外翻、泪小点位置异常:泪小点和泪湖脱离接触,导致泪液排出障碍,出现溢泪[3]。
2. 泪道狭窄或阻塞 ①泪小点狭窄、闭锁或缺如;②泪小管狭窄或阻塞;③泪总管狭窄或阻塞;④鼻泪管狭窄或阻塞。
3. 泪道炎症 主要包括①急性泪囊炎;②慢性泪囊炎;③新生儿泪囊炎;④泪小管炎。
4. 泪道肿瘤 临床较少见,主要发生于泪囊,以乳头状瘤、鳞状细胞癌较常见。

第二节 常见的泪道疾病的诊断和治疗

一、睑外翻、泪小点位置异常

1. 诊断 ①溢泪;②泪道冲洗通畅;③肉眼或裂隙灯下见睑外翻、泪小点位置异常或者泪小点闭锁(图 12-2-1)[4]。
2. 治疗 治疗原则为手术矫正睑外翻。在泪小点下方切除平行于睑缘的椭圆形结膜及结膜下组织,结膜水平缝合后可矫正睑外翻,使泪小点复位。如病人有眼睑松弛,可同时进行眼睑水平缩短术[5]。

二、泪道狭窄或阻塞

1. 诊断
(1)溢泪。

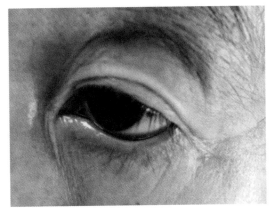

图 12-2-1 下泪小点闭锁
如图所示病人下泪小点完全闭锁,出现溢泪症状

(2)泪道冲洗不通:①冲洗无阻力,液体顺利进入鼻腔或咽部,表明泪道通畅;②冲洗液完全从注入原路返回,为泪小管阻塞;③冲洗液自下泪小点注入,由上泪点反流,为泪总管阻塞;④冲洗有阻力,部分自泪点返回,部分流入鼻腔,为鼻泪管狭窄;⑤冲洗液自上泪小点反流,同时有黏液脓性分泌物,为鼻泪管阻塞合并慢性泪囊炎。

(3)滴荧光素于结膜囊内,5 分钟后观察和比较双眼泪膜中荧光素消退情况,如一眼荧光素保留较多,表明该眼可能有相对性泪道阻塞或狭窄,或用一湿棉棒擦拭下鼻道,如果棉棒沾上荧光素,证明泪道通畅或没有完全阻塞。

(4)探通或扩张泪道有阻力:诊断性泪道探通有助于确定全泪道(泪小点、泪小管、泪囊)阻塞的部位。治疗性泪道探通主要用于婴幼儿泪道阻塞。对成人鼻泪管阻塞,泪道探通多不能起到根治效果[6]。

(5)X 线碘油造影:用以显示泪囊大小及阻塞部位(图 12-2-2)。

2. 治疗

(1)泪小点扩张(图 12-2-3):针对泪点狭小甚至闭锁者,用泪小点扩张器进行机械性扩张,对少数人可能有效。但即使无直接的治疗效果,也是其他进一步治疗必备的程序。操作方法:用手指把下睑推向颞下方,将其固定在眶下外方骨缘处,使泪小管变直拉紧,将泪点扩张器垂直插入泪小点约1.5~2mm,再水平转向鼻侧,稍用力朝水平方向旋转扩张器,扩大泪小点[7]。

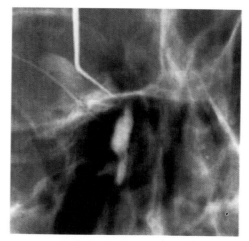

图 12-2-2 X 线泪道碘油造影
如图所示 X 线泪道碘油造影结果见泪囊显影,可以判断泪囊的大小

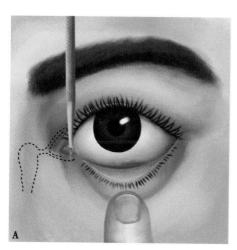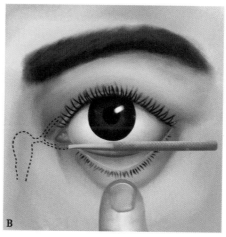

图 12-2-3 泪小点扩张示意图
如图 A 所示用手指把下睑推向颞下方,将其固定在眶下外方骨缘处,使泪小管变直拉紧,将泪点扩张器垂直插入泪小点约 1.5~2mm,如图 B 所示再水平转向鼻侧,稍用力朝水平方向旋转扩张器,扩大泪小点

(2)泪道冲洗:既是检查方法,也是治疗方法[8]。

操作步骤:

① 将针头垂直插入泪点,深 1.5~2.0mm,然后转动 90° 使针尖朝向鼻侧,即针头的长轴平行于睑缘。

② 使针尖沿泪小管缓慢前进,如无阻力可推进 5~6mm。

③ 向管内推注液体(通常为生理盐水),用力均匀、适当。冲洗时如阻力较大,有逆流或从另一泪小管流出,表示泪道阻塞。泪道的不同部位阻塞液体逆流的方向也不同。进针时注意深度以免损伤黏膜。

（3）泪道探通：用泪道探针对泪道进行探通，其一检查泪道的状况，其二治疗泪道的阻塞。直接治疗效果也很有限，但是它是进一步治疗必备的程序[9]。

操作步骤（图12-2-4）：

① 表面麻醉；

② 以泪小点扩张器扩张下泪点；

③ 挑选粗细合适的泪道探针，由下泪点垂直插入深约1.5～2mm，转90°呈水平指向内眦角继续徐徐向前推进探针，约推进12mm左右，当探针碰到眶骨坚硬的抵抗时，提示探针已达泪囊；

④ 探针进入泪囊后，要使其轻抵骨壁，并保持探针不后退，然后以针端轻抵骨壁为支点，将探针尾作90°旋转向下并稍向后、外方缓缓滑入，当探针由泪囊进入鼻泪管时，可以感知探针由骨窝滑入骨管。过程中如遇到抵抗，则提示泪道有阻塞，可以根据进针的长短判断阻塞的部位。此时可以稍用力推进探针进行探通，如阻塞部探通困难，则不必用暴力强行探通，以免造成损伤。

⑤ 泪道须扩张者，探针留放5分钟后拔出，以抗生素液注入泪道并滴眼。

⑥ 记录探通情况及所用探针号数。探通进程中如发现假道形成，立即停止，并给局部热敷及应用抗生素。

（4）泪道置管：可以单独施行，也可以与其他治疗方法配合使用，效果不错。从部位上分，有鼻泪管插管、全泪道插管、泪湖鼻腔插管等；从材料上分有硅胶、金属、玻璃、硬麻管等。

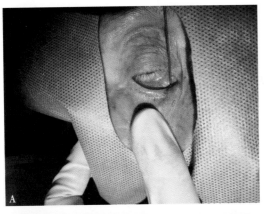
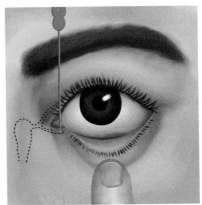
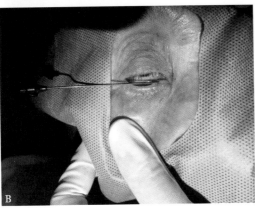
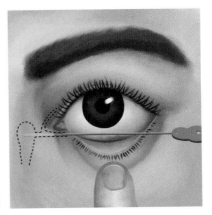

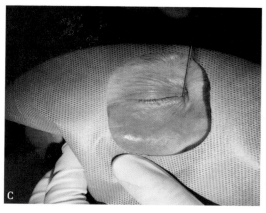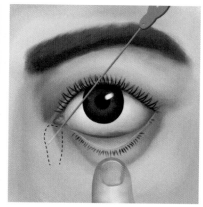

图 12-2-4 泪道探通示意图

图 A 示挑选粗细合适的泪道探针,由下泪点垂直插入深约 1.5~2mm;图 B 示转 90°呈水平指向内眦角继续徐徐向前推进探针,约推进 12mm 左右,当探针碰到眶骨坚硬的抵抗时,提示探针已达泪囊;图 C 示探针进入泪囊后,要使其轻抵骨壁,并保持探针不后退,然后以针端轻抵骨壁为支点,将探针尾作 90°旋转向下并稍向后、外方缓缓通入,当探针由泪囊进入鼻泪管时,可以感知探针由骨窝滑入骨管。过程中如遇到抵抗,则提示泪道有阻塞,可以根据进针的长短判断阻塞的部位,可稍用力推进探针进行探通

操作步骤(图 12-2-5):

① 扩张泪小点,按探通泪道的方法将带丝线的探针由下泪点通过泪小管、泪囊、鼻泪管,直达鼻腔。

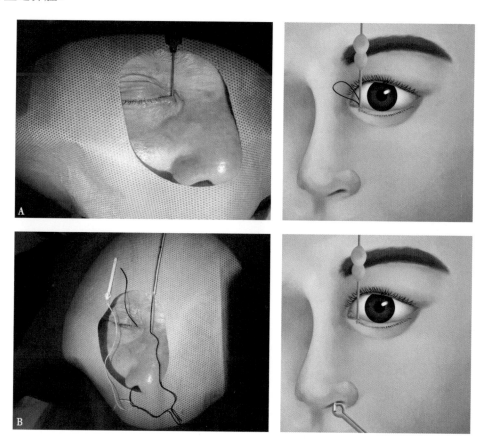

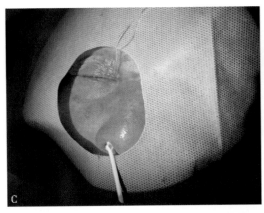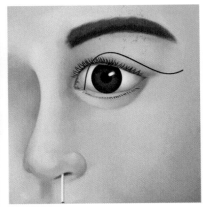

图 12-2-5　泪道置管示意图

图 A 示扩张泪小点；图 B 示按探通泪道的方法将带丝线的探针由下泪点通过泪小管、泪囊、鼻泪管，直达鼻腔，可见到丝线在探针头的两侧；图 B 示用拉线钩钩出线环，将硅胶条的一端套入线环内，缓慢送入鼻腔，图 C 示将泪道探针自泪点拔出，植入人工调管

② 嘱病人下颌紧贴胸壁，用窥鼻器及额镜观察探针首端，可见到丝线在探针头的两侧。

③ 用拉线钩钩出线环，将硅胶条的一端套入线环内，缓慢送入鼻腔，同时将泪道探针自泪点拔出。

④ 硅胶条逆向随线环拉出泪点，扩张泪道阻塞区，引入人工调管。

⑤ 取出硅胶条，植入人工泪管于泪道内，冲洗泪道通畅。

（5）泪小点成形手术（图 12-2-6）：

① 尽可能扩张泪小点。

② 用一把锐利的虹膜剪，分别插入泪小点远端、近端睑板—结膜上，将两切口中的组织切除，暴露泪点。

③ 将线状硅管置入泪小管内，缝合固定在睑缘处数周。以防止愈合粘连。

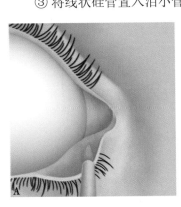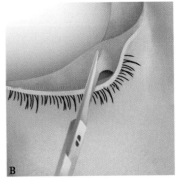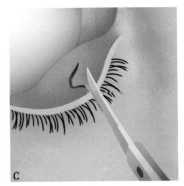

图 12-2-6　泪小点成形术示意图

对于泪小点狭窄者可以进行泪小点成形术。如图 A 所示先尽可能扩张泪小点，如图 B 和 C 所示用一把锐利的虹膜剪，分别插入泪小点远端、近端睑板—结膜上，将两切口中的组织切除，暴露泪点

（6）泪道激光成形术：通过探针引导导光纤维至阻塞部位，利用脉冲 YAG 激光的气化效应打开阻塞物，术后需置管 3～6 个月。

（7）内眦皮肤径路泪囊鼻腔吻合术：这是目前尚未淘汰的眼科经典手术之一，它的优点是行之有效,只要掌握好适应证,可以取得较好疗效。最大缺点是对美容的影响,其次创口也较大。

(8)鼻内镜下泪囊鼻腔吻合术:该术式术野清楚,减少术后死角,观察全面,能较彻底地清楚病变[10]。

3. 泪道炎症的诊断和治疗 归纳总结为表 12-2-1。

表 12-2-1 泪道炎症的诊断与治疗

疾病	诊断	治疗
急性泪囊炎	①慢性泪囊炎病史,突然发病,眼红、溢泪、脓性分泌物;②泪囊部高度红、肿、热、痛,重者同侧面部鼻部红肿,耳前及颌下淋巴结肿大,压痛(图 12-2-7);③伴有发热等全身表现,外周血中性粒细胞升高;④分泌物涂片和培养以明确致病菌	①积极控制感染,全身应用抗生素联合局部滴用抗生素滴眼液,若有脓肿形成,予切开排脓,放置引流条。②炎症局限后,可行局部微波理疗,慢性泪囊炎病人行鼻腔泪囊吻合术。③急性期忌行泪道冲洗或泪道探通,以免引起炎症扩散。④也可以采用激光治疗,优点是在泪小管内不用置入硅管,较少发生粘连
慢性泪囊炎	①溢泪;②指压泪囊部或冲洗泪道时,有黏液或脓性分泌物自泪小点流出,无冲洗液流入鼻腔或咽部;③分泌物大量积聚时,能使泪囊扩张,局部隆起;④泪囊碘油造影了解泪囊大小及阻塞部位	①局部滴用抗生素滴眼液,在滴药前挤压泪囊挤出分泌物。②可以生理盐水加抗生素滴眼液冲洗泪道,每周 1～2 次。③经系统治疗,泪囊无脓一周后,可冲洗泪囊后行泪道探通术,或人工调管植入术进行治疗。④治疗无效时,可行鼻腔泪囊吻合术
新生儿泪囊炎	①婴儿出生后出现患眼泪溢,伴有黏液或脓性分泌物;②泪道冲洗示泪道阻塞,指压泪囊部或冲洗泪道时,有分泌物自泪小点流出	①局部按摩:半岁内患儿可先行局部按摩(手指有规律地由泪囊向下按摩数次),挤出脓液后滴抗生素滴眼液,坚持数周,多能使鼻泪管开放。②按摩及抗生素滴眼液治疗 6 个月无效者可行泪道探通术
泪小管炎	①眼红、溢泪病史,合并结膜炎或泪囊炎;②泪小点红肿,压迫泪囊有分泌物;③分泌物涂片或培养有助于致病微生物的确诊	①去除阻塞的凝结物,早期可采用冲洗法,必要时行泪小管切开排出脓液②抗生素滴眼液彻底冲洗泪道,真菌感染者可使用 1:20 000 的制霉菌素溶液冲洗。③根据致病菌使用敏感的滴眼液局部治疗

4. 泪囊肿瘤

(1)诊断:①年龄较大,症状类似慢性泪囊炎,抗感染治疗效果差。②可有血性分泌物,挤出分泌物后泪囊仍饱满。③泪囊区触及肿物,不能压缩。④泪道造影协助诊断。⑤确诊需靠病理[12]。

(2)治疗:①良性肿瘤可手术切除,如泪小管及鼻腔正常可行泪小管鼻腔吻合术。除小的泪囊囊肿外,泪囊良性肿瘤均应与泪囊一起摘除。②恶性肿瘤应早期彻底切除,术后辅助放疗或化疗[13]。

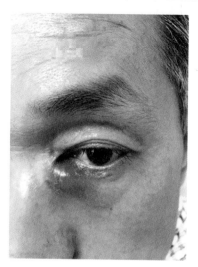

图 12-2-7 急性泪囊炎
图示见泪囊区红肿,局部隆起,需要使用抗生素治疗[11]

第三节　内眦皮肤径路泪囊鼻腔吻合术

一、适应证

1. 慢性泪囊炎。
2. 鼻部手术导致的鼻泪道阻塞[14]。

二、禁忌证

泪囊急性炎症。

三、术前准备

1. 对鼻及鼻窦情况先进行检查。如有鼻息肉或鼻窦炎，应先予治疗。
2. 压挤泪囊部，如分泌物量很少，应行泪囊造影。
3. 术前 1 周用抗生素眼液滴眼，必要时术前两天用生理盐水及抗生素眼液冲洗泪道。

四、手术操作

1. 中鼻道及中鼻甲前端填入蘸有 1% 丁卡因和 0.5% 麻黄碱的棉片 10 分钟。
2. 筛前、眶下神经阻滞麻醉，局部皮下组织浸润麻醉，泪小点表面麻醉。
3. 于内眦鼻侧 5mm，内眦腱上方 5mm 处开始作皮肤切口，平行于泪前嵴，稍向颞侧弯曲呈弧形。长约 20mm，深达皮肤全层。
4. 分离皮下组织和肌肉，置入泪囊撑开器，暴露泪前嵴和内眦腱。在泪前嵴前切开骨膜。不切内眦腱，以免损伤内眦血管。
5. 用小骨膜分离器将骨膜推向两侧。先分鼻侧，推开约 4mm。
6. 再分离泪囊窝骨膜及泪囊壁。骨膜分离器应紧靠骨壁。向后达泪后嵴，向上达泪囊顶部，向下达鼻泪管上口。
7. 造骨窗，位置在泪囊窝的前下部，尽量低，前方超过泪前嵴约 2mm。先用弯曲管钳在泪囊窝后下部顶破骨壁，成一直径约 3mm 的小孔，用小咬骨钳伸入骨孔上下前后咬切，扩大成一卵圆形的骨孔，大小为 10mm×12mm，防止咬破鼻黏膜。
8. 用泪道探针自泪小管插入，将泪囊鼻侧壁顶出。用刀片在泪囊鼻侧壁顶出部作一横切口，并在泪囊部尽可能低处作另一与之平行的切口。
9. 在泪囊两横切口间，作一垂直切口，使切口成“Ⅰ”形。并在鼻黏膜上作一相对应的“Ⅰ”形切口。
10. 用 6-0 尼龙线缝合泪囊和鼻黏膜后瓣，间断缝合 3 针。
11. 将堵塞于鼻腔内的棉片取出，用枪状镊放入凡士林纱条达骨窗口。
12. 部分纱条拉入泪囊，用 5-0 丝线或尼龙线缝合泪囊和鼻黏膜前瓣，间断缝合 3 针，每针都应带到骨孔前的骨膜。为便于缝合，可在 3 针缝好后一起打结。
13. 用 3-0 尼龙线缝合骨膜，将内眦腱断端牢固地缝于骨膜上。
14. 用 5-0 线缝合眼轮匝肌 3~4 针。再缝合皮肤 3~5 针。

15. 单眼包扎,包加轻压力绷带。

五、术后处理

1. 加压包扎 24 小时,次日换药。2 天后抽去鼻内纱条,并首次冲洗泪道。
2. 鼻腔内滴麻黄碱呋喃西林滴鼻液,每日 5～8 次,滴 4 周。
3. 术后 5～7 天后拆除皮肤缝线。
4. 局部滴用抗生素眼液 2～4 周。

六、注意事项

1. 术中必须保护好内眦动静脉,如血管破裂,会给手术造成麻烦,应结扎,或将破裂处压于泪囊撑开器下。骨窗缘出血可用蘸有少许肾上腺素的棉片压迫止血。
2. 术后鼻腔可有出血,一般均可自行缓解;如果出血较多,应该及时返回医院就诊,寻找出血原因,进行必要的鼻腔填塞止血。
3. 对少数术后炎症控制不力的复发病人,可再次进行手术。

七、评分标准

鼻腔泪囊吻合术的手术技能评估可以使用鼻腔泪囊吻合术能力评估量表,见表12-3-1。

表 12-3-1 鼻腔泪囊吻合术能力评估量表

眼科手术能力评估量表:鼻腔泪囊吻合术					
日期 学生 评估者	新手 (评分=2)	初学者 (评分=3)	进阶者 (评分=4)	胜任者 (评分=5)	不适用,由指导医师完成 (评分=0)
1 铺巾	无人帮助不能开始铺巾	在少量口头提示后可以铺巾	可以自己完成铺巾	手术部位清楚,铺巾没有影响视野	
2 制作皮肤切口和分离暴露骨膜	有很大困难,分离过程中组织层次不清,损伤组织	在口头提示下可以分离暴露骨膜,会损伤组织	分离暴露骨膜有些困难,没有损伤组织	顺利分离暴露骨膜,没有引起组织损伤	
3 制作骨窗	制作骨窗困难,大小不合适	有些困难,需要指导才能完成骨窗制作	有轻微困难,能完成骨窗制作,且大小合适	做骨窗顺利,大小合适	
4 泪囊吻合	寻找泪囊困难,制作泪囊和鼻黏膜前瓣困难,缝合困难	寻找泪囊、制作泪囊和鼻黏膜前瓣和缝合有些困难,需要指导	寻找泪囊、制作泪囊和鼻黏膜前瓣和缝合有轻微困难	寻找泪囊、制作泪囊和鼻黏膜前瓣和缝合顺利完成,组织对位良好	
5 皮肤切口缝合	组织对位关系不清,缝合困难	尝试几次后能完成缝合	分层缝合有轻微困难	顺利完成缝合,组织对位良好	

思 考 题

    1. 泪道冲洗不通畅时结果应该怎么判断？

    2. 急性、慢性和新生儿泪囊炎如何诊断和处理？

技 能 考 题

    1. 泪道冲洗

    2. 鼻腔泪囊吻合手术

参 考 文 献：

1. Liu S, Tao H. Research progress in epidemiology of lacrimal duct obstruction diseases. International Journal of Ophthalmology, 2008, 8(1): 140-143.

2. 于刚, 蔺琪. 我国儿童先天性泪道疾病治疗现状. 眼科, 2011, 20(05): 292-296.

3. Miu S. [On classification of lacrimal duct diseases]. Vestnik of talmologii, 1997, 113(6), 38-39.

4. 冯莉莉, 燕飞, 付琳, 等. 泪腺 Mikulicz 病的 MRI 表现. 眼科, 2014(01): 47-50.

5. 齐心竹, 宋敬瑶, 李光宇. 泪道疾病检查与治疗方法的新进展. 中华眼科医学杂志: 电子版, 2015(3): 41-43.

6. 杨平春. 维生素 E 注射液在泪道阻塞探通扩张术中的应用. 眼科, 2001, 10(03), 162.

7. 乔玉春, 王智霞, 陈静. 泪总管探通治疗急性泪囊炎的初步效果观察. 眼科, 2012, 21(01): 141-142.

8. 曹文红, 吴倩, 樊云葳, 等. Ritleng 泪道插管术治疗儿童复杂性难治性泪道阻塞的效果观察. 眼科, 2011, 20(05): 302-306.

9. 吴倩, 于刚, 全晓杰, 等. Ritleng 泪道插管术治疗泪道探通失败的先天性泪道阻塞. 眼科, 2012, 21(05): 331-335.

10. Tao H, Ma Z Z, Hou S K. Current advance on treatment of lacrimal duct obstruction diseases. International Journal of Ophthalmology, 2009, 9(2): 342-346.

11. 赵晓简, 邱国治. 泪道探通术治疗先天性泪囊炎治疗时机的分析. 眼科, 2002, 11(03): 157-159.

12. 冯国丽, 杨新吉, 肖利华. 泪囊腺样囊性癌误诊慢性泪囊炎一例. 眼科, 2014(01): 69-70.

13. 项楠, 胡维琨, 张虹, 等. 泪道内镜在泪道疾病诊治中的应用. 中华眼科杂志, 2008, 44(10): 943-945.

14. 戴红蕾, 骆非, 王荣光. 逆行鼻泪管插管术联合泪道冲洗治疗鼻泪管阻塞. 眼科, 2009, 18(03): 183-185.

第十三章 翼状胬肉

本章节要点：

一、翼状胬肉的诊断和分期

二、翼状胬肉手术

翼状胬肉（pterygium）农村基层地区最常见的眼表增生性疾病，是一种向角膜表面生长的与结膜相连的纤维血管样组织，常发生于鼻侧睑裂区，是眼科常见病和多发病。一般认为它是受外界刺激（如日光、风沙、烟尘、花粉、饮酒、吸烟、过度劳累、睡眠不足等）而引起的一种慢性炎症性病变，单眼或双眼受累[1]。

第一节 概　　述

翼状胬肉的确切发病病因尚未完全明确，目前考虑主要与以下因素有关[2]：

1. 环境因素　流行病学调查显示，生活在炎热、日照量大及多尘地区的人群发病率明显升高，从事户外工作者也易患此病。同时饮酒、抽烟、工作过度劳累、睡眠不足等也是诱发因素。有人通过大鼠实验发现，大剂量紫外线照射可引起上皮增生、前弹力层变性及角膜基质中血管形成，表明紫外线照射可能是翼状胬肉最主要的环境因素。

2. 遗传因素　遗传对翼状胬肉的发生有一定的影响，但不起决定性的作用。这种遗传是一种低外显率的显性遗传。但看来真正的病变是不遗传的，遗传的只是眼对环境刺激的影响有发生翼状胬肉的倾向性[3]。

3. 免疫因素　Pinkerton 等指出翼状胬肉的发生与免疫学有关，其抗原物质可能为花粉或含有抗原物质的粉尘颗粒，用免疫荧光法发现翼状胬肉组织内存在 T 淋巴细胞、IgG 和 IgE，可以表明体液和细胞介导的超敏反应与翼状胬肉的发生有密切关系。

4. 慢性炎症及增生性疾病　来自于任何原因的慢性炎症（如发生于角巩膜缘部的局灶性结膜炎等），都可导致炎症性水肿、修复和新生血管生成，形成翼状胬肉所特有的纤维血管反应。

5. 其他　Biedner 等认为翼状胬肉的发生与基础泪液分泌情况有关。Monselise 等指出血管新生亦可促成胬肉的形成。有人认为胬肉的形成与发展过程中多有结膜、角膜慢性溃疡基础,认为主要是结膜溃疡。近年来也有人认为,翼状胬肉的发生与角膜缘干细胞功能障碍有关。

第二节　临床表现、诊断与治疗

一、临床表现

1．多无自觉症状或仅有轻度不适,在胬肉伸展至角膜时,由于牵扯而产生散光,或因胬肉伸入角膜表面生长遮蔽瞳孔而造成视力障碍,非常严重的病例可以发生不同程度地影响眼球运动。

2．单侧胬肉多见于鼻侧,双侧者则可鼻侧颞侧同时发生。初期时角膜缘发生灰色混浊,球结膜充血、肥厚,以后发展为三角形的血管性组织。它可分为头、颈、体三部分,尖端为头部,角膜缘处为颈部,球结膜部为体部(图13-2-1)。

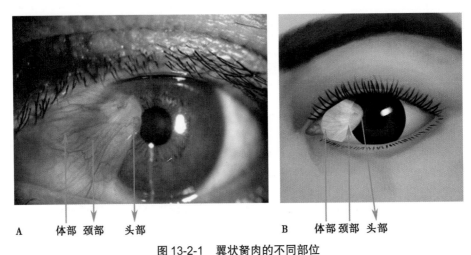

A　体部 颈部 头部　　　　B　体部 颈部 头部

图 13-2-1　翼状胬肉的不同部位

图 A 为病人眼前节照相,图 B 为示意图,显示翼状胬肉的头部、颈部和体部

3．胬肉按其病变进行情况可分为进行期或静止期(图 13-2-2)。进行期胬肉的头部隆起,附近的角膜混浊,在前弹力层及浅基质层有细胞浸润。颈部宽大、体部肥厚、表面不平,有粗大而扩张的血管。静止期的胬肉头部平坦,角膜浸润吸收,体部不充血或轻度充血,表面光滑,病变静止。外界刺激可使静止期的胬肉充血,发展为进行期。

二、诊断与鉴别诊断

翼状胬肉病变直观,诊断并不困难,但需与其他一些疾病鉴别。

1．假性胬肉　一般是角膜边缘区的急性损伤导致其附近球结膜与角膜病变处发生粘连,形成一条结膜桥带。可生长在角膜边缘的任何一个部位。由于结膜只在头部与角膜粘连,故可用探针在其颈部下顺利通过,而不像真性翼状胬肉与周围组织全面粘着。

2．睑裂斑　是一种阳光紫外线照射后引起的睑裂部球结膜变性病变,呈黄白色无定形隆起斑,一般不侵入角膜,因而仅略影响美观,故通常无须治疗(图 13-2-3)。

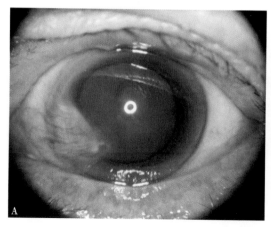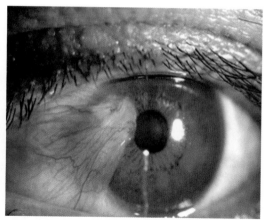

图 13-2-2　翼状胬肉

A. 静止期　B. 进行期

翼状胬肉是一种向角膜表面生长的与结膜相连的纤维血管样组织,常发生于鼻侧睑裂区,可分为静止期和进行期。图 A 所示翼状胬肉充血不明显,表面血管较少,处于静止期;图 B 所示翼状胬肉充血明显,头部较厚,处于进行期。

3. **结膜肿瘤**　一些结膜肿瘤在发病初期易与翼状胬肉相混淆,但良性肿瘤一般很少侵犯角膜,而恶性肿瘤生长迅速,呈不规则外观。病理检查可明确诊断。

三、治疗

胬肉小而静止时一般不需要治疗,但应尽可能减少风沙、阳光、疲劳、烟酒等刺激,否则胬肉静止期可发展为进行期。胬肉进行性发展,侵及瞳孔区时则应予治疗,包括非手术治疗和手术治疗。

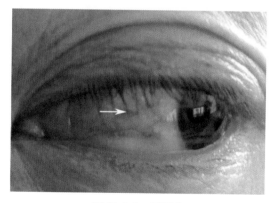

图 13-2-3　睑裂斑

如图所示睑裂斑呈黄白色无定形隆起斑,一般不侵入角膜

1. **非手术治疗**　可用抗生素眼药水以控制结膜炎症减轻充血。在充血较重时可加用皮质类固醇眼药水。

2. **手术治疗**

(1) 传统单纯切除手术;

(2) 切除联合游离或带蒂结膜瓣转移术;

(3) 翼状胬肉切除联合羊膜移植术;

(4) 翼状胬肉切除联合自体角膜缘上皮移植术。

单纯翼状胬肉切除、翼状胬肉切除术后巩膜暴露法、翼状胬肉移位埋藏法的术后复发率可高达 30%~69%,国内外学者研究表明,对于翼状胬肉初次手术病例,改良的手术方式例如采取切除联合自体结膜移植、翼状胬肉切除加羊膜移植、翼状胬肉切除加角膜缘干细胞移植等,可明显降低复发率;对于复发性胬肉,采取切除联合自体结膜移植或自体角膜缘上皮移植术后复发率较低。

但是翼状胬肉不论采用哪一种方法，都有复发的可能，为防止胬肉术后复发，手术时对各个步骤的要点，如胬肉的剥离、胬肉下方组织的清理、巩膜的暴露或结膜移植片的采用，都应慎重处理。术后辅助治疗对预防复发也有一定的效果。如术后用 0.5%～2.5% 的可的松眼药水滴眼，每天 4 次，持续 1 个月，可减少新生血管；1∶2000 噻替派溶液滴眼，每天 4 次，持续 1～3 个月；或采用 X 线或 β 线照射，对防止胬肉复发，都能收到一定的效果。

第三节　翼状胬肉手术治疗

一、手术适应证

1. 正在发展的翼状胬肉　胬肉上有血管、充血，头部抬起。
2. 已经影响视功能的翼状胬肉　胬肉已经长到了瞳孔区。或者妨碍了眼球的运动。
3. 美容的原因，或者是病人强烈要求。

二、手术方式

1. 传统单纯切除手术　最早对于翼状胬肉的手术治疗以单纯切除胬肉为主。包括巩膜暴露法和胬肉转埋法，该手术方法简便易行，易被县级医院使用，但术后胬肉复发率较高[4]。

2. 切除联合游离或带蒂结膜瓣转移术　切除翼状胬肉及其下方的病变组织，根据切除后结膜缺损区的情况选择上下穹隆部的健康结膜进行代替移植，覆盖于缺损区。本术式尽可能切除病变组织，保留相对健康的结膜组织，取结膜瓣不要过厚[5]。

3. 翼状胬肉切除联合羊膜移植术　羊膜是人体中最厚的基底膜，能促进上皮愈合，维持正常上皮表型，减轻炎症和血管化，其基质中所含有多种蛋白酶抑制剂，能抑制胬肉成纤维细胞分化，促进角膜缘干细胞增生、分化，促进周边结膜上皮细胞向羊膜移行、增生，同时有利于角膜上皮细胞的生长、移行和防止其凋亡，具有抗纤维化和抗新生血管形成等多种功能[6,7]。

4. 翼状胬肉切除联合自体角膜缘上皮移植术　采用自体角膜缘上皮移植术治疗翼状胬肉，可重建修复角膜缘上皮组织，恢复干细胞的数量及功能，恢复角膜透明性，并阻止结膜上皮和新生血管侵入角膜，从而达到治疗胬肉及防止其复发的目的[8,9]。

三、翼状胬肉手术详解

（一）术前准备

1. 术前常规眼部及全身检查；
2. 术前 3 天滴用抗生素眼药。

（二）手术过程

1. 翼状胬肉单纯切除术
（1）眼球表面点局麻药；
（2）开睑器撑开眼睑；
（3）翼状胬肉颈部和体部结膜下做浸润麻醉；

（4）显微镜下从翼状胬肉头部开始钝性分离胬肉组织，直至角膜缘，剪开胬肉体部两侧球结膜；

> **要点：**
>
> 胬肉组织的头部与角膜粘连最紧密，自头部掀起胬肉增生组织后，可以利用撕的力量促进胬肉组织的分离。要注意分离的深度，避免切削到胬肉下方的正常角膜组织。

（5）剪刀剪下翼状胬肉头部，钝性分离结膜和结膜下组织，注意勿伤眼内直肌；

> **要点：**
>
> 在剪下胬肉头部之前，可以用有齿镊夹住胬肉组织，嘱病人向鼻侧转动眼球，如此时病人眼球无法转动或转动受限，则说明胬肉组织中混杂了内直肌，需要重新分离。如病人眼球转动正常，则可以剪除。

（6）将增生的结膜下组织剪下[10]；
（7）缝合结膜，并在角巩膜缘处保留一个空白带，此处须用电烧烧灼；
（8）清理角膜表面；

> **要点：**
>
> 胬肉组织分离后角膜表面不光滑者，可以用圆刀片轻轻刮除残留的胬肉组织。

（9）结膜囊内涂抗生素眼膏，包扎。
2. 翼状胬肉切除联合游离结膜移植术（推荐使用的术式）
（1）翼状胬肉切除同单纯切除术；
（2）采用上方角膜缘球结膜，在结膜下浸润麻醉，使结膜隆起，方便分离；
（3）根据切除后结膜缺损区的情况，取适当大小的球结膜，尽量剔除结膜下筋膜组织，覆盖裸露巩膜。切勿混淆结膜正反面、角膜缘侧和穹隆侧；
（4）将结膜植片的角膜缘对准创面角膜缘，10-0 丝线将结膜植片与远端残留球结膜缝合，植片四个角缝合时应带浅层巩膜；

> **要点：**
>
> - 缝合可以采用间断缝合或者连续缝合，目的是将植片良好地与周围的球结膜组织固定；
> - 植片缝合固定好后要检查在针距之间是否有筋膜暴露，筋膜暴露会导致术后的筋膜增生、病人出现明显的异物感。

（5）植片来源的结膜缺损区，可以空置不处理；
（6）结膜囊内涂抗生素眼膏，包扎。

同样,羊膜移植术为将羊膜移植到空白带,干细胞移植术则是将角巩膜缘处的正常结膜组织移植到空白带,使角巩膜缘处的干细胞得以在空白带生长。

(三)术后处理

1. 手术次日观察创面及植片的固定情况。

2. 术后给抗生素眼药水点眼,若结膜充血明显,可给予类固醇激素眼药水点眼,至充血消失。

3. 术后7天拆除结膜缝线[11]。

(四)注意事项

1. 充血较重的翼状胬肉,先局部用药,减轻充血后再手术。

2. 翼状胬肉的手术类型较多,如何选择没有严格的界定,应本着用最简洁的办法达到最佳效果。

3. 手术过程中,剪除增生筋膜组织时,勿损伤内直肌。

4. 病理学结果显示翼状胬肉生长一般只累及角膜的前弹力层,因此角膜上的剖切要将翼状胬肉组织切除干净,但不应伤及角膜基质。

5. 在止血时要避免对巩膜的过度灼伤。

6. 取结膜植片时应该带角膜缘上皮,范围最好小于四分之一圆周,且要避免伤及筋膜和深层角膜[12]。

7. 缝合游离结膜植片时,切勿将植片的上下面混淆。

8. 对于再次复发或较重的翼状胬肉,术中可以局部用丝裂霉素,预防瘢痕组织增生。但在使用丝裂霉素时要注意浓度(小于0.02%)和作用时间,否则有可能引发巩膜坏死[13, 14]。

9. 术后应嘱病人避免饮酒、吸烟、过度劳累,尽可能减少阳光、风沙等刺激。

(五)手术评分标准

可应用翼状胬肉切除+结膜移植手术能力评估量表进行手术能力评估,见表13-3-1。

表 13-3-1　翼状胬肉切除+结膜移植手术能力评估量表

ICO-眼科手术能力评估量表:翼状胬肉					
日期 学生 评估者	新手 (评分=2)	初学者 (评分=3)	进阶者 (评分=4)	胜任者 (评分=5)	不适用,由指导医师完成 (评分=0)
1 铺巾:	无人帮助不能开始铺巾。	在少量口头提示后可以铺巾	可以自己完成铺巾	手术部位清楚,铺巾没有影响视野	
2 翼状胬肉分离	夹住、切开、分离翼状胬肉有很大困难	开始几次尝试失败后,可以夹住和切开、分离翼状胬肉,会损伤组织	夹住、切开和分离翼状胬肉有些困难,没有损伤组织	顺利夹住、切开和分离翼状胬肉,没有引起组织损伤	

续表

ICO-眼科手术能力评估量表：翼状胬肉					
日期 学生 评估者	新手 （评分 = 2）	初学者 （评分 = 3）	进阶者 （评分 = 4）	胜任者 （评分 = 5）	不适用，由指 导医师完成 （评分 =0）
3　取结膜植 　　片	需要指导，取结 膜植片时，分不 清植片上皮面笨 拙缓慢	有些困难，需 要指导才能分 清植片上皮面	有轻微困难，能分 清上皮面	取植片顺利，分辨 植片上皮面无困 难	
4　植片的缝 　　合固定	缝线笨拙，难以 完成植片固定	缝合有些困难， 需要指导	有轻微困难	顺利完成缝合，组 织对位良好	

思考题

什么是翼状胬肉？常用的治疗方法有哪些？

技能考题

翼状胬肉切除 + 结膜移植手术。

参考文献：

1. 马科，徐亮，张士元，等. 北京特定地区翼状胬肉患病率的流行病学调查. 中华眼科杂志，2005，41
　（01）：63-64.

2. 刘阳. 翼状胬肉发病机制的研究. 国外医学：眼科学分册，1999（4）：203-208.

3. 梁庆丰，金秀英，游启生，等. 北京农村老年居民翼状胬肉患病情况分析. 眼科，2009，18（02）：114-117.

4. 刘杰，王艺，袁久民. 不同手术方式治疗翼状胬肉对泪膜稳定性的影响. 国际眼科杂志，2015（3）：
　558-561.

5. 蔡岩，冀垒兵，李鹏，等. 两种方法治疗原发性翼状胬肉的疗效观察. 国际眼科杂志，2016，16（7），1372-
　1374.

6. Sodhi P K，Verma L，Ratan S K. The treatment of pterygium. Survey of Ophthalmology，2004，49（3）：541-
　542.

7. 戴红蕾，邹留河，王荣光. 羊膜移植联合带结膜瓣自体角膜缘移植及丝裂霉素C治疗多次复发性翼状胬
　肉. 眼科，2003，12（04）：221-223.

8. 侯谊谊，张怡琳，宋鹏，等. 山东省部分医疗机构开展翼状胬肉手术情况的问卷调查. 眼科，2013（05）：
　354-356.

9. 雷流星，刘开太，陈明. 不同术式的翼状胬肉手术疗效分析. 眼科，2002，11（03）：180-181.

10. 李纳, 邹留河, 苏晓铎, 等. 翼状胬肉大小与角膜地形图的相关性研究. 眼科, 2003, 12(06): 333-335.

11. 谢志, 徐文双, 张爽. 基层医院翼状胬肉切除术角膜穿孔并发症二例. 眼科, 2010, 19(04): 287.

12. 陈育红. 超大翼状胬肉行手术切除联合角膜缘干细胞移植术一例. 眼科, 2014(02): 90.

13. 朱圣练, 李群, 古洵清, 等. 翼状胬肉术后局部应用丝裂霉素的严重合并症. 眼科, 1998(02): 98-99.

14. 张淑娥, 杨立新, 邱慎华. 翼状胬肉切除术后平阳霉素的使用. 眼科, 2000, 9(02): 107.

第十四章 常见眼底病的诊断

本章节要点：

一、正常眼底结构

二、视网膜中央动脉阻塞的诊断和急诊抢救

三、识别和转诊视网膜脱离、老年性黄斑变性、视网膜静脉阻塞、黄斑裂孔

四、中心性浆液性脉络膜视网膜病变的诊断和治疗

眼底包括视网膜、视神经乳头和视网膜中央血管，这些部位的病变统称为眼底病。

第一节 眼底的正常结构

一、视网膜

视网膜是眼球后部最内层组织，是一层透明薄膜，因脉络膜和色素上皮细胞的关系，使眼底呈均匀的橘红色(图 14-1-1)。后界位于视乳头周围，前界位于锯齿缘，其外面紧邻脉络膜，内面紧贴玻璃体。组织学上视网膜分为 10 层，由外向内分别为：色素上皮层，视锥、视杆细胞层，外界膜，外颗粒层，外丛状层，内颗粒层，内丛状层，神经节细胞层，神经纤维层，内界膜。视网膜后极部有一直径约 2mm 的浅漏斗状小凹陷区，称为黄斑，这是由于该区含有丰富的叶黄素而得名。其中央有一小凹为黄斑中心凹，黄斑区无血管，但因色素上皮细胞中含有较多色素，因此在检眼镜下颜色较暗，中心凹处可见反光点，称为中心凹反射，它是视网膜上视觉最敏锐的部位。因此如果黄斑有疾病的话，将对视觉有很大的影响。表现为视力下降，视物变形、变色，视大变小。眼底检查时需观察视网膜是否有出血、渗出、色素增生或脱失，描述其大小、形状、数量等以及黄斑部及中心凹光反射情况[1]。

二、视乳头

视乳头位于黄斑区鼻侧约 3mm 处，直径约 1.5mm，境界清楚，呈淡红色、圆盘状，因此也称为视盘，视网膜上视觉纤维在此汇集，并于此穿出眼球向视中枢传递。视乳头中央有一小凹陷区，称为视杯或生理凹陷。视乳头是视神经纤维聚合组成视神经的起始端，它没有视细胞，因而没有视觉，在视野中是生理盲点。视网膜中央血管由视神经乳头进入眼底。

因为视神经与脑神经直接相连,当脑组织有疾病时就会导致视神经发生改变。眼底检查时需观察视盘大小、形状(有无先天发育异常)、颜色(有无视神经萎缩)、边界(有无视盘水肿、炎症)和有无病理凹陷。

三、视网膜中央血管

视网膜中央血管进入眼底后分为颞上、颞下、鼻上、鼻下四支,然后又分为许多小支,动脉较细,呈鲜红色;静脉较粗,呈暗红色,通过血管壁可以看到血柱,正常视网膜动脉与静脉管径之比为2:3。眼底检查时需观察视网膜血管的管径大小、是否均匀一致、颜色、动静脉比例、形态、有无搏动及动静脉交叉压迫征[2]。

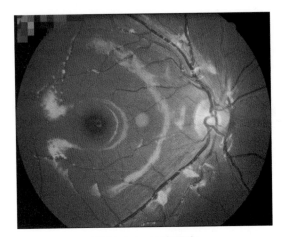

图 14-1-1 正常眼底

图示为正常眼底照相,可见视网膜中央血管分为颞上、颞下、鼻上、鼻下四支,动静脉伴行然后又分为许多小支,动脉较细,呈鲜红色;静脉较粗,呈暗红色,通过血管壁可以看到血柱[3],正常视网膜动脉与静脉管径之比为2:3

第二节 几种常见眼底病的诊断

一、视网膜中央动脉阻塞

视网膜中央动脉阻塞(central retinal artery occlusion,CRAO)病因复杂,主要有栓塞、动脉管壁病变、血栓形成、血管痉挛和综合因素所致[4]。

(一)诊断

1. 主诉 无痛性视力突然急剧下降至手动或光感,快者可在几秒钟内发生。部分病人单眼出现一过性黑矇,数分钟后可恢复正常。反复发作多次,最终至视力完全不能恢复。多单眼发生。

2. 视力 多在指数至手动。

3. 后极部视网膜浅层混浊或变白,黄斑中心凹呈樱桃红斑(图 14-2-1A)。视网膜动脉变细,小动脉血流停滞或为节段状,部分病例可见视网膜动脉栓子。指压眼球不能引出动脉搏动。数周后视网膜水肿混浊消退,中心凹樱桃红斑也消失,遗留苍白色视盘和细窄的视网膜动脉。约 25% 的急性 CRAO 眼有一支或多支睫状视网膜动脉供养部分或整个视乳头黄斑束,供血区视网膜呈一舌形橘红色区。约 10% 的病例睫状视网膜动脉保护了中心凹免于受累,2 周后,80% 的患眼视力提高到 0.4 以上,但仍有严重视野缺损。

4. 出现明显传入性瞳孔传导阻滞:患眼瞳孔散大,直接对光反射极度迟缓,间接光反射存在。

5. 视网膜电图(ERG)示 b 波下降。

6. 荧光素眼底血管造影(FFA)(图 14-2-1B):阻塞后数小时到数日表现为视网膜动脉充盈时间明显延迟或可见视网膜动脉充盈前锋。视网膜动脉管腔内荧光素流变细,可呈节段状或搏动性充盈。一些患眼黄斑周围小动脉荧光素充盈突然中断如树枝折断状,形成无灌溉区。数周后,视网膜动脉血流恢复,FFA 可无异常表现[5]。

(二)治疗

1. 急症处理　CRAO 导致视网膜急性缺血,视力高度下降,是致盲的眼科急症,应尽早尽快予以抢救性治疗。

(1)降眼压治疗:眼球按摩;前房穿刺术;全身应用降眼压药(乙酰唑胺 500mg 口服)以及局部应用 β-受体阻滞剂点眼。

(2)改善缺氧:吸入 95% 氧及 5% 二氧化碳混合气体

(3)扩张血管:球后注射妥拉唑林、吸入亚硝酸异戊酯或舌下含服硝酸甘油。

2. 如发现虹膜新生血管,应做全视网膜光凝。

3. 请内科会诊排除全身病,排除巨细胞动脉炎等可能。

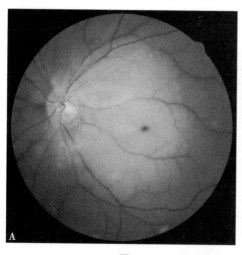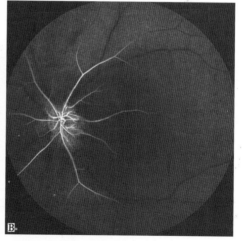

图 14-2-1　视网膜中央动脉阻塞眼底彩照及 FFA
A. 眼底彩照　B. FFA
视网膜中央动脉阻塞是对视力危害严重的眼科急症,一旦发现需要紧急抢救。图 A 所示为视网膜中央动脉阻塞眼底,可见后极部视网膜苍白,动脉极细,黄斑区呈现樱桃红斑。图 B 所示为 FFA 检查,动脉充盈明显延迟

二、视网膜分支动脉阻塞

视网膜分支动脉阻塞（branch retinal artery occlusion，BRAO）多由栓子所致，视力受损与阻塞部位及程度不同而异，颞上分支和颞下分支动脉阻塞，因黄斑区受累，视力受损比鼻侧分支重[6]。

（一）诊断

1. 主诉　单侧无痛性部分视野丧失，视力可有不同程度下降。发病前可有一过性黑矇。
2. 眼底检查　见阻塞支视网膜动脉变细，动脉血流停滞或为节段状，部分病例可见栓子，或棉绒斑（视网膜表层黄白色斑点状病灶）。受累动脉供血区视网膜灰白水肿。
3. FFA　梗阻区域视网膜动脉和静脉充盈延迟，缺血性视网膜血管可管壁着染。

（二）治疗

应查找全身病因，对因治疗。其他治疗同CRAO。

三、视网膜中央静脉阻塞

视网膜中央静脉阻塞（Central retinal vein occlusion，CRVO）是导致视力严重受损的常见视网膜血管疾病之一，多见于50～60岁以上的中老年人。病因复杂，主要是血管壁、血液流变学、血流动力学异常、高血压、糖尿病等是本病的主要因素。

（一）诊断

1. 主诉　无痛性视力下降，多为单侧。
2. 眼底检查　视网膜血管迂曲扩张，全视网膜弥漫性火焰状出血。可见棉绒斑、视盘水肿、出血（图14-2-2A）。

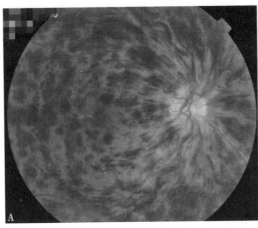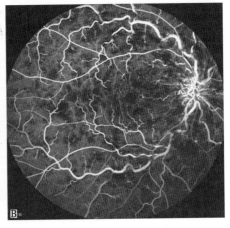

图 14-2-2　视网膜中央静脉阻塞眼底彩照及 FFA

A. 眼底彩照　B. FFA

视网膜中央静脉阻塞是老年人常见眼底疾病，如图 A 所示眼底表现为视网膜血管迂曲扩张，全视网膜弥漫性火焰状出血。可见棉绒斑、视盘水肿、出血；如图 B 所示 FFA 可见静脉迂曲，充盈延迟，广泛出血遮蔽荧光

（1）缺血型：视力常低于 0.05。视盘高度水肿充血，边界模糊。黄斑水肿，可见囊样水肿。动脉管径变细，静脉迂曲扩张。

（2）非缺血型：视力常高于 0.05。轻度火焰状出血，静脉迂曲，视网膜水肿轻。

两种类型鉴别要点见表 14-2-1。

3. FFA （图 14-2-2B）

（1）缺血型：大片无灌注区，有新生血管出现[7]。

（2）非缺血型：无或少量（<4PD 大小）无灌注区，无新生血管出现。

4. 相对传入瞳孔障碍：缺血型存在。

5. 视网膜电图：可见缺血型 b 波振幅降低，b/a 值降低。非缺血型可正常。

表 14-2-1 非缺血型和缺血型 CRVO 鉴别要点

鉴别要点	非缺血型	缺血型
视力	轻中度下降	明显下降，常低于 0.05
眼底	视网膜出血和水肿较轻	视网膜大量融合性出血、视盘和视网膜重度水肿，棉绒斑
瞳孔对光反应	无相对传入瞳孔障碍	相对传入瞳孔障碍
FFA	无或少量无灌注区	大面积无灌注区
视野	周边正常，中心有或无相对暗点	周边异常，常有中心暗点
ERG	b 波振幅正常，b/a 值正常或轻度降低	b 波振幅降低，b/a 值降低
新生血管形成	无	有

注：部分非缺血型 CRVO 的病人会向缺血型转化，需要密切观察病情。

（二）治疗

目前尚无有效治疗药物，不宜用止血剂、抗凝剂及血管扩张剂。应查找全身病因，治疗系统性疾病。如眼压高于 20mmHg 则降眼压治疗；缺血型应行全视网膜光凝，防治眼新生血管性并发症；黄斑水肿可玻璃体腔注射曲安奈德或抗 VEGF 药物治疗，FFA 提示黄斑区缺血严重的病人忌用抗 VEGF 药物治疗。

四、年龄相关性黄斑变性

年龄相关性黄斑变性（age-related macular degeneration，AMD），病人多为 50 岁以上，双眼先后或同时发病，视力呈进行性损害。在西方国家，AMD 已经成为主要的致盲性眼病，在我国 AMD 的患病率也在不断升高。该病在临床上可分为两种表现类型：干性 AMD 和湿性 AMD[8]。

（一）诊断

1. 干性 AMD（又称萎缩性或非新生血管性 AMD）

（1）起病缓慢，双眼视力逐渐减退，可有视物变形。

（2）眼底见黄斑区玻璃膜疣，外层视网膜丛状色素沉着，色素上皮地图状萎缩。

（3）FFA 特征：片状强荧光和片状弱荧光夹杂，但无荧光素渗漏。

2. 湿性 AMD（又称渗出性或新生血管性 AMD）（图 14-2-3）

（1）患眼视力突然下降、视物变形或中央暗点。

（2）眼底可见视网膜下或视网膜色素上皮下渗漏、出血或脂质渗出[9]。

（3）玻璃膜疣伴脉络膜新生血管膜（CNV）：表现为视网膜下灰白色膜或色素上皮脱离。

（4）FFA 特征：典型 CNV 早期可见边界清晰、花边样强荧光，渗漏自始至终。隐匿性 CNV 表现为中晚期强荧光，斑点状，边界不清。混合型为上述两者并存。

（5）吲哚青绿血管造影可更清楚地显示 CNV。

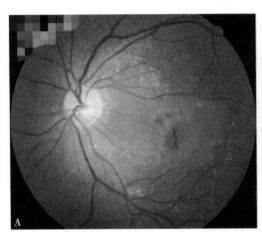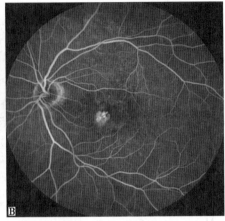

图 14-2-3　湿性 AMD 眼底彩照及 FFA
A. 眼底彩照　B. FFA

AMD 为老年人常见眼底疾病，分为干性和湿性病变，湿性病变对视力影响较大，图 A 所示为湿性 AMD 眼底，可见后极部大量玻璃膜疣，黄斑区深层出血。图 B 所示为 FFA 检查，可见黄斑区 CNV。这类型病人需要积极治疗

（二）治疗

1. 干性 AMD 以补充维生素（AREDS 配方）为主，定期检查视力、眼底和 Amsler 表，观察病情变化。

2. 湿性 AMD 的治疗主要是针对 CNV 和黄斑水肿，可采取的治疗方式包括：

（1）抗 VEGF 药物玻璃体腔注射：需要多次重复注射。推荐的治疗方案是每月一次，连续三个月，之后根据病情变化，确定是否需要药物注射。

（2）光动力学疗法（photodynamic therapy，PDT）：通过静脉注射光敏剂（维速达尔），对病灶区进行光照射。

（3）经瞳孔温热激光（transpupillary thermatherapy，TTT）：治疗用于位于中心凹无血管区中心外 200μm 的 CNV。

（4）氩激光治疗：远离中心凹的 CNV 可以使用。

可以根据病情选择以上的单一疗法或联合治疗。

3. 配戴助视器。

五、视网膜脱离

视网膜脱离（retinal detachment，RD）指视网膜神经上皮与色素上皮的分离。根据发病原因分为孔源性、牵拉性和渗出性[10]。

（一）孔源性视网膜脱离

指通过一个或多个全层视网膜裂孔，液化玻璃体进入视网膜下腔，造成神经上皮层与色素上皮层的分离。玻璃体液化、视网膜裂孔和玻璃体视网膜牵引是引起孔源性视网膜脱离的三要素。高危因素包括：高度近视眼、老年、眼外伤、无晶状体眼、人工晶状体眼、一眼已有视网膜脱离病史、有视网膜脱离家族史。

诊断：

（1）主诉：眼前幕帘遮挡感伴随眼前漂浮物或某一方位闪光感。累及黄斑时视力急剧下降，同时可伴视物变形。周边部视网膜脱离者可仅有漂浮感或闪光感，甚至无任何症状。

（2）间接检眼镜和巩膜压迫器的周边眼底检查发现视网膜裂孔，视网膜透明度下降，呈灰白色（图 14-2-4）。玻璃体可有积血或后脱离。新鲜视网膜脱离呈波浪状外观，随眼球运动波动；陈旧性视网膜脱离可透明而无波动，可于脱离视网膜后缘见到色素分界线，或视网膜固定皱襞、视网膜下增殖。

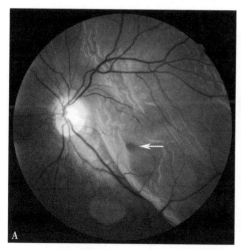
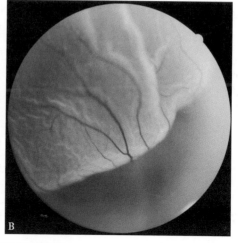

图 14-2-4　孔源性视网膜脱离

如图 A 所示孔源性视网膜脱离，可见颞侧视网膜隆起，黄斑区脱离，白色箭头所指处为视网膜裂孔；图 B 所示为孔源性视网膜脱离，视网膜呈球形脱离，遮盖黄斑区

（3）前置镜（如三面镜等）可查见视网膜裂孔及小筛孔。裂隙灯检查可见前玻璃体中的色素。

（4）B 超检查可帮助诊断，特别是在屈光间质不清时。相对无视网膜脱离眼，患眼眼压偏低。陈旧视网膜脱离者眼压可正常或升高。

（5）陈旧性视网膜脱离可有视网膜新生血管、白内障、前葡萄膜炎、虹膜红变或视网膜囊肿。

（二）牵拉性视网膜脱离

由于玻璃体内机化条索牵引造成的视网膜脱离（图 14-2-5）。往往由外伤和出血性眼底病引起，如增生性糖尿病视网膜病变、缺血型视网膜静脉阻塞、视网膜静脉周围炎等。

诊断：

（1）主诉视力下降或视野缺损，也可能无症状。

（2）可有出血性眼底疾病或眼外伤史。

（3）间接检眼镜下可见视网膜固定，脱离的视网膜呈凹陷状。细胞性膜或玻璃体膜对视网膜形成牵拉，导致视网膜脱离。可因牵引形成小的裂孔，在间接检眼镜下呈隆起的孔源性视网膜脱离外观。裂隙灯配合前置镜检查有助于发现小裂孔。视网膜固定，脱离很少延伸大锯齿缘。

（4）B 超可准确描绘牵拉性视网膜脱离的形状、范围和严重程度。其特点是脱离的视网膜显示"成角"状态。

（三）渗出性视网膜脱离

可以是全身性血液循环障碍的眼部表现，或是由于某些眼部疾病影响了脉络膜血管或视网膜的血液循环，脉络膜血管通透性增高，渗出液潴留于视网膜色素上皮与视网膜神经上皮之间的潜在腔隙，同时眼内体液动力的平衡失调所致。脱离的视网膜范围广泛，无裂孔（图 14-2-6）。继发于全身疾病（如高血压、肾病、妊娠期高血压等）及眼部疾病（如交感性眼炎、原田病等）[11]。

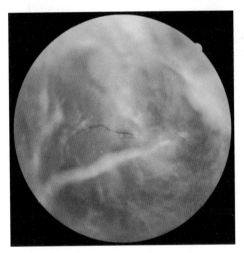

图 14-2-5　增殖性视网膜脱离

如图所示增殖性视网膜脱离，可见视网膜前、视网膜下广泛的增殖膜，视网膜广泛脱离

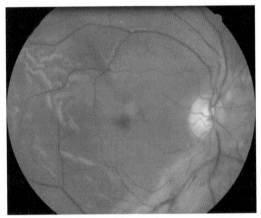

图 14-2-6　渗出性视网膜脱离

如图所示为渗出性视网膜脱离，可见脱离的范围广泛，无裂孔

诊断：

（1）主诉：轻微至严重视力下降或视野缺损，视力可随头位变化而改变。①原田病所致可有头痛等感冒样症状，可伴耳鸣，严重者可有脑膜刺激征。②交感性眼炎所致往往有眼手术史或穿孔性眼外伤史，常伴畏光、流泪。③全身病所致者往往全身疾病较重，主诉以视力下降为主。

（2）间接检眼镜下可见浆液性球形视网膜脱离，伴移动性网膜下液，脱离部位随病人体位改变而改变。无视网膜裂孔。

（3）荧光素眼底血管造影可帮助发现视网膜下液来源。

（4）B超可发现眼内肿瘤等致视网膜脱离病因。

（四）治疗

视网膜脱离可以严重影响病人视力，甚至导致失明。早发现早治疗有利于视网膜的复位和视功能恢复。孔源性和牵拉性视网膜脱离在发现后，均需要转诊到有手术条件的医院进一步治疗。渗出性视网膜脱离以治疗原发病为主，原发病得以控制后，多数病人渗出性视网膜脱离会逐渐恢复。

随着现代玻璃体视网膜手术技术的进步，很多陈旧性视网膜脱离的病人仍然能够通过手术复明，发现陈旧性视网膜脱离的病人应该转诊到有条件的医院确定能否进一步治疗。

六、视网膜色素变性

视网膜色素变性（retinitis pigmentosa，RP）是一组以进行性感光细胞及色素上皮功能丧失为共同表现的遗传性视网膜变性疾病，属于光感受器细胞及色素上皮营养不良性退行性病变。常于儿童或青少年期起病至青春期症状加重，到中年或老年时因黄斑受累视力严重障碍而失明。

（一）诊断

1. 主诉　夜行困难，进行性夜盲。

2. 眼底检查　视盘呈蜡黄色萎缩，视网膜血管变细。视网膜呈青灰色，赤道部视网膜血管旁色素沉着，典型的呈骨细胞样（图 14-2-7A）。部分病人可有后极白内障、近视或青光眼。玻璃体混浊、浮游细胞是视网膜色素变性持续存在的体征。

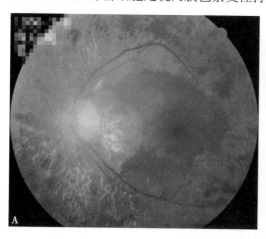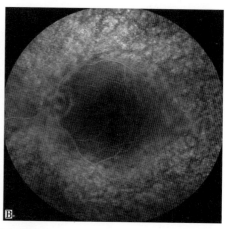

图 14-2-7　视网膜色素变性
A. 眼底彩照　B. FFA

视网膜色素变性为一种眼科遗传病，如图 A 所示视盘呈蜡黄色萎缩，视网膜血管变细。视网膜呈青灰色，赤道部视网膜血管旁色素沉着，典型的呈骨细胞样。图 B 所示 FFA 检查见色素遮挡处为荧光遮蔽，其余部位为透见荧光和荧光渗漏

3．视野检查　环形暗点至管状视野。

4．FFA 检查　色素遮挡处为荧光遮蔽，其余部位为透见荧光和荧光渗漏（图 14-2-7B）。

5．ERG 在发病早期即有显著异常　（振幅降低及潜伏期延长），甚至无波形。

6．色觉检查　半数病人有色觉障碍，多为三色盲。

（二）治疗

1．无确切治疗方法。

2．合并白内障病人行白内障手术科提高中心视力。

3．低视力者配戴助视器和低视力训练。

4．帮助遗传咨询。

七、视网膜静脉周围炎

视网膜静脉周围炎又称 Eales 病，或青年复发性玻璃体积血，是导致青年人视力丧失的重要视网膜血管病。病人多为青年男性，双眼多先后发病。

（一）诊断

1．主诉　早期表现为视物模糊和眼前漂浮物，大量玻璃体积血时，视力严重下降。

2．眼底检查　早期病变位于视网膜周边部，视网膜小静脉迂曲扩张，管径粗细不均，血管白鞘，可有火焰状出血，合并脉络膜炎时病变附近有黄白色渗出（图 14-2-8A）。病变发展，可累及四个象限，并波及后极部大静脉。晚期周边部小血管闭塞，新生血管形成，玻璃体积血，眼底窥不入。反复出血者，可见机化膜或条索，严重者有牵拉性视网膜脱离。

3．FFA 检查　受累小静脉管壁着色，毛细血管扩张，染料渗漏（图 14-2-8B）。周围有大片毛细血管无灌注区和新生血管膜。

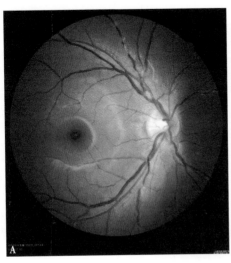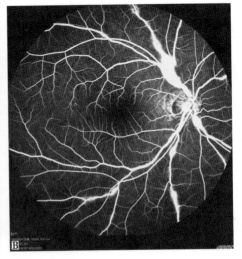

图 14-2-8　视网膜静脉周围炎

A．眼底彩照　B．FFA（由北京同仁医院西区眼底照相室提供）

图 A 所示视网膜静脉周围炎病人眼底可见视网膜静脉迂曲扩张，管径粗细不均，血管白鞘。如图 B 所示 FFA 上可见受累静脉管壁着色，毛细血管扩张，染料渗漏

4. ERG　在发病早期即有显著异常（振幅降低及潜伏期延长），甚至无波形。

5. 色觉检查　半数病人有色觉障碍，多为三色盲。

（二）治疗

1. 视网膜缺血严重或有新生血管应行病变区域眼底激光封闭。

2. 玻璃体积血者可行药物治疗。大量玻璃体积血或吸收不良者可考虑玻璃体手术。

3. 查找全身病，伴有其他炎症疾病史应予治疗。

八、黄斑裂孔

（一）概述

指黄斑部视网膜神经上皮层的全层组织缺损。包括特发性、继发性及外伤性。

（二）临床表现

1. 主诉　中心视力下降，可见中心暗点。典型全层孔时视力多在 0.1 左右，非全层孔时视力较好。伴视物变形。女性发病率约为男性 3 倍。

2. 典型全层孔　黄斑中心可见 1/3～2/3PD 大小的圆形裂孔，边缘锐利，有穿凿感。底部棕红色，可有黄白色小点状沉积物，裂孔外围视网膜增厚或脱离为灰色晕轮，四周常见小放射纹。偶可见半透明盖膜（图 14-2-9A）。

3. 裂隙灯检查裂孔处光带错位。

4. FFA　可见裂孔范围窗样缺损。

5. OCT　可见视网膜全层缺损明确诊断，孔缘增厚或局限性脱离，可伴有黄斑前膜（图 14-2-9B）。

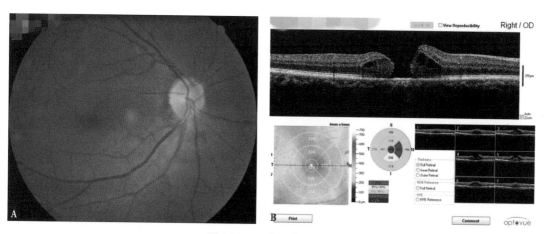

图 14-2-9　右眼黄斑裂孔

A. 眼底彩照　B. OCT

如图 A 所示右眼黄斑裂孔，黄斑中心可见 1/3PD 大小的圆形裂孔，边缘锐利，有穿凿感。如图 B 所示 OCT 发现黄斑区视网膜全层缺损

6. 黄斑裂孔分期见表 14-2-1。

表 14-2-1 黄斑裂孔 GASS 分期

分期	临床表现
1A	玻璃体牵拉伴中心小凹脱离
1B	中心凹前玻璃体牵拉伴中心凹脱离
2 期	<400μm 中心凹周边裂开
3 期	>400μm 中央全层孔,伴孔周视网膜隆起,黄斑裂孔前有盖膜
4 期	>400μm 中央全层裂孔半完全性玻璃体后脱离

(三)诊断

根据临床体征和眼底检查可诊断。OCT 帮助明确诊断及分期。

(四)鉴别诊断

1. 黄斑前膜伴假性裂孔 OCT 可鉴别之。Watzke-Allen 试验可见光带扭曲,但无裂痕。
2. 日食性视网膜病变 见于观看太阳、月食等灼伤黄斑者。黄斑中央有圆形损害,周围环形灰色色素。
3. 黄斑囊样水肿

(五)随访

1. Amsler 表定期自检,有变化随诊。
2. 每年复查 1 次,高度近视合并黄斑裂孔每 6 个月复查。
3. 嘱病人有闪光感,眼前漂浮物增多或事物遮挡感应及时复诊。

九、中心性浆液性脉络膜视网膜病变

(一)概述

由于视网膜色素上皮障碍功能失常,形成黄斑部视网膜神经上皮浅脱离。多见于 20～45 岁青壮年男性,多单眼发病。

(二)临床表现

1. 主诉 视物发暗或视物变性、变色、变小。发病前常精神紧张或过度疲劳。
2. 眼底检查 黄斑区 1～3PD 大小状盘状局限性神经上皮层脱离,周围有反光晕,中心凹反射消失,无视网膜下出血或硬渗(图 14-2-10A)。恢复阶段可见残留有光泽的黄白色渗出小点和轻度色素紊乱。
3. 视野检查 圆形或椭圆形的中心暗点。
4. Amsler 表 发现直线扭曲。
5. 荧光血管造影检查 静脉期可见一个或多个强荧光渗漏点,随造影时间延长渗漏点扩大(图 14-2-10C)。急性病例可有"墨渍"型和"喷出"型两性。复发性和慢性病程病人可在造影晚期出现窗样缺损强荧光，或"RPE 失代偿"，又称"RPE 改变"，表现为晚期荧光着染。

6. 眼相干光断层成像（OCT）　可见神经上皮层脱离或色素上皮脱离，脉络膜厚度增加（图 14-2-10B）。

7. 验光　优势眼可暂时性远视。

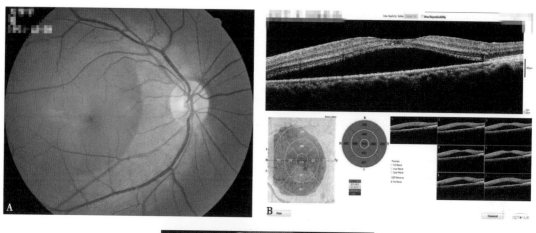

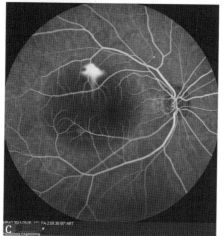

图 14-2-10　中心性浆液性脉络膜视网膜病变

A. 眼底彩照　B. OCT　C. FFA

如图 A 所示中心性浆液性脉络膜视网膜病变，黄斑区 3PD 大小状盘状局限性神经上皮层脱离，周围有反光晕，中心凹反射消失，无视网膜下出血或硬渗。如图 B 所示 OCT 可见神经上皮层脱离或色素上皮脱离。如图 C 所示 FFA 可见静脉期可见黄斑区上方一个强荧光渗漏点

（三）诊断

1. 临床体征。

2. 眼底检查。

3. FFA 发现渗漏点，指导激光治疗。

4. OCT 可协助诊断。

5. Amsler 表及视野检查。

（四）鉴别诊断

1. 黄斑囊样水肿 荧光素血管造影后期可见典型花瓣状荧光积存。OCT 可协助诊断。

2. 色素上皮脱离 色素上皮脱离的边缘比中心性浆液性脉络膜视网膜更清晰。OCT 可见色素上皮层脱落。

3. 视盘小凹 视盘神经组织出现小缺陷，可出现连接视盘的浆液性视网膜脱离及视网膜劈裂，OCT 可协助诊断。

（五）治疗

1. 为自限性疾病，多数不需要治疗可自行恢复，但应避免长期迁延不愈及病情复发。

2. 以下情况应行光动力或激光治疗。

（1）持续的浆液性脱离超过 4～6 个月。

（2）单眼既往发病致持久性视力缺陷，该眼复发。

（3）单眼既往发病致永久性视力缺陷，对侧眼发病。

（4）病人坚持要求迅速恢复视力（职业需要）。

（六）预后

1. 视力自行恢复到 0.7 以上的病人预后较好。

2. 复发性，多灶性、病程迁延者预后不良。

3. 激光可促进视力恢复，但不能改善最终视力。

（七）随访

1. 每 6～8 周复查一次，至病情改善，如无变化应复查至 4～6 个月。

2. 激光治疗后的病人应随病情密切随访，防止因激光能量过高导致脉络膜新生血管的发生。

思考题

1. 视网膜中央动脉阻塞的诊断和治疗要点是什么？
2. 视网膜脱离的定义、分类和治疗原则是什么？
3. 中心性浆液性脉络膜视网膜病变如何诊断？
4. AMD 的分型和治疗方法
5. 缺血性和非缺血性视网膜中央静脉阻塞如何鉴别？

技能考题

1. 眼底检查。
2. 眼底读片。

参考文献：

1. 姜世怀，王晓莉. 白内障合并眼底病的临床探讨. 眼科，2001（02）：83-84.

2. 陆漱玉，廉井财，薛劲松，等. 激光光凝辅助角膜原位磨镶术前眼底病变分析及治疗. 眼科，2001，10（04）：220-222.

3. 王明扬，王光璐，周健. 视网膜厚度分析仪（RTA）在眼底病的初步应用. 眼科，2002，11（02）：98-102.

4. 刘雪，王爽，徐亮. 视网膜血管改变与高血压的相关性. 国际眼科纵览，2015，39（1），33-36.

5. 梁庆丰. 眼科检查与诊断手册. 北京：人民军医出版社，2015.

6. 张莉，徐亮，杨桦，等. 眼底指标改变与脑卒中患病的相关性. 眼科，2015（01）：13-18.

7. 王光璐，张风，李雪非，等. 彩色多普勒超声成像辅助诊断常见眼底病初步总结. 眼科，1999，8（04）：213-216.

8. 李雪，佘重阳，任学荟，等. 渗出性年龄相关性黄斑变性病人的屈光状态. 眼科，2014（02）：99-102.

9. 岳岩坤，张恩魁，王海伟，等. 高度近视致单纯黄斑出血与继发 CNV 的黄斑出血之 OCT 图像鉴别. 眼科，2014（02）：103-106.

10. 游启生，邹洋，陈长喜. 双眼先天性视网膜劈裂. 眼科，2014（02）：114.

11. 张薇，牛改玲，高立新，等. 高度近视眼后极部眼底病理改变. 眼科，2003，12（04）：333-336.

第十五章 遗传性眼病基本知识

本章节要点：

一、遗传性眼病的概念和分类
二、家系图绘制
三、遗传性眼病病人的转介

第一节 概 述

遗传性疾病是指由遗传物质发生改变而引起的或者是由致病基因所控制的疾病，常为先天性的，也可后天发病。遗传性眼病是遗传性疾病的一个组成部分，包括眼科遗传性疾病和全身性遗传性疾病的眼部表现。很多常见的眼科疾病例如青光眼、高度近视、色盲等都属于遗传性眼病。遗传性眼病病种多达 608 多种，其中眼科遗传性疾病有 285 种，全身性遗传性疾病的眼部表现有 323 种。遗传性眼病常常双眼发病，对眼的结构和功能影响严重，大多数遗传性眼病可导致视力损伤，例如圆锥角膜、先天性白内障、青光眼、视网膜色素变性和 Leber 视神经病变等[1~6]，有些遗传性眼病可影响病人外观，例如上睑下垂、先天性小眼球等，对病人的身心健康造成严重影响。

一些遗传性眼病在出生时就出现症状，例如：先天性白内障、先天性小眼球、先天性上睑下垂等，而也有一些遗传性眼病需要到一定的年龄才会发病，出现视力下降、眼底改变，例如视网膜色素变性、Stargardt 病等。遗传性眼病大多数表现为家族性疾病，在家族中可能多人患病，但也可以呈现散发性的，散发病例通常是因为基因突变或染色体畸变引起的。然而家族中多个成员患同样的疾病，并非一定就是遗传性眼病，例如一个家族中多人患有沙眼，沙眼是传染性疾病，是由于共同生活中接触传播的，并非遗传性眼病。

遗传性眼病可以根据引起遗传病的原因分为：

一、单基因遗传病

因基因存在的染色体及其显隐性分为：常染色体显性遗传病、常染色体隐性遗传病、X 染色体显性遗传病、X 染色体隐性遗传病和 Y 染色体遗传病。

1. 常染色体显性遗传病 遗传特点为连续遗传、无性别差异、家族性聚集等。如内眦赘皮、先天性上睑下垂、先天性泪小点闭锁等都属于常染色体显性遗传病。

2. 常染色体隐性遗传病　遗传特点为隔代表现、无性别差异，如白化病、苯丙酮尿症、先天性无眼球等。

3. X 染色体显性遗传病　遗传特点为连续遗传、交叉遗传、女性多于男性、男性病人的女儿均为病人。

4. X 染色体隐性遗传病　遗传特点为隔代遗传、交叉遗传和男性多于女性，如色盲症等。例如先天性大角膜多为性染色体隐性遗传，基因定位于 Xq21.3-22。

5. Y 染色体遗传病　表现为限雄遗传、连续遗传的特点。

二、多基因遗传病

由多对基因控制，呈家族聚集趋势，发病方式很难预测，例如 1 型糖尿病、原发性高血压、青光眼、屈光不正等。

三、染色体异常遗传病

染色体异常遗传病又分为染色体结构异常疾病和染色体数目异常疾病，还可分为常染色体病和性染色体病。如"21 三体"综合征，是由于 21 号染色体数目多了一条而形成的；染色体结构异常疾病，即某条染色体部分缺失导致的疾病。

有很多遗传性眼病存在多种遗传方式，例如先天性白内障中约 30%～50% 具有遗传性，多为单基因遗传病，其遗传方式有常染色体显性遗传、常染色体隐性遗传和 X 连锁隐性遗传，其中最主要的遗传方式是常染色体显性遗传；视网膜色素变性，其遗传方式有常染色体显性、隐性遗传，X 连锁隐性遗传，散发型[3]。

由于很多常见眼病都属于遗传性眼病，也是县级医院眼科医生的日常工作范围，因此了解一些遗传性眼病的基本知识，有利于工作的开展。

第二节　遗传性眼病的基本知识

一、系谱分析法

系谱分析法也称家系图（pedigree）是人类遗传病研究中最常用的方法之一，也是遗传咨询的必备工具。它将某一家族各世代成员数目、家庭成员的关系和某种遗传性疾病 / 性状在该家族中发生情况等有关信息，以图形的方式呈现。

系谱分析的步骤：

1. 家系调查　家系图的构建需要通过家系调查来实现，通常从该家族中第一个被发现患有某种症状或疾病者入手调查，也称为"先证者"。通过对先证者的调查，追踪其直系和旁系亲属，收集疾病相关信息。

在对先证者问诊和病史记录时需要包括以下内容：

（1）一般情况：包括姓名、性别、出生日期、民族、婚姻状况、职业、联系方式和常住地址。联系方式和常住地址非常重要，便于以后对病人进行随访以了解眼遗传病的转归和基因治疗等。

（2）主诉：是病人就诊时的主要症状、体征及其持续时间。临床医生一定要把主诉问清问准，比如最开始发病时是视力下降伴畏光还是暗处视力差，这对疾病诊断非常重要。一定要让病人仔细回忆主要症状最初出现的时间，这对于鉴别不同类型的遗传性眼底病非常有用。如果病人年龄小叙述不清，可以追问同行的父母或其他亲属最初发现患儿视力差的时间。

（3）现病史：围绕主诉，系统询问病人从开始发病到此次就诊前疾病的发生、发展、变化和诊治经过。

（4）既往史：是指病人既往的健康和患病情况。抗结核药物乙胺丁醇可诱发 Leber 遗传性视神经萎缩，因此对病人既往史的问诊也不能忽略。

（5）个人生活史：包括病人平时的饮食起居、烟酒嗜好和婚育状况等。

（6）家族史：不仅要询问病人直系亲属（父母、子女、兄弟姐妹）的健康和患病情况，还要追问病人的祖父母及其兄弟姐妹的健康和患病情况。由于遗传病的异质性，有时不一定一个家系中所有病人临床表现完全相同，因此应仔细询问每个患病家属的临床表现并详细记录病历。

在调查中注意以下基本概念：

● 直系亲属：指相互之间有直接血缘关系的人，包括生育自己和自己生育的上下各代。

● 旁系亲属：相互之间有间接血缘关系的人，凡是出自祖 / 外祖父母的血亲，除直系亲属外，都属于旁系亲属。

● 近亲结婚：指三代以内有共同祖先的男女相互婚配。

2. 绘制家系图　按照一定的形式和使用特定的符号，把复杂的关系简化为直观的图形，便于对疾病进行分析研究，家系图是表明亲缘与婚姻关系的图。常用符号如下：男性用□表示，女性用○表示；死亡者加斜线；先证者（家系中第一个被确诊的那个人）在个体符号的左下方加箭头标注；□、○以横线连接的称为婚姻线，表示为夫妇；从婚姻线的近中点向下作垂线，下端连上子女记号。如果有两名以上子女，可按出生顺序从左向右排列。世代数在图左端以罗马数字标出。在每个个体符号下方把各世代数右侧按顺序加上阿拉伯数字即代表个人（图 15-1-1）。

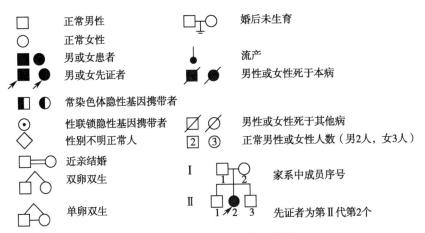

图 15-1-1　家系图中的常用符号

绘制家系图时需要使用标准符号，通过家系调查收集好家系信息后，把家系信息按照标准化的方式呈现。图示为家系图中常用的符号，包括男性女性如何表示，先证者、病人如何表示等等

方法：

（1）确定先证者

（2）性状表现/疾病史调查

（3）追踪家系中各成员（尤其是发病成员）的情况

（4）了解亲缘关系

（5）绘图

（6）分析、推断

3．绘制工具 以往家系图都是手工绘制，今年来随着计算机的广泛应用，家系图都通过电脑中的不同工具进行绘制，常用工具包括：绘图软件、WORD 文档绘图、专用的遗传病家系图绘制软件例如 Cranefoot、Cyrillic 等。

绘制好的家系图举例如下（图 15-1-2）：

4．家系分析 根据家系图提供的信息，例如：是否隔代遗传？患病者男女性别如何？结合不同的遗传病的遗传特征，对该病的遗传方式进行初步判断。分析时需要注意家系谱的完整性，通常需要有 3 代以上的家庭成员情况才能称为家系，且家系调查的时候所获取的信息的真实性对系谱分析的准确性会产生影响。

遗传性眼病除了家族遗传的特点外，还可能具有一定的地域特点，县级医院眼科医

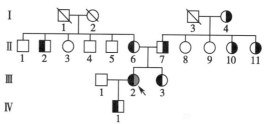

图 15-1-2 家系图示例

如图所示为绘制好的家系图，该案例为常染色体隐性遗传病，家系特征是：一共四代 19 人，先证者为Ⅲ代 2 号，也是唯一的病人，每代均有人携带致病基因，携带者男女均有。通过家系图的绘制就把一个大家庭的患病/携带某种致病基因的情况变得一目了然

生在日常工作中，如能注意对遗传性眼病的识别、登记和做出基本分析，有助于了解本地区遗传性眼病的特点，为遗传性眼病的防治做好基础工作。

5．家系分析举例 为了帮助进一步了解家系图，以下对家系分析进行简单举例。

（1）Thiel-Behnke 角膜营养不良一家系：刘畅等[7]报告了 Thiel-Behnke 角膜营养不良一家系，通过家系调查绘制家系图（图 15-1-3）。

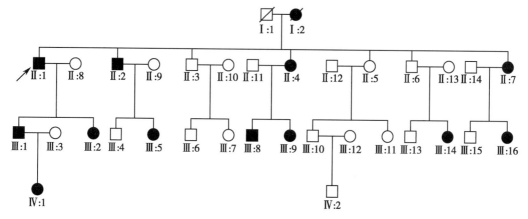

图 15-1-3 Thiel-Behnke 角膜营养不良家系图

根据家系调查结果绘制的 Thiel-Behnke 角膜营养不良家系图，家系包含四代，每代均有患病者，病人男女性都有

　　从家系图中可以得知，该家系共四代 34 例，有症状及表型者 12 例，其中男性 4 例，女性 8 例，先证者为第Ⅱ代 1 号病人。该家系的特点如下：①患病者的父母中一般一方为病人；病人的同胞中约有 1/2 可能性患病。②病人的子女中，约 1/2 为病人。③父母无患病，子女不受累。④疾病在各代中连续传递。⑤患病与性别无关，男女受累机会大致相等。根据上述家系特点分析证明，该家系符合常染色体显性遗传规律。因此，可判断该家系为常染色体显性遗传的 Thiel-Behnke 角膜营养不良家系。

　　（2）先天性核性白内障家系：张晓慧等[8]报告一个有 CRYGD 基因突变的先天性核性白内障家系，家系图见图 15-1-4。

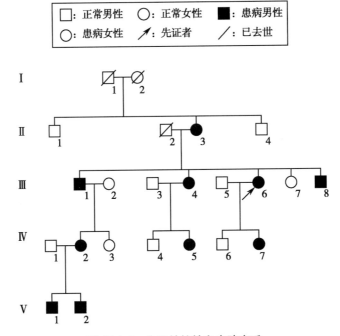

图 15-1-4　先天性核性白内障家系

常染色体显性遗传的先天性核性白内障家系图，一共 5 代，其中 4 代均有病人，病人男女比例为 1:2

　　根据家系图，该家系 5 代共 23 名成员，其中病人 9 例，先证者为Ⅲ代 6 号，连续 4 代均有病人发病，男女比例为 1:2，符合常染色体显性遗传特征。因此，可判断该家系为常染色体显性遗传的先天性核性白内障家系。

　　（3）视网膜色素变性家系：张晓慧等[9]报告一个视网膜色素变性家系，家系图见 15-1-5。

　　根据家系图可得知，该家系 4 代共 15 名成员，2 名已去世，有视网膜色素变性病人 8 人，男性 5 人，女性 3 人，先证者为Ⅲ代 3 号。符合常染色体显性遗传特征，因此，可判断该家系为常染色体显性遗传的视网膜色素变性家系。

二、采集血样开展遗传学研究

　　很多遗传性疾病要做出准确的诊断，需要借助 PCR 技术、连锁分析、基因芯片等技术，为了保证后期分子遗传学研究的顺利开展，建议临床医生要尽可能把每个家系的血样收集完整。

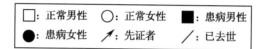

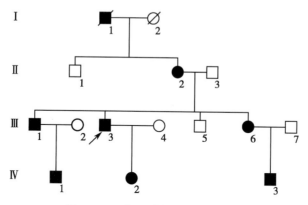

图 15-1-5 视网膜色素变性家系图

常染色体显性遗传的视网膜色素变性家系,4代共15名成员,每代均有视网膜色素变性病人,病人男女性别均有

采集血样时的注意事项包括:

1. 研究方案要通过伦理委员会审批,采血前需要获得病人及其家系成员的知情同意。

2. 与病人有血缘关系的亲属,无论是否患病,都应该进行采血,这些样本在实验中是非常重要的对照。

3. 采血的位置通常在肘静脉,使用乙二胺四乙酸(EDTA)或肝素抗凝处理后的真空采血管收集血样,每个家系成员采血 5ml。

4. 要注意血样的正确保存,血样保存不当会影响检测结果。留取的血样在 4 度大概可放置一周。如需长期保存,建议将血样先进行 DNA 提取,再放置于 −20℃或 −80℃冰箱冷冻。

三、遗传性眼病的防治

1. **遗传咨询** 由于很多遗传性眼病缺乏有效的治疗,遗传性眼病的重点工作是预防,其中主要方法是遗传咨询。遗传咨询是利用人类遗传学、基因诊断技术和数据,对遗传性疾病病人提供产前诊断、结婚、妊娠、生产和婴儿保健等方面提供指导。遗传咨询的步骤包括:

(1) 对疾病做出正确诊断,确定是单基因病还是多基因病,及其详细的遗传方式。通常根据家系调查和系谱分析,结合临床表现、基因诊断等辅助检查结果,做出正确诊断。

(2) 推算疾病的发病风险率。

(3) 向病人或家属提出建议和对策,尤其是妊娠、生育等方面的建议。

2. **基因治疗** 遗传性眼病通常是由于某个特定基因的突变、缺失或结构异常等引起,因此常规的药物或手术治疗无法发挥作用。近年来很多学者都在研究不同的遗传性眼病的基因治疗,包括视网膜色素变性、Stargardt 病(Stargardt 黄斑营养不良)、先天性白内障等,目前还没有成熟的基因治疗方法问世,但基因治疗的相关研究将为遗传性眼病的治疗带来新的希望。

3．遗传性眼病病人的转介　对于以下病人应该进行转介：

（1）怀疑病人患有某种遗传性眼病，而所在的医院不具备确诊的条件，可转介到上级医院进行确诊；

（2）确定病人患有某种遗传性眼病，例如视网膜色素变性，应转介到上级医院接受遗传咨询。

思考题

1．日常工作中常见的遗传性眼病有哪些？哪些是眼部遗传病？哪些是全身遗传病的眼部表现？

2．哪些病人应该进行转介？

3．如何绘制家系图？

技能考题

练习绘制家系图。

参考文献：

1. 姜严明，张乐，窦宏亮. 常染色体显性遗传先天性眼球震颤一家. 眼科，2006，15（06）：919.

2. 褚仁远. 遗传学研究技术在近视眼研究中的应用. 眼科，2001，10（03）：132-136.

3. 睢瑞芳，邹绚. 遗传性视网膜疾病的基因诊断. 眼科，2014（06）：361-364.

4. 王云，肖天林，刘旭阳. 先天性白内障的分子遗传学研究进展. 中华实验眼科杂志，2013，31（9）：891-896.

5. Zhe Jing, Xiaomeng Wu. 关注和跟踪表观遗传研究在眼科疾病诊治中的应用. 中华实验眼科杂志，2015，33（8）：673-677.

6. 何颖，戴旭锋，张华，等 Stargardt 病基因治疗研究现状与进展. 中华眼底病杂志，2016，32（2）：224-227.

7. 刘畅，孙旭光 Thiel-Behnke 角膜营养不良一家系. 眼科，2008，17（3）：207.

8. 张晓慧，刘卫华，董冰，等. 中国北方一常染色体显性遗传先天性核性白内障家系 CRYGD 基因突变的鉴定. 中华实验眼科杂志，2015，33（8）：722-726.

9. 张晓慧，董冰，闫玮玉，等. 一个视网膜色素变性家系致病基因定位和 CA4 基因突变分析. 中华医学遗传学杂志，2007，24（6）：670-673.

第十六章 眼科手术的基本操作与常用治疗技术

本章节要点：

一、消毒铺巾
二、眼科常用麻醉法
三、缝合技术

　　熟练掌握手术消毒铺巾、麻醉等常用的操作及基本治疗技术是对每个眼科医生的基本要求。本章节就常用的操作与治疗技术进行介绍。

第一节 消毒、铺巾及麻醉

一、手术区域的消毒

　　1. 以碘酒或碘伏或新洁尔灭涂抹并消毒皮肤，其范围要足够大，上至发际，下至口角，内过鼻梁，外及鬓角；碘酒消毒者随后以75%酒精反复涂抹3次，每次均应由里向外，逐渐覆盖整个术区（图16-1-1）。

　　2. 消毒时，注意勿使酒精等清毒液进入结膜囊，为此，棉球或棉片蘸酒精时不要吸成过饱和状态；一旦可疑溢于眼内，应立即用干棉签将其吸干。

二、铺巾

　　1. 以两块无菌小方巾重叠置于病人枕后，一直伸展到颈部。底下一层作为铺垫，上面一层则向上包裹病人头部，使健眼和大部分额部全被无菌巾覆盖，头发不能外露。

　　2. 铺无菌巾单，自鼻部向下覆盖整个身体。

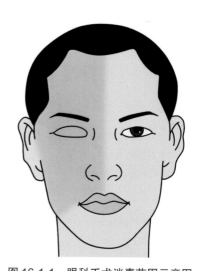

图 16-1-1　眼科手术消毒范围示意图

图示为眼科手术消毒范围，上至发际，下至口角，内过鼻梁，外及鬓角；碘酒消毒者随后以75%酒精反复涂抹3次，每次均应由里向外，逐渐覆盖整个术区

也可直接铺带孔洞的大单。

3. 铺孔巾，暴露术眼。

4. 铺塑料贴膜于术区皮肤，自睑裂相应部位剪开贴膜。塑料贴膜的主要优点是：

(1) 术中使灌注液沿无菌面流出，减少了感染的机会；

(2) 使术区表面光滑防止挂线；

(3) 保护术区皮肤免受灌注的浸渍；

(4) 贴膜附带的水袋可以及时引流收集手术中产生的液体。

三、麻醉

（一）表面麻醉法

实施表面麻醉时，把表面麻醉剂滴在结膜囊内，每3～5分钟一次，共三次，以减轻冲洗结膜囊时不适感和注射麻醉剂时的疼痛，以及白内障摘除手术的麻醉。

常用的表面麻醉剂有：爱尔卡因滴眼液、盐酸奥布卡因滴眼液、0.5%～1%丁卡因、0.5%～1%利多卡因等[1]。

表面麻醉剂注意事项：

- 用药前应询问病人有无药物过敏史。
- 点药后应压迫泪囊部，避免药物进入鼻咽腔引起中毒，嘱病人闭眼以防角膜上皮干燥而引起上皮剥脱[2]。
- 表面麻醉剂过于频繁使用会影响角膜上皮细胞，易导致角膜上皮脱落[3]。

（二）球后麻醉

也称为睫状神经节封闭法，可起到阻滞第Ⅲ，Ⅳ及Ⅵ脑神经，睫状神经节和睫状神经的作用，不仅能麻醉虹膜，睫状体，脉络膜，使球体深部麻醉，而且可减低外肌张力，从而降低眼压。

1. 方法 嘱病人向鼻上侧看，把4cm长的针头由眶下缘中1/3与外1/3交界处稍上方的皮肤面或由颞下侧穹隆部进针，先向后进针约1cm，在转向内上方徐徐推进，深入眶内直达球后。穿过眼隔将要进入肌肉圆锥时，医生常有手感，针尖刺入的深度最好不超过3.5cm，这样，针尖恰好在肌肉圆锥内，在睫状神经节和眼球后壁之间，回抽并确定针尖不在血管内后，及注射1～2ml麻醉剂，注射完毕后闭合双眼用纱布捂住，轻轻摩擦压迫眼球，注意进针过程中的斜面朝向眼球，边进针边注射少量麻醉剂，不伤及眼球。进针位置见图16-1-2，空间位置见图16-1-3。

2. 并发症 最常见的是球后出血，拔针时如果针眼有出血，眼球轻度突出，则表示有球后出血，应立即闭上眼睑，在他上面垫一块纱布术后用手加压，压迫一分钟后松开5秒，在压迫一分钟，松开5秒，共三分钟，如确实不再出血，手术仍可进行，如出血量大，眼球高度突出致使眼睑皮肤紧张不能闭合，应暂停手术，用弹力绷带包扎。

最严重的并发症是针刺破眼球，麻醉药物进入眼内。预防最重要，且让病人转动眼球，确定进针位置是正确的。

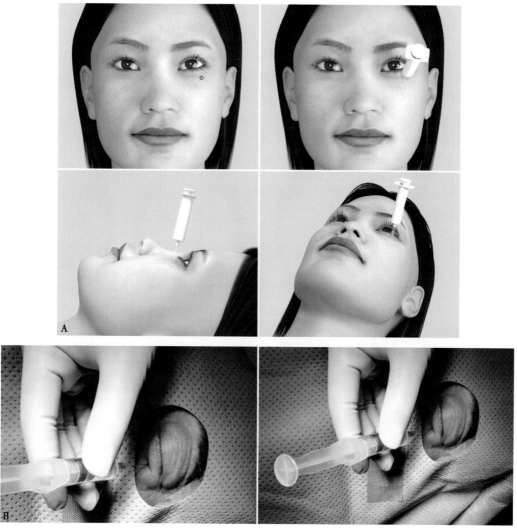

图 16-1-2　球后麻醉进针部位示意图

图 A 为球后麻醉进针部位示意图，嘱病人向鼻上侧看，把 4cm 长的针头由眶下缘中 1/3 与外 1/3 交界处稍上方的皮肤面或由颞下侧穹隆部进针，先向后进针约 1cm，在转向内上方徐徐推进，深入眶内直达球后。穿过眼隔将要进入肌肉圆锥时，医生常有手感，针尖刺入的深度最好不超过 3.5cm。图 B 为手术前球后麻醉

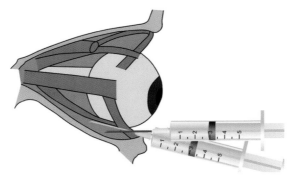

图 16-1-3　球后麻醉在眼眶中的空间位置示意图

如图所示球后麻醉针尖恰好在肌肉圆锥内，在睫状神经节和眼球后壁之间

（三）球周麻醉

用 5 号长针，在眶下缘外 1/3 中与 1/3 处稍上方的皮肤面进针，沿眶下壁进针 1cm，注射麻药约 1ml，然后针头稍向内上方进针不超过 3.5cm，注射麻药 1～1.5ml。在上睑眶上切迹下，沿眶壁朝向眶上裂方向进针约 2cm，注射 1～1.5ml 麻药，间歇性压迫眼球 8 分钟，如眼球不能转动，继续加压到眼压下降，可进行手术，如眼睑眼球尚能运动自如，则应追加麻药。进针位置见图 16-1-4，空间位置见图 16-1-5。

球周麻醉比球后麻醉安全，但亦偶有发生出血者。

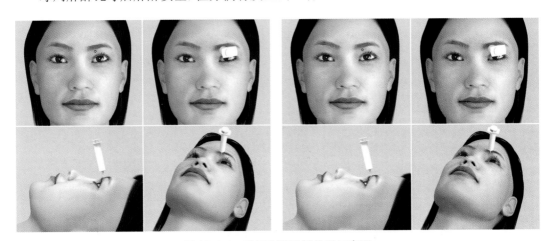

图 16-1-4　球周麻醉进针位置示意图

球周麻醉进针位置如图所示，在眶下缘外 1/3 中与 1/3 处稍上方的皮肤面进针，沿眶下壁进针 1cm。在上睑眶上切迹下，沿眶壁朝向眶上裂方向进针约 2cm

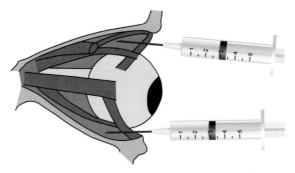

图 16-1-5　球周麻醉在眼眶中的空间位置示意图

球周麻醉在眼眶中的空间位置如图所示，在眶下缘外 1/3 中与 1/3 处沿眶下壁
进针 1cm。在上睑眶上切迹下，沿眶壁朝向眶上裂方向进针约 2cm

（四）局部浸润麻醉

一般多用 0.5%～2% 利多卡因加少许 1∶1000 的肾上腺素做皮下、结膜下或肌肉注射。肾上腺素能加强麻醉效果，延长麻醉作用时间和减少出血。注药时应先把注射器的活塞稍向后抽拔，确定针头不在血管内，然后注射少许药剂，再把针头徐徐向前推进，随推随注射[4]。

注意事项：患高血压、心脏病或甲状腺功能亢进者，最好不用肾上腺素。

（五）外眼手术的神经阻滞麻醉

用 2% 利多卡因和 0.75% 布比卡因等量混合液注射在供给该手术区域的神经或神经节处，因为麻醉剂不是直接注射在手术区域，该处不会发生水肿或出血而影响解剖结构以致妨碍手术的进行。如整形手术及泪道手术等都需作阻滞麻醉[5]。

常用的神经阻滞剂麻醉有以下几种：

1. 滑车上和眶上神经阻滞（图 16-1-6） 眼睑、眼眶及眶周围组织的感觉由三叉神经第一、二支所支配。三叉神经的第一支眼神经又分为额神经、鼻睫状神经及泪腺神经，都经眶上裂进入眼眶。在眶内额神经在分支为滑车上及眶上神经，滑车上神经位于眶滑车上面，分布于眼睑的内侧部分。麻醉时在此部位针沿眶内侧壁刺入 1.2cm，注入少量麻药即可阻滞此区域，眶上神经支配上睑中央部，上部结膜及前额的眶上神经，如针头从眶上切迹外侧刺入沿着眶顶向后 3cm 深，注射麻药可阻滞额神经的两个分支，并可避免眶上切迹出血管出血。

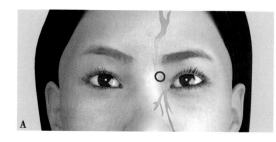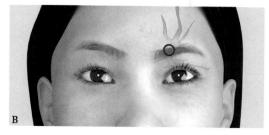

图 16-1-6　滑车上和眶上神经阻滞示意图

A. 滑车上神经阻滞示意图　B. 眶上神经阻滞示意图

滑车上神经和眶上神经阻滞示意图见图 A 和 B。额神经在眶内神经在分支为滑车上及眶上神经，滑车上神经位于眶滑车上面，分布于眼睑的内侧部分。麻醉时在此部位针沿眶内侧壁刺入 1.2cm，注入少量麻药即可阻滞此区域。眶上神经支配上睑中央部，上部结膜及前额的眶上神经，如针头从眶上切迹外侧刺入沿着眶顶向后 3cm 深，注射麻药可阻滞额神经的两个分支，并可避免眶上切迹出血管出血

2. 泪神经阻滞　泪神经支配泪腺及上睑外侧部，在眶上外侧壁进针深达 2.5cm。

3. 鼻睫状神经阻滞（图 16-1-7）　鼻睫状神经又分为前及后筛骨神经和滑车下神经支配内眦、泪囊及邻近的鼻部皮肤，沿内眦韧带上方眶内侧壁刺入眶内 2.5cm，即可阻滞这些组织[6]。

4. 上颌神经阻滞　上颌神经是三叉神经的第二支，穿过眶下裂进入眼眶而成为眶下神经，经眶下管从眶下孔穿出，此神经支配下睑绝大部分，面颊部及部分内眦和泪囊（图 16-1-8），在眶下壁中部沿眶缘进针约 12cm。可麻醉鼻泪管及鼻底部，如只需麻醉皮肤部分，针头只要刺入眶下孔给药即可。

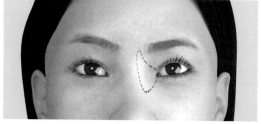

图 16-1-7　鼻睫状神经阻滞区域

如图所示鼻睫状神经又分为前及后筛骨神经和滑车下神经支配内眦、泪囊及邻近的鼻部皮肤

（六）麻醉并发症

1. **眼球穿孔伤** 这是球后麻醉时容易产生的最严重的并发症。一种情况是针头穿透巩膜进入眼内；另一种情况则是贯通眼球。两种情况都可产生严重后果。产生这一并发症的主要原因是术者球后注射技术不规范，其次是针头等注射器具不合要求。

眼球穿孔伤特别容易在高度近视的长眼发生，伴有后巩膜葡萄肿病人，不仅眼轴长，而且巩膜菲薄，因而依据常规的进针方法和方向，很容易穿通眼球；有视网膜脱离或拟作放射状角膜切开的病人，要比作白内障病人的眼轴长，因此有更大的危险因素。

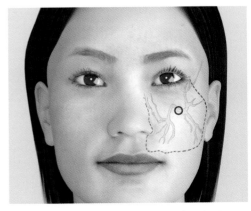

图 16-1-8　眶下神经阻滞麻醉示意图
如图所示，上颌神经是三叉神经的第二支，穿过眶下裂进入眼眶而成为眶下神经，经眶下管从眶下孔穿出，此神经支配下睑绝大部分，面颊部及部分内眦和泪囊

眼科麻醉引起眼球穿通的发生率在万分之一至千分之一之间，防止球后麻醉时眼球穿孔的主要措施如下：

（1）了解眼轴长和眼球大小：在白内障手术和人工晶状体植入术中，因术前行了精确的眼轴测量，故可给球后麻醉提供重要的参数；对于其他类型手术的眼球，应根据病史、疾病种类、眼屈光状态等，充分估计其眼球大小和巩膜状态。对高度近眼视病人应作为重点预防对象。

（2）睁眼：嘱病人睁眼，并注视某一方向，一方面可观察眼球位置，一方面可根据眼位判断进针角度。切忌病人闭眼时盲目进针。

（3）改用球周麻醉：由于球周麻醉进针针头仅截止至眼球赤道部，故可大大减少眼球穿通机会。

（4）操作规范化：几乎所有眼球穿孔伤都与操作不规范有关，这一点已为大多数人所承认。为避免医源性眼球穿孔，强调熟练掌握有关眶部解剖知识是必要的。

（5）针头选择：主张在正确操作前提下，尽量避免选择较细的锐针头进行球后麻醉。

2. **球后出血** 球后出血较之眼球穿孔伤更为常见，严重球后出血的发生率为 1%～3%。球后出血可根据来源、分为动脉出血和静脉出血。前者常表现为眶压迅速增高随着眼球突出而使眼睑绷紧，眼球固定，继之眼睑皮下淤血；而静脉出血则扩散较慢，甚至表现为延迟性出血。

球后出血的直接结果是推迟手术，而如若损伤眼球的供给血管，则将会引起更为严重的后果。麻醉时一旦发现有球后出血，应即刻以指压或以纱垫按压闭合的眼睑，直到证实出血停止。在较严重病例，应推迟手术，单侧加压包扎。术后观察包括测眼压和检眼镜检查眼底以观察视网膜循环情况。预防球后出血，主要是进针速度要缓慢，进针不能过深。因为眶尖部集中了几乎所有进出眶部的血管，因此很容易被损伤。球周麻醉技术可明显减少球后出血的机会。

3. **视网膜血管闭塞** 产生视网膜血管闭塞的原因，可能与直接损伤视网膜中央动脉，或麻醉剂对血管的药理及压迫作用有关。

4. 视神经损伤 球后麻醉引起视神经损伤,尽管很少发生,但后果十分严重。由于静脉压迅速增高,可产生一系列眼底改变:视乳头周围或邻近静脉两旁出现多数灰白色渗出物或少许出血,其渗出物有如棉絮斑,境界不清呈椭圆形或不规则形态,其表现恰似外伤性视网膜血管病变。

在某些病例,球后出血所致的眶内压增高,也可闭塞视神经的小营养血管。此时,尽管检查眼底不会发现血管闭塞及视神经萎缩证据,但可出现明显的视野缺损。

5. 血管内注射 球后麻醉时,误将麻醉剂注入到眶内血管的情况偶有发生。因此,行球后麻醉时,强调缓慢注射是十分重要的。

6. 眼外肌并发症 眼局部麻醉可引起眼外肌延迟性功能障碍。当应用大剂量长效麻醉剂时,可于术后24~28小时出现复视或上睑下垂。如复视或上睑下垂长久不能恢复,则说明药物毒性反应直接作用于眼肌,或神经支配受到严重损伤。一般来说,当超过6周尚不能恢复,则25%的病人将罹患持久性损害。有实验证据表明,局部麻醉制剂对肌肉有毒性作用,与肾上腺素混合可加重这种毒性,制剂浓度越高,其毒性越大。但大多数人认为,产生肌损伤的主要原因是将麻醉剂直接注入肌肉中所致。深入了解眶部解剖及眼外肌的相互关系,熟练掌握球后麻醉技术,可完全避免这一并发症的发生。

7. 上睑下垂 眼局部麻醉后出现上睑下垂,临床上并不少见。文献报告其发生率有较大差异,一般为0~20%。与术后上睑下垂有关的影响因素:

(1) 局麻或手术所致的眼睑水肿;

(2) 对眼球和上睑施加的压迫;

(3) 开睑器的牵拉;

(4) 上直肌缝线对上直肌的牵拉;

(5) 术后过紧的包扎。

(6) 局部麻醉剂直接注入肌内产生的肌毒反应是很多上睑下垂形成的主要原因[7]。

第二节 缝 合 技 术

正确掌握显微缝合技术,对于组织的最佳愈合、减少术后并发症是至关重要的。

一、持针器的使用

显微手术中,对持针器的选择、持针的方法等都有严格的技术要求,其基本原则是:

1. 选择和针体大小相适应的持针器。如持针器过大,比如用普通持针器夹持显微缝针,可严重损坏针体,特别是易改变针的弯曲度。

2. 持针器咬合应处于良好状态,如过于陈旧、松弛,可使缝针发生旋转或不稳定,影响操作。钳口破损或过于粗糙均可引起针体损伤。

3. 应以持针器顶端夹持针体。

4. 应夹持针体的扁平部分,不可过于靠近尾端或尖端,以避免损伤针的峰刃。没有扁平部分的针体应夹持针体末1/3处。

5. 在显微镜下夹针的方法有三种:

(1) 提起缝线使针下垂,顶端恰触及结膜表面,然后以持针器夹持预定部位;

（2）以镊子先夹持住针体使其固定后再用另一手拿持针器夹持适当部位；

（3）缝合组织出针时，即以持针器夹持正确部位，然后将针拉出，再缝合一针，以此类推，此种方法是借助组织固定针体，便于选择和修正夹持点。无论何种方法，都需要在实践中反复练习，以求达到十分熟练的程度。

二、缝针的使用

1. 不同类型的缝针见图 16-2-1。使缝针通过组织的用力方向始终与缝针弯曲度相一致。临床上最容易出现的问题即所谓的"挑针"，使得针尚未钻出组织前即已弯曲。

2. 选择的缝针大小，应和拟缝合组织的跨度相一致。缝针太小，极易导致弯折。

3. 缝针刺入组织后如欲调整位置，可通过退出和再插入进行，但不可在组织内捻转。

4. 正常情况下，应采取与组织表面垂直方向进针，达到足够深度后转向切口方向，并在相同深度刺入切口对侧。

5. 出针达足够长度后，方可夹持缝针将针拔出。切忌刚一露出针尖即以持针器夹针这样会严重损伤针尖的锋刃。

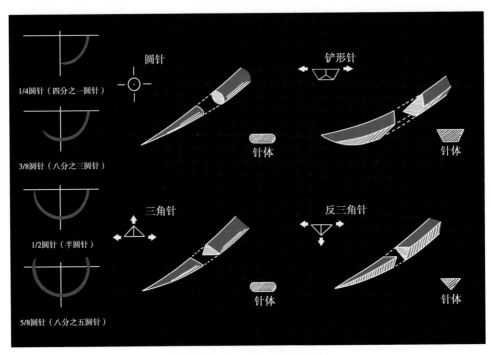

图 16-2-1　不同类型的缝合针

如图所示，缝合针分为圆针、铲形针和三角针，可根据缝合需要选择不同类型的针。圆形缝针：主要用于柔软易穿透组织，如腹膜、胃肠及心脏组织，穿过时损伤小。三角形缝针：适用于坚韧的组织，其尖端是三角形的，针身部分是圆形的。三角形角针：针尖至带线的部位皆为三角形，用穿透坚韧难穿透的组织，如皮肤

三、缝合技术

1. **缝合深度**　至少超过 2/3 的组织全厚（图 16-2-2）。Nylon 等缝线组织相容性甚好，可作永久性缝合，这为组织愈合提供了很好的条件。

2．缝合方向　应与切口垂直,如若切口为弧形,则设置缝线应注意放射状排列顺序比如在穿透性角膜移植片、白内障切口缝合等。

3．缝线距离　随切口种类不同而有差异,最小间距可为 1mm。一般角膜移植片缝合 15～20 针,白内障和人工晶状体植入时缝合5～7 针,针距可宽 2.5～3mm。

4．跨线距离　进针距切缘距离越远,切口的对合越容易出现移位,也越容易出现术后散光,白内障切口尤为突出;相反,过短则易关闭不严或埋线结困难。一般以 0.75～1.2mm 为宜。

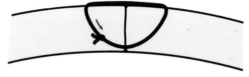

图 16-2-2　角膜缝合深度示意图

如图所示角膜缝合时深度应达到 2/3 角膜厚度,伤口两侧对合整齐,缝完后应将线结埋入角膜基质层,以避免刺激症状

角膜裂伤后会发生角膜曲率的变化,变化的一般规律为放射方向的裂口会使角膜各子午线方向均变平,纬线方向裂口使得与伤口平行方向变陡。缝线的效应:缝线处角膜变平,角膜中心变陡,角膜顶点向远离缝线的方向移动。创口边缘抵抗张力的作用范围相当于缝线跨度的长度。缝线进入角膜后,线环实质内部分使创口边缘外翻,表面部分使创口边缘内翻。垂直型伤口抵抗眼内压的能力较弱,更容易裂开,斜行伤口抵抗眼内压的能力较强,伤口更趋于闭合。

在进行角膜缝合时,注意以下原则:

（1）先缝合关键部位,例如角膜缘、斜行伤口的抗压薄弱部位、不规则形伤口的拐角处和转弯处。

（2）周边部角膜缝线跨度应该大于中央。

（3）星形裂伤应进行荷包缝合,结扎缝线后要确认星形伤口的交汇点闭合良好(图 16-2-3)。

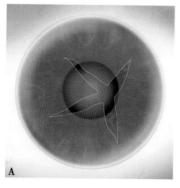 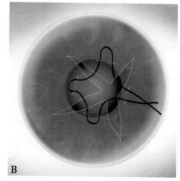 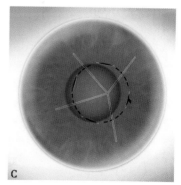

图 16-2-3　星形角膜裂伤的缝合示意图

A. 星形角膜裂伤　B. 缝合位置　C. 缝合结束

如图所示星形裂伤应进行荷包缝合,结扎缝线后要确认星形伤口的交汇点闭合良好

（4）为了避免创口由于缝线的张力作用错位,垂直型的伤口创口边缘两侧进针距离应该相等,这样可以使缝线的内外翻力量相抵消;而斜行伤口应该采取非对称进针方式缝合,否则在缝线拉紧后容易出现伤口的钝角和锐角边缘重叠。

5．角膜缝合评分标准

角膜缝合评分标准可使用标准化的评估量表,见表 16-2-1。

表 16-2-1　角膜清创缝合的手术能力评估量表

	ICO-眼科手术能力评估量表:角膜缝合				
日期 学生 评估者	新手 (评分 = 2)	初学者 (评分 = 3)	进阶者 (评分 = 4)	胜任者(评分 = 5)	不适用,由指 导医师完成 (评分 =0)
1　铺巾:	无人帮助不能开始铺巾	在少量口头提示后可以铺巾。睫毛覆盖不完全	睫毛大多数被覆盖,铺巾基本不影响视野	睫毛完全覆盖,手术部位清楚,铺巾没有影响视野	
2　缝合技术	入针或放入第二个器械有很大困难,使用 0.12 固定齿的镊子会损伤组织	开始几次尝试失败后,入针或放入第二个器械,会损伤组织	第一次尝试入针或放入第二个器械有些困难,没有损伤组织	顺利放入器械,没有引起组织损伤。伤口稳定,供体和受体组织对位良好	
3　伤口关闭	需要指导,缝线很困难,笨拙而缓慢,可能导致散光、针弯曲、部分缝线旋转和伤口渗漏	缝线有些困难,需要指导,可能需要重新缝合,伤口关闭不良,可能引起散光	缝线有少许困难,伤口较紧能保持关闭,可能有轻度散光	缝线紧,能让伤口保持关闭,但不会过紧引起散光	
4　结膜和角膜组织操作	组织操作粗糙而且引起损伤	组织操作基本合格,引起轻微损伤	组织处理减少,但存在组织损伤的风险	组织操作未引起损伤,也没有潜在的风险	

四、结线方法

无论使用何种缝线,其抗张强度是首先要考虑的因素。除此之外,缝线的夹持方法对保证缝线的张力和完整性是非常重要的。所有用于夹持缝线的器具,包括持针器、线镊等,平台必须平滑、对合严密,特别是不能有锐缘。有些器械对合很好,但边缘过于锐利,夹线时稍一偏斜,线即被割断,这一点在作连续缝合时应该特别注意。好的缝合和打结技术,不仅是避免过分牵拉缝线使其失去张力,还应包括牵拉缝线的方法。当牵拉平面与牵拉方向一致时,缝线不会受到损伤。而当器械扭转,使缝线改变方向,缝线就特别容易被平台边缘割断。

五、结扎缝线

结扎缝线松紧要适宜,这是切口最佳愈合的条件。如果过紧,可见角膜放射状皱褶或其他变形,导致术后发生散光。过紧还可出现切口后裂隙导致的愈合不良,甚或出现组织坏死、缝线脱落。如果结扎过松,可出现切口闭合不良、对合移位等,其直接结果可能会出现前房积血(或外渗血溢入前房)、房水漏出、浅前房、虹膜或玻璃体嵌顿于切口等并发症;晚期则易出现上皮下生(epithelial downgrowth)或植入性囊肿。

结扎缝线最容易出现的问题是线结容易滑脱。防止滑脱最重要的是掌握正确的结线方法。最常用的结扎线的方法是三环结(图 16-2-4):第一环双绕,第二、第三为单绕。第一环双绕后,线尾向术者方向拉紧线结,在角膜侧线不放松的情况下,将线尾拉向角膜侧,使第一环扣"锁死",而后再依次结第二、三环。每环都必须扎紧,使在显微镜下看不见环扣间残留间隙。

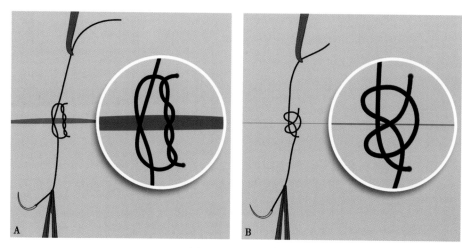

图 16-2-4　三环结

第一环双绕，第二、第三为单绕。第一环双绕后，线尾向术者方向拉紧线结，在角膜侧线不放松的情况下，将线尾拉向角膜侧，使第一环扣"锁死"，而后再依次结第二、三环。每环都必须扎紧，使在显微镜下看不见环扣间残留间隙

剪线可用显微剪，也可用锐利的刀片切断。尽量靠近线结，如果线尾留得太长，则容易滑出线道穿破上皮而裸露，引起刺激症状。

六、线结的处理

因为上皮可以覆盖 9-0 或 10-0 尼龙线，但却不能覆盖线结。一般方法是将线结埋藏到线道内，具体操作步骤为以线镊夹持线结对侧线端，轻轻提起，向线结所在方向移动。这一动作产生两个力，一个是拉线使其在线道内移动，一个是从对侧缓缓送线，使线连同线结在线道内作旋转运动直至将线结引入线道内埋藏。埋线结除取决于技术动作外，还与线结质量及缝针粗细有关。前者需要在实践中细心揣摩，反复练习；后者则需要选择针型时加以注意。巩膜隧道切口，虽然有结膜的遮盖，也需要将线结埋藏。因为线结有时可穿破结膜而外露，引起严重的刺激症状，而且可能外界细菌沿浅道至眼球内，引起前房积脓，甚至眼内炎。

第三节　激　光　治　疗

一、Nd：YAG 的应用

脉冲 Nd：YAG 激光的原理是通过等离子体爆破产生震荡冲击波以破碎切割组织，基本不产生热效应。临床常用于后囊膜切开和周边虹膜切除术。

（一）后囊膜切开术

1. 术前准备

（1）如果瞳孔已足够大，可不必散瞳，如果瞳孔小，估计会影响操作，则于治疗前适当散大瞳孔，但因一些情况影响瞳孔的形态和大小，特别是散瞳后，故散瞳前必须确定视轴区

及周围参照标志。

（2）在一般情况下无需麻醉，如使用接触镜，则需局部表面麻醉后，置特制接触镜，在极特殊情况下，如眼球震颤，可做球后麻醉。

2. 操作方法：

（1）能量设置：从最小能量开始，逐渐增加，直到出现切割效果，对单纯后囊膜混浊，单脉冲能量 1-2mj 是适宜的，能量过大，虽切割效果亦更明显，但产生并发症的可能性亦愈大。

（2）将激光的瞄准光点聚集在后囊膜上。在有后房型人工晶状体存在时，治疗前必须仔细检查，确定晶状体后表面与后囊膜间的距离，治疗中准确聚焦，否则将引起人工晶状体损伤或玻璃体前界膜损伤。也可以选择聚焦于囊膜后面，以减少人工晶状体损伤的可能性，但必须使用相对大得多的能量，以产生足够多的冲击波。

（3）切开顺序：从正中或靠上方 12 点钟位开始，依次以蚕食方向向下，向内，向外扩展，使形成圆形切开，避免开罐式环形切开，因其可能产生大块碎片滞留在前房，引起严重的术后反应。从上方开始，可以避免打激光时产生的气泡上升会聚，从而导致最后上方区域不容易再打激光（因气泡干扰激光及视线）。后囊膜切开大小，应根据具体情况而定，致密且完全混浊的后囊膜，尽管作一小直径的切开，也可获得较清晰视力，而对于半透明，或仅为后囊膜褶皱者，小直径切开，会因切开周围的半透明区干扰而影响视力预后，此时，作一与瞳孔相当大小的切开是适宜的。

（4）术后处理：术后常规给予激素和抗生素局部点眼，以减少局部反应，部分病例术后可有一过性眼压增高，故术后测量眼压是必要的，眼压增高一旦超过基础眼压 5mmHg 以上，则应该采取必要的措施，一般给予 0.5% 噻吗洛尔滴眼液滴眼，必要时给予乙酰唑胺片口服。术后裂隙灯观察前节炎症，若较重，需应用激素加散瞳服药。

（5）并发症：

1）人工晶状体损伤：操作不当，聚集不当，聚集不准或能量过大，在作后囊膜切开时，可造成人工晶状体后表面损伤。

预防人工晶状体损伤的措施包括：

● 必须应用特制的角膜接触镜，以固定眼球，增加聚焦的稳定性。

● 聚焦采取宜后不宜前的原则，至爆破中心位于膜的后面，能量调整应是宜小不宜大，尽量产生切割效果的最小能量进行操作，膜孔切开不宜过大，一般以 3mm 直径大小为比较合适。

2）玻璃体前膜破裂：以 YAG 激光行后囊膜切开时，可同时伴有玻璃体前界膜损伤，使玻璃体前突。当有人工晶状体存在时，对玻璃体前突有限制作用，一般不产生临床症状，但当没有人工晶状体存在时，玻璃体前突可引起某些其他并发症，严重时，需要做前玻璃体切除术。

预防这种情况发生的最好办法是，后囊膜切开范围不能过大，一般以 3mm 直径最宜，因为 3mm 直径的透明区足以达到改善视力的目的。同时可对玻璃体产生足够的约束力，保护玻璃体前界膜与后囊膜间有一定距离者，将激光聚焦在后囊膜靠前的位置，将有助于保护玻璃体前界膜的完整性。

3）炎症反应：YAG 激光治疗后产生的炎症反应为机械振动及前列腺素释放所致，其严重程度与激光能量及产生的组织碎片性质有关，在治疗较厚的致密机化膜时，所用能量较大,产生的碎片也多,术后炎症反应可能很重,并保持时间较长,而在人工晶状体植入术后囊膜混浊的治疗中,由于膜很薄,仅用极小能量即可切开,因此术后可能没有任何反应。

预防措施包括:①准确聚焦,减少空爆,控制总能量;②对于复杂病例,可分期进行治疗,每次间隔一周;③术前口服吲哚美辛(消炎痛),局部应用糖皮质激素,可减轻术后炎症反应。

(二)周边虹膜切除术

1. 术前准备

(1)术前 30 分钟滴入 1% 毛果芸香碱液 1~2 滴,可以缩瞳拉紧虹膜,周边虹膜变薄,增宽周边虹膜与角膜内皮之间的距离,利于透切。

(2)术前测量眼压。

(3)表面麻醉。

2. 操作步骤

(1)采用附有 66D 凸透镜的 Abraham 接触镜,镜的凹面置入甲基纤维液安放于角膜上,安放接触镜的优点:明显加大倍数,利于聚焦、瞄准;分开眼睑、限制眼球运动。

(2)手术部位的选择:

1)常选择在 11:00 或 1:00 方位,最好在鼻上象限,以便尽量减少激光对后极部损伤的危险;

2)寻找虹膜隐窝、淡色素区、萎缩区等较薄处;

3)击射部位尽量取虹膜周边部,可减少对晶状体的损伤及术后切除口与晶状体的粘连;

4)若有角膜老年环阻挡,可酌情把击射位置向中央转移;

5)避免在 12:00 处击射,因术中形成的气泡会在此处停留,妨碍手术的进行;

6)不宜选睑裂部的虹膜作击射,因术后会有双瞳、虚影甚至单眼复视;

7)能量设置:多脉冲的用 2~6mJ,单脉冲的用 4~8mJ;

8)用激光红点作瞄准光时要聚焦于虹膜基质深部而不是聚焦在虹膜表面,这样才可以把虹膜击穿。一旦形成虹膜孔洞时,原则上应停止继续击射,避免损伤晶状体前囊。如确想切断虹膜孔洞间或边缘的残余纤维条索,则要采用低能量的多个击射,减少冲击损害。

虹膜全层穿透击穿的标志:

- 全层穿透时,可见到虹膜后面的色素上皮层的色素呈蘑菇云(smoke signal)样涌入前房
- 虹膜孔洞处可直接窥见晶状体前囊;
- 虹膜膨隆缓解,周边前房即时加深

3. 术后处理

(1)激光完成后 1~2 小时及术后 24~48 小时要监测眼压,并及时处理可能发生的急性眼压升高。如高于基础眼压 5mmHg,则给予噻吗洛尔滴眼液滴眼,必要时给予乙酰唑胺片口服。

(2)继续使用术前的抗青光眼药物(如 β 受体阻滞剂等),为了减少术后的虹膜后粘连,不宜继续长时间应用毛果芸香碱。

(3)常规应用皮质类固醇或吲哚美辛滴眼液局部点眼治疗,局部滴用 5~7 天,每天 4 次。

（4）如术中少量出血，嘱病人减少活动，保持坐位 2～3 小时，以促进出血吸收。

（5）术后 2 个月复查房角，注意孔洞有无关闭。激光虹膜切除术后虹膜孔洞保持通畅达 6-12 周，则可基本保持永久开放。如发生闭塞可再次行激光治疗，重新打开孔洞且无明显并发症。激光虹膜切除术所形成的孔径以不少于 0.2mm 为宜（用裂隙灯光最小圆光斑进行测量）。

4. 并发症

（1）一过性高眼压：发生率约为 30%～50%。原因包括：

1）过多的组织碎片堵塞小梁网，导致房水流出障碍

2）过高的能量可破坏血 - 房水屏障，使房水生成增加

3）前列腺素释放

4）术前眼压已处于正常高限，极易被诱发青光眼发作

预防和处理：

1）术前作详细检查，排除可能存在的青光眼因素

2）术前口服吲哚美辛，以预防前列腺素性反应

3）术中准确聚焦，以最小能量开始，正规操作以最大限度减少总输出能量和减少组织碎片的产生。

（2）前房积血：激光治疗引起眼前房出血，虹膜是血管丰富的组织，当激光切除时，虹膜基质将遭到严重创伤，血管破裂，引起出血。

一般情况下引起的出血比较少，可通过接触镜压迫眼球止血，为不影响继续操作，治疗可从下方象限开始，这样，一旦出现出血，血液将下沉，从而不影响上方操作。

在做激光虹膜切除术时，可预先用氩激光在预定位置光凝，使虹膜组织变薄，再以 YAG 激光切开，可避免出血。

（3）眼组织损伤：如果聚焦不准或能量过大，可损伤角膜内皮或滤帘组织，但一般比较局限，且不引起临床症状，故无需特殊处理，但在特殊情况下，角膜内皮损伤也可引起眩光，不适感，影响视力，故应预防其发生。

如果部位选择不恰当或能量过大，可造成晶状体前囊膜损伤甚至破裂，引起晶状体混浊，这是 YAG 激光进行眼前节疾病治疗时可能出现的比较严重的并发症。预防这种并发症发生的主要措施是，在作虹膜切除时，尽量选择靠周边部虹膜，因为中周部虹膜距离晶状体近，容易损伤晶状体，采取聚焦宜前不宜后的原则，使爆破中心尽量远离前囊膜。

二、眼底激光的应用

（一）眼底激光的适应证

眼底激光是眼底疾病常用的治疗手段，常见的适应证包括：

1. 增殖期、重度非增殖糖尿病视网膜病变；

2. 缺血型视网膜中央静脉阻塞合并视网膜新生血管或眼前段新生血管；

3. 严重或广泛的视网膜静脉周围炎；

4. 视网膜裂孔；

5. 视网膜、脉络膜血管瘤；

6. 视网膜肿瘤。

下面以糖尿病视网膜病变的眼底激光——全视网膜光凝（pan-retina photocoagulation，PRP）（图16-3-1）为例详解激光过程。

（二）术前准备

1. 充分散大瞳孔；

2. 糖尿病病人注意避免空腹时间过长，以免激光术中发生低血糖。

（三）操作步骤

1. 激光机设置 常选用绿光，光斑大小 200～500μm（黄斑区 100～200μm）、曝光时间黄斑区内

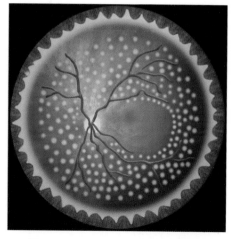

图 16-3-1 理想的 PRP 术后示意图

0.1 秒，黄斑区外 0.2～0.5 秒，激光功率起始时放到较小的位置，如 50mW，如无反应，逐渐上调功率，如 100mW、160mW、200mW，直到视网膜出现白色的反应灶。以出现 3 级光斑为宜。近黄斑区光斑直径为 200μm，远周边部光直径可以达 500μm。

2. 注意接触镜的放大倍数

用于 PRP 的接触镜有三面镜、赤道镜和全视网膜镜，赤道镜范围为 90°。使用时要注意接触镜的放大倍数，例如全视野镜的放大倍数为 1.41，设置光斑大小为 200μm，实际光斑大小为 282μm。

3. PRP 时由距离视盘边缘 1～2 个视盘直径（PD）至赤道外的眼底，保留视盘黄斑与颞上下血管之间的后极部不作光凝。光斑排列有序，每个象限都要达到周边部，总量不少于 1200～1600 个光凝点。避免直接光凝纤维血管膜，否则会引起收缩导致牵拉性视网膜脱离。

4. 单次治疗量一般不超过 1000 个点，对于已经发生视盘新生血管者，可达到 2000 个点，间隔 2～3 天分两次进行 PRP。

（四）术后处理

1. 完成 PRP 术后 4～6 周复诊，3～4 个月后决定是否需要重复激光治疗，如果新生血管未发生纤维化，可以在其周围局部加密光斑。

2. 单次激光量大时可能引发脉络膜脱离，甚至闭角型青光眼、黄斑水肿，可以在球旁或球后注射曲安奈德 20～40mg。

第四节 眼科常用治疗

一、滴眼药法[8]

滴眼剂是眼科最常用的局部用药剂型之一，一般为水溶液，也有混悬液，极少为油剂，药液可直接接触结膜，角膜病灶，药物有效成分可通过结膜进入眼内，除被吸收以外，大部

分药液被泪液稀释和通过泪道流出,在结膜囊内存留时间并不长。

　　规范的滴眼药方法,是嘱病人头稍后仰或卧床,向上注视,操作者用手指牵开下睑,将药液滴入下穹隆部,轻提上睑使药液充分弥散,然后轻轻闭合眼睑,以干棉球拭去流出的药水,滴眼药时,滴管应距眼有一段距离,以免划伤角膜或接触眼睑而污染药液,滴药时不要直接滴于角膜上,以免病人因紧张而双眼紧闭将药液挤出,甚或使角膜溃疡穿孔。在滴出阿托品等药物后,应压迫泪囊区 3 分钟,以免药液被鼻黏膜吸收发生中毒,同时也不宜频繁点眼。

> **要点:**
> - 用药之前必须核对滴眼液名称、质量、有效期、病人姓名和眼别。
> - 向病人解释点药的目的,取得病人配合。
> - 用药前用棉签擦去病人眼部分泌物。

二、涂药膏法

1. 用物准备　消毒棉签或棉球、眼药膏。
2. 操作方法及程序
(1) 手持眼药膏软管将药膏挤入下穹隆结膜囊内,提起上睑轻轻将眼睑闭合。
(2) 涂眼药膏后用棉签和棉球轻轻擦去外溢的药膏。

> **要点:**
> - 涂眼药膏时切忌软管碰到角膜和睑睫毛,以免造成角膜损伤和药膏污染。
> - 其他要点参见滴眼药部分。

三、结膜下注射

1. 用物准备　1～2ml 无菌注射器、4.5～6 号针头、注射药物、表面麻醉剂、抗生素眼药水、消毒棉球。
2. 方法
(1) 病人取坐位或仰卧位。患眼滴表面麻醉剂每 3～5 分钟一次,共三次,如角膜溃疡或结膜囊分泌物多时,可先用生理盐水或 1% 硼酸水冲洗结膜囊。
(2) 操作者右手持吸好药物的注射器,左手拇指拉开下睑,令病人眼向内上方注视,以暴露出球结膜。将注射器以水平方向与眼球成 10°～15° 角,将针头刺入距角膜缘 5～6mm 颞侧近穹隆部的球结膜下,轻轻挑起球结膜进针约 3～4mm,缓慢注入药液,该处球结膜成鱼泡样隆起,注射量一般为 0.3～1ml(根据药物而定)。
(3) 注射完毕拔出针头后滴抗生素眼药水,嘱病人闭眼休息 3～5 分钟。观察无反应即可离去。
3. 注意事项
(1) 注射时嘱病人勿转动眼球,针尖斜面朝外,针头刺入的方向指向穹隆部,以防刺伤角膜。不合作病人可用开睑器及固定镊固定眼球后再注射。

（2）进针时要避开血管，注射后如有出血，可用棉签压迫片刻。待出血停止后，作热敷以助吸收。

（3）刺激性强、容易引起局部坏死的药物，不可做结膜下注射。

（4）多次注射者，应常更换部位，以免结膜下结疤、粘连。

（5）注射混悬液时，应先将药物摇匀后再抽吸注射。

四、结膜囊冲洗法

1．用物准备　输液器、生理盐水、受水器、消毒棉签。

2．方法

（1）病人仰头坐于诊疗椅上或仰卧床上，头向冲洗侧倾斜。

（2）将受水器紧贴颊部，由病人自持。先轻轻冲洗眼睑皮肤，翻转上眼睑，再用拇指与示指轻轻分开上下眼睑，嘱病人向上、下、左、右各方向转动眼球，使结膜囊各部分充分暴露。每次冲洗时间为1～2分钟。

（3）冲洗完毕，应以无菌棉球揩拭患眼及颊部，取下受水器。

（4）对不能配合的幼儿，操作者与助手对坐，患儿躺在二人膝上。操作者以两膝固定其头部，并将其双腿向助手两侧肋部分开，助手以前臂及双手夹住患儿身体及双手使其不能乱动。操作者用一手拇指与示指向上下眶缘方向微加压分开上下睑，翻转眼睑，暴露睑结膜及穹隆结膜，另一手将冲洗液冲洗结膜囊。

3．注意事项

（1）眼球穿通伤及深层角膜溃疡，禁忌冲洗。

（2）冲洗时，冲洗器应距眼3～5cm，太近易于触及患眼而受污染。

（3）冲洗时翻开上下眼睑，务必使穹隆部结膜暴露。

（4）避免冲洗水流直接冲到角膜上。

（5）冲洗传染性眼病的用具，使用后要彻底消毒。

五、结膜结石取出

1．用物准备　眼睑拉钩、无菌棉签、消毒尖刀或一次性注射器、抗生素滴眼液。

2．方法　病人取仰卧位，滴表面麻醉剂2～3次，操作者左手持眼睑拉钩，右手持棉棒翻转上睑或下睑，暴露睑结膜面。嘱病人向眼睑相反的方向注视，用尖刀或注射器针头剔出突出结膜面的结石。术毕，滴抗生素滴眼液。

3．注意事项　结石多而成堆时，只剔出大而突出的，其余的分次剔出。

六、角膜溃疡化学烧灼法

常用的化学烧灼剂：20% 三氯醋酸、5% 碘酊、5% 硝酸银、苯酚（石碳酸）及无水酒精等。

病人取仰卧位，滴表面麻醉剂2～3次。用手或开睑器轻轻开睑，生理盐水冲洗去除分泌物及坏死组织。用干棉棒擦干溃疡面，充分暴露烧灼区。嘱病人向某一方向固视，用棉签蘸烧灼剂的涂于溃疡处。生理盐水冲洗，涂抗生素眼膏，包扎。

注意事项：烧灼面积不可超过溃疡区，以防烧伤正常组织。烧灼后应立即冲洗，避免残留物质损伤健康组织。

七、电解倒睫术

病人取仰卧位，睑缘皮肤用 75% 的酒精消毒后，嘱患眼向眼睑相反的方向注视，在倒睫附近的皮下注入少许局部麻醉药。退针后用棉棒轻揉注射部位 1 分钟。将电解器的阳极包以盐水湿棉球或湿纱布，置于病人面颊部，以阴极针沿睫毛方向刺入毛囊约 2mm 深后，按动开关，通电约 10～20 秒，置针的周围出现白色气泡后退针。用睫毛镊子轻轻拔出睫毛。术毕涂抗生素眼膏。

注意事项：如拔睫毛时不易拔出，说明毛囊未充分破坏，需再次电解。本方法不适于成束排列的多数倒睫，因电解后可因瘢痕收缩而产生睑缘畸形，甚至会形成更多的倒睫。

参考文献：

1. 孙旭光，张晓玉. 无防腐剂滴眼液包装瓶的问题与改进. 眼科，2015（06）：365-367.

2. 戴晓东，陈镇国. 泪小管断裂吻合术手术技巧. 眼科，2011，20（05）：348-348.

3. 张景尚，万修华. 角膜移植手术相关白内障手术治疗的研究进展. 中华眼视光学与视觉科学杂志，2015，17（1）：61-64.

4. Rasserman RC，Croft CA，Brotherton SE. Preschool vision screenings in pediatric practice：a study from the pediatric research in office settings（PROS）network. Pediatrics，1992，89：834-838

5. Hatch S，Whitener J，McAlister WH，et al. Optometric Care within the Public Health Community©2009 Old Post Publishing 1455 Hardscrabble Rd. Cadyville，NY 12918

6. 戴晓东，陈镇国. 泪小管断裂吻合术手术技巧. 眼科，2011，20（05）：348 348.

7. Wang H，Chen H，Qi Y，et al. Surgical results of Ahmed valve implantation combined with intravitreal triamcinolone acetonide injection for preventing choroidaldetachment. Bmc Ophthalmology，2015，15（1）：1-5.

8. 胡雅斌，甄毅，刘莎，等. 病人眼药滴用方法的改进及效果评估. 眼科，2013（05）：357-360.

思考题参考答案

第一章 公共卫生眼科学

1. 什么是公共卫生眼科学？

公共卫生眼科学是运用公共卫生学、临床眼科学和社会医学的原则和方法，从社区整体出发，提高全民眼保健水平的一门科学。

2. 什么是患病率和发病率？二者的联系是什么？

患病率是指特定时间内总人口中某病新旧病例所占比例。发病率是指一定期间内，一定人群中某病新病例出现的频率。患病率与发病率的联系：患病率取决于发病率和病程，患病率的变化体现的是发病率的变化或疾病结果的变化或者是两者共同作用的结果。患病率水平（所有病例）随着发病率（新病例）的升高而升高，并且随着疾病恢复的加速或死亡的加速而下降。

3. 如何判断某地区白内障手术能力？

要判断某地区白内障手术能力单纯用手术量的指标是不科学的，因为每个地区的人口不同，医生的数量也有差距，因此要对某地区白内障手术能力进行一个相对客观的判断，可以应用白内障手术率作为指标。白内障手术率（cataract surgical rate，CSR）是指每年每百万人群中施行白内障手术的例数。

4. 什么是盲和视力损伤？

WHO 视力损伤标准：

类别	双眼中好眼的生活视力
轻度或无视力损伤	≥0.3
中度视力损伤	<0.3～0.1
严重视力损伤	<0.1～0.05
盲	<0.05～无光感

注：生活视力是指病人戴现有矫正眼镜的视力。

5. 我国的盲情有哪些特点？

① 我国是世界上盲和视力损伤最严重的国家之一。

② 目前白内障仍然是我国首位致盲眼病，百万人口白内障手术量（CSR）低，因此需要加强对贫困白内障病人的治疗。在提高白内障手术率的基础上，手术质量的提高将成为我

国视力损伤康复工作的目标。

③ 需要高度关注中老年人群中的视力损伤情况，未经矫正的屈光不正以及青光眼、老年黄斑变性、糖尿病性视网膜病变等一些致盲眼病应加强防治和研究工作。

④ 需要加强儿童眼病的筛查，降低儿童盲的发生率。

⑤ 低视力康复服务远远不能满足病人的需求。

⑥ 防盲治盲管理人员和县级眼科专业技术人员缺乏且分布不平衡。

⑦ 群众防盲治盲意识亟待加强。

6. 你们所处的地区眼健康状况如何？应该如何着手收集眼健康状况的相关资料？

收集资料的途径包括：

查阅文献，以眼健康、盲、低视力或视力损伤等为关键词，查阅有关本地区流行病学调查相关文献；

查阅档案及内部资料；

询问长期在本地区工作的眼科医务人员，了解本地区常见的病种、手术量、手术种类和接诊人次等。

7. 眼病筛查的基本要素有哪些？

眼病筛查体系应该包括以下要素：

（1）发起者：医疗机构的领导层和眼科服务团队。

医疗机构的领导者必须清楚明白主动开展社区筛查活动的必要性，并提供行政支持，支持成立筛查团队；协调医院的业务流程和收费体系；寻找潜在的支持服务量拓展的慈善组织或个人、协调政府等部门提供行政支持；协调媒体宣传。

社区筛查团队的主要职责是负责开展眼科服务需求调查、寻找潜在的社区关键参与者（志愿者）、制定筛查计划，布置社区筛查活动，协调沟通社区志愿者（关键参与人）参加筛查、组织健康教育、协调乡村医生培训，社区筛查时负责登记病人，整理工作记录等。

（2）可能的参与者

1）医疗机构的医护人员：医疗机构的医护人员主要负责实施疾病筛查时的技术工作和健康教育及培训乡村医生。

2）社会上的志愿者：可以吸引高校的学生、共青团员、其他志愿者等作为社区筛查活动的志愿者参与活动。

3）社区内的志愿者（关键参与人）：社区内的志愿者在社区筛查活动中的参与至关重要。社区内的志愿者一般是社区内有一定影响力的人，例如村干部、有威望的乡村医生等。说服他们参与筛查工作，可以增加社区筛查活动的有效性和影响力，并降低活动成本。

4）政府内提供行政支持的部门：社区筛查活动应该积极寻求政府行政部门的支持。

5）卫生行政部门：提供社区筛查活动的合法性支持，组织乡医村医参加眼科知识培训，与公共卫生服务均等化等工作结合，形成长效机制。

6）可能的赞助者：慈善机构、残联、民政单位等。

第二章 白内障的诊断和治疗

1. 晶状体混浊都是白内障吗？白内障的主要症状和体征是什么？

各种原因引起房水成分和晶状体囊通透性改变及代谢紊乱时，透明的晶状体变为混浊称为白内障。白内障的主要症状是无痛性、渐进性视力下降,体征是不同程度的晶状体混浊。并非所有的晶状体混浊都诊断为白内障,当晶状体混浊导致视力低于 0.7 时诊断为白内障。

2. 老年性白内障有哪些主要类型?最常见类型如何分期?

老年性白内障是最常见的白内障,根据晶状体混浊的部位,老年性白内障分为皮质性、核性、后囊下性白内障,其中最常见的是皮质性。临床分期:

1)初发期:灰白色混浊多先在晶状体赤道部皮质出现,呈楔形,作辐射状排列,当混浊未波及瞳孔区时视力多无明显影响。

2)膨胀期又称进展期:楔状混浊渐向中央进行,晶状体其他部分也出现厚薄不一,形成多异的混浊区。皮质层因水分增加,使晶状体处于膨胀状态。此时前房变浅,晶状体表现常有均匀之纹理,呈丝状光泽。因前囊下仍有一层透明皮质,斜照时,可见虹膜投影。此期对具有青光眼素质者可能导致青光眼发作。这时视力减退已明显,并日渐加重。

3)成熟期:经过数月或数年,晶状体内含的过多水分又逐渐消退,膨胀现象消失。晶状体全部混浊,虹膜阴影消失。此期手术较理想。

4)过熟期:成熟期阶段长短不定。若过久,水分吸收,晶状体的星形纹失去,变成一致的灰白色,或在灰白色混浊上显有不规则的小白点。晶状体纤维液化呈乳液体,棕黄色晶状体核沉于下方,此即 Morgagnian 白内障。此期前囊膜松弛形成皱褶、且囊膜可变厚而不透明。同时前房加深,虹膜震颤,晶状体核随眼球摆动,可使囊膜破裂,晶状体脱位,继发青光眼,同时亦可使玻璃体液化,给白内障手术造成困难。

3. 白内障手术的适应证、禁忌证有哪些?

(1)适应证

对于初学者来说,白内障手术选择符合以下条件是理想的手术对象:

1)眼球暴露良好,眼睑松弛

2)角膜透明,无变性及营养不良

3)角膜内皮正常

4)虹膜结构正常,无营养不良

5)瞳孔散大充分,无变形

6)前房深度正常

7)眼底红光反射明亮均匀

8)前囊膜结构正常,有正常的紧张度

9)晶状体核中等硬度

10)晶状体位置正常,晶状体小带完整

11)眼底正常

(2)禁忌证

以下这些病人是初学者的手术禁忌证:

1)长期应用缩瞳剂或需要进行青光眼白内障联合手术的病人

2)浅前房

3)瞳孔无法散大

4)角膜混浊或并发角膜内皮病变者

5）葡萄膜炎并发白内障伴瞳孔后粘连

6）高度近视眼合并白内障

7）有眼外伤、玻璃体视网膜手术史

8）有器官移植史及有出血倾向者

9）脱位晶状体

10）伴有玻璃体脱入前房

11）独眼病人

强调：

对于先天性白内障、独眼白内障或其他复杂性白内障应特别慎重，应该由高年资质医师完成。

4．白内障手术的术中和术后常见并发症有哪些？如何处理？

常见的术中并发症包括：

①球后出血；②切口意外；③前房积血；④虹膜损伤或者虹膜根部离断；⑤角膜后弹力层撕脱；⑥撕囊术的并发症；⑦晶状体后囊破裂；⑧玻璃体脱出；⑨脉络膜驱逐性出血。

常见的术后并发症包括：

①眼内炎；②角膜水肿；③虹膜脱出；④术后浅前房；⑤上皮植入；⑥瞳孔上移位或者变形；⑦继发青光眼；⑧黄斑囊样水肿；⑨人工晶状体移位；⑩后发性白内障。

具体的处理参见第二章第三节并发症处理部分。

5．白内障术后灾难性的并发症有哪些？如何识别和处理？

白内障术后灾难性的并发症包括感染性眼内炎和角膜内皮功能失代偿。如果出现病人术眼疼痛、结膜充血水肿、眼睑水肿、角膜光泽度降低、手术切口灰黄色浸润、前房混浊或积脓时，应高度怀疑发生眼内炎，紧急处理措施包括：一旦怀疑有眼内炎迹象，必须采取以下措施：

（1）检查视力。

（2）进行裂隙灯检查和B超检查，有条件的医院可以进行眼前节照相。

（3）抽静脉血进行白细胞计数、C反应蛋白等辅助检查。

（4）立即取材，最理想的标本包括泪液、前房水（0.1～0.2ml）、玻璃体液（0.1～0.2ml），做细菌培养和药物敏感度试验。玻璃体液细菌检出率最高。

（5）玻璃体手术是眼内炎的最根本治疗方法。

（6）但在不具备手术条件的县级医院，紧急处理可以采用玻璃体腔注药术和全身、眼部应使用大剂量广谱抗生素。

角膜内皮功能失代偿主要表现为持续的、严重的、无法恢复的角膜水肿，早期可以通过高渗剂、糖皮质激素点眼，严重者需要进行角膜移植手术治疗。

第三章　青光眼

1．什么是青光眼？分为哪些类型？

青光眼（glaucoma）是一组以特征性视神经萎缩和视野缺损为共同特征的疾病，病理性眼压增高是其主要危险因素。

根据前房角形态、病因机制及发病年龄 3 个主要因素，一般将青光眼分成原发性、继发性和先天性 3 大类：

1）原发性青光眼：①闭角型青光眼：急性闭角型青光眼、慢性闭角型青光眼；②开角型青光眼。

2）继发性青光眼：由于眼部或全身疾病在眼部病变引起的眼压升高，常继发于外伤、晶状体脱位、葡萄膜炎、视网膜缺血性疾病和眼部手术等。

3）先天性青光眼：①婴幼儿型青光眼；②青少年型青光眼；③先天性青光眼伴有其他先天异常。

2. 急性闭角型青光眼急性发作期如何诊断和治疗？

诊断：根据典型的症状和体征做出诊断。

①剧烈的眼胀痛、头痛。视力显著下降，仅眼前指数，光感或无光感。②混合充血明显，伴有结膜表层血管充血怒张，有时有轻度眼睑和结膜水肿。③角膜水肿，呈雾状混浊，有时上皮发生水泡，知觉减退或消失，角膜后可有色素沉着。④前房甚浅，前房角闭塞。房水中可见细胞色素颗粒飘浮，甚至有纤维蛋白性渗出物。⑤瞳孔散大，呈竖椭圆形，对光反应消失，是由于支配瞳孔扩约肌的神经麻痹所致。⑥眼压急剧升高，多在 6.65kPa（50mmHg）以上，最高可达 9.31～10.64kPa（70～80mmHg）以上，触诊眼球坚硬如石。⑦虹膜淤血肿胀，纹理不清，病程较久者，虹膜大环的分支被压，血流受阻，虹膜色素脱落，呈扇形萎缩，或称节段性虹膜萎缩。⑧眼底：大部分病人因角膜水肿不能窥见，可见视盘充血，静脉充盈，视盘附近视网膜偶尔有小片状出血，有时可见动脉搏动。⑨晶状体的改变：由于眼压急剧上升，晶状体前囊下可出现灰白色斑点状，棒状或地图状的混浊，称为青光眼斑；眼压下降也不会消失，作为急性发作的特有标志而遗留。青光眼斑、虹膜扇形萎缩、和角膜后色素沉着，称为青光眼急性发作后的三联征。

闭角型青光眼急性发作，眼科医师应争分夺秒地采取措施降低病人的眼压，使之回归到正常水平，尽可能减少眼内组织和视神经纤维的损伤。其治疗原则是：

1）紧急降眼压：

① 应先用缩瞳剂，β- 肾上腺能受体阻滞剂及碳酸酐酶抑制剂或高渗剂等迅速降低眼压，使已闭塞的房角开放；对发病不久的病例，常用 1%～2% 毛果芸香碱（匹罗卡品，piocarpine）每 15 分钟滴眼一次，连续 2～3 小时，至瞳孔缩小接近正常时，可改为 1～2 小时一次，或每天 4 次。

② 可以全身使用碳酸酐酶抑制剂，乙酰唑胺或称乙酰唑胺（diamox），首次剂量 500mg，以后每 6 小时一次，每次 250mg，服用 1 小时眼压开始下降，可持续 6～8 小时。或高渗剂静脉输液，常用 20% 甘露醇，每公斤体重 1～2g，静脉点滴，一般为 250～500ml，在 30～60 分钟滴完，滴注后半小时眼压开始下降，可维持 3～4 小时。静脉输入甘露醇后可出现多尿、口渴或颅内压降低所引起的恶心、头痛、头昏等症状，这些症状在输液停止后迅速消失。

③ 呕吐剧烈者可肌注氯丙嗪 25mg。烦躁不安者可用苯巴比妥 0.03～0.1g 口服或肌注，疼痛剧烈者可用吗啡 10ml 皮下注射。

2）眼压下降后及时选择适当手术以防止再发。急性闭角型青光眼虽可用药物治疗使急性发作缓解，达到短期降压的目的，但不能防止再发。因此眼压下降后应根据病情，特别是前房角情况,尽快选择周边虹膜切除术或滤过性手术。

若停药 48 小时眼压不回升,房角功能性小梁网 1/2 以上开放以及青光眼临床前期,可施行周边虹膜切除术。对于眼压控制不到正常范围,房角已发生广泛前粘连者,应考虑作滤过性手术或小梁切除术。

3. 原发性闭角型青光眼的主要危险因素有哪些?

主要危险因素包括:短眼轴、浅前房、青光眼家族史等。

4. 青光眼的筛查对象和手段是什么? 哪些情况下需要转介?

1)高危人群:由于我国人口众多,对整体进行大规模的筛查,投入的成本太大,筛查的效率过低,不太现实。因此对于有以下情况的高危人群进行筛查以便早期发现青光眼,是切实可行的方法。①有青光眼家族史者。青光眼病人家庭的发病率比一般家庭高得多,因此每一位家庭成员都应认真检查一次,必要时做长期的定期观察。②一眼诊断为青光眼者,另一眼应尽早检查。③体检中被怀疑有青光眼者。40 岁后每年必须定期查眼压、眼底。④患有与青光眼有关的全身性疾病者。如糖尿病、高血压、低血压、高脂血症等。⑤患有与青光眼有关的其他眼病者,如高度近视、高度远视及虹膜炎等。⑥自觉出现青光眼常见的症状者:如眼胀、头痛、虹视、不明原因的视力疲劳等。

2)筛查的间隔:一般说来,在 35~40 岁时应进行一次青光眼排除检查,40 岁以后每 2~3 年检查一次,60 岁以后每 1~2 年检查一次。如有上述危险因素,应当在 30 岁后每 1~2 年就检查一次。

对以上高危人群的初次筛查检查结果无青光眼迹象,并不保证以后不发生青光眼,故仍应根据眼科医生的建议定期随诊。对于青光眼,在明确诊断前,宁可小心些,也不能大意,以免造成诊断和治疗的延误。

主要的筛查手段包括眼压、眼底检查、视野、房角检查(房角镜、UBM)。对于县级医院医生发现的可疑青光眼病人,均应及时转诊至二级医院,接受进 步的检查,明确诊断,及时治疗。

5. 哪些检查是青光眼随访中具有重要意义的? 为什么?

眼压测量、视野检查和眼底检查 / 照相对青光眼随访具有重要意义,眼压测量可以帮助了解病情控制情况和有助于治疗方案的调整,视野和眼底检查对于视神经损伤的监测具有重要意义。

第四章　糖尿病视网膜病变的筛查、诊断与治疗

1. 什么是糖尿病视网膜病变? 主要的国际分级标准是什么?

糖尿病性视网膜病变(DR)是糖尿病性微血管病变中最重要的表现,是一种具有特异性改变的眼底病变,是糖尿病的严重并发症之一。分为非增生性和增生性糖尿病视网膜病变,国际分级标准如下:

非增生性糖尿病视网膜病变(nonproliferative diabeticretinopathy,NPDR)的分级:

病变严重程度	散瞳后检眼镜所见
无明显糖尿病视网膜病变	无异常
轻度非增生性糖尿病视网膜病变	仅有微血管瘤

续表

病变严重程度	散瞳后检眼镜所见
中度非增生性糖尿病视网膜病变	比仅有微动脉瘤重,但比重度者轻
重度非增生性糖尿病视网膜病变,具有下列任何一项(称为4 2 1法则)	4个象限中任何一个象限有20个以上的视网膜内出血点
	2个以上象限有明确的静脉串珠样改变
	1个以上象限有明确的视网膜内微血管 IRMA 异常,但无增生性视网膜病变体征

增生性糖尿病视网膜病变(proliferative diabetic retinopathy,PDR):

病变严重程度	散瞳后检眼镜所见
具有一项或多项则为增生性糖尿病视网膜病变	新生血管形成 视网膜前出血 玻璃体积血

2. 糖尿病黄斑水肿的分级是什么?

糖尿病黄斑水肿(diabetic macular edema,DME)**的分级**

病情严重程度	检眼镜下所见
DME 不明确存在	后极部无明显视网膜增厚及硬性渗出
DME 明确存在	后极部可见视网膜增厚及硬性渗出

如有水肿分为以下三级:

(1)轻度黄斑水肿:后极部视网膜有一定程度增厚及硬性渗出,但距黄斑中心较远。

(2)中度黄斑水肿:后极部视网膜有一定程度及硬性渗出,接近黄斑中心但未累及中心。

(3)重度黄斑水肿:视网膜增厚及硬性渗出,累及黄斑中心。

3. 糖尿病视网膜病变的治疗原则是什么?

对于轻度到中度的非增生性(背景期)糖尿病视网膜病变病人主要的治疗手段是严格控制血糖,定期随访视网膜病变发展情况。中度的非增生性(背景期)糖尿病视网膜病变病人除严格控制血糖外,应该转诊到视网膜专科医生进行严密随访或全视网膜光凝治疗。增生性糖尿病视网膜病变需要进行玻璃体切除手术或玻璃体腔注射抗 VEGF 药物。

4. 在哪些类型的糖尿病视网膜病变病人中可以使用抗 VEGF 药物玻璃体腔内注射?

治疗糖尿病性黄斑水肿或玻璃体切除术前辅助治疗。

5. 糖尿病视网膜病变筛查对象包括哪些?什么样的病人应该进行转诊?

筛查对象应该包括:

- 眼科门诊中发现糖尿病病人,特别合并有白内障的糖尿病病人,应当检查眼底。
- 医院就诊的糖尿病病人,都应当眼底检查。
- 走进社区人群,对确诊糖尿病或有高血糖史者进行普查。

对于分期在中度 NPDR 及以上的病人或者 DME 病人应该进行转诊,其中视力<0.3 或中度 NPDR、DME 病人应该紧急转诊。

6. 糖尿病视网膜病变的典型改变包括哪些？

包括微动脉瘤、视网膜出血、硬性渗出、软性渗出、新生血管和视网膜前出血、玻璃体积血，其中出现新生血管和视网膜前出血、玻璃体积血提示疾病为增生性糖尿病视网膜病变。

7. 已经接受过 PRP 治疗的病人如果病情进展还能采用激光治疗吗？该如何做呢？

已经接受过 PRP 治疗的病人如果病情进展仍然可以进行激光治疗，可以根据 FFA 检查结果在原有激光未能覆盖的区域补充激光治疗。

第五章　眼外伤

1. 眼外伤包括哪些类型？

按致伤原因分类：可分为机械性和非机械性两类，前者包括钝挫伤、穿通伤、异物伤等；后者有热烧伤、化学伤、辐射伤、毒气伤等。

2. 化学性眼外伤的急救原则是什么？

迅速彻底地清除化学物质，止痛，防止感染，促进组织早期愈合，预防睑球粘连等并发症。

3. 眼球内异物的主要检查手段有哪些？

眼部常规检查和影像学检查，包括 CT、MRI、B 超和 UBM 等。

第六章　常见的角膜及眼表疾病

1. 常见的感染性角膜炎有哪些种类？怎样鉴别？

包括细菌性、病毒性和真菌性角膜炎。

鉴别要点：病史、症状和体征、溃疡形态、前房积脓形态、病原学检查、治疗反应。参见第六章第一节。

2. 什么是控制沙眼的 SAFE 战略？

SAFE 由四个英文字头组成，S=Surgery 手术，A=Antibiotics 抗生素，F=Facial Cleanliness 洁面，E=Environmental improvements 改善环境。具体内容如下：

S 手术矫正沙眼性倒睫：用双层睑板旋转内翻矫正术使摩擦角膜的倒睫向外翻转，可防止睫毛摩擦角膜进而引起进一步丧失视力，这是有效的预防沙眼性盲的"最后机会"，并且是最急需采取的行动。

A 抗生素治疗活动性沙眼感染人群：定期检查和治疗活动性沙眼病人是很重要的。

F 洗面和清洁眼部：增加洗脸的次数以保持面部洁清可有效地防治沙眼，同时要注意毛巾和脸盆专人专用，以防沙眼微生物相互传播。

E 环境的改善（水和卫生）以消灭沙眼：改进水的供应、卫生和居住环境（包括垃圾的处理、消灭苍蝇、睡眠区的分隔与通风），能够预防沙眼，这是控制沙眼中需长期进行的最艰巨的工作。

3. 什么是干眼？主要的体征有哪些？

又称角结膜干燥症（keratoconjunctivitis sicca），是由于泪液不足或泪液过渡蒸发所致睑裂区眼表损害并伴眼部不适症状的疾病。主要体征包括泪河高度下降、泪液分泌试验阳性、泪膜稳定性下降等。参见第七章第五节。

第七章　早产儿视网膜病变

1. 早产儿视网膜病变的筛查对象包括哪些？

出生时体重<2000g，或出生孕周<32 周的早产儿和低体重儿易患早产儿视网膜病变，均为筛查对象。孕周越短，出生时体重越轻，早产儿视网膜病变发生率越高。出生后吸高浓度氧，也是早产儿视网膜病变的危险因素。一般在早产儿出生后 4～6 周或矫正胎龄（出生孕周 + 出生后周数）31～32 周进行筛查。

2. 早产儿视网膜病变的分期和治疗原则是什么？

根据国际分类法将早产儿视网膜病变分为五期：

1 期：眼底视网膜血管区 - 无血管区出现白色较细的分界线。

2 期：分界线进一步变宽并增高，呈现高出视网膜表面的嵴状隆起。

3 期：嵴明显隆起，呈红色，并在嵴后见视网膜新生血管及出血。

4 期：局部视网膜脱离。

5 期：全视网膜脱离。

治疗原则是：早产儿视网膜病变的治疗以手术和激光为主，发现此类患儿应该尽快转诊到眼科专科医院的小儿眼科或眼底科、儿童医院眼科。

1 和 2 期的早产儿视网膜病变无需治疗，只需定期随访，有可能自愈，也有可能进一步发展。

3 期早产儿视网膜病变连续 5 个点钟或累计达 8 个点钟（即：早产儿视网膜病变阈值病变），应在 24 小时内行激光治疗，来控制病情进一步发展。

4 和 5 期早产儿视网膜病变应行巩膜环扎和玻璃体切除术，但效果一般不理想。

第八章　屈光不正

1. 屈光不正包括哪些类型？不同类型的区别是什么？

屈光不正包括以下类型：

近视：在调节放松状态下，平行光线经过眼屈光系统后聚焦在视网膜前方。

散光：光线经过眼屈光系统后不能在视网膜上形成焦点，而是形成前后两条相互垂直的焦线。

远视：在调节放松状态下，平行光线经过眼屈光系统后聚焦在视网膜后面。

老视：随年龄增长，晶状体弹性下降，近处物体无法被聚焦在视网膜上，而是落在视网膜后方。

2. 矫正屈光不正的方法有哪些？优缺点是什么？

（1）框架眼镜，各种屈光不正均可采用，其优点是方便安全摘戴容易，缺点是笨重不舒服影响外观，对于较大近视、散光、屈光参差和不规则散光的矫正效果不好。

（2）角膜接触镜，由于直接和角膜接触，对物象的缩小倍率小，对于不规则散光和屈光参差较大者治疗效果好。

（3）角膜塑形镜，是在夜间配戴的特殊材质的角膜接触镜，它对角膜实施一定的压迫使其变得扁平，从而获得白天较好裸眼视力的目的。角膜塑形镜对于 −5.0D 以下的近视效果较好。

（4）准分子激光手术，是利用193nm的氟化氩激光对角膜组织进行切削，改变角膜屈光力以矫正屈光不正的一种手术。因存在手术风险，以及一定比例的术后不良反应，如干眼症和夜间视力不良等，因此具有严格的适应证。

（5）人工晶状体矫正术，包括植入前房或后房睫状沟的眼内镜，以及晶状体摘除植入人工晶体的术式。此类手术均针对于屈光不正（尤其是近视）度数较高的病人，采用上述其他方法无法获得理想的矫正视力。

（6）其他：如矫正近视的角膜基质环，矫正老视的热传导角膜成形术。

3. 所有人都适合戴角膜塑形镜吗？

不是，角膜塑形镜对于 -5.0D 以下的近视效果较好，国内外长期的观察研究发现，它不仅仅是一种暂时性的角膜压迫重塑效果，还能够显著延缓近视度数的进展和眼轴的延长，值得在近视进展较快（>0.5D/Y）的儿童中采用。但由于其配戴复杂，必须在专业眼科医生的指导下方可配戴，以避免眼部严重并发症的发生。

4. 按电脑验光仪的结果给病人直接配镜是否科学？

不科学，电脑验光仪是一种客观验光法，优点是快速获取病人屈光状态信息，缺点是受调节的影响较大，尤其是当被检查者为青少年或儿童时，由于其调节力强、睫状肌不能完全放松，而容易出现偏差。

5. 散瞳验光的原则是什么？

第一次就诊的或12岁之前的儿童，应给予阿托品眼膏对睫状肌进行强力放松，一天使用两次，连续使用三天，否则容易导致验光度数不准确。对于40岁以上的人群，由于调节力较弱，可以给予不用散瞳的显然验光。12～40岁人群，可以考虑采用快速散瞳。

第九章　小儿斜弱视的诊断和治疗

1. 弱视的定义是什么？包括哪些类型？

弱视是一种单眼或双眼最佳矫正视力低于正常，但未能发现与视力减退相对应的眼球器质性改变。弱视是由于生后早期发生的斜视、屈光参差、高度屈光不正或形觉剥夺等异常视觉经验引起的。弱视经适当治疗是可逆的。

类型包括：

（1）屈光不正性弱视：大部分为远视性弱视，预后较好。如果患儿年龄小于3～4岁，即使检影度数达 +10D，经过积极、合理的弱视治疗，一般能获得很好的效果。近视病人因为看近时清楚，通常不会发生弱视。

（2）屈光参差性弱视：

1）远视性屈光参差：通常远视度数较高的一眼为弱视眼。

2）近视性屈光参差：患儿常用近视较深的一眼做近距离工作（极高度近视除外），用近视较浅的一眼做远距离工作，这样两只眼均能获得清晰物像，不产生弱视。

3）散光性屈光参差：单眼散光也能引起弱视，随着散光差异的增加，弱视程度也相应加深。

（3）斜视性弱视：内斜视病人的弱视发生率为外斜视的4倍。

（4）形觉剥夺性弱视：在婴幼儿期，由于眼间质混浊（如先天性或外伤性白内障、角膜混浊）、完全性上睑下垂等可引起弱视。可以单侧或双侧，单侧者更加严重，常伴有继发性内斜视或外斜视。

2. 弱视的治疗方法包括哪些?

包括:(1)屈光矫正;(2)遮盖治疗;(3)弱视训练。

3. 斜视的治疗方法包括哪些?

包括(1)非手术治疗:①屈光矫正;②治疗弱视;③正位视训练;④配戴三棱镜。

(2)手术治疗。

参见第九章第二节

4. 儿童视力达不到 1.0 就是存在屈光不正吗?

儿童出生时眼球前后径短,所以正常情况下,婴幼儿出生时都处于远视状态。随着生长发育,眼轴增长,相当于向近视方向转化,至学龄前基本达到正视,该过程称为正视化。因此,儿童在学龄前期裸眼视力未达到 1.0 并不表示一定是异常的。

5. 儿童弱视遮盖治疗的原则是什么?

强调遮盖必须严格、彻底,这是遮盖治疗成败的关键!尤其是单眼重度弱视患儿,开始遮盖会很困难,因为弱视眼视力很差,遮盖患儿健眼会有反抗,也给日常活动带来很多困难,所以家长配合至关重要,一定要严格监督患儿遮盖是否彻底,避免患儿从框架与皮肤之间的空隙中偷看,必要时可以用无刺激粘胶布将眼罩贴在眼周围皮肤上,或将眼罩直接盖在眼睛上,使患儿无法偷看。遮盖期间尽量让患儿使用弱视眼,可以用一些颜色鲜艳的、感兴趣的玩具逗孩子玩耍,目的是尽量使视网膜有更多图像刺激。可以行走的患儿,开始遮盖时家长必须牵拉儿童行走,注意安全防止摔倒。伴眼球震颤的弱视:遮盖一眼后,另一眼震颤幅度增加,因此不建议遮盖治疗,可以进行弱视训练。

第十章 低视力康复

1. 低视力的诊断标准是什么?

视力损伤是指由于各种原因导致的双眼视力低下并且不能矫正或视野缩小,以致影响其日常生活和社会参与。视力损伤包括盲与低视力。我国残疾人联合会制定的盲及低视力标准如表 8-1。

表 8-1　1987 及 2006 年我国残疾人抽样调查视力损伤标准

类别	级别	双眼中好眼最佳矫正视力
盲	一级盲	<0.02～无光感,或视野半径<5°
	二级盲	<0.05～0.02,或视野半径<10°
低视力	一级低视力	<0.1～0.05
	二级低视力	<0.3～0.1

注:

1. 盲或低视力均指双眼而言,若双眼视力不同,则以视力较好的一眼为准。如仅有单眼为盲或低视力,而另一眼的视力达到或优于 0.3,则不属于视力损伤范畴。

2. 最佳矫正视力是指以适当镜片矫正所能达到的最好视力,或以针孔镜所测得的视力。

3. 视野半径<10°,不论其视力如何均属于盲。

第十一章　倒睫

引起倒睫的常见原因有哪些？如何治疗？

包括不伴有眼睑内翻的倒睫和伴有眼睑内翻的倒睫。伴有眼睑内翻的倒睫可分为：(1)先天性睑内翻；(2)退行性睑内翻；(3)瘢痕性睑内翻；(4)痉挛性睑内翻。

治疗方法包括：

(1) 去除病因，治疗沙眼、睑缘炎等局部病变。

(2) 不伴有眼睑内翻的局部性倒睫，常用的处理方法如下：

①拔除法；②电解法；③冷冻治疗；④激光治疗；⑤显微镜直视下手术切除毛囊治疗

(3) 对于倒睫数量较多的和伴有眼睑内翻的病人，应选用手术治疗。

第十二章　泪道疾病

1. 泪道冲洗不通畅时结果应该怎么判断？

泪道冲洗不通：

A 冲洗无阻力，液体顺利进入鼻腔或咽部，表明泪道通畅；

B 冲洗液完全从注入原路返回，为泪小管阻塞；

C 冲洗液自下泪小点注入，由上泪点反流，为泪总管阻塞；

D 冲洗有阻力，部分自泪点返回，部分流入鼻腔，为鼻泪管狭窄；

E 冲洗液自上泪小点反流，同时有黏液脓性分泌物，为鼻泪管阻塞合并慢性泪囊炎。

2. 急性、慢性和新生儿泪囊炎如何诊断和处理？

疾病	诊断	治疗
急性泪囊炎	①慢性泪囊炎病史，突然发病，眼红、溢泪、脓性分泌物；②泪囊部高度红、肿、热，痛，重者同侧面部鼻部红肿，耳前及颌下淋巴结肿大，压痛；③伴有发热等全身表现，外周血中性粒细胞升高；④分泌物涂片和培养以明确致病菌	①积极控制感染，全身应用抗生素联合局部滴用抗生素滴眼液，若有脓肿形成，予切开排脓，放置引流条。②炎症局限后，可行局部微波理疗，慢性泪囊炎病人行鼻腔泪囊吻合术。③急性期忌行泪道冲洗或泪道探通，以免引起炎症扩散。④也可以采用激光治疗，优点是在泪小管内不用置入硅管，较少发生粘连
慢性泪囊炎	①溢泪；②指压泪囊部或冲洗泪道时，有黏液或脓性分泌物自泪小点流出，无冲洗液流入鼻腔或咽部；③分泌物大量积聚时，能使泪囊扩张，局部隆起；④泪囊碘油造影了解泪囊大小及阻塞部位	①局部滴用抗生素滴眼液，滴药前挤压泪囊挤出分泌物。②可以生理盐水加抗生素滴眼液冲洗泪道，每周1-2次。③经系统治疗，泪囊无脓一周后，可冲洗泪囊后行泪道探通术，或人工泪管植入术进行治疗。④治疗无效时，可行鼻腔泪囊吻合术
新生儿泪囊炎	①婴儿出生后出现患眼泪溢，伴有黏液或脓性分泌物；②泪道冲洗示泪道阻塞，指压泪囊部或冲洗泪道时，有分泌物自泪小点流出	①局部按摩：半岁内患儿可先行局部按摩（手指有规律地由泪囊向下按摩数次），挤出脓液后滴抗生素滴眼液，坚持数周，多能使鼻泪管开放。②按摩及抗生素滴眼液治疗6个月无效者可行泪道探通术

续表

疾病	诊断	治疗
泪小管炎	①眼红、溢泪病史,合并结膜炎或泪囊炎;②泪小点红肿,压迫泪囊有分泌物;③分泌物涂片或培养有助于致病微生物的确诊	①去除阻塞的凝结物,早期可采用冲洗法,必要时行泪小管切开排出脓液②抗生素滴眼液彻底冲洗泪道,真菌感染者可使用1∶20 000的制霉菌素溶液冲洗。③根据致病菌使用敏感的滴眼液局部治疗

第十三章　翼状胬肉

什么是翼状胬肉?常用的治疗方法有哪些?

翼状胬肉是一种向角膜表面生长的与结膜相连的纤维血管样组织,常发生于鼻侧睑裂区。常用的治疗方法包括包括非手术治疗和手术治疗。非手术治疗:可用抗生素眼药水以控制结膜炎症减轻充血。在充血较重时可加用皮质类固醇眼药水。手术治疗包括:

(1)传统单纯切除手术;

(2)切除联合游离或带蒂结膜瓣转移术;

(3)翼状胬肉切除联合羊膜移植术;

(4)翼状胬肉切除联合自体角膜缘上皮移植术。

第十四章　常见眼底病的诊断

1. 视网膜中央动脉阻塞的诊断和治疗要点是什么?

【诊断】

(1)主诉:无痛性视力突然急剧下降至手动或光感,快者可在几秒钟内发生。部分病人单眼出现一过性黑矇,数分钟后可恢复正常。反复发作多次,最终至视力完全不能恢复。多单眼发生。

(2)视力多在指数至手动。

(3)后极部视网膜浅层混浊或变白,黄斑中心凹呈樱桃红斑。视网膜动脉变细,小动脉血流停滞或为节段状,部分病例可见视网膜动脉栓子。指压眼球不能引出动脉搏动。数周后视网膜水肿混浊消退,中心凹樱桃红斑也消失,遗留苍白色视盘和细窄的视网膜动脉。

(4)出现明显传入性瞳孔传导阻滞:患眼瞳孔散大,直接对光反射极度迟缓,间接光反射存在。

(5)视网膜电图(ERG)示 b 波下降。

(6)荧光素眼底血管造影(FFA):阻塞后数小时到数日表现为视网膜动脉充盈时间明显延迟或可见视网膜动脉充盈前锋。视网膜动脉管腔内荧光素流变细,可呈节段状或搏动性充盈。一些患眼黄斑周围小动脉荧光素充盈突然中断如树枝折断状,形成无灌溉区。数周后,视网膜动脉血流恢复,FFA 可无异常表现。

【治疗】

(1)急症处理:CRAO 导致视网膜急性缺血,视力高度下降,是致盲的眼科急症,应尽早尽快予以抢救性治疗。

1)降眼压治疗:眼球按摩;前房穿刺术;全身应用降眼压药(乙酰唑胺 500mg 口服)以

及局部应用 β- 受体阻滞剂点眼。

2）改善缺氧：吸入 95% 氧及 5% 二氧化碳混合气体

3）扩张血管：球后注射妥拉唑林、吸入亚硝酸异戊酯或舌下含服硝酸甘油。

（2）如发现虹膜新生血管，应做全视网膜光凝。

（3）请内科会诊排除全身病，排除巨细胞动脉炎等可能。

2. 视网膜脱离的定义、分类和治疗原则是什么？

视网膜脱离指视网膜神经上皮与色素上皮的分离。根据发病原因分为孔源性、牵拉性和渗出性。

（1）孔源性视网膜脱离：指通过一个或多个全层视网膜裂孔，液化玻璃体进入视网膜下腔，造成神经上皮层与色素上皮层的分离。

（2）牵拉性视网膜脱离：由于玻璃体内机化条索牵引造成的视网膜脱离。往往由外伤和出血性眼底病引起，如增生性糖尿病视网膜病变、缺血型视网膜静脉阻塞、视网膜静脉周围炎等。

（3）渗出性视网膜脱离：可以是全身性血液循环障碍的眼部表现，或是由于某些眼部疾病影响了脉络膜血管或视网膜的血液循环，脉络膜血管通透性增高，渗出液潴留于视网膜色素上皮与视网膜神经上皮之间的潜在腔隙，同时眼内体液动力的平衡失调所致。脱离的视网膜呈球形，方位广泛，无裂孔。继发于全身疾病（如高血压、肾病、妊娠期高血压等）及眼部疾病（如交感性眼炎、原田病等）。

孔源性和牵拉性视网膜脱离在发现后，均需要转诊到有手术条件的医院进一步治疗。渗出性视网膜脱离以治疗原发病为主，原发病得以控制后，多数病人渗出性视网膜脱离会逐渐恢复。

3. 中心性浆液性脉络膜视网膜病变如何诊断？

中心性浆液性脉络膜视网膜病变可以结合临床症状、眼底检查、OCT 和 FFA 检查进行诊断，眼底检查见黄斑区 1～3PD 大小状盘状局限性神经上皮层脱离，周围有反光晕，中心凹反射消失，无视网膜下出血或硬渗。OCT 可见神经上皮层脱离或色素上皮脱离。FFA 可见静脉期黄斑区上方一个强荧光渗漏点，随造影时间延长渗漏点扩大。

4. AMD 的分型和治疗方法

AMD 可分为两型：

（1）干性 AMD（又称萎缩性或非新生血管性 AMD）

1）起病缓慢，双眼视力逐渐减退，可有视物变形。

2）眼底见黄斑区玻璃膜疣，外层视网膜丛状色素沉着，色素上皮地图状萎缩。

3）FFA 特征：片状强荧光和片状低荧光夹杂，但无荧光素渗漏。

（2）湿性 AMD（又称渗出性或新生血管性 AMD）

1）患眼视力突然下降、视物变形或中央暗点。

2）眼底可见视网膜下或视网膜色素上皮下渗漏、出血或脂质渗出。

3）玻璃膜疣伴脉络膜新生血管膜（CNV）：表现为视网膜下灰白色膜或色素上皮脱离。

4）FFA 特征：典型 CNV 早期可见边界清晰、花边样强荧光，渗漏自始至终。隐匿性 CNV 表现为中晚期强荧光，斑点状，边界不清。混合型为上述两者并存。

5）吲哚青绿血管造影可更清楚地显示 CNV。

治疗：

（1）干性 AMD 以补充维生素（AREDS 配方）为主，定期检查视力、眼底和 Amsler 表，观察病情变化。

（2）湿性 AMD 的治疗主要是针对 CNV 和黄斑水肿，可采取的治疗方式包括：

1）抗 VEGF 药物玻璃体腔注射：需要多次重复注射。推荐的治疗方案是每月一次，连续三个月，之后根据病情变化，确定是否需要药物注射。

2）光动力学疗法（photodynamic therapy，PDT）：通过静脉注射光敏剂（维速达尔），对病灶区进行光照射。

3）经瞳孔温热激光（transpupillary thermatherapy，TTT）：治疗用于位于中心凹无血管区中心外 200um 的 CNV。

4）氩激光治疗：远离中心凹的 CNV 可以使用。

可以根据病情选择以上的单一疗法或联合治疗。

5．缺血性和非缺血性视网膜中央静脉阻塞如何鉴别？

鉴别要点	非缺血型	缺血型
视力	轻中度下降	明显下降，常低于 0.05
眼底	视网膜出血和水肿较轻	视网膜大量融合性出血、视盘和视网膜重度水肿，棉绒斑
瞳孔对光反应	无相对传入瞳孔障碍	相对传入瞳孔障碍
FFA	无或少量无灌溉区	大面积无灌溉区
视野	周边正常，中心有或无相对暗点	周边异常，常有中心暗点
ERG	b 波振幅正常，b/a 值正常或轻度降低	b 波振幅降低，b/a 值降低
新生血管形成	无	有

第十五章　遗传性眼病基本知识

1．你的日常工作中常见的遗传性眼病有哪些？哪些是眼部遗传病？哪些是全身遗传病的眼部表现？

包括先天性白内障、先天性上睑下垂、青光眼、高度近视、内眦赘皮、视网膜色素变性、白化病眼病、夜盲、色盲色弱等。其中白化病眼病为全省遗传病的眼部表现，其他为眼部遗传病。

2．哪些病人应该进行转介？

（1）怀疑病人患有某种遗传性眼病，而所在的医院不具备确诊的条件，可转介到上级医院进行确诊；

（2）确定病人患有某种遗传性眼病，例如视网膜色素变性，应转介到上级医院接受遗传咨询。

3．如何绘制家系图？

首先进行家系调查，了解家系中的成员关系和患病情况，以图形的形式绘制呈现出来。可应用的工具包括绘图工具、WORD 和专门的遗传家系图绘制软件。

鸣　谢

本教程由全国防盲技术指导组专家提供技术支持，特此鸣谢，专家组名单如下（排名不分先后）：

职位	姓名	单位
组长	王宁利	北京同仁医院眼科
副组长	汤欣	天津市眼科医院
副组长	何伟	何氏眼科医院
副组长	徐国兴	福建医科大学附属第一医院眼科
副组长	何明光	中山大学中山眼科中心
顾问	孙葆忱	北京同仁医院眼科
顾问	赵家良	北京协和医院眼科
顾问	赵堪兴	天津市眼科医院
成员	毕宏生	山东中医药大学附属眼科医院
成员	陈雪艺	新疆医科大学第一附属医院
成员	丁琳	新疆维吾尔自治区人民医院
成员	郭海科	广东省人民医院眼科
成员	韩清	哈尔滨医科大学附属第四医院眼科
成员	贾亚丁	山西省眼科医院
成员	瞿佳	温州医科大学
成员	李志敏	贵阳医学院附属医院眼科
成员	刘庆淮	江苏省人民医院眼科
成员	娄小波	湖南省人民医院眼科
成员	吕建华	河北省邢台眼科医院
成员	马志中	北京大学第三医院眼科
成员	盛迅伦	宁夏回族自治区眼科医院
成员	苏冠方	吉林大学第二医院眼科
成员	孙立滨	黑龙江省眼科医院黑龙江省眼病防治研究所
成员	唐罗生	中南大学湘雅二医院眼科
成员	王青	青海大学附属医院眼科
成员	王利华	山东省立医院眼科中心

续表

职位	姓名	单位
成员	温跃春	安徽省立医院眼科
成员	吴峥峥	四川省人民医院眼科
成员	谢晖	江西省人民医院眼科中心
成员	邢怡桥	湖北省人民医院眼科
成员	易敬林	南昌大学附属眼科医院
成员	张劲松	中国医科大学附属第四医院眼科
成员	张文芳	兰州大学第二医院眼科
成员	张晓俊	南京医科大学第二附属医院眼科
成员	钟兴武	海南省眼科医院
成员	周希瑗	重庆医科大学附属第二医院眼科
成员	朱丹	内蒙古医科大学附属医院眼科
成员	邹海东	上海市第一人民医院上海市眼病防治中心
成员	洪朝阳	浙江省人民医院眼科中心
成员	孙兴怀	复旦大学附属眼耳鼻喉医院
成员	谭少健	广西医科大学附属第一医院眼科
成员	王丽娅	河南省人民医院河南省眼科研究所
成员	袁援生	昆明医学院第一附属医院眼科
成员	任百超	西安交通大学附属第二医院眼科
成员	杨培增	重庆医科大学附属第一医院眼科
办公室主任	胡爱莲	北京同仁医院眼科

白内障手术训练方法及工具浅析

　　白内障是中老年人中常见眼病,其诊断方法经过临床教学,青年医生易于掌握。治疗白内障的有效方法是手术,白内障超声乳化 + 人工晶状体植入术逐渐成为很多医院的主流手术方式,治疗周期短,病人视力恢复快。白内障超声乳化手术对于青年医生是一个眼科临床教学实践,目前我国临床医生的培养主要依靠在临床教学医院教学及临床实践来完成,临床手术医生主要依靠"学徒式"的实践教育模式。零基础的医生直接在人眼上练习手术会增加手术风险,手术练习辅助工具的出现可以使年轻医生通过练习获得一定的手术经验,逐渐过渡到人眼手术,减少学习曲线和学习所需的时间,加快眼科临床手术医生的培养。以下就超声乳化白内障手术练习辅助工具进行介绍。

一、使用猪眼练习白内障超声乳化术

　　很多医生在初学白内障超声乳化术时,都使用过猪眼进行练习,可将猪眼放在模具上进行练习(图1)。猪眼是最容易获得的手术模拟眼之一。

　　绝大多数动物眼球都是透明晶状体,与实际白内障手术的感觉不一样。如果能使晶状体发生改变模拟出白内障的效果,将会增加动物眼白内障手术的真实感,使初学者更真切地体会到实际手术的感觉并且可以练习超声乳化手术的各种操作手法。下面介绍两种制造猪眼白内障模型的方法。

　　制造猪眼白内障模型方法1:使用40%甲醛注射进入猪眼的晶状体中,甲醛的总量在0.3～0.5ml,使蛋白变性,变硬变白,形成类似白内障的效果。大约10～15分钟左右,可形成N2～3级核的硬度。但是甲醛的刺激气味较浓,长时间接触对皮肤黏膜、眼表有一定的刺激,并且注入晶状体的操作起来较为复杂。

　　制造猪眼白内障模型方法2:将猪眼放入微波炉,使用高火进行加热,加热时间为7～10秒,猪

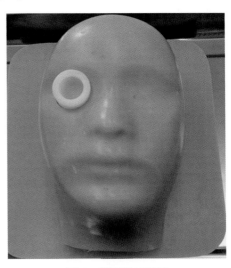

图1　猪眼练习模具

将猪眼经过处理,制造出白内障后安装在此模具上,可进行模拟白内障手术的练习

眼的晶状体即可出现白内障,如果感到不足,可再进行加热,但一定要注意加热时间不能太长,否则可能爆裂。

猪眼的大小与人眼接近,价格便宜,但与人眼有较多不同之处,猪眼的晶状体前囊膜是人眼的4~5倍厚。这个厚度导致前囊非常的"韧",在撕囊的时候,囊膜不会立刻随撕囊镊的用力方向的变化而变化,而是有一点点"迟疑",常被描述为"不跟着走",这时撕囊很容易撕得过大。猪眼前囊即使撕裂,裂口也不是锐利的,而是一个圆钝的弧形,所以在猪眼上安全的动作,对于人眼手术来说可能是危险的。

猪眼还有一些其他与人眼不同的地方,比如前房的可变性非常大,通常较浅,可是当注入黏弹剂后又可以非常深。离体猪眼的眼压远远低于人眼,所以导致做切口的时候不那么容易。

二、使用白内障手术仿真练习套装练习白内障超声乳化术

随着科学技术的不断进步,新的仿生材料不断出现,高仿真材料应用于临床实践教学,出现了白内障手术仿真练习套装(图2),为眼科外科手术培训提供了较为近似人眼的训练工具。

白内障超声乳化术需要手、眼、脚协调,用手进行手术操作的同时用脚控制手术显微镜和超声乳化仪。对初学者来说,很难做到手、眼、脚协调。白内障仿真手术练习套装提供系统的训练方法。它把白内障超声乳化手术练习分为三步(图3),即先就白内障超声乳化术分步各项技术逐一进行练习,再进行模拟眼手术练习,然后再过渡到临床人眼手术。它为青年医生提供了一个安全的、可重复的训练平台。通过使用白内障手术仿真练习套装的训练,使青年临床医生更快地掌握白内障超声乳化术,缩短手术学习曲线。

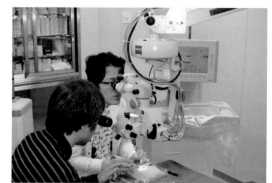

图2 使用白内障手术仿真练习套装练习

白内障手术仿真练习套装需要配合手术显微镜和超声乳化仪来使用,将模拟眼放在练习模具上固定

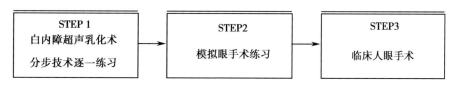

图3 白内障仿真手术练习套装训练的三步骤

白内障仿真手术练习套装训练将白内障超声乳化手术练习分为三步,即先就白内障超声乳化术分步各项技术逐一进行练习,再进行模拟眼手术练习,然后再过渡到临床人眼手术

白内障手术仿真练习套装包括桌面练习器和乳化练习器(图4)。

(一)桌面练习器

桌面练习器,不需要使用乳化仪或手术显微镜,任何时候都可以在桌上反复练习。

桌面练习器拥有五个部件：前囊膜、塑料分割核、树脂分割核、角巩膜薄片以及仿真眼装置。用它可以进行连续环形撕囊术（CCC）、核分割技术、自闭式切口、晶状体植入术以及眼内器械配合的练习。下面我们将逐一介绍使用白内障手术仿真练习套装的训练方法。

连续环形撕囊术（CCC），它用的主要练习材料是厚 5μm 的仿真前囊膜，它具有双层结构，由聚酯膜与特殊树脂结合，和人眼晶状体的前囊有着非常相似地拉伸强度和弹性。练习连续环形撕囊（CCC）（图 5）有较为真实的感觉，由此还可以练习连续环形撕囊（CCC）失败后的补救技术。在连续环形撕囊（CCC）险些撕入赤道部或已撕入赤道部时，还可进行用撕囊镊拉回的练习，或用剪刀剪口后往反方向转动的补救练习。

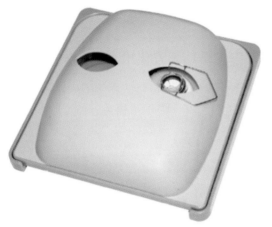

图 4　白内障手术仿真练习套装

白内障手术仿真练习套装由模具、模拟眼组合而成

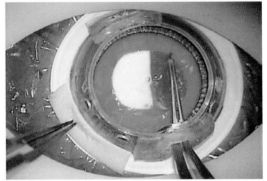

图 5　桌面练习器环形撕囊（CCC）练习

仿真前囊膜厚 5μm，它具有双层结构，是由聚酯膜与特殊树脂结合的，和人眼晶状体的前囊有着非常相似地拉伸强度和弹性

核分割技术练习分为两部分：塑料制品核及树脂黏土核的练习。塑料制品核可以提供 3 种具有代表性分割核技术的练习：divide and conquer、stop and chop、phaco-chop（图 6）。沿着预先制在标准位置上的沟槽或隧道移动器具，在反复练习中可自然地习惯器具的正确操作。可用 U/S 乳化针头沿着沟槽来回移动模拟刻槽，用劈核钩沿着分割线来回移动模拟核分割。使用 U/S 乳化针头和劈核钩转动核等各种练习，以熟练掌握器械配合在眼内的操作。

这些分割核还可学习以切口为支点的最基本的器具操作。比如直线形器具和有角度的器具的操作方法是不同的。有角度的器具必须靠手指转动器具的手柄来控制器具的前端动作。

黄色的树脂粘土核最适合用于 phaco chop 和 prechop 的练习（图 7）。如练习 phaco chop，要使用前端尖细的 U/S 乳化手柄，这样才能顺利地 U/S 乳化针头打入核

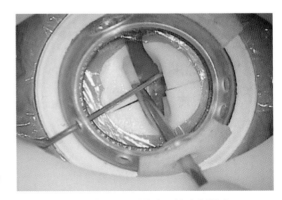

图 6　桌面练习器练习核分割技术

可进行 divide and conquer、stop and chop、phaco-chop 练习及眼内器械配合练习

内,进行有效的学习。树脂黏土核使用后,用手指按捏可回复原状,等待 10～20 分钟后又可以进行练习。

角巩膜薄片可以用来练习自闭式切口。我们可以使用角膜穿刺刀或巩膜隧道刀在角巩膜薄片上练习切口(图 8),并从角巩膜薄片上端边缘穿出,这样可使练习者检查刀片切割的深度。

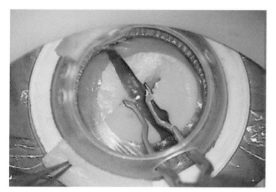

图 7 桌面练习器黄色的树脂黏土核练习劈核技术
黄色的树脂黏土核适合 phaco chop 和 prechop 的练习。劈核术练习后将树脂黏土核用手指按捏后可以恢复原状,10～20 分钟后可继续练习。

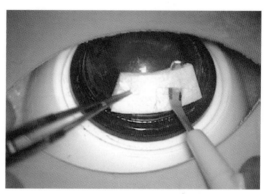

图 8 桌面练习器切口练习
用角膜穿刺刀或巩膜隧道刀在角巩膜薄片上练习切口

(二)乳化练习器

乳化练习器即模拟眼手术(wet lab)练习,白内障手术仿真练习套装提供的模拟眼与人眼相似的结构,人工角膜厚度(中央为 500μm,周边为 700μm)(图 9),人工白内障晶状体由模拟核、皮质、前囊和后囊组成(图 10)。核的硬度分为软、中、硬三种类型。使用手术练习器可模拟出手术中出现各种状况,如撕囊失败、后囊破损,可使医生提前练习特殊情况下的处理方法(图 11)。

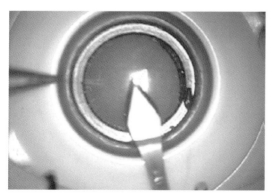

图 9 乳化练习器进行切口练习
利用乳化练习器进行切口练习。乳化练习器中的仿真人工角膜,厚度中央为 500μm,周边为 700μm

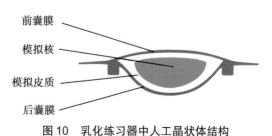

前囊膜
模拟核
模拟皮质
后囊膜

图 10 乳化练习器中人工晶状体结构
乳化练习器中人工白内障晶状体由模拟核、皮质、前囊和后囊组成。核的硬度分为软、中、硬三种类型

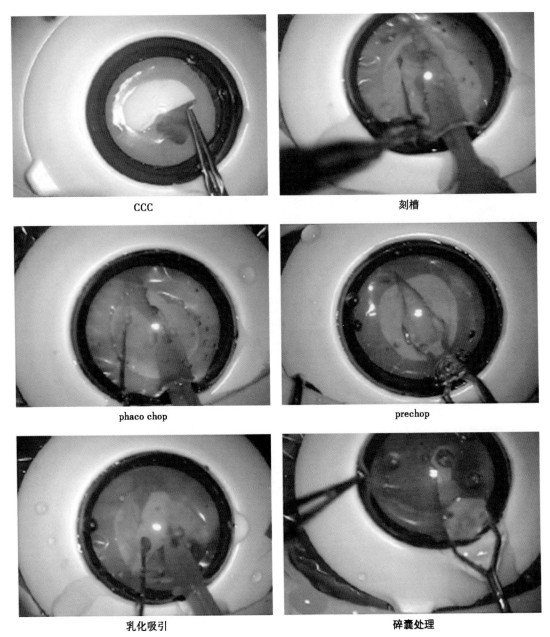

CCC　　　　　　　　　　　　刻槽

phaco chop　　　　　　　　　　prechop

乳化吸引　　　　　　　　　　碎囊处理

图 11　乳化练习器人工模拟眼手术过程

展现了模拟眼手术中的环形撕囊（CCC）、晶状体刻槽、phaco chop、prechop、乳化吸引以及后囊破损后的处理方法

乳化练习器的模拟眼球可以再现必要的手术要领，但与真正的人眼相比还是存在一定差异。了解乳化练习器和人眼的异同点进行练习，可以更有效地提高学习效果。

1. 使用乳化练习器时的超声乳化仪参数设定　把吸引压力调整到约为人眼设定值的 2 倍，这样乳化针头进入核内以及核乳化时，对核的抓取可得到跟人眼相似的效果。吸引流量一般设定在 30ml/min，灌注瓶高度需要在 60cm 以上，使用不同的超声乳化仪在此基础上做适当调整。

软核：吸引压 200～400mmHg 左右，U/S 能量输出 50%，吸引流量 25～30ml/min，灌注瓶高 60cm 以上。

较硬核：吸引压 400mmHg 以上（最好 500mmHg），U/S 能量输出 80%。

2. 乳化练习器用的角膜是直径 13mm 的透明软膜，而巩膜部是用硬塑料制成，一般是不能进行巩膜切开练习的。切口需要在角膜切开或巩膜切开来制作。

3. U/S 乳化针头、针套从切口进入时，由于乳化练习器的人工角膜比人眼稍硬，当针套太软，有时会造成针套扭曲，这样会减少灌注液地注入使空气容易进入前房。这个问题可在针套上涂少许凡士林增加润滑来解决。

4. 在乳化练习器上可得到跟老年白内障病人眼睛相似的连续环形撕囊术（CCC）的感觉，但乳化练习器的人工眼没有悬韧带，撕囊即使向赤道部撕破也很容易拉回，如果在瞳孔缘附近的前囊膜做一些辐射状小切口，这样可再现向赤道部撕破后拉不回的环形撕囊。

5. 乳化练习器也能进行水分离操作，将大量的水注入核下方时，可发现核会浮起。

6. 乳化练习器在核分割时，刻槽时要把槽刻得深一点。用 phaco chop 法时也要把 U/S 乳化针头埋入比较深的地方。在使用软核时，沟槽刻得太浅或超声乳化针埋头入太浅是很难将晶状体核分割。这与人眼特性是一样的。

乳化练习器的晶状体核皮质可以用 I/A 手柄吸除，但较硬的皮质还是要用 U/S 乳化针头去乳化后吸除。

乳化练习器的晶状体做有后囊膜，可以模拟后囊破损的情况，这样我们可以练习后囊破损后的处理技术。并且还可以主动练习术中撕后囊的操作。

晶状体超声乳化结束后，可进行跟人眼一样人工晶状体的植入术的练习。

附　录

一、关于白内障围手术期预防感染措施规范化的专家建议(2013年)

关于白内障围手术期预防感染措施规范化的专家建议(2013年)

中华医学会眼科学分会白内障和人工晶状体学组

随着消毒、手术方式和抗菌药应用方面的改进,白内障术后眼内感染的发生率稳步下降,目前绝大多数统计其发生率在0.02%~0.3%之间[1]。虽然感染并不常见,但一旦发生,便是最严重且对视力具有破坏性的并发症。因此,围手术期预防和有效治疗成为最关键的问题。为规范其治疗方案,本学组在2010年8月于《中华眼科杂志》发表《我国白内障术后急性细菌性眼内炎治疗的专家共识》的基础上,针对白内障围手术期预防感染的措施,包括临床评价各种危险因子、正确的手术操作和术前术后抗菌药的预防性使用等,组织专家依据各自的临床经验,结合我国国情,围绕白内障手术感染发生的主要致病菌、各项术前、术中及术后危险因素[2-3],对白内障手术围手术期的关键和存在争议的预防措施及细节进行全面、充分的讨论和表决,现将该类问题的专家认识及建议总结成文,以供各级临床医师参考使用。

一、白内障术前预防措施

1. 局部抗菌药的使用:欧洲白内障与屈光外科医师学会(European society of cataract and refractive surgery,ESCRS)指南[4]指出导致白内障术后眼内炎发生最常见的致病菌为凝固酶阴性葡萄球菌,占33%~77%,金黄色葡萄球菌占10%~21%,β溶血链球菌,肺炎链球菌及α溶血链球菌占9%~19%,革兰阴性菌,如绿脓杆菌占6%~22%,真菌(念珠菌、曲霉菌、镰刀菌)占8%,这和正常眼表、眼附器菌群相符。同时提出手术当天滴用抗菌药能有效减少结膜囊内细菌量,并在前房内达到一定的抑菌浓度。故白内障围手术期运用广谱抗菌药滴眼液是减少术后眼内炎的重要措施。目前临床应用的主要药物氟喹诺酮类滴眼液,具有较好的广谱抗菌活力、较小的毒性和良好的药物动力学,是美国和日本最常用的眼科围手术期预防用药[5]。

与会20位专家一致同意:(1)将局部应用抗菌药作为预防眼内炎的重要措施;(2)选用包括氟喹诺酮类和氨基糖苷类等的广谱抗菌滴眼液;(3)建议常规术前连续使用1~3 d,每天4次;若仅使用1 d,则采用频繁点眼6~8次/d。

2. 睫毛处理:国外研究[6]表明,睫毛剪除并不能改变白内障手术当天和术后前4 d患者眼周菌群的存在。多数专家(14/20)认为术前不需剪睫毛,少数专家(5/20)认为白内障术前必须剪睫毛,1位专家认为剪与不剪均可。但一些专

家还是忧虑目前国内中西部地区或贫困山区和农村患者个人卫生状况较差,认为剪除睫毛有助于对感染最危险因素—睑缘菌群的杀死,半数专家认为在基层开展白内障手术时需要剪睫毛。所有专家均认为无论剪或不剪睫毛,均需采用眼部专用的消毒剂冲洗结膜囊以及消毒睫毛根部,最重要的是使用手术薄膜将睫毛和(或)睑缘完全包入。

3. 冲洗泪道:虽然有研究认为是否用生理盐水冲洗泪道与术后眼内炎的发生无关[7],但考虑到术前泪囊炎、泪道阻塞是白内障术后眼内炎发生的危险因素,与会专家一致认为白内障术前需冲洗泪道。为了避免更多的细菌从泪道冲出至结膜囊,冲洗时间尽量在术前1 d或更早进行。若冲洗泪道后有脓性分泌物,所有专家均不建议进行白内障手术。若仅为泪道阻塞,无分泌物,则可进行白内障手术。

4. 全身抗菌药的使用:根据卫生部最新下发的《2011年全国抗菌药物临床应用专项整治活动方案》的文件精神,多数专家(17/20)建议常规白内障术前可以不采用全身的抗菌药,少数专家(3/20)指出由于白内障手术后一旦发生眼内感染后果极其严重,因此认为仍可考虑使用。所有专家一致认为在高龄、糖尿病、外伤、独眼等特殊病例可酌情使用全身抗菌药作为预防措施。

二、白内障术中预防措施

1. 结膜囊消毒:聚维酮碘是一种对于大多数微生物有快速杀灭能力的有效消毒剂,国外研究认为使用5%的聚维酮碘进行消毒是惟一降低术后眼内炎的相关手段[8],并指出手术开始前使用5%聚维酮碘在结膜囊内局部作用3 min,可使得结膜和角膜的细菌数量显著减少[9]。但也有聚维酮碘对角膜上皮甚至内皮毒性损伤的报道[10-11]。

与会的20位专家中,多数专家(17/20)采用聚维酮碘等碘制剂进行结膜囊消毒,并建议选择黏膜专用浓度的碘消毒剂。余下3位专家认为目前术前局部广谱抗菌药的规范化使用已能显著减少结膜囊细菌量,故未进行术中聚维酮碘结膜囊消毒。

2. 手术切口的选择:与角巩膜隧道切口相比,采用透明角膜切口,伤口豁开渗漏的危险似乎更大[12],有研究认为使用上方角巩膜隧道切口术后眼内炎发生率是使用颞侧透明角膜切口的20%[13]。但在另一项回顾性综述研究中,Colleaux和Hamilton[14]发现透明角膜切口和巩膜隧道切口的眼内炎发病率并无差异。

绝大多数专家(19/20)采用透明角膜切口。所有专家一致认为,预防眼内感染关键不在于手术采用哪种类型的切

DOI:10.3760/cma.j.issn.0412-4081.2013.01.021

通信作者:姚克,310006 杭州,浙江大学医学院附属第二医院眼科中心;Email:xlren@zju.edu.cn

中华眼科杂志2013年1月第49卷第1期 Chin J Ophthalmol,January 2013,Vol. 49,No. 1

口,最重要的是要确保手术结束时切口的密闭性,维持正常的眼压。部分专家(6/20)提出在 5 mm 以上切口准备植入硬性人工晶状体时,需要采用巩膜隧道切口或者在手术结束时严格检查切口密闭情况,必要时进行缝合。

3. 灌注液中是否加入抗菌药:目前仅万古霉素和庆大霉素普遍用于灌注液中。Srinivasan 等研究[15]认为术中给予含万古霉素(20 mg/L)的灌注液较术前局部点用0.3%环丙沙星更能减少前房病原体污染,Sobaci 等采用含万古霉素及庆大霉素的灌注液对比平衡盐溶液灌洗,得到了相似的结论[16]。虽然全球相当数量眼科医师在灌注液中使用万古霉素和(或)庆大霉素,但仍未有权威数据表明此举与术后眼内炎的发病率降低相关。

限于我国对万古霉素临床使用的严格控制和对庆大霉素眼内应用的禁止,在实际临床应用中,少部分专家(7/20)在灌注液中加抗菌药,大部分专家(13/20)认为万古霉素不应在普通患者中使用。但所有专家认为对于高危、高龄、糖尿病和独眼等一些特殊情况可采取此项措施。

4. 前房内注射抗菌药:ESCRS 研究[17]认为超声乳化白内障手术末前房内注射1 mg/0.1 ml 头孢呋辛使得术后眼内炎的发生率从0.35%降低至0.05%。西班牙一项 10 年的前瞻性研究[18]亦证实:与对照组的0.59%相比较,前房内注射头孢呋辛组(1 mg/0.1 ml)术后眼内炎发生率显著下降至0.045%。

但此项措施在我国并未广泛开展,与会专家中仅有 1 位采用手术末前房内抗菌药注射,另有7位专家并不认为前房内注入抗菌药优于术中灌洗,其余专家未对前房内抗菌药注射发表看法。

5. 结膜下注射抗菌药:加拿大[19]和澳大利亚[20]的研究表明:结膜下使用抗菌药可显著降低白内障术后眼内炎的发生率。但有研究[21]显示结膜下注射抗菌药可获得适当的前房浓度,但玻璃体穿透性差,不能获得足够的玻璃体内药物治疗浓度[22]。

只有 2 位在术毕仍采用结膜下注射抗菌药,因为他们在10 万例眼内手术中无1 例引起所谓的黄斑梗死。多数(18/20)专家则因卫生部文件和美国眼科学会临床指南上提及使用氨基糖苷类药物可能引起黄斑梗死而未采用结膜下注射。

但几乎所有专家质疑,因至今未看到氨基糖苷类药物结膜下注射引起黄斑坏死的原始文献。大家认为氨基糖苷类药物的血玻璃水屏障穿透性极差,理论上不可能在玻璃体腔达到黄斑坏死的浓度,除非注射时意外刺破眼球直接注入眼内。多数专家(18/20)术毕时采用了抗菌药眼膏涂眼。

三、白内障术后预防措施

1. 局部抗菌药的运用:所有与会专家均认为应在术后进行局部抗菌药的应用。研究证明氟喹诺酮类药物具有较好的前房穿透性,在前房内能长时间维持有效抑菌浓度,而氨基糖苷类药物前房穿透性差,只能杀灭眼表细菌,对前房内可能污染基本无作用[23]。Kirsch 等[24]的研究也表明虽然两者均能有效杀灭结膜囊细菌,但氟喹诺酮类药物的前房穿透性明显好于氨基糖苷类药物,能在眼内发挥作用。

在抗菌药的选择上,专家一致建议术后抗菌药眼药水首选氟喹诺酮类。在使用时间上,11 位专家建议术后使用1 周,9 位专家建议术后使用 2 周。

2. 全身抗菌药的运用:德国的一项研究[25]显示,围手术期全身运用抗菌药和眼内炎发病率的降低有相关性,但ESCRS 研究认为静脉内抗菌药给药预防不需用于普通的眼内和眼外手术。2011 年卫生部颁发的《白内障囊外摘除联合人工晶体植入术临床路径》及《2011 年全国抗菌药物临床应用专项整治活动方案》中亦未提及全身抗菌药的使用。所有专家一致认为常规白内障手术术后一般不采用全身抗菌药,但对感染高危患者如高龄、糖尿病、独眼、外伤等特殊情况可以考虑采用。

参 考 文 献

[1] Fintelmann RE, Naseri A. Prophylaxis of postoperative endophthalmitis following cataract surgery: current status and future directions. Drugs,2010,70:1395-1409.

[2] 俞一波, 姚克. 白内障手术眼内感染的围手术期防治策略. 中华眼科杂志,2009,45:766-768.

[3] Packer M, Chang DF, Dewey SH, et al. ASCRS Cataract Clinical Committee. Prevention, diagnosis, and management of acute postoperative bacterial endophthalmitis. J Cataract Refract Surg, 2011,37:1699-1714.

[4] ESCRS(欧洲白内障与屈光外科医师学会)指南: ESCRS guidelines on prevention, investigation and management of post-operative endophthalmitis, Version 2. Dublin, European Society of Cataract and Refractive Surgeons, 2007.

[5] Inoue Y, Usui M, Ohashi Y, et al. Preoperative Disinfection Study Group. Preoperative disinfection of the conjunctival sac with antibiotics and iodine compounds: a prospective randomized multicenter study. Jpn J Ophthalmol,2008,52:151-161.

[6] Perry LD, Skaggs C. Pre-operative topical antibiotics and lash trimming in cataract surgery. Ophthalmic Surg,1977,8: 44-48.

[7] Schmitz S, Dick HB, Krummenauer F, et al. Endophthalmitis in cataract surgery: results of a German survey. Ophthalmology, 1999,106:1869-1877.

[8] Ciulla TA, Starr MB, Masket S. Bacterial endophthalmitis prophylaxis for cataract surgery: an evidence-based update. Ophthalmology,2002,109:13-24.

[9] Carrim ZI, Mackie G, Gallacher G, et al. The efficacy of 5% providone-iodine for 3 minutes prior to cataract surgery. Eur J Ophthal,2009,19: 560-564.

[10] Jiang J, Wu M, Shen T. The toxic effect of different concentrations of povidone iodine on the rabbit's cornea. Cutan Ocul Toxicol,2009,28:119-124.

[11] 蒋劲,姚克,章征. 不同浓度国产聚维酮碘对兔角膜毒性损伤的评价. 中华眼科杂志,2006,42:338-340.

[12] Nagaki Y, Hayasaka S, Kadoi C, et al. Bacterial endophthalmitis after small-incision cataract surgery. Effect of incision placement and intraocular lens type. J Cataract Refract Surg,2003,29: 20-26.

[13] Okada AA, Johnson RP, Liles WC, et al. Endogenous bacterial endophthalmitis. Report of a ten-year retrospective study. Ophthalmology,1994,101: 832-838.

[14] Colleaux KM, Hamilton WK. Effect of prophylactic antibiotics and incision type on the incidence of endophthalmitis after cataract surgery. Can J Ophthalmol,2000,35:373-378.

[15] Srinivasan R, Gupta A, Kaliaperumal S, et al. Efficacy of intraoperative vancomycin in irrigating solutions on aqueous

contamination during phacoemulsification. Indian J Ophthalmol, 2008,56：399-402.

[16] Sobaci G, Tuncer K, Taş A, et al. The effect of intraoperative antibiotics in irrigating solutions on aqueous humor contamination and endophthalmitis after phacoemulsification surgery. Eur J Ophthalmol,2003,13：773-778.

[17] Seal DV, Barry P, Gettinby G, et al. ESCRS Endophthalmitis Study Group. ESCRS study of prophylaxis of postoperative endophthalmitis after cataract surgery：Case for a European multicenter study. J Cataract Refract Surg,2006,32：396-406.

[18] García-Sáenz MC, Arias-Puente A, Rodríguez-Caravaca G, et al. Effectiveness of intracameral cefuroxime in preventing endophthalmitis after cataract surgery Ten-year comparative study. J Cataract Refract Surg,2010,36：203-207.

[19] Colleaux KM, Hamilton WK. Effect of prophylactic antibiotics and incision type on the incidence of endophthalmitis after cataract surgery. Can J Ophthalmol,2000,35：373-378.

[20] Ng JQ, Morlet N, Bulsara MK, et al. Reducing the risk for endophthalmitis after cataract surgery：population-based nested case-control study：endophthalmitis population study of Western Australia sixth report. J Cataract Refract Surg,2007,33：269-280.

[21] Souli M, Kopsinis G, Kavouklis E, et al. Vancomycin levels in human aqueous humour after intravenous and subconjunctival administration. Int J Antimicrob Agents,2001,18：239-243.

[22] Barza M, Doft B, Lynch E. Ocular penetration of ceftriaxone, ceftazidime, and vancomycin after subconjunctival injection in humans. Arch Ophthalmol,1993,111：492-494.

[23] 姚克,章征,杨瑶华,等. 人眼滴用氧氟沙星和环丙沙星及妥布霉素的前房穿透性研究. 中华眼科杂志,2003,39：736-739.

[24] Kirsch LS, Jackson WB, Goldstein DA, et al. Perioperative ofloxacin vs. tobramycin：efficacy in external ocular adnexal sterilization and anterior chamber penetration. Can J Ophthalmol, 1995,30：11-20.

[25] Schmitz S, Dick HB, Krummenauer F, et al. Endophthalmitis in cataract surgery：results of a German survey. Ophthalmol,1999, 106：1869-1877.

形成专家建议的专家组成员：

姚　克	浙江大学医学院附属第二医院眼科(白内障和人工晶状体学组组长)
张劲松	中国医科大学附属第四医院眼科(白内障和人工晶状体学组副组长)
刘奕志	中山大学中山眼科中心(白内障和人工晶状体学组副组长)

（以下专家组成员按姓氏笔画排列）

卢　奕	复旦大学附属眼耳鼻喉科医院眼科
叶　剑	第三军医大学大坪医院眼科
申屠形超	浙江大学医学院附属第二医院眼科
刘　平	哈尔滨医科大学附属第一医院眼科
汤　欣	天津市眼科医院
刘　谊	四川大学华西医院眼科
齐艳华	哈尔滨医科大学附属第二医院眼科
李一壮	南京大学医学院附属鼓楼医院眼科
严　宏	第四军医大学唐都医院眼科
张铭志	汕头大学香港中文大学联合汕头国际眼科中心
吴　强	上海市第六人民医院眼科
李朝辉	中国人民解放军301总医院眼科
夏晓波	中南大学湘雅医院眼科
郭海科	广东省人民医院眼科
黄钰森	山东省眼科研究所 青岛眼科医院
崔　巍	内蒙古自治区医院眼科
鲍永珍	北京大学人民医院眼科

俞一波、朱亚楠(浙江大学医学院附属第二医院眼科)记录

声明　本专家建议内容与相关产品的生产和销售厂商无任何经济利益关系

（收稿日期：2012-04-30）

（本文编辑：赵巍）

二、我国白内障术后急性细菌性眼内炎治疗专家共识（2010 年）

我国白内障术后急性细菌性眼内炎治疗专家共识（2010 年）

中华医学会眼科学分会白内障与人工晶状体学组

白内障术后眼内炎是白内障手术最严重的术后并发症之一，其发生率约为 1.3‰[1-2]。虽然并不常见，但一旦发生，治疗和处理极为棘手。在早期诊断后[3]，若治疗不规范，可能导致部分患者的视力难以恢复，因此其治疗方案的制定已成为眼科临床工作中急需解决的问题。为了规范白内障术后急性细菌性眼内炎的治疗，日本眼科界[4]和欧洲白内障及屈光手术学会等均相继制定了相应地区的治疗指南，就治疗的关键和细节提出了具体的指导性意见，对提高白内障术后急性细菌性眼内炎的治疗水平发挥了极大的推动作用。

然而，针对白内障术后眼内炎治疗这一亟待规范的问题，我国眼科界一直未提出相关意见，国内尚无参考标准。而我国各地区、各级医院眼科医师所拥有的诊疗设备和医疗水平存在一定差异，对于白内障术后出现的眼内炎患者，若治疗欠规范，则必然导致医患矛盾升级。为了规范我国白内障术后急性细菌性眼内炎的治疗方案，提高治疗水平，有效挽救患者视力，中华医学会眼科学分会白内障与人工晶状体学组根据我国白内障术后眼内感染的现状，结合我国实际医疗情况，在日本和欧洲地区性治疗指南的基础上，经过认真、全面、充分的讨论，对我国白内障术后急性细菌性眼内炎的治疗原则、方案及细节提出了以下共识性意见，以供临床医师在处理白内障术后急性细菌性眼内炎时参考使用。

一、白内障术后发生眼内炎时应采取的措施

1. 必须检查视力。

2. 进行眼前节拍照、裂隙灯显微镜检查及 B 超检查，行白细胞计数、C 反应蛋白测定等辅助检查。前房混浊程度根据 + ~ ++++，分为轻、中、重、极重 4 级[5]。

3. 在确诊时必须鉴定致病菌，并行药物敏感性试验。最理想的采集标本应包括泪液、前房水（0.1~0.2 ml）及玻璃体液（0.1~0.2 ml），其中玻璃体液的细菌检出率最高。

4. 针对处于不同阶段的感染，采取不同的治疗方案（图 1）：(1) 第 1 阶段：仅前房中度混浊，未见前房积脓和玻璃体混浊，需密切观察，必要时可采用前房抗生素灌洗和（或）辅助疗法。(2) 第 2 阶段：出现前房积脓，B 超检查未见玻璃体混浊，可进行前房抗生素灌洗和玻璃体内注射联合辅助疗法。(3) 第 3 阶段：前房积脓合并玻璃体混浊，直接采用玻璃体手术和玻璃体内注射联合辅助疗法。在临床实

DOI:10.3760/cma.j.issn.0412-4081.2010.08.023

通信作者：姚克,310009 杭州,浙江大学医学院附属第二医院眼科中心；Email:xlren@zju.edu.cn

际应用中，每 4~6 小时观察 1 次病情；对于病情进展迅速者，需每 2 小时观察 1 次病情，并根据病情处于阶段，不断调整治疗方案。

二、局部给药的药物配备方法

1. 选用万古霉素（每瓶 0.5 g）、头孢他啶（每瓶 1 g）。

2. 溶解：从 50 ml 的生理盐水瓶中吸取 5 ml 用于溶解药物，得到溶解原液。

3. 稀释：用余下的 45 ml 生理盐水稀释 5 ml 溶解原液（稀释 10 倍），得到溶解稀释液，浓度为万古霉素（10 g/L）、头孢他啶（20 g/L）。

4. 应用方式：得到的溶解稀释液将用于不同的治疗方案：(1) 分别吸入 1 ml 注射器中，各 0.1 ml 玻璃体内注射；(2) 分别吸入 1 ml 注射器中，各 1 ml 加入 500 ml 眼用平衡盐液或其他眼用灌注液中，行前房灌洗、玻璃体内灌流。

高浓度的万古霉素和头孢他啶混合，溶解液会出现混浊，但在上述各种溶解稀释浓度下，该两种药物混合不会出现混浊。

三、治疗方式

1. 玻璃体内注射：为针对疑似病例、早期病例的治疗或在实施玻璃体手术前的初期治疗，不必连日给药，建议 3 d 注射 1 次。

目前治疗眼内炎最适合的玻璃体注射用药方案：(1) 10 g/L 万古霉素 0.1 ml + 20 g/L 头孢他啶 0.1 ml[4]；(2) 10 g/L 万古霉素 0.1 ml + 4 g/L 阿米卡星 0.1 ml；(3) 10 g/L 万古霉素 0.1 ml + 22.5 g/L 头孢他啶 0.1 ml[6]。将上述配制方法的溶解稀释液吸入 1 ml 注射器中，0.1 ml 玻璃体内注射。

2. 玻璃体手术：是最根本的治疗方法。当玻璃体出现炎性混浊，患者视力为光感、更差或呈进行性下降时，或者玻璃体内注射无法有效控制病情时，建议采用玻璃体手术[7-10]。

手术时先采集前房水和玻璃体原液，术中使用万古霉素和头孢他啶灌注液灌流，并进行前房灌洗，要求完全切除玻璃体，注意术中并发症。前房灌洗及玻璃体内灌流应按照上述局部给药的药物配备方法配制溶解稀释液，分别吸入 1 ml 注射器中，各 1 ml 加入 500 ml 眼用平衡盐液或其他眼用灌注液中。

3. 辅助疗法一：结膜下注射，建议每天 1 或 2 次，使用溶解稀释液，剂量为 10 g/L 万古霉素 0.5 ml（在由美国国家眼科研究所进行的眼内炎玻璃体切除术研究中则为 50g/L

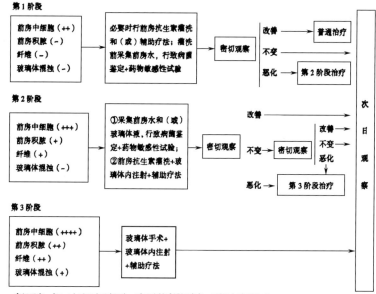

第1阶段

| 前房中细胞（++）
前房积脓（-）
纤维（-）
玻璃体混浊（-） | 必要时行前房抗生素灌洗和（或）辅助疗法；灌洗前采集前房水，行致病菌鉴定+药物敏感性试验 | 密切观察 |

改善 → 普通治疗
不变 →
恶化 → 第2阶段治疗

第2阶段

| 前房中细胞（+++）
前房积脓（+）
纤维（+）
玻璃体混浊（-） | ①采集前房水和（或）玻璃体液，行致病菌鉴定+药物敏感性试验；②前房抗生素灌洗+玻璃体腔内注射+辅助疗法 | 密切观察 |

改善 →
不变 → 密切观察
改善 →
不变 →
恶化 →
恶化 → 第3阶段治疗

第3阶段

| 前房中细胞（++++）
前房积脓（++）
纤维（++）
玻璃体混浊（+） | 玻璃体手术+玻璃体腔内注射+辅助疗法 |

次日观察

密切观察：每4~6小时观察病情1次；对于病情进展迅速者，可每2小时观察1次

图1　我国白内障术后急性细菌性眼内炎治疗方案

万古霉素0.5 ml）和20 g/L头孢他啶0.5 ml（在由美国国家眼科研究所进行的眼内炎玻璃体切除术研究中则为200 g/L头孢他啶0.5 ml）。可考虑选择性使用。

4. 辅助疗法二：滴眼液滴眼，每天5~8次，滴眼液应按照上述局部给药的药物配备方法配制溶解稀释液，浓度万古霉素为10 g/L（在由美国国家眼科研究所进行的眼内炎玻璃体切除术研究中万古霉素为50 g/L），头孢他啶为20 g/L。抗生素选择应注意广谱、敏感、低毒和高角膜穿透性，或建议直接使用0.5%左氧氟沙星滴眼液，睡前使用同类抗生素眼膏。散大瞳孔药物，如1%阿托品滴眼液，每天2或3次；0.5%托吡卡胺滴眼液，每天4~6次。由于自行配制滴眼液的有效性和安全性难以确定，因此常温条件下可保存24 h，3~5 ℃条件下可放置7 d，但建议尽早用完。

5. 辅助疗法三：静脉滴注和口服抗生素。大多数抗生素通过静脉和口服很难穿透到玻璃体内，静脉滴注和口服抗生素仅可作为辅助疗法。静脉滴注的抗生素首选万古霉素（每天2次，每次1.0 g）+头孢他啶（每天3次，每次1.0 g）。口服的抗生素可选用左氧氟沙星（每天3次，每次100~200 mg）。根据细菌培养和药物敏感性试验结果，进一步调整治疗方案。

6. 局部和全身应用糖皮质激素类药物：玻璃体腔内注射地塞米松（无防腐剂）0.4 mg，严重者可注射泼尼松（每天每公斤体重1 mg）。成年患者口服泼尼松（每天1次，每次50 mg）或静脉滴注甲泼尼龙（每天1次，每次40 mg）。

7. 前房灌洗：使用万古霉素+头孢他啶灌注液充分灌洗前房。灌洗液浓度建议万古霉素为0.02 g/L，头孢他啶为

0.04 g/L。采用上述配制方法的溶解稀释液，分别吸入1 ml注射器中，各1 ml加入500 ml眼用平衡盐液或其他眼用灌注液中，行前房灌洗。

四、临床注意事项

1. 对拟诊感染性眼内炎的患者，应入院进行严密观察，以进一步明确诊断并给予治疗。

2. 原则上结膜下注射、滴眼、静脉滴注、口服均为辅助疗法。

3. 临床实践中，应根据病情的变化，不断调整治疗方案。

4. 在治疗的各个阶段，除裂隙灯显微镜观察外，需结合B超检查结果综合判断病情。

5. 根据细菌培养和药物敏感性试验结果，适时调整用药方案。

6. 若患者对头孢菌素类抗生素过敏，可选用庆大霉素、阿米卡星、亚胺培南等药物。

7. 确诊为眼内炎后，基层医院眼科医师可在进行必要的处理后，将患者及时转入上级医院进行进一步治疗。

参　考　文　献

[1] The Eye M. D. Association, American Academy of Ophthalmology. Basic and clinical science course: lens and cataract. 11th ed. San Francisco: Lifelong education for the ophthalmologist, 2006-2007: 176-178.
[2] 美国眼科学会. 眼科临床指南. 中华医学会眼科学分会, 译. 北京: 人民卫生出版社, 2006: 257-302.
[3] 李凤鸣. 中华眼科学. 北京: 人民卫生出版社, 2005: 3083-3085.
[4] 薄井纪夫. 白内障术后眼内炎更新2005. 现代眼科, 2005, 22: 909-911.
[5] 杨培增. 临床葡萄膜炎. 北京: 人民卫生出版社, 2004: 61-62.
[6] 汪复, 张婴元. 抗菌药物临床应用指南. 北京: 人民卫生出版社, 2008: 292-294.
[7] Results of the Endophthalmitis Vitrectomy Study. A randomized trial of immediate vitrectomy and of intravenous antibiotics for the treatment of postoperative bacterial endophthalmitis. Endophthalmitis Vitrectomy Study Group. Arch Ophthalmol, 1995, 113: 1479-1496.
[8] Doft BH. Treatment of postcataract extraction endophthalmitis: a summary of the results from the Endophthalmitis Vitrectomy Study. Arch Ophthalmol, 2008, 126: 554-556.
[9] Maguire JI. Postoperative endophthalmitis: optimal management and the role and timing of vitrectomy surgery. Eye (Lond), 2008, 22: 1290-1300.
[10] Forster RK. The endophthalmitis vitrectomy study. Arch Ophthalmol, 1995, 113: 1555-1557.

中华眼科杂志 2010 年 8 月第 46 卷第 8 期　Chin J Ophthalmol, August 2010, Vol. 46, No. 8

形成共识意见的专家组成员：

姚　克　浙江大学医学院附属第二医院眼科中心（白内障人工晶状体学组组长）

何守志　解放军总医院眼科（白内障人工晶状体学组副组长）

张劲松　中国医科大学附属第四医院眼科（白内障人工晶状体学组副组长）

刘奕志　中山大学中山眼科中心（白内障人工晶状体学组副组长）

（以下为白内障人工晶状体学组委员，按姓氏笔画排列）

王明举　四川省白内障专科医院

卢　奕　复旦大学附属眼耳鼻喉科医院眼科

叶　剑　第三军医大学大坪医院眼科

刘　平　哈尔滨医科大学附属第一医院眼科

毕宏生　山东施尔明眼科医院

汤　欣　天津市眼科医院

刘　谊　四川大学华西医院眼科

齐艳华　哈尔滨医科大学附属第二医院眼科

李一壮　南京大学医学院附属鼓楼医院眼科

严　宏　第四军医大学唐都医院眼科

张铭志　汕头大学香港中文大学联合汕头国际眼科中心

李朝辉　解放军总医院眼科（兼秘书）

赵云娥　温州医学院眼视光医院

施玉英　首都医科大学附属北京同仁医院 北京同仁眼科中心

郝燕生　北京大学第三医院 北京大学眼科中心

郭海科　广东省人民医院眼科

徐　雯　浙江大学医学院附属第二医院眼科中心

黄钰森　山东省眼科研究所 青岛眼科医院

盛耀华　上海交通大学附属新华医院眼科

鲍永珍　北京大学人民医院眼科

申屠形超（秘书）　浙江大学医学院附属第二医院眼科中心

声明：本共识内容与相关产品的生产和销售厂商无任何经济利益关系

（收稿日期：2009-10-12）

（本文编辑：黄翊彬）

三、我国白内障围手术期非感染性炎症反应防治专家共识(2015 年)

我国白内障围手术期非感染性炎症反应防治专家共识(2015 年)

中华医学会眼科学分会白内障与人工晶状体学组

白内障摘除术后非感染性炎症反应是因围手术期抗原刺激、手术应激、物理化学因素改变等引起的并发症。术中过度操作、刺激虹膜、手术时间延长等均可能加重炎症反应,轻者可致术眼疼痛、充血,重者会导致视力下降,甚至失明。炎症反应的发生机制为术中前列腺素和白三烯的释放使血-房水和血-视网膜屏障破坏,导致血管渗透性和房水蛋白质含量增高。因此,阻断前列腺素和白三烯的产生为控制炎症反应的主要靶点,目前临床主要用于控制和治疗炎症反应的药物包括糖皮质激素和非甾体类抗炎药。

当前我国各级医院白内障围手术期抗炎药物的使用情况比较混乱,如何合理规范使用抗炎药物,减轻乃至消除白内障摘除术后前房的炎症反应,已受到眼科医师的广泛重视。为提高我国白内障摘除术后非感染性炎症反应的防治水平,中华医学会眼科学分会白内障与人工晶状体学组根据我国现状及实际医疗情况,在加拿大、美国以及欧洲国家等防治指南的基础上[1-3],经过认真、全面、充分地讨论,对我国白内障围手术期非感染性炎症反应的防治方案和基本原则达成了以下共识性意见,以供眼科医师在临床工作中参考使用。

一、白内障围手术期的抗炎药物

1. 糖皮质激素:其作用机制为抑制磷脂酶 A_2 产生花生四烯酸,减少前列腺素和白三烯的产生,从而发挥较强的抗炎作用;此外,其还可抑制多种炎症反应因子的产生,为眼科临床最常用的抗炎药物。历经近 70 年的发展,目前临床广泛使用的人工合成糖皮质激素因添加了效应基团或改变了结构,从而较天然糖皮质激素具备更高的抗炎效能和更少的副作用。选用原则应结合药物的有效性和安全性综合考虑。有效性包括抗炎效能、穿透能力和房水达到

DOI:10.3760/cma.j.issn.0412-4081.2015.03.002

通信作者:姚克,310009 杭州,浙江大学医学院附属第二医院眼科中心,Email:xlren@zju.edu.cn

峰值的时间;安全性包括长期局部和全身使用的副作用,如肾上腺皮质功能亢进、溃疡病、心血管并发症、骨质疏松、肌肉萎缩、伤口愈合延缓等以及眼部并发症,如激素性青光眼、诱发或加重感染、延缓角膜伤口愈合和溃疡修复、黄斑色素上皮屏障破坏、泡性视网膜脱离等。因此,在遵循用药原则的同时,应严格掌握药物的适应证,尤其全身用药。对于严重感染(病毒、细菌、真菌及活动性结核等)、骨质疏松、活动性溃疡、糖尿病、高血压、精神病、创伤或手术恢复期及产褥期等患者,应禁用或慎用糖皮质激素,并在用药的过程中密切随访观察,及时防治副作用。

2. 非甾体类抗炎药物:其通过抑制环氧合酶生成前列腺素和(或)抑制脂氧合酶产生白三烯(如双氯芬酸钠),从而抑制手术诱发的瞳孔缩小和炎症反应,维持术中瞳孔散大,减轻眼胀或疼痛等不适症状,并可预防术后黄斑囊样水肿,辅助糖皮质激素发挥抗炎作用以减少糖皮质激素用量。除单纯白内障摘除术外,非甾体类抗炎药物更适用于术前瞳孔散大困难者、有黄斑水肿倾向者(合并葡萄膜炎等慢性炎症反应、晶状体后囊膜破裂或玻璃体切除术后、糖尿病、假性囊膜剥脱综合征等)、术后炎症反应高危者等。因其易引起烧灼感、刺痛、结膜充血、点状角膜炎、角膜基质浸润和溃疡等不良症状及并发症,故严重的眼表疾病、角膜上皮缺损、长期配戴角膜接触镜、眼表毒性反应倾向和角膜融解等高危患者应慎用。

二、单纯超声乳化白内障吸除术的抗炎治疗方案

1. 手术前:可根据具体情况决定是否使用非甾体类抗炎眼药,一般情况可以不使用。

2. 手术中:尽量减少虹膜刺激和过度操作,并缩短手术时间。如果因各种情况导致手术难度增大,术中操作虹膜刺激较多,预计术后发生严重炎症反应的可能性较大,或是儿童白内障患者,术毕可结膜下注射糖皮质激素以增加抗炎效能。但是,结膜下注射糖皮质激素可引起术眼不适,如表面麻醉患

者眼部疼痛,或偶发坏死性结膜溃疡等并发症[4-5],故建议术者根据实际情况决定是否注射。

3. 手术后:建议局部联合使用糖皮质激素和非甾体类抗炎药物,其抗炎效能优于任何一种单独用药。参照欧洲眼科专家的共识性意见[3],建议用药方式:术后 2 周内一般使用非甾体类抗炎眼液联合糖皮质激素眼液,4 次/d,两种药物间隔时间 15 min;术后 2 周后仅使用非甾体类抗炎眼液,以防止长期使用糖皮质激素引起高眼压。白内障摘除术后血-房水屏障完全修复一般需要 4 周,虽视力已比较稳定,但 4~6 周内仍存在发生黄斑水肿的风险,故可使用非甾体类抗炎眼液至术后 6 周。根据炎症反应的活动情况,第 3 周后以每周 1 滴/d 的频度递减,最低维持剂量为 1 滴/d。若术后 6 周后术眼无任何炎症反应表现,可停止用药。

4. 随访时间及检查项目:在术后 1 d、1 周及 1 个月进行回访。检查项目包括眼前后节炎症反应情况、眼压、眼表完整性。术后 1 个月后根据术眼的视力和炎症反应情况决定是否停用药物,如术后发现矫正视力提高与手术不符,在排除感染因素的情况下,应追加眼底(散大瞳孔)、角膜地形图和 OCT 等检查,必要时可进行 FFA 等相关检查,并根据实际情况调整抗炎药物的用药方案,延长药物使用时间,增加术后 3 个月等随访时间和频次。

三、特殊白内障摘除术的抗炎治疗方案

合并葡萄膜炎、糖尿病、高度近视眼、青光眼者、糖皮质激素反应过强者、儿童白内障患者,行飞秒激光辅助白内障摘除术、囊外白内障摘除术或其他复杂白内障摘除术等者,均为术后炎症反应的高危人群,他们在白内障摘除术后发生高眼压、角膜水肿、黄斑水肿、虹膜后粘连和青光眼等并发症的风险较单纯白内障摘除术患者高。为了有效防治术后并发症,于术前和术后使用抗炎药物十分必要。由于这部分特殊患者的个体差异较大,迄今国内外尚缺乏针对性选择用药的对照研究,故使用抗炎药物的基本原则是结合患者的病情决定给药剂量、途径等,实行个体化治疗;除局部用药外,围手术期应全身使用糖皮质激素等治疗,并采用定期监测血压、血糖、眼压、黄斑情况,定期进行 OCT、FFA 检查,针对性补钾、补钙、补雌激素等措施,以防范全身应用糖皮质激素可能带来的并发症。随访频次也要相应增加,除术后 1 d、1 周、1 个月、3 个月外,应根据具体情况进行调整。对于合并葡萄膜炎的白内障患者,白内障摘除术后可考虑加用睫状肌麻痹剂。

1. 合并葡萄膜炎的白内障摘除术:该类患者瞳孔小、虹膜萎缩后粘连、带状角膜病变、虹膜新生血管等解剖异常使手术难度加大,术后炎症反应更重,持续时间更久,尤其因前列腺素等炎性介质大量释放,术后黄斑囊样水肿的发生率显著提高。参考美国及国际葡萄膜炎学会的指南意见,除晶状体源性急性葡萄膜炎外,合并葡萄膜炎患者白内障摘除术前应积极抗炎治疗,确保术眼炎症反应静止期至少 1~3 个月。炎症反应静止的体征为前房浮游物完全消失或仅有轻度房水闪光。手术前后应监测相应指标,并进行角膜内皮、房角镜、眼后节详细检查。糖皮质激素被证实对控制葡萄膜炎有效。参考 2008 年加拿大成人白内障摘除术实践指南意见[11],建议术前 3 d 开始口服泼尼松龙,推荐剂量为 0.5~1.0 mg/kg,1 次/d,配合局部糖皮质激素点眼(4~6 次/d)及散大瞳孔。特殊性质的葡萄膜炎应同时联合使用抗病毒药物、抗生素、免疫调节剂等进行个体化治疗。术后中、重度患者可以酌情给予口服糖皮质激素,推荐泼尼松龙 0.5~1.0 mg/kg,1 次/d,若 1 周内炎症反应得到有效控制可骤停口服药物,否则应根据炎症反应活动情况逐步减量[6],以低于 10 mg/d 的最低剂量维持直至炎症反应稳定控制,同时局部配合糖皮质激素点眼。重症患者则应考虑静脉给药。围手术期联合使用非甾体类抗炎眼药可维持术中瞳孔散大并稳定血-房水屏障,防治黄斑囊样水肿并辅助糖皮质激素抗炎作用,降低糖皮质激素用量。对高风险患者可使用数月时间,但应密切监测眼表并发症。若该类患者对侧眼需要手术,则应积极抗炎治疗并手术间隔时间 >1 个月,以确保手术的安全性。对于 Behcet 病、少年儿童葡萄膜炎并发白内障患者,手术医师尤其应给予高度重视。

2. 合并糖尿病的白内障摘除术:糖尿病患者术前瞳孔不易散大、术中瞳孔易缩小,易发生虹膜损伤致血-房水和血-视网膜屏障破坏、前列腺素释放增加,从而加重术后炎症反应;高血糖者免疫功能低下,手术切口愈合延缓,术后感染概率增加,发生黄斑囊样水肿的风险也较高。建议术前 1 周开始使用非甾体类抗炎眼药直至术后 6 周,以维持术中瞳孔散大并可起到镇痛抗炎和预防术后黄斑囊样水肿的作用。术后糖皮质激素眼药的使用方法同单纯白内障摘除术,根据炎症反应情况可适当增加点眼次数。随访期内密切观察手术切口和角膜上皮情况,并监测血糖以及定期行黄斑 OCT 检查和眼底血管造影检查。随查眼底病变进展,根据患者的炎症反应程度决定抗炎疗程，若发生严重黄斑水肿则采用针对性治疗，如激光光凝治疗、球内注射曲安奈德或抗 VEGF 药物等。因对于糖尿病患者全身使用糖皮质激素具有明显升高血糖和抵抗胰岛素作用，故术后应尽量避免全身使用，或在调整降糖药物剂量、密切监测夜间低血糖反应的前提下短期局部使用糖皮质激素。糖尿病患者行白内障摘除术后可加重糖尿病视网膜病变进展，建议术后密切随访观察眼底改变，必要时 1~3 个月内进行 FFA 检查。

3. 高度近视眼、青光眼、糖皮质激素反应过强患者的白内障摘除术：糖皮质激素眼药作为有效的抗炎药物有引起高眼压的风险，尤其是局部应用。易发生糖皮质激素性青光眼的危险因素包括 POAG、高度近视眼、糖尿病、结缔组织病、眼外伤、葡萄膜炎及糖皮质激素反应过强等，其中高度近视眼最为敏感，糖尿病次之。应选用对眼压影响小的糖皮质激素，并避免长期使用，建议使用时间不超过 2 周，同时可联合使用非甾体类抗炎药，以辅助糖皮质激素抗炎作用并减少糖皮质激素用量。对于使用时间超过 2 周且无法停药的患者应严密监测，建议在眼压升高大于基线 5 mmHg（1 mmHg = 0.133 kPa）时酌情减少糖皮质激素用量，并根据眼压升高情况加用降眼压药或选用其他类型抗炎药物，应避免使用缩瞳剂降低眼压。若发生糖皮质激素性青光眼引起持续性眼压升高时，应停糖皮质激素，首先使用抗青光眼药物控制眼压，若眼压难以控制，可考虑手术治疗，眼压降至正常后仍应随诊观察。

4. 儿童白内障摘除术：儿童眼部处于生理发育阶段，血-眼屏障尚未完善，机体对手术和 IOL 特异性反应强，故术后炎症反应重于成人，尤其外伤性白内障患儿，术后可出现前房渗出、瞳孔变形、机化膜、IOL 夹持、偏位等并发症。抗炎措施应包括术毕结膜下注射抗生素和糖皮质激素，术后早期糖皮质激素和非甾体类抗炎眼药点眼以抑制前房炎症反应，配合使用睫状肌麻痹剂充分散大瞳孔。儿童若眼液点眼配合欠佳，可采用眼膏涂用。根据炎症反应程度选择长效或短效散瞳剂，原则为尽快散大瞳孔，防止虹膜后粘连。若发生中、重度炎症反应，建议延长糖皮质激素和非甾体类抗炎眼药的使用时间并增加频次至炎症反应稳定，必要时可结膜下或球周注射糖皮质激素，并配合口服用药，视病情好转情况逐渐减量停药。因儿童为糖皮质激素性高眼压的高危人群，故须密切监测眼压并加强随访，术后 3 个月炎症反应多可稳定。若炎症反应导致 IOL 表面形成机化

膜，可使用掺钕钇铝石榴石（Nd:YAG）激光切开。

5. 飞秒激光辅助的白内障摘除术：目前国内已推广开展该新技术手术。临床发现飞秒激光辅助中的负压吸引和激光形成的气泡可造成前房扰动和虹膜刺激，导致术眼普遍出现不同程度的瞳孔缩小而干扰后续手术操作。因飞秒激光技术减小了超声乳化白内障吸除术的创伤性，并可加快切口愈合，故围手术期抗炎治疗方案可参考单纯白内障摘除术。术前短期给予非甾体类抗炎药物以维持术中瞳孔散大，该方法对于术中虹膜松弛综合征等高危患者可能尤为获益。若术中瞳孔缩小影响手术操作，则可采取联合应用抗胆碱和肾上腺素药物等措施。

6. 其他：对于我国基层医院仍普遍采用的囊外白内障摘除术，因手术切口大于超声乳化白内障吸除术，且术中对虹膜刺激较重，易引起瞳孔缩小和术后较重的炎症反应，故围手术期抗炎治疗的强度应大于单纯超声乳化白内障吸除术，术后应结合实际情况进行回访。对于白内障青光眼联合手术、白内障玻璃体切除联合手术以及术中晶状体后囊膜破裂者、合并巩膜炎等慢性炎症反应患者，因术中操作过多易激发炎症反应发生，须结合实际情况进行抗炎治疗。总体原则是权衡利弊用药，最大程度保护患者的视力。

未来尚需要更多有价值、可信度高的前瞻性多中心临床研究结果用以支持和修正白内障围手术期非感染性炎症反应的抗炎治疗方案。

形成共识意见的专家组成员：

姚　克　浙江大学医学院附属第二医院眼科中心（白内障及人工晶状体学组组长）

张劲松　中国医科大学附属第四医院眼科（白内障及人工晶状体学组副组长）

刘奕志　中山大学中山眼科中心、海南省眼科医院（白内障及人工晶状体学组副组长）

汤　欣　天津市眼科医院（白内障及人工晶状体学组副组长）

毕宏生　山东中医药大学附属眼科医院（白内障及人工晶状体学组副组长）

何守志　解放军总医院眼科（白内障及人工晶状体学组顾问）

（以下白内障及人工晶状体学组委员按姓氏拼音首字母排序）

鲍永珍　北京大学人民医院眼科

陈伟蓉　中山大学中山眼科中心

崔　巍　内蒙古自治区医院眼科

管怀进　南通大学附属医院眼科

中华眼科杂志2015年3月第51卷第3期　Chin J Ophthalmol, March 2015, Vol. 51, No. 3

郭海科　河南省立眼科医院

金海鹰　上海交通大学医学院附属新华医院眼科

兰长骏　川北医学院附属医院眼科

李　灿　重庆医科大学附属一院眼科

李志坚　哈尔滨医科大学附属第一医院眼科

罗　敏　上海交通大学医学院附属第九人民医院眼科

齐艳华　哈尔滨医科大学附属第二医院眼科

谭少健　广西医科大学第一附属医院眼科

王　薇　北京大学第三医院

王　军　首都医科大学附属北京同仁医院北京同仁眼科
　　　　中心 北京市眼科研究所

吴　强　上海交通大学附属第六人民医院眼科

徐　雯　浙江大学医学院附属第二医院眼科中心

严　宏　第四军医大学唐都医院眼科

叶　剑　第三军医大学大坪医院眼科

张　晗　山东大学第二医院眼科

张　红　天津医科大学眼科医院

张素华　山西省眼科医院

赵梅生　吉林大学第二医院眼科

赵云娥　温州医学院眼视光医院

郑广瑛　郑州大学第一附属医院眼科

朱思泉　首都医科大学附属北京同仁医院北京同仁眼科
　　　　中心

申屠形超　浙江大学医学院附属第二医院眼科中心(非学
　　　　组委员,秘书)

俞一波、鱼音慧　浙江大学医学院附属第二医院眼科中心
　　　　　　　　(非学组委员,记录人)

志谢　北京大学第一医院眼科杨柳教授参加讨论并提出宝贵意见

声明　本共识内容与相关产品的生产和销售厂商无经济利益关系

参 考 文 献

[1] Canadian Ophthalmological Society Cataract Surgery Clinical Practice Guideline Expert Committee. Canadian Ophthalmological Society evidence-based clinical practice guidelines for cataract surgery in the adult eye[J]. Can J Ophthalmol, 2008, (43)1: S7-S57.

[2] American Optometric Association. Optometric clinical practice guideline: care of the adult patient with cataract[S/OL], 2010 [2014-10-02]. http://www. aoa. org/documents/CPG-8. pdf.

[3] Alió JL, Bodaghi B, Tassignon MJ. Guidelines for managing post-cataract surgery inflammation [S/OL]. [2014-10-02]. http:// www. oteurope. com/ophthalmologytimeseurope/search/ solrSearchResults. jsp? query = Guidelines + for + managing + post-cataract + surgery + inflammation.

[4] Zamir E, Pe'er J. Necrotizing conjunctival ulceration following subconjunctival depot methylprednisolone injection [J]. Ophthalmic Surg Lasers, 1999, 30(7):565-566.

[5] Corbett MC, Hingorani M, Boulton JE, et al. Subconjunctival betamethasone is of benefit after cataract surgery [J]. Eye (Lond), 1993, 7(6): 744-748.

[6] Jabs DA, Rosenbaum JT, Foster CS, et al. Guidelines for the use of immunosuppressive drugs in patients with ocular inflammatory disorders: recommendations of an expert panel [J]. Am J Ophthalmol, 2000, 130(4): 492-513.

(收稿日期:2014-10-05)

(本文编辑:黄翊彬)

四、ICO 青光眼防治指南

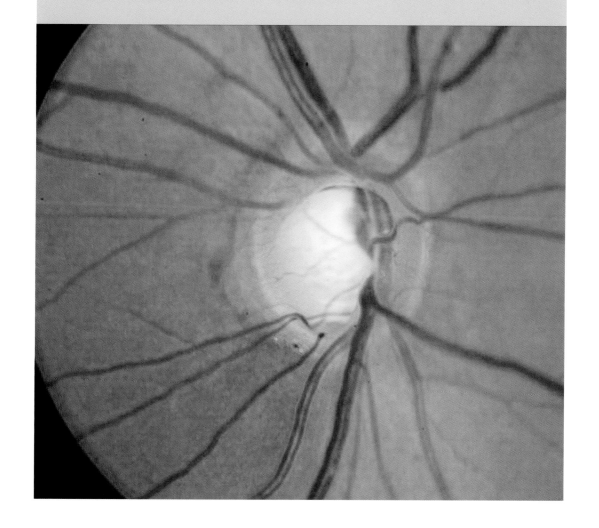

ICO 青光眼
防治指南

《国际眼科理事会青光眼防治指南》

《国际眼科理事会(ICO)青光眼防治指南》是为全球的眼科医生以及眼病防治专业人士提供支持及教育资源而制作。目标是提高眼病防治质量以及减少全球最常见的开角型青光眼和闭角型青光眼导致失明的风险。

本《指南》对正确防治开角型与闭角型青光眼的核心要求做出总结，并且考虑到了低级、中级以及高级资源的配置情况。

本《国际眼科理事会(ICO)青光眼防治指南(2016 年 2 月)》为初版。本《指南》被设计为工作文件，以便在各地使用。并且，我们希望本《指南》易于阅读和翻译。

2015 年青光眼防治专家组

Neeru Gupta, 医学博士、哲学博士、工商管理硕士、主席

Tin Aung, 全科医学学士、哲学博士

Nathan Congdon, 康南, 医学博士

Tanuj Dada, 医学博士

Fabian Lerner, 医学博士

Sola Olawoye, 医学博士

Serge Resnikoff, 医学博士、哲学博士

Ningli Wang, 王宁利, 医学博士、哲学博士

Richard Wormald, 医学博士

鸣谢

位于瑞士日内瓦的世界卫生组织(WHO)的盲目预防卫生干事 Ivo Kocur 博士向我们提供了宝贵意见并参与专家组的讨论，我们对此深表谢意。

在本《指南》的编写过程中，居住在澳大利亚墨尔本的 ICO 主席 Hugh Taylor 教授提供了许多深刻见解，我们对此表示诚挚的感谢。

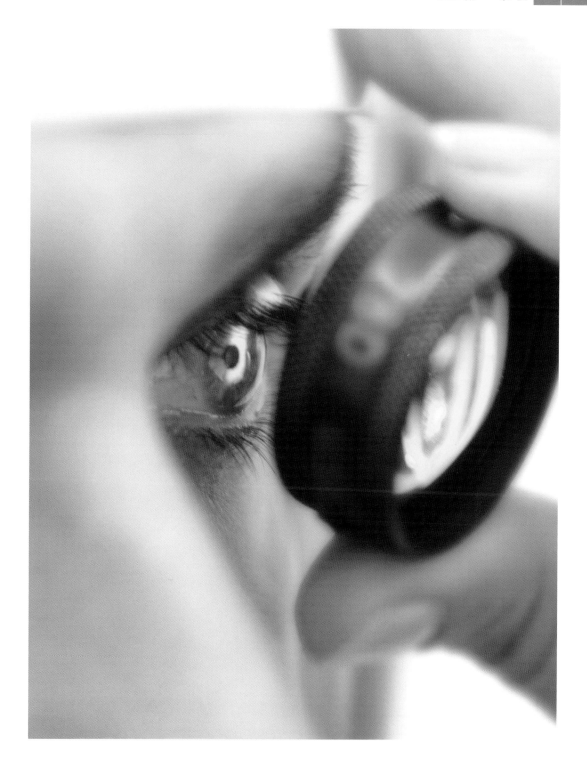

目录

导言

青光眼在全世界仅次于白内障主要致盲性眼病。青光眼是一组以视神经损害为常见的病理损害，最终导致视力丧失的疾病。最常见的青光眼类型是开角型与闭角型青光眼。在世界范围内，开角型与闭角型青光眼约各占全部青光眼病例的一半。两者合计则是在全球构成不可逆性视力丧失的主要病因。在全球不同的种族与民族中，每种疾病造成的负担有很大的不同。例如，在西方国家，因开角型青光眼而导致视力丧失是最常见的情况；在东亚则不同，因闭角型青光眼而导致视力丧失是最常见的。据青光眼患者反映，他们生活质量变差、生理、心理以及社交健康受到影响，并需更多地使用医疗资源。

无论是开角型青光眼还是闭角型青光眼，眼压（IOP）升高是导致视力丧失的一个主要危险因素，并且是唯一可控的因素。盲目的风险取决于眼压、病情的严重程度、发病年龄、以及其他的易感因素，如青光眼家族史。流行病学研究以及临床试验显示，良好的控制眼压可降低视神经损害的风险并减缓病情进展。降低眼压是唯一被证实的可防止因青光眼而导致盲目的干预方法。

每次常规眼科检查时，均需排查青光眼，即使尚未出现视力损害的主诉。从治疗角度看，关键是要将开角型青光眼与闭角型青光眼区别开来，因为每种类型均有其独特的治疗策略与干预方法。一旦对开角型青光眼与闭角型青光眼做出准确的诊断，便可通过药物、激光、以及显微手术的不同步骤进行适合的治疗。该方法可预防威胁视力的青光眼导致的严重视力损害和残障。

在较低资源配置下，对青光眼患者的治疗面临特有的挑战。无力支付医疗费、拒绝治疗、依从性差、以及对疾病的教育和意识不足都对有效防治青光眼造成了障碍。多数病人对青光眼没有意识，并且当发现青光眼时，许多患者已经出现了严重的视力丧失。距离医疗设施太远、以及医疗专业人员不足和设备短缺增加了治疗青光眼的难度。做出开角型青光眼或闭角型青光眼的诊断后需进行药物和手术的干预治疗，以防止出现视力丧失以及保持生活质量。在服务匮乏的地区，要做到预防青光眼致盲须特别注意当地的教育水平需求、专业资源的可获得性、以及基本的基础设施要件。

我们强烈支持将青光眼防治融入全面眼保健项目以及考虑防治过程中有关康复方面的工作。我们需要不懈地努力，以帮助青光眼患者得到所需的有效的治疗[1]。

1. Universal Eye Health: A Global Action Plan 2014-2019, WHO, 2013 www.who.int/blindness/actionplan/en/。

开角型青光眼

在开角型青光眼中，房角开放且无可见的病理改变，有特征性的视神经损害以及视功能的丢失。该疾病属于慢性进展性眼病。尽管眼压升高与此病相关，但眼压升高并非诊断的必要因素。导致该疾病的危险因素包括眼压升高、年龄增大、阳性家族史、种族背景、近视、角膜偏薄、高血压、以及糖尿病。有眼压升高或者其他危险因素的患者应当定期接受检查以及时发现青光眼。

- ✓ 房角开放
- ✓ 青光眼性视觉损害
- ± 眼压升高
- ± 视野损害

闭角型青光眼

在闭角型青光眼中，虹膜对前房角造成解剖性阻碍，并可出现视神经损害和视力丧失。这可能会导致眼压升高以及视神经损害。在急性闭角型青光眼中，患者可能会感到疼痛而需急诊干预。更多的情况下，该疾病为慢性、进展性，并且没有症状。发病的危险因素包括种族背景、年龄增大、女性、阳性家族史和远视。具有这些危险因素的患者应当定期接受检查以及时发现闭角型青光眼。

- ✓ 房角关闭
- ± 眼压升高
- ± 青光眼性视神经损害
- ± 视野损害

多数开角型青光眼和闭角型青光眼患者都没有意识到他们患有威胁视力的眼病。目前不推荐以人群为基础的筛查。然而，应当对所有接受眼科检查者进行青光眼危险因素分析以及临床检查以排除青光眼。应当告知青光眼患者提醒他们的兄弟、姐妹、父母、子女他们也存在着患有该疾病的较高风险，需要定期接受预防青光眼的排查。能够准确诊断青光眼、确定为开角型或闭角型以及评估疾病的严重程度和是否稳定对于青光眼防治战略和预防盲目至关重要。

青光眼初次临床评估

病史

对青光眼的评估包括询问与青光眼可能有关的主诉，如视力丧失、眼痛、眼红、以及看灯光出现光晕。应当注意症状初发时间、持续时间、部位以及严重程度。应询问所有患者的家庭成员的青光眼患病情况并且记录其详细病史。

表1　病史评估项目清单

- ✓ 主要症状
- ✓ 年龄、种族、职业
- ✓ 社交经历
- ✓ 怀孕的可能性
- ✓ 青光眼家族史
- ✓ 既往眼病史、手术或外伤史
- ✓ 皮质类固醇的使用情况
- ✓ 眼部用药
- ✓ 全身用药
- ✓ 药物过敏史
- ✓ 吸酒及毒品滥用史
- ✓ 糖尿病
- ✓ 肺病
- ✓ 心脏病
- ✓ 脑血管病
- ✓ 高血压/低血压
- ✓ 肾结石
- ✓ 偏头痛
- ✓ 雷诺氏病
- ✓ 全身系统回顾

初次青光眼评估

建议将青光眼评估列为全面眼科检查的一部分。能够正确诊断开角型或闭角型青光眼，并且能够评估其严重程度对于采取何种青光眼防治手段和盲目的预防措施至关重要。表 2 中列出了诊断和监测青光眼病情的关键检查项目和所需设备。

表 2 青光眼评估与所需设备 - 全球性建议

临床评估	最低限度设备 (低级资源配置)	最佳设备 (中级/高级资源配置)
视力	具有 5 个标准字母或符号的近距视力检查表或远距视力检查表 针孔镜	3 或 4 米距离具有高对比度的视力检查表
屈光状态	试镜架和验光透镜 视网膜镜、Jackson 交叉圆柱镜	综合验光仪 全自动电脑验光仪
瞳孔	笔灯或笔式电筒	
眼前节	裂隙灯生物显微镜　角膜曲率计	角膜测厚仪
眼压	Goldmann 压平式眼压计 便携式手持压平式眼压计 Schiotz 眼压计	Tonopen 眼压计 气压式眼压计
房角结构	裂隙灯前房角镜 Goldmann、Zeiss/Posner 前房角镜	眼前节相干光断层扫描仪 超声生物显微镜
视神经 (如果为开角可散瞳后检查)	直接检眼镜 裂隙灯生物显微镜联合 78D 或 90D 的前置镜	眼底照相机 视神经成像分析仪 　共焦激光扫描眼底镜 光学相干断层扫描仪 激光扫描偏振仪
眼底	直接检眼镜 头戴式间接检眼镜联合 20D 或 25D 的镜头 裂隙灯生物显微镜联合 78D 的前置镜	12D 和 30D 的镜头 60D 和 90D 的前置镜
视野	手动视野计或自动标准白白视野计	倍频视野计 短波自动视野计

青光眼评估项目清单

√ **视力**

应在未散瞳的情况下测量近距离和远距离的裸眼视力及最佳矫正视力。在进展期的青光眼，中心视力可能会受到影响。

√ **屈光不正**

屈光不正的检查将有助于了解患开角型青光眼（近视）与闭角型青光眼（远视）的风险。

矫正屈光不正对视力和视野的评估甚为重要。

√ **瞳孔**

对于瞳孔，应检查其反应性以及瞳孔传入障碍。如存在瞳孔传入障碍，则可能提示患有双眼不对称性的中期甚至晚期青光眼。

√ **眼睑/巩膜/结膜**

出现炎症表现、眼红、眼表疾病、或者局部病理改变时可能提示由于急性或慢性房角关闭导致的眼压失控、青光眼药物过敏或者其他疾病。

√ **角膜**

应检查角膜是否出现水肿。在眼压急性或慢性升高时会出现角膜水肿。注意，在出现角膜水肿时眼压读数会被低估。角膜后沉淀物可能提示炎症。

√ **角膜厚度**

测量角膜厚度有助于正确解读眼压测量结果。角膜偏厚会导致高估眼压读数，而角膜偏薄则会导致低估眼压读数。

√ **眼压**

应在前房角镜检查和散瞳之前进行眼压的测量。建议记录测量眼压的时间，以便解释其昼夜变化。

√ **眼前节**

应在未散瞳及散瞳后（如果房角开放）对眼前节进行检查。注意查看前房变浅以及周边前房深度、假性囊膜剥脱、色素播散、炎症以及新生血管、或导致青光眼的其他病因。

青光眼评估项目清单(续)

√ **房角结构**

房角检查，应关注暗室下是否存在虹膜与小梁网接触。应用动态房角镜检查评估虹膜小梁接触的位置和范围，以及为贴附性房角关闭还是粘连性房角关闭导致。

应当注意是否存在炎症、假性囊膜剥脱、新生血管、以及其他病理特征。

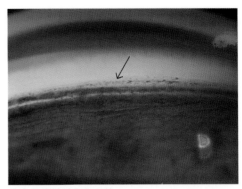

前房角镜显示房角开放

√ **虹膜**

关于虹膜，应当检查其活动性以及不规则性、是否存在前粘连和后粘连、以及在瞳孔边缘的假性囊膜剥脱物质。

除炎症、新生血管和其它病理特征之外，还应注意虹膜膨隆、周边房角拥挤、以及虹膜插入位置的情况。

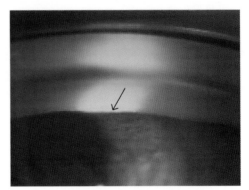

前房角镜中显示的看不见房角结构的闭角
前房角镜显示房角关闭，无可见的房角结构

√ **晶状体**

关于晶状体，应检查是否存在白内障、晶状体的大小、位置、后粘连、假性囊膜脱落物质、以及是否存在炎症。

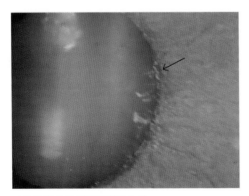

瞳孔边缘的假性囊膜剥脱物质

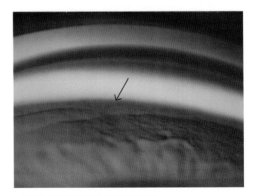

伴有周边虹膜卷曲的高褶虹膜

青光眼评估项目清单(续)

√ 视神经

应对视神经进行评估以确定是否存在青光眼特征性改变。视神经损害程度有助于指导初始治疗目标的设定。

- 早期视神经损害包括杯盘比 ≥ 0.5、局灶性视网膜神经纤维层缺损，局灶性盘沿变窄、垂直性视杯、双眼杯盘比不对称、局限性视神经凹陷、视盘出血、以及违反 ISNT 原则（盘沿下方最宽、其次为上方、鼻侧和颞侧）。

- 中期至晚期的视神经损害包括大视杯（杯盘比≥ 0.7）、弥漫性视网膜神经纤维层缺损、弥漫性盘沿变窄、视神经凹陷、后天性视盘小凹、以及视盘出血。

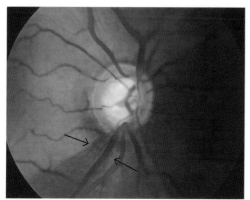

视网膜神经纤维层缺损

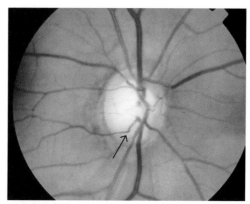

下方盘沿变窄

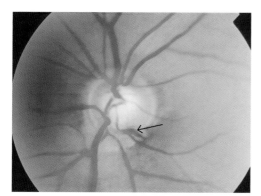

5:00 位的视盘出血

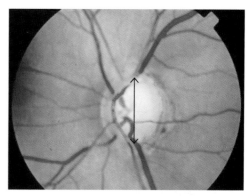

垂直性视杯（杯盘比为 0.9）的晚期青光眼

青光眼评估项目清单(续)

√ **眼底**

对于后极部应检查是否存在糖尿病视网膜病变、黄斑变性、以及其它视网膜疾病。 点击以下链接参阅《ICO糖尿病眼病防治指南》：

www.icoph.org/downloads/ICOGuidelinesforDiabeticEyeCare.pdf。

√ **视野**

对青光眼患者进行的所有治疗旨在保护其视功能。视野检查能够评估单凭视力检测无法捕捉到的视功能。通过视野检查能够识别、定位、以及量化视野缺损的程度。视野损害可提示疾病为中期还是晚期。如下所示，监测视野对于确定该疾病的进展性非常重要。

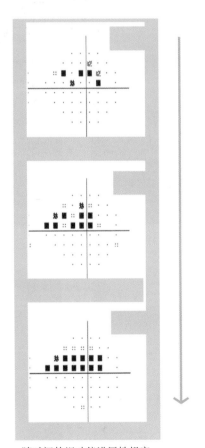

随时间的视功能进展性损害

开角型青光眼的防治方法

诊断患有开角型青光眼后，需要采取药物和可能的手术干预治疗以预防视力丧失并保持生活质量。 一旦做出开角型青光眼诊断后，应当开始教育患者了解该疾病的性质和降低眼压的必要性，并与其讨论治疗方式的选择。应当告知患者有必要提醒其一级亲属须接受青光眼检查。

应当认真考虑青光眼治疗方式在经济、生理、社交、心理、以及职业方面对每位患者造成的负担。应当以患者和护理人员明白的语言与所有患者讨论医疗建议、风险、各种治疗方式、以及不接受治疗的后果。将青光眼分类为早期、或中期至晚期有助于设定眼压治疗的目标和方法。以下表3是青光眼患者初始治疗方法的总结。

表3　开角型青光眼初始治疗 － 全球性建议

青光眼严重程度	结果	建议眼压降低程度	治疗方式
早期	视神经损害 ± 视野缺损	降低 IOP ≥25%	药物*或者* 激光小梁成形术
中期/ 晚 期	视神经损害 + 视野缺损	降低 IOP ≥25%~50%	药物*或者* 激光小梁成形术*或者* 小梁切除±丝裂霉素术*或* 置管术[±白内障摘除及人工晶体(IOL)植入] *及/或* 睫状体光凝术 （或 睫状体冷凝术）
晚期 （难治性青光眼）	盲目 ± 眼痛	降低 IOP ≥25%~50% （如果疼痛）	药物 *及/或* 睫状体光凝术 （或 睫状体冷凝术）*以及* 康复医疗

在不同的地区，较低的资源配置带来其特有的挑战。应当尤其注意患者对治疗的依从性以及患者能够获得和使用药物。如果患者付不起药费，初始治疗应选择在设备和专业人员均具备的地区给予其激光小梁成形术。如果治疗青光眼的资源不足，则应进行转诊。

表 4　青光眼防治药物：全球性建议

滴眼液	基本药物 （较低资源配置）	最佳药物 （中级/高级资源配置）
麻醉类	丁卡因(Tetracaine) 0.5%	
诊断类	荧光素(Fluorescein) 1% 散瞳剂(Tropicamide) 0.5%	
收缩瞳孔	皮鲁卡品(Pilocarpine) 2% 或 4%	
扩大瞳孔	阿托品(Atropine) 0.1, 0.5, 或 1% 后马托品(Homatropine)或盐酸环喷托脂(cyclopentolate)	
抗炎类	泼尼松龙(Prednisolone) 0.5% 或 1%	
抗感染类	氧氟沙星(Ofloxacin) 0.3%,庆大霉素(gentamycin) 0.3% 或阿奇霉素(azithromycin) 1.5%	
降眼压(局部用药)	拉坦前列素(Latanoprost) 50 微克/毫升 噻吗洛尔(Timolol) 0.25% 或 0.5%	前列腺素类似物 其它 β-受休阻断剂 碳酸酐酶抑制剂 α-受体激动剂 固定配方滴眼液
降眼压(全身用药)	口服或静脉注射乙酰唑胺(acetazolamide) 静脉注射甘露醇(mannitol) 10% 或 20%	醋甲唑胺(Methazolamide) 甘油(Glycerol)

点击下面的链接，参见第 19 版《世界卫生组织基本药物标准清单(2015 年 4 月)》：www.who.int/medicines/publications/essentialmedicines/en/。

伦理审核对于高质量的临床防治是不可或缺的。点击以下链接下载 ICO 职业道德规范：www.icoph.org/downloads/icoethicalcode.pdf。

表 5　青光眼激光小梁成形术：全球性建议

治疗参数	氩激光小梁成形术 （ALT）	选择性激光小梁成形术 （SLT）
激光类型	氩绿或蓝-绿 / 二极管激光	倍频调 Q-开关 Nd：YAG 激光 （532 纳米）
光斑大小	50 微米(氩)或 75 微米(二极管)	400 微米
功率	300 至 1000 毫瓦	0.5 至 2 毫焦耳
实施部位	非色素性/色素性小梁网连接处	小梁网
手持式透镜	Goldmann 前房角镜或者 Ritch 镜头	Goldmann 前房角镜或者裂隙灯 前置镜镜头
治疗范围	180 ～ 360 度	180 ～ 360 度
烧灼点数	每 180 度 50 点	每 180 度 50 点
进行次数	1 或 2 次	1 或 2 次
治疗终点	前端非色素性与色素性小梁网连接处 变白	形成气泡

表 6　青光眼睫状体光凝术：全球性建议

治疗参数	经巩膜 Nd：YAG 激光	经巩膜二极管激光
激光类型	Nd：YAG 激光	二极管激光
功率	4 至 7 焦耳	1.0 至 2.5 瓦
暴露时间	0.5 至 0.7 秒	0.5 至 4.0 秒
实施部位	距角膜缘 1.0 至 2.0 毫米	距角膜缘 1.0 至 2.0 毫米
手持式透镜	经巩膜接触式	经巩膜接触式
治疗范围	180 - 360 度	180 - 360 度
烧灼点数	每 180 度 15 - 20 点	每 180 度 12 - 20 点
进行次数	1 或 2 次	1 或 2 次

对开角型青光眼的持续性防治

对青光眼的持续性治疗取决于是否有能力评估治疗效果、以及发现病情恶化及其不稳定性。复查类似于初次诊察并应包括病史与临床诊察。

√ **病史：** 询问关于全身健康和用药方面的变化、视觉变化、使用青光眼药物的依从性、使用滴眼液有无困难、以及可能的副作用。

√ **临床评估：** 评估视力或屈光不正、眼压、新的眼前节病理改变以及房角解剖结构的变化、视神经的改变、以及视野的改变。

不稳定性开角型青光眼的指征

眼压升高
- 可由依从性差、对药物不能耐受、或者青光眼病情恶化导致。

进展性视神经变化
- 神经纤维层缺损扩大、视杯扩大、新的视盘出血、以及盘沿变窄。

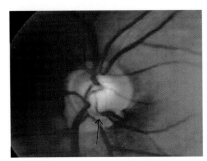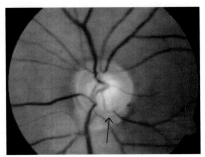

进展性下方盘沿丢失

进展性视野变化
- 经重复测试发现视野缺损在范围扩大、程度加重。

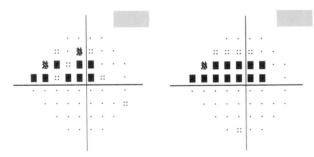

进展性上方视野缺损

对开角型青光眼的持续性防治

眼压升高、进展性视神经损害、或进展性视野缺损意味着有必要采取额外的药物或者手术干预以预防视力丧失。以下是对青光眼患者进行监测和随访的简化方法的总结。

表 7　对开角型青光眼的持续性防治 – 全球性建议

分类	检查结果	治疗	复查
稳定性青光眼	眼压、视神经以及视野均无改变	继续	~4个月 – 1 年
不稳定性青光眼	眼压升高 及/或 视神经损害加重 及/或 视野缺损加重	需将眼压额外降低 ≥25% (参见表 3)	1 – 4 个月 (取决于疾病的严重程度、危险因素、以及资源配置)

建议在晚期患者、有多种危险因素、或短期内病情恶化者增加随访复查的频率。在低级资源配置的情况下，应当考虑到患者对治疗的依从性以及患者能够获得和使用药物。应较早考虑手术治疗，在任何设备和专业人员均具备的地区进行。如果治疗青光眼的资源不足，则应做出转诊。

闭角型青光眼的防治方法

诊断患有闭角型青光眼后，需采取药物和手术干预治疗以防止视力丧失。 如果治疗青光眼的专业水平和资源不足，应当进行转诊。

一旦做出闭角型青光眼的诊断后，应当开始教育患者了解该疾病的性质并采取防止视力丧失所需的治疗方式。房角关闭的原因将决定临床治疗的途径。瞳孔阻滞是最常见的原因，建议对所有患者首先采用激光虹膜切开术的治疗方式。以下是针对闭角型青光眼患者初始治疗的简化方法的总结。

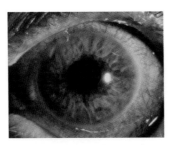 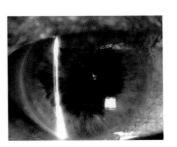

伴有红眼和虹膜向前膨隆的急性房角关闭　　　　裂隙灯光显示前房极浅

表 8　闭角型青光眼初始治疗 – 全球性建议

诊断	临床表现	基本治疗方法	手术治疗
急性或慢性房角关闭 (瞳孔阻滞)	虹膜-小梁网接触 虹膜膨隆	收缩瞳孔以及降低眼压 激光虹膜切开术 (优先考虑) 或 周边虹膜切除术 (对侧眼用激光)	晶体摘除/人工晶体植入 ±小梁切除术 ±丝裂霉素
房角关闭 (虹膜高褶)	虹膜-小梁网接触 虹膜平坦	收缩瞳孔以及降低 IOP 激光虹膜切开术(优先考虑) 或虹膜切除术 及 激光虹膜成形术 (另一只眼用激光)	晶体摘除/人工晶体植入 ±小梁切除术 ±丝裂霉素

除瞳孔阻滞之外，进展性和不可逆性房角关闭可能是由虹膜高褶或其他原因导致。在激光虹膜切开术之后，应当对房角再次进行详细评估，以确定是否存在导致房角关闭的其它机制以及是否需要干预治疗。

表 9　青光眼的激光虹膜切开术与虹膜成形术：全球性建议

治疗参数	激光虹膜切开术	激光虹膜成形术
激光类型	Q-开关 Nd：YAG	氩绿或蓝-绿
光斑大小	–	200 – 500 微米
功率	2 毫焦耳至 8 毫焦耳	200 – 400 毫瓦
实施部位	周边虹膜	周边虹膜
手持式透镜	激光虹膜切开术透镜	Goldmann 前房角镜检查或者 Ritch 镜头
治疗范围	–	180 – 360 度
烧灼点数	–	每 180 度 50 点
进行次数	1 次	1 或 2 次
治疗终点	全层虹膜开口	收缩烧灼

对闭角型青光眼的持续性防治

对闭角型青光眼的持续性防治依赖于评估治疗效果以及发现疾病进展及其不稳定性的能力。随访复查与初次评估相似并应包括病史及临床评价。

√ **病史：**询问全身健康和用药的变化、视觉变化、青光眼药物依从性以及可能的副作用。

√ **临床评估：**评估视力或屈光不正、眼压的变化。应特别注意房角形态以及房角关闭状态的变化、以及视神经和视野的变化。

不稳定性闭角型青光眼的指征

房角持续关闭

* 粘连形成、虹膜切开术失败

眼压升高

* 房水引流不畅

进展性视神经改变

* 神经纤维层缺损扩大、视杯扩大、新的视盘出血、以及盘沿变窄

进展性视野变化

* 经重复测试而确认视野缺损范围扩大，程度加重

对闭角型青光眼的持续性防治

房角持续关闭并伴有眼压升高、进展性视神经损害、或者进展性视野缺损意味着有必要采取额外的药物或者手术干预方法以避免视力丧失。以下是对青光眼患者进行监测和复查的简化方法的总结。

表 10　对闭角型青光眼的持续性防治 – 全球性建议

类别	检查结果	治疗	随访
稳定性 青光眼	房角、眼压、视神经 以及视野均无变化	继续	6 个月 – 1 年 (取决于疾病的严重程度、危险因素、以及医疗资源配置)
不稳定性 青光眼	房角持续关闭 以及 眼压升高 ± 视神经损害加重 ± 视野缺损加重	需将眼压额外降低 ≥25% (参见表 11)	1 – 4 个月 (取决于疾病的严重程度、危险因素、以及医疗资源配置)

建议在晚期患者、有多种危险因素、或短期内病情恶化者增加随访复查的频率。在低级资源配置的情况下，应当考虑到患者对治疗的依从性以及患者能够获得和使用药物。应较早考虑手术治疗，在任何设备和专业人员均具备的地区进行。如果治疗青光眼的资源不足，则应做出转诊。

不稳定性闭角型青光眼

一旦认定闭角型青光眼具有不稳定性，将该疾病分类为早期、或中期至晚期则有助于设定靶眼压和降低眼压的方法。对闭角型青光眼的治疗有别于开角型青光眼，总结如下。

表 11　不稳定性闭角型青光眼- 全球性建议

青光眼 严重程度	检查结果	眼压降低 目标和幅度	治疗方式
早期	房角持续关闭 ＋ 视神经损害 ± 视野缺损	降低 IOP ≥25%	药物 晶体摘除/人工晶体植入
中期/晚期	房角持续关闭 ＋ 视神经损害 ＋ 视野缺损	降低眼压 ≥25%~50%	药物 *及/或* 小梁切除术或置管术(伴有 或无需前房角分离术、 白内障摘除、与人工晶体植 入) *及/或* 睫状体光凝术 （*或* 睫状体冷凝术） 康复医疗
晚期 （难治性青光 眼）	盲目 ± 眼痛	降低眼压 ≥25%~50% （如果眼痛）	药物 *及/或* 睫状体光凝术 （*或* 睫状体冷凝术） 康复医疗

应根据个体的危险因素调整眼压防治目标。另外也应当考虑每种治疗方式带给患者的经济、生理、以及心理负担。在低级资源配置地区，可优先考虑手术治疗方式。晚期患者的治疗方式与开角型青光眼的治疗方式相似。如果治疗闭角型青光眼的资源或者专业水平不足，应当进行转诊。

评估青光眼防治项目的指标

a. 与青光眼有关的盲目与视力损害的患病率。

b. 因青光眼而导致的盲目和视力损害的比例。

c. 已知患有青光眼的患者(男性/女性)中最近一次接受青光眼检查的时间。

- 0 - 12 个月之前

- 13 - 24 个月之前

- >24 个月之前

- 可以简化为：0-12 个月之前，或者>12 个月之前

d. 上一年接受青光眼检查的患者数。

e. 上一年接受激光小梁成形术、虹膜切开术、小梁切除术、或者置管术手术的患者数。

定义比率，例如：

f. 每年每一百万人中接受激光治疗或小梁切除术的患者数（相当于白内障手术率[CSR]）。

g. 在特定地理范围（医院的服务区域、医疗区划、地区、国家）的青光眼患者中接受激光治疗、小梁切除术、或者置管术治疗的患者数。

- 分子：上一年进行的激光治疗、小梁切除术、或者置管术的数量。

- 分母：青光眼患者的人数（人口 × 青光眼的患病率）。

h. 在特定地理范围（医院的服务区域、医疗区划、地区、国家）患有威胁视力的青光眼患者中接受激光治疗、小梁切除术、或者置管术治疗的患者数。

- 分子：上一年进行的激光治疗、小梁切除术、或者置管术的数量。

- 分母：患有威胁视力的青光眼患者的人数（人口 × 青光眼的患病率）。

《ICO 青光眼防治指南》

《ICO 青光眼防治指南》作为一个新的倡议的一部分而制作，而该倡议旨在减少全球因青光眼而导致的视力丧失。ICO 从世界各地收集了治疗青光眼的指南。请点击以下链接阅读该指南：www.icoph.org/enhancing_eyecare/glaucoma.html。

本资料除在技术指南上达成统一之外，还将用于：

- 激励更好的培训以及不断的专业发展以满足公众的需要。
- 建立一个评估、激励、以及监测有关公共医疗制度的框架。

设计工作

《ICO 青光眼防治指南》的设计得到加拿大多伦多圣米高医院(St. Michael's Hospital) 医疗媒体部的 Marcelo Silles 与 Yuri Markarov（第 1 页照片）的合作。详见：www.stmichaelshospital.com.

图片工作

《ICO 青光眼防治指南》所载全部图片均由任职于圣米高医院、李嘉诚知识研究院、以及多伦多大学眼科与视力科学部 Neeru Gupta 教授提供；但第 7 页的图片除外，该图片由北京眼科研究所的王宁利教授提供。这些图片不得用于商业目的。如果使用任何该图片，必须适当注明来源。

《ICO 青光眼防治指南》中文版由巴基斯坦康南教授及其团队提供，并由中华医学会眼科学分会审阅和修订。

http://www.cma.org.cn/

关于 ICO

ICO 由全球 140 个全国性及下属成员协会组成。ICO 的成员协会是国际眼科界的一部分，共同合作以保护和恢复视力。详见：www.icoph.org 。

ICO 欢迎任何反馈、评论、或建议。请将电邮发至 info@icoph.org 。

ICO 总部：

美国
加利福尼亚州旧金山市
传真：+1 (415) 409-8411
电邮：info@icoph.org
网址：www.icoph.org

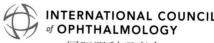

五、我国原发性青光眼诊断和治疗专家共识

我国原发性青光眼诊断和治疗专家共识(2014年)

中华医学会眼科学分会青光眼学组

为了进一步规范青光眼的诊断和治疗,美国、欧洲和亚太地区眼科学会相继制定了各自地区的青光眼临床工作指南。多年来我国一直沿用1987年制定的《原发性青光眼早期诊断的初步建议》,该建议为提高我国青光眼防治水平发挥了重要作用。2005年中华医学会眼科学分会青光眼学组以美国青光眼建议工作模式(preferred practice pattern,PPP)(2005)为基础,结合我国青光眼临床工作特点,制定了《中国青光眼工作指南(2005)》。然而经过两年的临床实践,广大眼科专家认为该指南较为烦琐,临床应用针对性不足,因此中华医学会眼科学分会青光眼学组于2008年重新讨论并制定了《我国原发性青光眼诊断和治疗专家共识(2008)》,为我国原发性青光眼的临床诊断与治疗提供了更为全面、简洁的工作指导。近年来青光眼的诊断和治疗技术发展迅速,新的诊断手段和治疗方法不断应用于临床,因此规范我国青光眼的临床诊断和治疗工作显得尤为重要。中华医学会眼科学分会青光眼学组于2013年在广西省桂林市和广东市清远市召开学组全体委员工作会议,通过开放、自由、民主的讨论,以眼科循证医学为基础,对我国原发性青光眼的基本检查和诊断方法以及治疗原则达成共识性意见,以供临床医师在对青光眼进行诊断和治疗时参考使用。

一、青光眼的基本检查和诊断方法

1. 眼压检查:在现有的各种眼压计及其测量方法的基础上,建议使用Goldmann压平眼压计或被公认的类似眼压计进行眼压测量。测量时记录测量前使用降低眼压药物的情况。眼压异常时应除外影响眼压的其他因素。

2. 眼底检查:在使用直接眼底镜检查的基础上,建议采用裂隙灯前置镜检查法和眼底图像记录技术进行眼底检查,以观察并记录眼底变化。应重点观察并记录视盘的盘沿、视网膜神经纤维层及与杯盘比的改变,视盘检查可采取国际公认的ISNT法则或我国首先提出的鼻侧最宽原则。

3. 视野检查:在现有的各种视野检查方法的基础上,建议使用国际标准的计算机自动视野计进行视野检查,在分析视野检查结果时应注意其一致性和可靠性。

4. 前房角检查:先进行静态观察,在不改变前房角解剖状态的条件下区分房角宽窄,并采用Scheie分类法进行分级。后进行动态观察,确定房角开放、关闭和周边前粘连的程度和范围。记录房角检查结果时应注明动态与静态,建议按时钟方位对房角全周进行文字和画图描述,并记录虹膜周边部的形态(膨隆或后凹)和小梁网的色素分级,同时应记录检查时的眼压及用药情况。

二、POAG的诊断

1. 定义:POAG是一种慢性、进行性的视神经病变,病理性高眼压是造成视神经损伤的重要因素之一。POAG的特征是获得性的视神经萎缩与视网膜神经节细胞及其轴突丢失,且无其他可能引起上述病变的眼部及全身疾患,眼压升高时房角始终保持开放。

2. 分类:(1)高眼压型:病理性高眼压[一般认为24 h眼压峰值超过21 mmHg(1 mmHg = 0.133 kPa)],眼底有青光眼的特征性损害(视网膜神经纤维层缺损或视盘形态改变)和(或)视野出现青光眼性损害,房角开放,并排除引起眼压升高的其他因素,诊断为POAG。(2)正常眼压型:24 h眼压峰值不超过正常值上限(眼压≤21 mmHg),眼底有青光眼的特征性损害(视网膜神经纤维层缺损或视盘改变)和(或)视野出现青光眼性损害,房角开放,并排除其他疾病引起的眼底及视野变化,诊断为正常眼压型青光眼。(3)高眼压症:眼压多次测量超过正常上限,但未发现青光眼性视网膜神经纤维层缺损和(或)视野的损害,房角为宽角,并排除了继发性青光眼或较厚角膜、检测技术等其他因素导致的假性高眼压,可诊断为高眼压症,但要定期随访眼底视盘、视网膜神经纤维层厚度和视野。眼压 >25 mmHg且中央角膜厚度≤555 μm者具有较高的危险性,建议给予降眼压治疗。

三、PACG的诊断

1. 定义:原发性房角关闭所导致的急性或慢性眼压升高,伴有或不伴有青光眼性视盘改变和视野损害。根据临床表现可将PACG分为急性和慢性两种类型。

2. 筛查:建议针对高龄、具有浅前房、窄房角解剖特征的人群进行以医院为基础的机会性筛查。前期文献已证实房角镜检查和UBM检查的一致性在80% ~90%以上,因此这两种方法均可用于闭角型青光眼的筛查,建议优先考虑用房角镜,有条件的医院建议用房角镜联合UBM检查。

3. 分期:原发性急性闭角型青光眼按传统的分类方法分为临床前期、先兆期、急性期、缓解期、慢性期。原发性慢性闭角型青光眼分为早期、进展期和晚期。完全失明的患眼为绝对期。

4. 激发试验:对闭角型青光眼患者采用改良的激发试验,即监测短期房角闭合状态(采用明暗光UBM或3 min暗适应对房角进行评估),随后以1 h的暗室试验判断眼压水平。改良后的闭角型青光眼激发试验以房角关闭及眼压升高两项指标为判断标准,从而决定是否对闭角型青光眼的高危眼进行及时处理。激发试验阳性可作为诊断依据,激发试

DOI:10.3760/cma.j.issn.0412-4081.2014.05.022
通信作者:葛坚,510060 广州,中山大学中山眼科中心 眼科学国家重点实验室;Email:gejian@mail.sysu.edu.cn

中华眼科杂志2014年5月第50卷第5期　Chin J Ophthalmol, May 2014, Vol. 50, No. 5

· 383 ·

验阴性不能排除PACG。

建议采用ISGEO分类、按房角关闭机制分类和临床症状学分类3种分类方法相结合的原则指导临床或相关研究。

四、POAG的治疗原则

1. 根据患者的眼压、视野和眼底损害程度，结合医院的条件和医师的经验，可选择药物、激光和滤过性手术给予降低眼压治疗。

2. 降低眼压治疗时，应尽可能为患者设定个体化目标眼压。

3. 可应用的局部降眼压药物制剂:建议前列腺素类衍生物可作为POAG一线用药。(1)前列腺素类衍生物;(2)β-肾上腺素能受体阻滞剂;(3)α₂-肾上腺素能受体激动剂;(4)局部碳酸酐酶抑制剂;(5)拟胆碱类药物。根据患者目标眼压的需要，选择单一或者联合药物治疗。单独用药不能到目标眼压，可联合不同作用机制的药物治疗。

4. 激光治疗:选择性激光小梁成形术可作为部分开角型青光眼患者的首选治疗。

5. 手术治疗:(1)对药物或激光治疗不能控制病情进展、或不能耐受药物治疗的患者，应考虑滤过性手术治疗。手术方式包括小梁切除术、非穿透性小梁切除术、青光眼引流装置植入术、睫状体光凝术等。手术方式的选择应基于患者年龄、疾病程度、药物治疗反应等因素综合考虑以获得最大的益处。(2)根据患者年龄、眼部情况，术中、术后选择应用抗代谢药物(如丝裂霉素C、5-氟尿嘧啶)可减少滤过手术失败风险。(3)青光眼引流装置植入术适用于滤过性手术失败和(或)药物治疗无效的青光眼。(4)睫状体光凝术是治疗各种难治性青光眼的安全而有效的手术方法之一。

6. 视神经保护治疗也应引起关注。

五、PACG的手术治疗原则

1. 周边虹膜切除术的手术适应证:急性或慢性前房角关闭、前房角粘连闭合范围累计<180°、无视盘改变和视野损害者，可选择激光或手术方式行周边虹膜切开或切除术。

2. 滤过性手术的适应证:急性或慢性前房角关闭、前房角粘连闭合范围>180°、药物无法控制的眼压或视神经损伤较重者，应选择滤过性手术，推荐复合式小梁切除术。

3. 对于房角关闭>180°但仍有部分开放区，眼压升高，行滤过手术具有严重并发症风险的患者，可采取激光周边虹膜切开术;术后眼压仍高的患者可采用药物治疗。

4. 急性前房角关闭发作时，应给予局部和全身降眼压药物治疗，迅速降低眼压。若眼压无法控制或无下降趋势，可在手术前急诊进行前房穿刺术以降低眼压，或者在手术中采取必要的降低眼压措施。

5. 原发性急性或慢性闭角型青光眼尚无任何青光眼体征的对侧眼，存在前房角关闭的可能时，应采用激光或手术方式行预防性周边虹膜切开或切除术。如存在非瞳孔阻滞因素，可进行激光周边虹膜成形术。

6. 滤过性手术联合白内障手术的手术指征:符合滤过性手术指征的白内障患者，白内障手术指征参照白内障手术适应证。

7. 单纯白内障手术的指征:符合白内障手术指征又需要做虹膜周边切除术的青光眼患者可采用单纯白内障摘除术来治疗。

形成共识意见的专家组成员:

葛　坚　中山大学中山眼科中心(执笔)

王宁利　首都医科大学附属北京同仁医院 北京同仁眼科中心 北京市眼科研究所

孙兴怀　复旦大学附属眼耳鼻喉科医院眼科

徐　亮　首都医科大学附属北京同仁医院 北京同仁眼科中心 北京市眼科研究所

赵家良　中国医学科学院　北京协和医院眼科

(以下按姓氏拼音首字母排序)

陈晓明　四川大学华西医院眼科

蔡鸿英　天津市眼科医院

段宣初　中南大学湘雅第二医院眼科

方爱武　温州医学院附属眼视光医院

傅　培　北京大学深圳医院眼科

贺翔鸽　重庆第三军医大学大坪医院

黄丽娜　深圳市眼科医院

吕建华　河北省邢台眼科医院

林　丁　长沙爱尔眼科医院

刘旭阳　深圳市眼科医院

潘英姿　北京大学第一医院眼科

任泽钦　北京大学人民医院眼科

孙乃学　西安交通大学第二医院眼科

王大博　青岛大学医学院附属医院眼科

汪建涛　天津医科大学眼科中心

吴仁毅　浙江大学医学院附属第二医院眼科中心

吴玲玲　北京大学第三医院 北京大学眼科中心

徐　岩　河南省眼科研究所

谢　琳　重庆第三军医大学大坪医院眼科

杨新光　西安第四医院眼科

余敏斌　中山大学中山眼科中心

袁志兰　南京医科大学附属江苏省人民医院眼科

袁援生　昆明医学院附属第一医院眼科

原慧萍　哈尔滨医科大学附属第二医院眼科

张　虹　华中科技大学同济医学院附属同济医院眼科

郑雅娟　吉林大学第二医院眼科

周和政　广州军区武汉总医院眼科

卓业鸿　中山大学中山眼科中心

(收稿日期:2014-02-27)

(本文编辑:赵巍)

六、从各国青光眼指南谈目标眼压

从各国青光眼指南谈目标眼压

王宁利　乔春艳

原发性青光眼是全球第二大致盲眼病,失明人群中约8%是由于青光眼所致[1]。以特征性视神经萎缩和视野缺损为共同特征,病理性眼压增高是其主要体征。目前研究证实,能阻止病情进展保存视功能的唯一有效方法就是降低眼压[2]。

青光眼的治疗最终目标是保存现有的视功能,稳定视神经、视网膜神经纤维层,使视野的损害不发生进一步恶化。这就需要我们在治疗青光眼时应将眼压降低并维持在一定范围内,这个范围内的眼压能够阻止或最大程度地延缓青光眼性视神经损害进一步发展。这一眼压范围的上限被称为"目标眼压",又称靶眼压[2]。因此,将眼压控制在目标眼压水平是青光眼治疗和随诊的具体目标,也是青光眼医师日常工作的重点。

美国眼科学会、欧洲青光眼学组、东南亚青光眼学组、新加坡国家眼科委员会、日本青光眼协会、马来西亚卫生部及医学会等先后组织编写了青光眼诊治指南。在我国,中华医学会眼科学分会青光眼学组也制定了"中国青光眼临床工作指南"。这些指南均对目标眼压做出了规定,下面将各个指南中目标眼压的相关内容,对目标眼压的设定、青光眼相关危险因素以及目标眼压的局限性等进行详细介绍。

需要说明的是,目前我们所说的目标眼压主要是针对POAG的,目标眼压的设定是基于针对POAG的多项高质量流行病学调查和临床研究结果,如高眼压症治疗研究,早期青光眼实验研究,正常眼压性青光眼协作研究,青光眼初始治疗协作研究,进展期青光眼干预性研究等[2]。PACG的目标眼压是否和POAG相同,其抗高眼压的能力是否更强,尚缺乏高质量的临床研究数据,需要进一步的研究。

一、目标眼压的设定

综观国内外各个指南均规定在POAG治疗中应该设定目标眼压,"中国青光眼临床工作指南"[3]中患者诊疗计划中第一条就是"设定目标眼压:视神经损害愈严重,目标眼压应愈低",可见目标眼压的设定是治疗的第一步。那么如何设定目标眼压呢? 目标眼压的设定需要考虑多方面的因素,主要包括:(1)治疗前的眼压值:治疗前的眼压值越低,设定的目标眼压值越低。(2)青光眼疾病的严重程度及分期:诊断时青光眼性损害越重,设定的目标眼压值越低。(3)随访

DOI:10.3760/cma.j.issn.0412-4081.2014.04.020
作者单位:100730 首都医科大学附属北京同仁医院 北京同仁眼科中心 北京市眼科研究所 北京市眼科学与视觉科学重点实验室
通信作者:王宁利,Email:wningli@vip.163.com

中青光眼的进展速度:进展比较快的患眼,目标眼压应设定得更低。(4)现有年龄和预期寿命:年轻的患者,设定的目标眼压值应更低些。(5)是否存在的其他危险因素,如:年龄、青光眼家族史、中央角膜厚度、剥脱综合征、糖尿病、视乳头出血、眼部血流状况和(或)眼部灌注压等。(6)患者的视觉要求[2,4-8]。

欧洲青光眼指南中,基于在个体化治疗过程中对随着时间变化视功能损害程度的评估,得出了一个估计目标眼压的原则计算公式[2]。公式为:目标眼压=眼压/(L+RoP+Factors),公式中的L代表患者诊断时的视功能与同年龄的正常人视功能之间的差距,实际上是代表了病情的严重程度。RoP是进展速率,用正常生理性丢失和疾病导致的病理性进展之间的夹角度数来表示。Factors即相关危险因素,是会影响临床治疗的个体化因素,按照英文字母顺序排列分别是:(1)角膜厚度;(2)家族史;(3)前房角镜检查;(4)眼内压,包括平均值及波动值;(5)预期寿命;(6)是否是色素播散综合征或剥脱综合征;(7)进展速率(RoP);(8)视神经损伤程度;(9)视野缺失程度;(10)全身性疾病。因此,该公式可以简写为:目标眼压=诊断时的眼压/(疾病严重程度+进展速率+危险因素),从这个公式中我们可以非常清晰地看出目标眼压设定的相关影响因素。

设定目标眼压时需要权衡上述因素以及治疗风险、患者的生活质量等综合判断。目标眼压的设定是非常个体化的,因人而异、因眼而异。因不同的患者、不同的病情、对治疗的不同反应等因素,目标眼压的设定各有不同。2008欧洲青光眼指南中举例说明了目标眼压是如何设定的:对于一个新诊断的患者,目标眼压的设立应该基于疾病进展的危险因素和当时的病情。但经过足够时间的随访,建议2~3年的随访时间,能确定疾病进展速度后,危险因素的重要性就逐渐降低了。这时候目标眼压的设立就应该基于观察到的疾病进展速度,治疗后的眼压水平,预期寿命以及目前视功能的损害情况[2]。

关于目标眼压设定的具体数值,不同的指南规定略有不同。美国眼科学会制定的POAG首选医模式规定:初始治疗时设定的目标眼压为至少降低治疗前眼压的25%[4]。如果视神经损害比较严重,损害进展比较快或是有其他危险因素的话(如基线眼压较高、随诊平均眼压较高、有青光眼家族史、年龄较大、出现视乳头出血、较薄的角膜厚度、较大的C/D、视乳头周围β区有萎缩等)需设定更低的目标眼压值。设定目标眼压时需权衡利弊,如果治疗的风险超过眼压降低带来的益处时,比如患者无法很好耐受药物治疗,并且手术

治疗存在一定的困难，或者患者预期寿命比较短时，设定一个较高的目标眼压值也是合理的[4]。

新加坡青光眼指南指出：总的来说，越年轻的患者，进展的总体危险因素越大的患者其目标眼压应设定得越低[5]。根据病情的严重程度，目标眼压可设定为10～14 mmHg（1 mmHg = 0. 133 kPa）、15～17 mmHg 或18～20 mmHg[5]。日本青光眼指南根据青光眼病情严重程度建议青光眼的目标眼压：早期≤19 mmHg，中期≤16 mmHg，晚期≤14 mmHg，而正常眼压性青光眼应将初始基线眼压降低30%[6]。马来西亚POAG治疗指南指出：根据多项临床试验研究的结果，应降低20%～50%的眼压以减少疾病进展的风险[7]。

东南亚青光眼学组的青光眼指南规定：首先需要评估青光眼患者视功能损害进展或失明的风险，根据患者进展风险来确定目标眼压[8]。若进展风险很高，则目标眼压设定为降低眼压幅度≥40%，或降低到人群平均眼压值以下1～2个标准差，即9～12 mmHg。大多数人种人群中正常眼压的平均值是15 mmHg，标准差是3 mmHg；日本人正常眼压平均值是14 mmHg，标准差是2 mmHg。若是进展风险是中等程度的青光眼患者或高度进展风险的可疑青光眼患者，需降低眼压＞30%，或降至人群的平均眼压值（即15 mmHg），二者选一个较低值作为目标眼压；中度进展风险的可疑青光眼患者需降低眼压≥20%，或降至人群的平均眼压值以上1个标准差（即18 mmHg），二者选一个较低值作为目标眼压，同时需密切随访监控视神经和视野的变化；对进展风险比较低的可疑青光眼患者只需要定期随访监测，无需治疗。简言之，根据病情严重程度及进展风险的大小，不同阶段目标眼压分别设定为≤9 mmHg，≤12 mmHg，≤15 mmHg，≤18 mmHg。此外指南还对中央角膜厚度（central corneal thickness，CCT）对目标眼压设定的影响做了详细的规定。人群中年龄愈大CCT愈薄，较厚的角膜厚度Goldman压平眼压计测量值较真实值会偏高；反之，较薄的角膜眼压测量值会偏低，眼压下降的百分比不受CCT的影响。此外，CCT较低是青光眼进展的危险因素之一。不同人种的CCT正常值略有差别：欧洲人和新加坡中国人CCT平均值为540 μm，标准差为35 μm；日本人和印度城市人CCT平均值为520 μm，标准差为30 μm；印度农村人和蒙古人CCT平均值为505 μm，标准差为30 μm。指南中指出：CCT增加或减少1个标准差，目标眼压要相应的增加或减少1个标准差。比如一个中国患者，假定CCT是540 μm根据病情及进展风险设定的目标眼压是15 mmHg的话，如果CCT是500 μm时，目标眼压相应的调整为12 mmHg，CCT是580 μm时，目标眼压设定为18 mmHg[8]。

二、目标眼压的随访调整及局限性

需要强调的是：最初设定的目标眼压是个估计值，需要在以后的随诊过程中根据病情是否进展及进展速度的快慢，不断评估目标眼压，必要时需进行调整[2,4-8]。随访中通过观察视乳头视神经损害及视野缺损的变化来评价青光眼性损害是否进展及进展的速度，这对于不断调整目标眼压值是

非常必要的。如果眼底和（或）视野以一定的速度持续恶化，对患者日常的生活质量造成了影响，则说明之前设定的目标眼压不足以控制病情，需要调整治疗方案，以进一步降低最初设定目标眼压数值[6]。如果经长时间的随访，视神经及视野情况均稳定，则可以维持目前的目标眼压或是稍微调高目标眼压。

目标眼压的设定是否足够和正确，需要在长期随访中根据进展情况而不断进行评估、监测和必要的调整。因此，目标眼压的设立也有一定的局限性，即我们只能事后知道当初设立的目标眼压值是否足够低。换句话讲，当我们意识到目标眼压设定不足时，患者的病情已经发生了进展。但是，需要强调和注意的是在随访过程中重新评估调整目标眼压前需要考虑两方面的因素：（1）患者依从性是否很好？（2）眼压日间波动性是否很大？尤其是已经达到目标眼压水平仍发生青光眼进展时，更应该注意以上两方面的因素。总之，目标眼压值始终是估计值，所有的治疗必须根据患者患眼的需要进行个体化设定。

三、目标眼压与生活质量[2,4-8]

在设定目标眼压并通过治疗来力图达到目标眼压时，还应同时关注患者的生活质量，青光眼性视功能损害无疑会影响生活质量，此外还有很多因素会影响青光眼患者的生活质量，如诊断引起的焦虑紧张、药物或是手术治疗的副作用、长期治疗的经济费用等都会对患者甚至家庭生活质量产生不容忽视的影响。如果为达到目标眼压所采取的治疗措施影响了患者的生活质量，则需要权衡是否需要调高目标眼压。我们需要记住的是降低眼压达到目标眼压水平仅仅是一种治疗手段，而不是最终的治疗目的。过分强调目标眼压不顾生活质量的做法是错误的。

四、目标眼压设定的相关危险因素[2,4-8]

目标眼压的设定与青光眼发生、进展的危险因素直接相关。流行病学调查和临床研究提供了评估POAG危险因素的主要框架。与POAG相关的发生发展危险因素主要有：眼压较高、年龄较大、青光眼家族史、非洲祖先或拉丁美洲、西班牙血统、较薄的中央角膜厚度、较大的C/D、视乳头出血、视野阈值检查中模式标准差较大、较低的眼部灌注压、较低的收缩压和舒张压、2型糖尿病、近视眼、基因突变以及其他因素（如偏头痛、周围血管痉挛、并发的心血管疾病、系统性高血压等）等。

其中，POAG的进展风险包括：遗传学危险因素（如基线和随访时眼压较高、年龄较大、有青光眼家族史、剥脱综合征、中央角膜厚度比较薄）、血管性危险因素（如较低的眼部灌注压、较低的血压），以及其他危险因素（如视乳头出血、双侧开角型青光眼、青光眼性损害比较严重、较大的C/D、较大的视野模式标准差）。设定目标眼压时需整体综合评估患者的危险因素，进展的总体危险因素越多越大，则目标眼压需设定得越低。

五、在治疗过程中应用目标眼压[2,4-8]

对于大部分开角型青光眼患者，可首选局部药物治疗。

·320·　　　　　　中华眼科杂志2014年4月第50卷第4期　Chin J Ophthalmol，April 2014，Vol. 50，No. 4

激光小梁成形术也是一种有效的初始治疗方案。但在某些情况下，例如严重的青光眼、非常高的眼压、以及药物治疗不依从的患者，初始治疗方案也可以考虑手术以达到目标眼压的目的[2]。无论选择哪种治疗方案，青光眼的治疗过程就是设定目标眼压、监测评估目标眼压、调整目标眼压的反复循环过程。

以药物治疗为例，POAG的初始治疗绝大多数情况下是选择局部药物，药物治疗不变的目标就是用最少的药量和最少的副作用来达到最好的治疗效果[6]。例如前列腺素类药物，其降压幅度大、每日只需1次、安全性高，故为指南推荐的一线首选的治疗药物。如果初始眼压不是特别高，预计一种药物可以达到目标眼压水平，则可选择单药治疗。用药后随访中若发现初始单药治疗不能达到目标眼压，则可以换另一种单药治疗或改为联合药物治疗，并需继续随诊是否达到了目标眼压。如果不能达到目标眼压，则可更换药物治疗方案，或者是考虑改为激光或手术治疗。如果达到了目标眼压且病情稳定则可以继续已有的治疗方案；如果达到了目标眼压但病情仍在进展，则需要考虑患者是否依从，眼压是否波动太大，必要时需向下调整目标眼压，并相应调整治疗方案。

综上所述，各个指南对目标眼压都有规定，虽略有不同，但总的原则都是青光眼的治疗需要设定目标眼压，病情愈重、发展风险愈大、进展愈快，目标眼压设定得愈低。目标眼压的设定需要个体化，并且需要定期随访再评估再调整。同时要兼顾治疗风险、患者的生活质量。将目标眼压概念植入青光眼日常诊疗过程中，必将有助于提高青光眼的治疗水平。

参 考 文 献

[1] Mario SP. Global data on visual impairments 2010 [EB/OL]. [2013-05-20]. http://www. who. int/blindness.

[2] European Glaucoma Society. Terminology and guidelines for glaucoma 3rd edition, 2008 [EB/OL]. [2013-05-20]. http://www. eugs. org/eng/EGS_guidelines. asp.

[3] 中华医学会眼科分会青光眼学组.《中国青光眼临床工作指南》(2005)公布. 中华眼科杂志,2005,41:1140-1143.

[4] American academy of ophthalmology glaucoma panel. Preferred practice pattern guidelines. Primary open-angel glaucoma. San Francisco, CA: American Academy of Ophthalmology,2010[EB/OL]. [2013-05-20]. http://www. aao. org/aao/.

[5] MOH Clinical Practice Guidelines 3/2005. [EB/OL]. [2013-05-20]. http://www. moh. gov. sg/cpg.

[6] Japan Glaucoma Society. Guidelines for Glaucoma. 2004. [EB/OL]. [2013-05-20]. http://www. ryokunaisho. jp/.

[7] Ministry of Health, Malaysia. Clinical Practice Guidelines. Management of Primary Open Angle Glaucoma, 2008 [EB/OL]. [2013-05-20]. http://moh. gov. my, http://acadmed. org. my.

[8] South East Asia Glaucoma Interest Group (SEAGIG). Asia Pacific Glaucoma Guidelines, 2008 [EB/OL]. [2013-05-20]. http://www. apglaucomasociety. org/content/view/457/168/.

(收稿日期:2013-06-04)

(本文编辑:赵巍)

七、ICO 糖尿病眼病防治指南

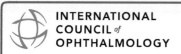

2014. 2

ICO糖尿病眼病防治指南

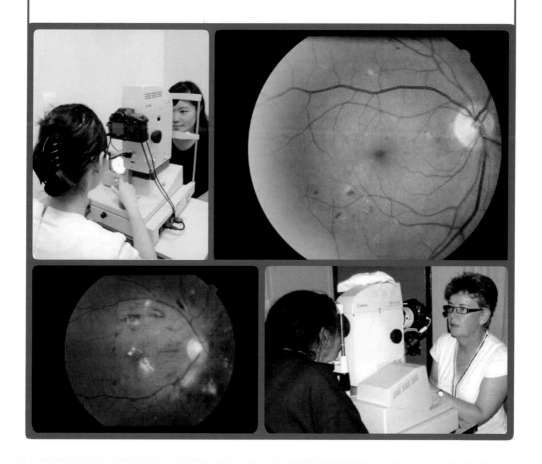

糖尿病眼病防治指南

国际眼科理事会（ICO）制定糖尿病眼病防治指南，为全球眼科医生进行糖尿病眼病防治提供指导和教育上的支援，以期提高患者眼部护理的质量。

该指南用于糖尿病患者的筛查，评估和治疗糖尿病视网膜病变和其他糖尿病眼部并发症的患者。指南列出了以下不同级别的医疗机构所要具备的条件：

- 筛查和治疗糖尿病视网膜病变的重要的或核心机构：资源少，或资源贫乏
- 中等程度的医疗机构：有一定资源，或者有中等资源
- 先进的医疗机构：资源充足或资源丰富的医疗机构

该指南旨在告知眼科医生有关糖尿病视网膜病变的筛查和检查的要求，并进行适当的评估和处理。该指南还阐述了眼科医生与初级保健医生和专科医师如内分泌医师之间的合作的必要性。

随着糖尿病和糖尿病性视网膜病变在全球范围内发病率的迅速增长，确保加强眼科医生在这方面教育是非常重要的。

国际眼科理事会（ICO）认为，伦理审查是不可缺少的，因为它是进行有质量的临床实践的第一步。伦理学文档的下载代码：**www.icoph.org/downloads/icoethicalcode.pdf**（PDF－198 KB）。

该指南作为一份工作文档，将被持续更新。首次发布是 2013 年 12 月，2014 年 2 月更新后再次印刷。

我们希望这个指南易于阅读和翻译。它可适用于不同地方。请将反馈、意见，或者建议发至电子邮箱 info@icoph.org。

2013 糖尿病眼病防治专组

- Hugh Taylor, Chair, AC, MD
- Susanne Binder, MD
- Taraprasad Das, MD, FRCS
- Michel Farah, MD
- Rick Ferris, MD
- Pascale Massin, MD, PhD, MBA
- Serge Resnikoff, MD, PhD
- Bruce E. Spivey, MD, MS, MEd
- Juan Verdaguer, MD
- Wanjiku Mathenge, MD, PhD, MBChB
- Tien Yin Wong, MD, MBBS, PhD
- Peiquan Zhao, MD

2014 糖尿病眼病防治委员

- Tien Yin Wong, MD, MBBS, PhD, Chairman
- Rick Ferris, MD
- Neeru Gupta, MD, PhD, MBA
- Van Lansingh, MD, PhD
- Wanjiku Mathenge, MD, PhD, MBChB
- Eduardo Mayorga, MD
- Sunil Moreker, MBBS
- Serge Resnikoff, MD, PhD
- Hugh Taylor, MD, AC
- Juan Verdaguer, MD

一、介绍

糖尿病（DM）是全球性疾病，发病率相当高。糖尿病视网膜病变（ DR）是糖尿病的微血管并发症，1/ 3 的糖尿病患者发病。DR 是成年人视力丧失的主要原因。 严重的 DR 患者往往生活质量较差，身体、情感和社会福利水平下降，他们需要利用更多的医疗资源。

流行病学研究和临床试验表明，如果将血糖、血压、血脂控制在最佳水平，可以减少患视网膜病变的风险并延缓其进展。及时进行激光光凝治疗，以及近年来，适时的血管内皮生长因子（VEGF ）抑制剂眼内注射可防止视网膜病变特别是糖尿病性黄斑水肿（ DME）所导致的视力丧失。因为早期阶段的视网膜病变可能不会引起视力下降，所以糖尿病患者的定期检查就很重要，这样一旦发现就可以进行早期干预。

糖尿病视网膜病变的流行病学

在许多国家，DR 是工作年龄人群中发生可预防性失明的最常见原因。在美国，约有40%的 2 型糖尿病患者（ 8% 为损害视力的视网膜病变）和 86% 的 1 型糖尿病患者有糖尿病性视网膜病变（42% 为损害视力的视网膜病变）。其他国家也报道了糖尿病视网膜病变的高患病率。尽管糖尿病在亚洲的高发病率引起了大家的关注，但是 DR 在亚洲国家的流行病学数据是相对有限的。在拉丁美洲，40% 的糖尿病患者有不同程度的 DR，其中 17% 的患者需要治疗。非洲的 DR 的研究则极少。

DR 随着病程而进展，往往伴有血糖、血压和血脂控制不佳。糖尿病患者病程越长，病情控制越差，发生 DR 的风险就越高。良好的控制可降低 DR 的发病率并延长寿命。然而，良好的控制并不一定能减少发生 DR 的终生风险，所以每个糖尿病的患者都存在发生 DR 的风险。

社区的 DR 患病率也受到早期糖尿病确诊人数的影响：

- 具有良好医疗保健系统的地区，更多患者在糖尿病早期被确诊。初诊为糖尿病的患者中 DR 的患病率很低，所以 DR 的整体患病率较低。
- 在卫生保健系统较差的地区，患者往往在出现症状或并发症后才能被诊断为糖尿病，而能在早期被检出糖尿病的患者较少。因此，初诊糖尿病患者中 DR 的患病率高，所以 DR 的总患病率相对较高。

总体而言，大样本调查显示约 1/3 的 DM 患者将发生 DR，其中约 1/3（也就是近 10% 的糖尿病患者）将发生影响视力的 DR，而需要接受治疗。

糖尿病视网膜病变的分类

DR 的典型视网膜微血管改变包括微血管瘤、视网膜出血、硬性渗出（脂质沉积）、棉绒斑（视网膜缺血引起的临近神经节细胞轴索束内的轴浆碎片堆积），静脉扩张和串珠样改变，以及视网膜内微血管异常（例如，毛细血管扩张）（图片见附件）。根据这些体征可将 DR

分为两个期。

非增殖性糖尿病视网膜病变

非增殖性 DR 是 DR 的早期阶段。非增殖性视网膜病变的诊断有助于对疾病进展和视力丧失进行风险预测，并确定随访的时间间隔。**附表 1** 显示了非增殖性糖尿病视网膜病变的体征。

增殖性糖尿病视网膜病变

增殖性糖尿病性视网膜病变（PDR ）是 DR 的严重阶段，体现了广泛视网膜缺血和毛细血管闭锁导致的血管生长反应。新生血管分为 2 组：视盘新生血管（NVD）和其他部位的新生血管（NVE）。典型的 NVE 生长于有灌注和无灌注区视网膜的交界处。**附表 2** 显示了增殖性糖尿病视网膜病变的体征。

如**表 1** 所示的简单国际分类法，DR 可分为非增殖性糖尿病视网膜病变和增殖性糖尿病视网膜病变。糖尿病性黄斑水肿作为一个重要的并发症，独立于视网膜病变的分期，需要被单独评估，因为它可以出现在 DR 的任何阶段，并且可以有独立的病程。

糖尿病性黄斑水肿

除了分期之外，评估患者是否存在糖尿病性黄斑水肿及其严重程度非常重要。

可以利用国际 DR 分期标准（表 1）对 DR 进行分期。而在设备缺乏的地区，可使用简化的分级法（**表 2**）。重要的是，需要记住早期黄斑水肿首先可以通过视力下降检查出来。如需要糖尿病视网膜病变分级的网上自我培训课程，可访问：drgrading.iehu.unimelb.edu.au

表1　国际糖尿病性视网膜病变和糖尿病性黄斑水肿的分类及随访建议

糖尿病视网膜病变	散瞳后检眼镜所见	随访
无视网膜病变	无异常	1-2年随访一次
轻度非增殖性糖尿病视网膜病变	仅有微动脉瘤	1-2年随访一次
中度非增殖性糖尿病视网膜病变	比仅有微血管瘤重，但比重者轻	半年到1年随访一次，或者转诊至眼科医师
重度非增殖性糖尿病视网膜病变	有以下任一： 4个象限每个都有20个以上的视网膜内出血病灶 2个以上象限有确定的静脉串珠状改变 1个以上象限有明显的视网膜内微血管异常（IRMA） 并且无增殖性视网膜病变体征	转诊至眼科医师
增殖性糖尿病视网膜病变	具有重度非增殖性糖尿病视网膜病变症状，和以下一种或多种情形： 新生血管 玻璃体积血/视网膜前出血	转诊至眼科医师

糖尿病性黄斑水肿	散瞳后检眼镜所见	随访
无明显的DME	后极部没有明显的视网膜增厚或硬性渗出	1-2年随访一次
有明显的DME	后极部有视网膜增厚或硬性渗出	转诊至眼科医师
轻度DME	后极部有视网膜增厚或硬性渗出,但在黄斑中心之外（直径1000微米）	
中度DME	视网膜增厚或硬性渗出,在黄斑中心区域，不累及中心凹	
重度DME	视网膜增厚或硬性渗出累及黄斑中心凹	

*硬性渗出是当前或既往有黄斑水肿的体征。DME 定义为视网膜增厚，这需要通过散瞳后裂隙灯显微镜下观察和/或立体眼底照相来进行三维评估。

表2　基于糖尿病视网膜病变和糖尿病性黄斑水肿的简化分类的转诊建议 (应用在保健系统较差时)

分类	视网膜表现	随访
无明显的视网膜病变或轻度非增殖性DR （仅有微动脉瘤）	见表1	一年复查一次（无需眼科医生）
非增殖性DR	见表1	尽可能半年随访一次（无需眼科医生）
重度非增殖性DR	见表1	亚紧急情况，尽可能数月随访一次（最好是由眼科医生检查）
增殖性DR（PDR）	见表1	紧急情况，尽快由眼科医生检查
不累及黄斑中心凹的DME	黄斑区视网膜增厚或硬性渗出，但不累及黄斑中心凹	亚紧急情况，尽可能数月随访一次（最好是由眼科医生检查）
累及黄斑中心凹的的重度DME	黄斑区视网膜增厚或硬性渗出，累及黄斑中心凹	紧急情况，尽快由眼科医生检查

二、糖尿病视网膜病变筛查及随诊指南

筛查指南

　　DR 筛查是全世界范围内糖尿病治疗的一个重要方面。即使是有足够的眼科医生，由眼科医生或视网膜专家来筛查每一位糖尿病患者是一种资源的低效率利用。

　　筛查可以是一个完整的眼科检查，包括矫正视力测量和最先进的眼底照相检查。即便在资源配置低的中心，最基本的检查也应该包括视力和视网膜检查，以满足 DR 分期，便于做出正确的随诊判断。视力检查应在扩瞳之前。 **附图1** 为 DR 的筛查过程的图解。

　　视力检查应当由经过培训的人员，根据其眼科设备情况，选择以下任一方式完成：

- 3 米或 4 米的视力检查距离和高对比度的视力表来检查矫正视力。
- 如果视力降低，则使用近视力或远视力表和针孔镜，来测量裸眼视力。
- 如果视力降低，则使用 6/12（20/40）相当的手持视力表，至少包含 5 个标准字母或符号和针孔镜，来测量裸眼视力。

视网膜检查可通过以下方面完成：

- 直接或间接眼底镜或裂隙灯检查视网膜。

- 视网膜（眼底）照相（包括以下任何方法：从广角到 30 度；平面或立体；小瞳下或散瞳后）。这可伴有或不伴有光学相干断层扫描（OCT）来完成。可包括远程医疗。

  （附表3）

    - 进行视网膜检查者，无需具备医学学位，但必须训练有素，能进行眼底镜检查和视网膜照相，并能评估视网膜病变的严重程度。

根据视力和眼底检查所得的信息，就能够制订一个适当的治疗计划，如表 2 所示。该计划可根据患者的个体情况进行修改。

除非能明确无视网膜病变，或轻微非增殖性 DR（仅有微血管瘤），对于那些无法进行充分视网膜评估的患者，都应交由眼科医生。另外，不明原因的视力下降者应由眼科医师进行检查。

作为筛查的一部分，还应询问糖尿病患者的病情控制状况，包括血糖、血压和血脂的检测。此外，女性应该询问是否在或可能怀孕。对于基础病控制不佳和妊娠的患者可能需要更多适当的医疗干预。

随诊指南

最基本的转诊指南：

- 视力下降低于 0.5(20/40)或主诉有视觉改变的症状
- 能够根据国际眼科理事会的指南或国际分类法进行分期的 DR，则参照以上的转诊原则（表 1 和表 2）：
    - 无视网膜病变或轻度 DR 每 1-2 年内随访一次
    - 中度 DR：6 个月至 1 年随访一次，或者转诊至眼科医生
    - 严重的非增殖性 DR 或 PDR ：转诊至眼科医生
    - DME ：转诊至眼科医生
- 如果能进行眼底检查或视网膜照相，但是只能进行简单的分类：
    - 无视网膜病变或仅有一些小红点：每 1-2 年内随访一次
    - 点片状出血或可能的新生血管：转诊至眼科医生
    - 视网膜白色斑片状病灶：转诊至眼科医生
- 如果筛检时无法进行视力检查或视网膜检查，应转诊至眼科医生。
- 激光治疗过的患者应转诊眼科随访。

三、糖尿病视网膜病变的详细眼科评估

1. 患者的初步评估

详细的患者评估应完成一个完整的眼科检查，包括双眼视力、DR 的严重程度和糖尿病性

黄斑水肿的分期。患者评估还应包括患者的糖尿病病史及治疗情况。

a. 患者病史（要点）

- 糖尿病病程
- 既往血糖控制（糖化血红蛋白）
- 药物（尤其是胰岛素、口服降糖药、降压药和降脂药）
- 全身病史（如肾脏疾病、系统性高血压、血脂水平、妊娠）
- 眼病史

b. 初次体检（要点）

- 视力
- 眼压（IOP）
- 必要时行前房角镜检查（例如，发现虹膜新生血管或者眼压升高时）
- 裂隙灯生物显微镜
- 眼底检查

c. 眼底检查评估方法

目前，诊断 DR 最灵敏的两个方法是散瞳后眼底照相和裂隙灯生物显微镜下眼底检查。这两种检查结果由受训后的眼科专职医师来进行判断。其他方法列于**附表2**。

眼底照相具有永久记录的优点，因此，它是评估视网膜病变的首选方法。然而，训练有素的观察者可以在没有眼底照相的情况下区分是否有糖尿病性视网膜病变，因此，在很多情况下，我们都会选择这样的检查方式。

相比眼底照相，间接眼底镜和裂隙灯生物显微镜的使用需要更多的培训和技能的提高，而新近的半自动免散瞳照相机则易于操作。同时，屈光介质的混浊将不利于成像/观察，故此，所有照片/图像必须由经过培训的人员进行审查。

2. 糖尿病视网膜病变患者的随访检查

在一般情况下，随访时病史采集和检查方法与初次检查相似。视觉症状、视力、眼压测量和眼底检查是必不可少的。

a. 随访病史

- 视觉症状
- 血糖（血红蛋白 A1c）
- 全身情况（如妊娠、血压、血清胆固醇、肾功能）

b. 随访时查体

- 视力
- 眼压的测量
- 必要时行前房角镜检查（例如，可疑虹膜新生血管或者眼压升高时）

- 裂隙灯生物显微镜与虹膜检查
- 眼底检查

c. 辅助检查

- 荧光血管造影并非诊断 DR，增殖性 DR 或 DME 所必需，这些都能通过临床检查进行确诊。

- 荧光血管造影可用于指导 DME 治疗和评价不明原因的视力下降。造影可以显示黄斑毛细血管无灌注区，或可能导致黄斑水肿的毛细血管渗漏，这些可能是视力丧失的原因。

- OCT 是识别视网膜黄斑水肿部位和严重程度的最灵敏的检查方法。

d. 患者教育

- 讨论检查结果及其意义。
- 建议无 DR 的糖尿病患者每年接受一次眼部检查。
- 告知患者有效的 DR 治疗贵在及时，即使是有良好的视力且无眼部症状者也是如此。
- 告知患者降低血清脂质水平、维持接近正常的血糖水平和血压的重要性。
- 与主治医师（如家庭医生、内科医生或内分泌科医生）沟通眼部相关的检查结果。
- 为手术效果不好或无法接受治疗的患者提供适当的专业的支持（例如，提供咨询、康复或社会服务等）。
- 为低视力患者提供低视力功能康复治疗和社会服务。

所有患者，无论视网膜病变严重程度如何，均需要将血糖、血压和血脂控制在最佳水平。

表3　根据资源配备情况确定严重DR患者的随访和治疗

随访计划	低资源配置	中等资源配置	资源配置丰富
无明显DR	每两年重复检查一次	每两年重复检查一次	每年重复检查一次
轻度非增殖性DR	每两年重复检查一次	每两年重复检查一次，若血糖控制欠佳则一年检查一次	每年重复检查一次
不伴有DME的中度非增殖性DR	每年重复检查一次	每年重复检查一次	6-12月重复检查一次
不伴有DME的重度非增殖性DR，或增殖性DR	全视网膜光凝	全视网膜光凝	全视网膜光凝
DME	如果无法使用抗VEGF治疗，则行局灶/格栅样激光光凝	玻璃体内注射抗VEGF治疗	玻璃体内注射抗VEGF治疗

四、糖尿病视网膜病变的治疗

当患者病情进展，发展为 PDR 时，需要考虑全视网膜光凝术。在 2 型糖尿病患者发生严重的非增殖性 DR 时进行早期的全视网膜光凝具有优势。其他情形，如随访配合欠佳、即将行白内障摘除术或妊娠，以及对侧眼的情况将有助于决定全视网膜光凝的时机。

1. 全视网膜光凝（PRP）

a. 治疗前与患者讨论

- 患者通常需要多次后续随访，并可能需要补充激光治疗。
- PRP 可降低视力丧失和失明的危险。这已在一项 1700 多名患者的研究中被证实
- 虽然激光治疗是有效的，但有些患者仍有可能发生玻璃体出血。出血是由糖尿病引起的，而并非激光；这意味着病人可能需要更多的激光治疗。
- 激光治疗往往引起周边视野的缩小和暗视力的下降；治疗可能会引起中心视力一定程度的下降。尽管存在如此的短期不良反应，但是激光治疗可降低视力严重丧失甚至失明的长期风险。

b. PRP 使用的镜头

- 在 Goldmann 三面镜有一个中央镜用于治疗后极部，侧面的镜子用于治疗中周部和周边部的视网膜。缺点：视野小，需要持续转动三面镜来完成治疗。光斑大小设置为 500 微米。
- 因此，广角接触镜更常用。虽然图像反转，但是视野较大可观察激光情况，而且容易追随视盘和黄斑。广角镜头的光学度会影响视网膜上（**表 4**）的激光光斑的实际尺寸。广角间接检眼镜下为倒像，视野大而且会放大视网膜上的光斑（**表 4**）。在大范围的视网膜上进行视网膜光凝可在一个视野区域内操作，而且很容易观察视盘和黄斑。

表 4　使用不同的镜头所需的激光光斑大小

镜头	视野范围	轴向放大率	光斑放大率	光斑直径（500um）
Mainster宽视野	125°	0.46	1.50×	300μ
Volk TransEquator	120-125°	0.49	1.43×	300μ
Volk Quad/Aspheric	130-135°	0.27	1.92×	200 to 300μ
Mainster PRP 165	160°	0.27	1.96×	200 to 300μ

c. 全视网膜光凝技术

　i. 表面麻醉下充分散瞳。根据需要可以采用眼球后或结膜下麻醉以减少眼痛和眼球运动。

ii. 最常用的波长为氩绿激光、蓝绿光（现已不提倡使用）和 532 绿激光，在裂隙灯显微镜下使用。在屈光介质混浊的情况下，可使用氪红激光或红色二极管激光（814纳米）。通常是在裂隙灯下通过接触透镜来进行激光，但也可以在间接眼底镜下进行激光，如全麻下。

iii. 氩激光的标准初始设置是光斑直径 500μm，曝光时间 0.1 秒，功率 250-270mW。能量逐渐增加，直到视网膜上出现白色光斑反应。相邻光斑之间间隔 1 个光斑的距离（**表 5**）。

iv. 光斑总数约 1600-3000 点，可以 1 次或分多次完成。小心避开黄斑区及任何存在视网膜牵拉的区域。激光斑距离黄斑中心凹约 2～3 个视盘直径距离，距离视盘 1个视盘直径，通常位于血管弓外，延伸到视网膜赤道部甚至更周边。

v. 激光治疗应避开视网膜静脉主干、视网膜前出血、色素深的脉络膜视网膜瘢痕、或距离黄斑中心凹 1DD（200-300 微米）以内的区域，以避免形成出血或大的暗点的风险。

- 如果有增殖性视网膜病变进展加重的证据，则必须进行额外的激光光凝。

- 在初次激光治疗更周边以及后极部的激光斑之间增加激光，避开黄斑中心凹 500-1500μm 的区域。

- 首选的象限是在出现活动性新生血管或视网膜内微血管异常的部位，此处激光斑分布多较稀疏，和出现严重缺血的未治疗区域，例如后极部的颞侧。

- 对位于激光斑之间的 NVE 直接光凝之。

- 可使用阈下微脉冲半导体激光或多点激光。

d. 根据糖尿病性视网膜病变临床研究小组共识制定的全视网膜（播散光凝技术）

全视网膜（播散）光凝最初由 1200 到 1600 激光斑组成（或由多点激光治疗的相当的面积），光斑约 500 微米；分 1 至 3 次，在 8 周（56）天内完成（**表 5**）。

表 5　非自动激光光凝的激光参数

光斑大小（视网膜上）：	500微米［如使用Rodenstock镜（或类似镜子）氩激光光斑直径为200微米，使用三面镜时则为500微米］
曝光：	建议0.1秒，可以是0.05～0.2秒
强度：	轻度灰白色（即2+～3+反应）
分布：	间隔1个光斑
激光次数：	1至3次
鼻侧距离视盘：	不小于500微米
颞侧距离黄斑中心：	不小于3000微米
上/下界：	不超过颞侧血管弓1个光斑直径

延伸程度：	血管弓开始（黄斑中心3000微米以外），至少到赤道
激光斑总数：	1200-1600。有可能少于1200点，如玻璃体出血或无法发成预先计划的PRP。同样，在一些临床情况也可能超过1600点，例如屈光介质混浊导致激光吸收所致的初始治疗困难。
波长：	绿色或黄色（如有玻璃体出血则可使用红色）

2. 治疗糖尿病性黄斑水肿

a. 资源丰富的情况

i. 最佳的药物治疗：如果糖化血红蛋白> 7.5%，以及高血压或高血脂，则需要加强血糖控制。

ii. 不累及黄斑中心凹的轻中度 DME（如脂质环即将威胁到黄斑中心凹的时候，或者尽管累及黄斑中心凹，但无视力下降）：考虑激光光凝有渗漏的微血管瘤。邻近黄斑中心凹 300 微米以内的病灶不予处理。

iii. 累及黄斑中心凹并伴有视力减退* 之重度 DME ：玻璃体腔内注射抗血管内皮生长因子治疗（例如，雷珠单抗[Lucentis]0.3或0.5mg，贝伐单抗[阿瓦斯汀]1.25mg，或 Aflibercept[艾力亚]2mg）。患者需每月接受注射治疗，基于视功能稳定性和 OCT 表现考虑是否中断治疗或虑再次治疗。患者基本上每月行 OCT 检查决定是否需要治疗。通常情况下，注射的次数是第一年 8 次，第二年 2 或 3 次，第三年 1~2 次。对于持续的视网膜增厚和渗漏：可于 24 周后给予激光治疗。也可考虑玻璃体腔曲安奈德治疗，特别是在人工晶状体眼。（附图 3 和图 4）。贝伐单抗的通常用量为 0.3 毫克。在无菌条件下表麻后由颞下方角膜缘后 4 毫米进针进行玻璃体腔注射。

iv. DME 伴有高危的增殖性 DR：应考虑联合玻璃体腔抗 VEGF 治疗和 PRP。

v. 如果 OCT 提示玻璃体黄斑牵引或视网膜前膜形成，则需要行玻璃体切除术。

*目前正在进行的一项临床试验，针对视力良好（20/25 或更好）但存在累及黄斑中心凹的重度 DME 患者，进行了 3 种治疗方案的评估，包括：（1）积极随访，仅在 DME 加重时给予抗 VEGF 治疗；（2）抗 VEGF 注射；或（3）抗-VEGF 治疗，必要时联合激光光凝。

表6 改良的 ETDRS (mETDRS)和轻度黄斑格栅(MMG) 激光光凝技术

烧灼特点	直接/格栅光凝 (改良的-ETDRS 技术)	轻度黄斑格栅光凝技术
直接治疗	直接治疗距黄斑中心500至3000微米的视网膜增厚区域内渗漏的微动脉瘤(但不在视盘500微米以内的区域)	不适用
直接治疗导致微血管瘤色泽改变	不需要,但至少在所有微血管瘤下可以看到轻度的灰白色激光斑	不适用
直接治疗的光斑大小	50-100 微米	不适用
直接治疗的曝光时间	0.05 至 0.1 秒	不适用
格栅治疗	适用于所有有弥漫性渗漏或下面所述需接受治疗的区域中无灌注的区域	适用于所有下面所述需接受治疗的区域(包括未增厚的视网膜区域)
考虑格栅治疗的区域	上方、鼻侧和下方距黄斑中心 500 至 3000 微米,颞侧距黄斑中心 500 至 3500 微米。距视乳头 500 微米区域不进行激光	上方、鼻侧和下方距黄斑中心 500 至 3000 微米,颞侧距黄斑中心 500 至 3500 微米。距视乳头 500 微米区域不进行激光
格栅治疗的光斑大小	50-100 微米	50 微米
格栅治疗的曝光时间	0.05 至 0.1 秒	0.05 至 0.1 秒
格栅治疗的激光强度	几乎看不见(轻灰色)	几乎看不见(轻灰色)
格栅治疗激光斑之间的间隔	两个可见光斑的间隔	总共200 至 300 个激光斑均匀分布在上述治疗区域(大约两到三个激光斑的宽度)
波长 (格栅和局灶治疗)	绿到黄波长	绿波长

b.中等或低配置

通常与上述的相似。如果无法进行眼内注射抗 VEGF 药物，则行局灶激光治疗。贝伐单抗（Avastin）可以代替雷珠单抗（Lucentis）或者阿柏西普（Eyelea）。对于接受抗 VEGF 治疗后仍持续增厚的视网膜区域可以提早进行激光治疗。

c. 黄斑水肿的激光技术

i.黄斑局灶治疗包括局灶激光治疗微血管瘤以及格栅治疗弥散性渗漏区域和黄斑中心 2DD 范围内的局灶性无灌注区。（**表6**）

ii. 使用的激光参数为光斑大小 50-100 μm，能量 120 至 150 mW，强度达到非常轻的灰色。仔细注意区分并避开中心凹无血管区。

iii. 如果 DME 合并大面积的黄斑缺血，那么仅治疗增厚的视网膜区域。

3. 玻璃体切割的手术指征

a. 显著的玻璃体积血长达 1-3 个月，且无法自行吸收。

b. 全视网膜光凝后仍持续处于血管活动期的 PDR。

c. 新发的牵引性黄斑脱离。

d. 牵引性-孔源性视网膜脱离。

e. 牵引性黄斑水肿或者视网膜前膜累及黄斑。

五、DR 项目评估建议使用的指标

a. 糖尿病视网膜病变相关性盲和视觉障碍的患病率[*]

b. 由于 DR 导致盲和视觉损害的比例[*]

c. 确诊为糖尿病患者（男性/女性）最后一次对眼睛进行 DR 检查的时间[*]

- 从未针对 DR 进行眼部检查

- 0–12 个月以前

- 13–24 个月以前

- >24 个月以前

- 可以简单记录为：从不/0-12 个月前/ >12 个月前

d. 上一年进行 DR 检查的患者人数

e. 上一年接受糖尿病视网膜病变激光和/或抗 VEGF 治疗的患者人数

这些绝对数值可以用于定义以下比例：

f. 每年每一百万人群中接受激光和/或抗 VEGF 治疗的患者数[相当于白内障手术率（CSR）]

g. 某一地区糖尿病患者中接受激光和/或抗 VEGF 治疗人数 (医院对应社区，卫生区，地区，国家)

- 分子：在过去的一年中激光和/或抗 VEGF 治疗的人数
- 分母：糖尿病患者数 (人群总数×DM 患病率；来源：IDF Atlas)

h.某一地区患糖尿病伴有威胁视力之视网膜病变患者中接受激光和/或抗 VEGF 治疗的患者数(医院流域区域，卫生区，地区，国家)

- 分子：在过去的一年中接受激光和/或抗 VEGF 治疗的人数
- 分母：威胁视力之 DR 患者数 (人群总数×DM 患病率×0.117；来源：IDF Atlas)

* 来自RAAB调查的数据

0.117：估计的威胁视力 DR 的平均患病率。

Yau JW, Rogers SL, Kawasaki R, et al. Global Prevalence and Major Risk Factors of Diabetic Retinopathy. Diabetes Care. 2012,35(3):556-564.

ICO 糖尿病视网膜病变指南附表

附表1　糖尿病视网膜病变特征(可参见后续附件中的图片)

特征	描述	评估
微血管瘤	孤立的、球形的、不同大小的红点。这可能反映新血管未形成或可能仅仅是脆弱的毛细血管壁丧失了正常结构的完整性	易见于荧光素血管造影
点状出血	点状出血常不易于与微血管瘤相鉴别,因为它们的表现一致但大小不同	常用术语为点状出血/微血管瘤(H/Ma)
片状出血	该区域由于成群毛细血管闭塞导致视网膜内片状出血形成	在荧光素血管造影上可以看到病变位于外丛状层,因此并不遮挡位于其上方的毛细血管床,这与火焰状出血不同,后者位于视网膜更表浅的位置
棉绒斑	这些代表中断轴突肿胀的末端,由于在梗塞的边缘发生了轴浆流的积累	这些特征不是DR所特有的,它们的出现也不会增加产生新生血管的风险。例如,它们可以在高血压HIV/AIDS中出现
视网膜内微血管异常	是动静脉间毛细血管网的广泛闭塞后扩张的毛细血管残留物。伴随的特征包括: •静脉串珠样改变(静脉内皮细胞增殖未形成新生血管而发生的囊样改变) •静脉重叠(罕见) •静脉祥(认为其产生是由于小血管闭塞而开放替代的循环) •视网膜苍白和血管白鞘	易见于荧光素血管造影
非增殖性糖尿病视网膜病变中黄斑的改变 - 黄斑水肿 - 大血管疾病	视网膜增厚是由于血–视网膜外屏障破坏导致渗出液聚积(细胞外水肿)或由于缺氧导致液体积聚于视网膜细胞内(细胞内水肿)。它可以是局灶的也可以是弥漫的 火焰状出血和棉绒斑形成。可能是由于动脉阻塞,不伴有毛细血管阻塞,因此常累及水平方向的视网膜神经纤维层	黄斑水肿的出现可通过立体检眼镜观察到或者通过视网膜内的渗出进行推断
视盘改变	糖尿病患者偶尔可见视乳头水肿(糖尿病性视乳头病变)	在糖尿病性视乳头病变的患者中,视力损伤通常不显著

附表 2　增殖性糖尿病视网膜病变的特征

特征	描述	评估
视盘新生血管（NVD)	视盘新生血管常从视盘上或视盘新生血管1个视盘直径以内的静脉循环上产生	NVD与正常小血管区分在于后者逐渐变细且不会回转至乳头，但NVD常有回袢，并在袢中形成一个紊乱的网络，血管袢顶部的直径比基底部还要宽
视网膜其他区域的新生血管（NVE）	新生血管常发生于健康视网膜和毛细血管闭塞区域的交界处	不要与视网膜内微血管异常相混淆，后者常发生于毛细血管闭塞区域
其他部位的新生血管	虹膜新生血管- NVI（增生性虹膜病变)较为罕见但表示潜在的严重缺血性改变存在。玻璃体前表面新生血管形成在玻璃体切割术后极为少见，是由于周边视网膜未充分激光所导致	在这种情况下进行房角镜检查以排除房角存在新生血管 I （NVA），因为它可导致新生血管性青光眼
纤维增生	在增殖性糖尿病视网膜病变中，新生血管以神经胶质细胞为平台进行生长	

改编自英国皇家大学眼科糖尿病视网膜病变指南 2012 年 12 月。

附表 3　有效的评估工具以及它们的优缺点

技术	优点	缺点	推荐
直接检眼镜[#]	• 可移动 • 价格低	• 需散瞳 • 视野小 • 敏感度低：即使是受过训练的医生使用无赤光照射也很难发现小的微血管异常 • 通过散开的瞳孔检查效率比裂隙灯显微镜低 • 无法进行回顾性的审核	• 可用于筛查 • 必须散瞳
间接检眼镜[#]	• 可移动 • 视野大 • 价格相对低	• 需散瞳 • 即使是受过训练的医生使用无赤光照射也很难发现小的微血管异常 • 通过散开的瞳孔检查效率比裂隙灯显微镜低 • 无法进行回顾性的审核	• 可用于筛查 • 必须散瞳
裂隙灯显微镜	• 视野大	• 需要散瞳 • 不可移动 • 需要特殊的镜子 • 无法进行回顾性的审核	• 用于眼科检查
免散瞳眼底照相	• 视野大 • 可由未受过医学训练的人员操作 • 80%~90%的患者无需散瞳 • 部分可携带至无移动设备的社区 • 可与电脑连接，且图像可长期储存 • 可客观比较同一受检者，或者不同组受检者间，不同受检时间或不同检查者 • 可用于作为患者教育的工具，既直接又与个体相关 • 可随时对筛选者的表现和评审分级进行评估	• 相对较贵 • 需要一个暗环境尽可能使瞳孔扩大 • 可审核	• 推荐用于筛查

（继续）附表3　有效的评估工具以及它们的优缺点

技术	优点	缺点	推荐
散瞳情况下使用免散瞳眼底照相	• 同上述除了瞳孔扩大以获得更好的图片质量	• 同上所述 • 需要散瞳	• 可选
散瞳眼底照相（传统的眼底照相机）	• 视野大	• 需要散瞳 • 昂贵 • 强闪光令瞳孔长时间收缩	• 适用于眼科中心
荧光素血管造影	• 唯一评估毛细血管循环的方法	• 有创性检查，需要全身状况进行评估 • 昂贵 • 不能由未受过培训的非医学人员操作	• 适用于眼科中心
OCT	• 评估黄斑水肿最佳方法之一（视网膜增厚和视网膜内水肿）	• 昂贵 • 需要散瞳 • 不能由未受过培训的非医学人员操作	• 适用于眼科中心
眼底自发荧光	• 一种功能成像，提供视网膜色素上皮细胞代谢活动的信息	• 角色尚不清楚	• 可选的高端设备

设备

核心/不可少的：用于筛查，首次评估和随访：

- 免散瞳眼底照相仪（推荐用于筛查）。

- 间接检眼镜（可用于筛查，全景，放大倍数低）。必须散瞳。

- 非接触式双凸透镜联合裂隙灯（90 D用于筛查，78 D用于放大倍数更高时）。

- 直接眼底镜(可用于筛查)。必须散瞳。

- 接触式三面镜联合裂隙灯检查对黄斑进行立体的和高分辨率的成像（用于黄斑水肿的评估）。必须散瞳。

- 裂隙显微镜。

- 激光设备：目前，最常用的激光有(1) 绿激光：a.532 nm，倍频 Nd:YAG。或 b.514 nm 氩离子激光。 (2) 810 nm 远红外激光，或二极管激光；因灼伤程度较深常易导致患者不适，但比较便宜，而且有效，对设备维护的需求较少。

在部分诊疗中心理想的设备：

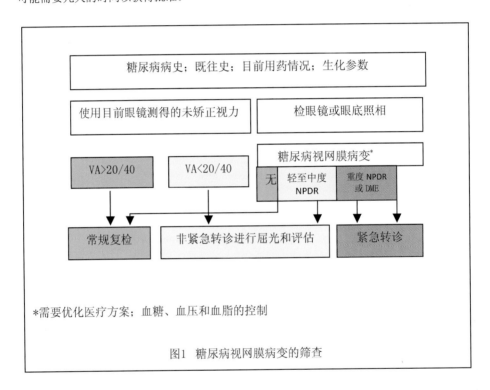

- OCT
- 荧光素血管造影
- 免散瞳眼底照相（常规广角眼底照相机）
- 绿激光最为常用，但在一些选择性病例中可使用模式激光的方法，即有预先设定的多点治疗级联和 577 nm 的黄激光。

IAPB 标准的设备列表

国际防盲组织（IAPB）网络版的标准清单为眼保健者提供关于眼部护理技术，供应和适合于资源配置有限的培训资源的详细信息。欲了解更多信息并进行访问，请注册并登陆 **IAPB.standardlist.org**。只有注册用户才可以访问IAPB标准清单目录。请注意在注册的过程中可能需要几天的时间以获得批准。

图1　糖尿病视网膜病变的筛查

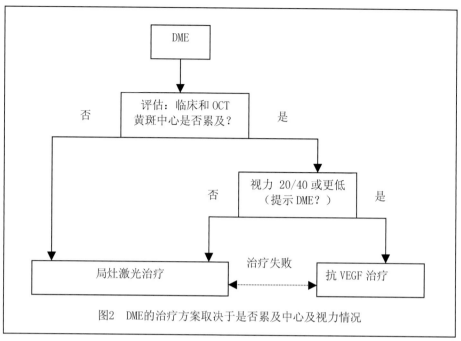

图2　DME的治疗方案取决于是否累及中心及视力情况

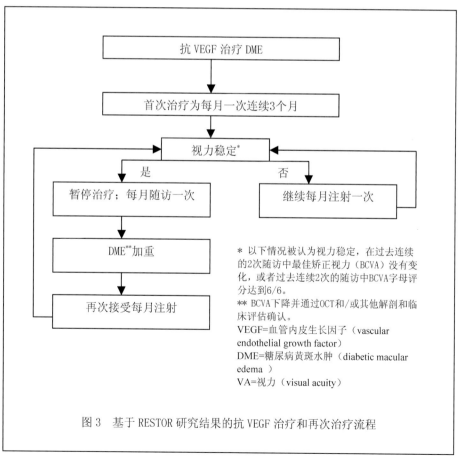

* 以下情况被认为视力稳定，在过去连续的2次随访中最佳矫正视力（BCVA）没有变化，或者过去连续2次的随访中BCVA字母评分达到6/6。

** BCVA下降并通过OCT和/或其他解剖和临床评估确认。

VEGF=血管内皮生长因子（vascular endothelial growth factor）

DME=糖尿病黄斑水肿（diabetic macular edema）

VA=视力（visual acuity）

图3　基于 RESTOR 研究结果的抗 VEGF 治疗和再次治疗流程

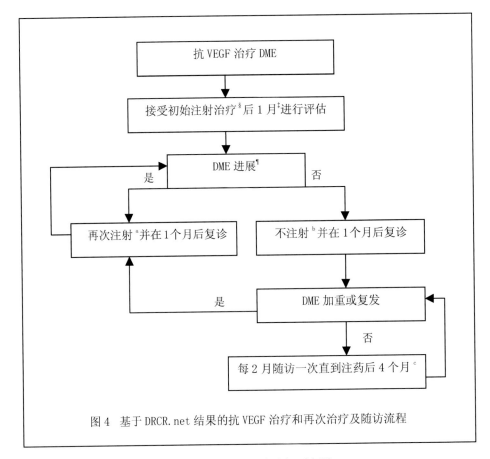

图 4　基于 DRCR.net 结果的抗 VEGF 治疗和再次治疗及随访流程

‡在DRCR.net研究中，使用的是以4周为一个间隔而非1个月为一个间隔。

§DRCR.net研究要求每隔4周玻璃体腔注射一次雷珠单抗，共注射4次为初始治疗；初始注射次数不同是否会有不同的效果目前尚不清楚。如果水肿持续存在治疗没有成功，甚至没有改善时，DRCR.net还需要在第5个月和第6个月的时候再次进行2次注射。

¶DRCR.net研究的相关细节：1) DRCR.net "改善" 指在蔡司Stratus OCT上中心视网膜厚度下降>10%；2) 即使在OCT上没有改善，如果视力 "提高" 可继续注射（除非视力达到6/6或更好）；3)视力提高定义为在电子化的早期治疗糖尿病视网膜病变研究视力测试中提高5个或更多的字母。

a在DRCR.net研究中，如果局灶/格栅激光治疗定义为基线，如果24周后水肿仍存在，OCT中心视网膜下液和视力没有进步，需要再次进行激光治疗。

b在DRCR.net研究中，所有患者至少接受每隔4周共4次的注射。有评估者根据第16周时治疗是否成功决定是否再次注射，"成功"定义为VA好于6/6或者OCT中央视网膜厚度<250 μm。在第24周时，如果OCT中央厚度或者视力没有改善，是否再次注射仍由评估者决定。

cDRCR.net研究　在长达52周的随访中每4周进行一次随访，不允许延长随访间隔时间直到52周后。如果在52周后的连续3个随访中由于没有改善或者成功而暂停注射，则随访间隔可以双倍延长至8周，如果还是没有变化可以延长至16周。

VEGF= 血管内皮细胞（vascular endothelium growth factor）。

眼底照片

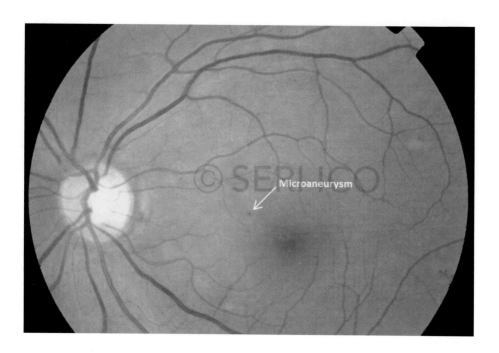

图1　轻度非增殖性糖尿病视网膜病变伴有微动脉瘤

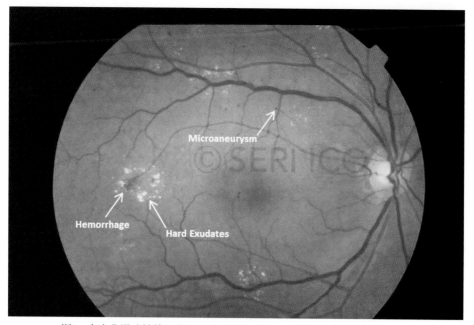

图2　中度非增殖性糖尿病视网膜病变伴出血、硬性渗出和微动脉瘤

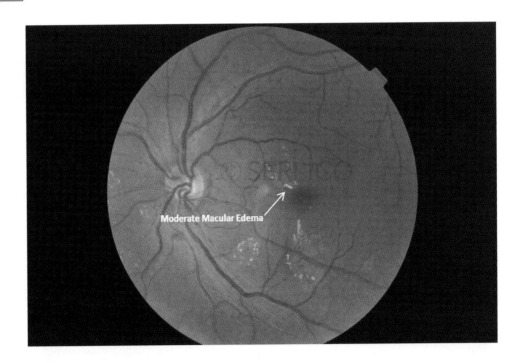

图3　中度非增殖性糖尿病视网膜病变伴中度黄斑水肿及向黄斑中心接近的硬性渗出

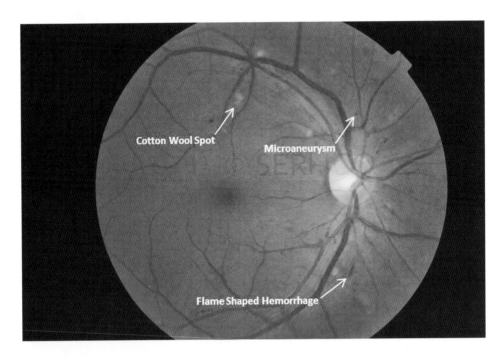

图4　中度非增殖性糖尿病视网膜病变不伴黄斑水肿

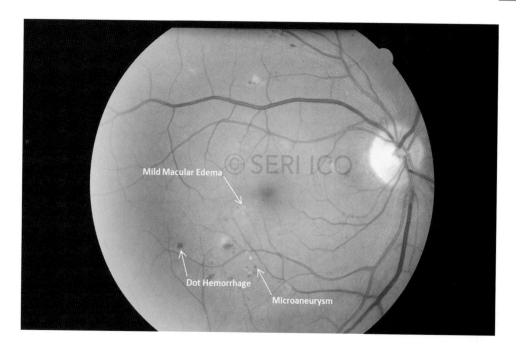

图5　中度非增殖性糖尿病视网膜病变伴轻度糖尿病性黄斑水肿

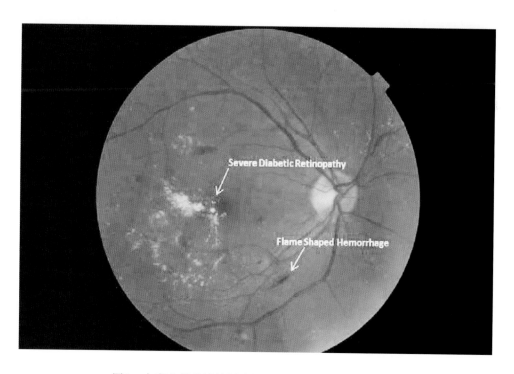

图6　中度非增殖性糖尿病视网膜病变伴严重黄斑水肿

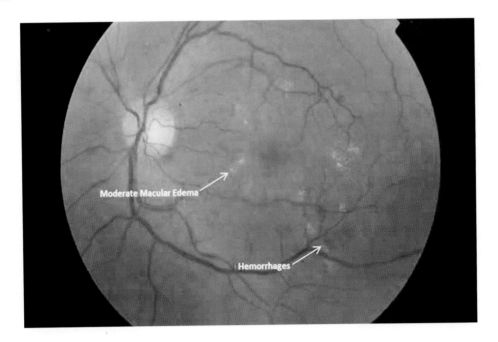

图7a 中度非增殖性糖尿病视网膜病变伴中度黄斑水肿

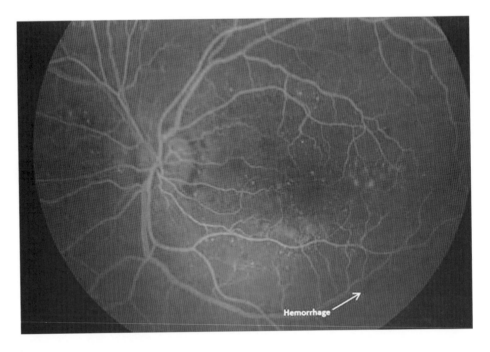

图7b 中度非增殖性糖尿病视网膜病变伴中度黄斑水肿（FFA）

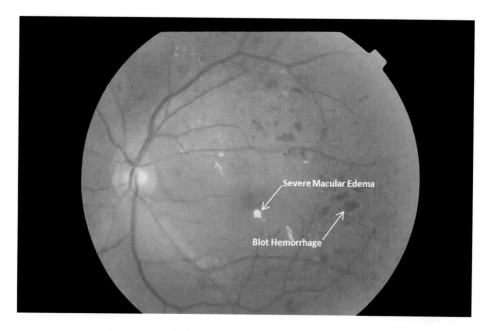

图8　严重非增殖性糖尿病视网膜病变伴重度黄斑水肿

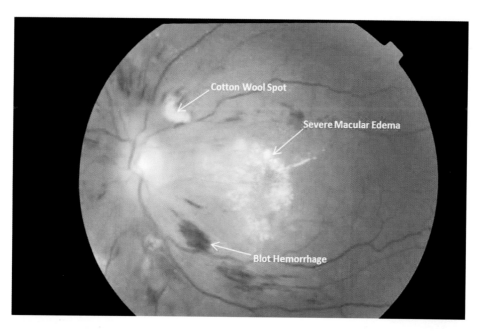

图9　严重非增殖性糖尿病视网膜病变伴重度黄斑水肿

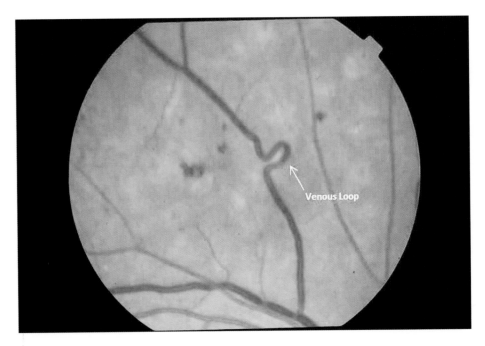

图10　严重非增殖性糖尿病视网膜病变伴静脉环路

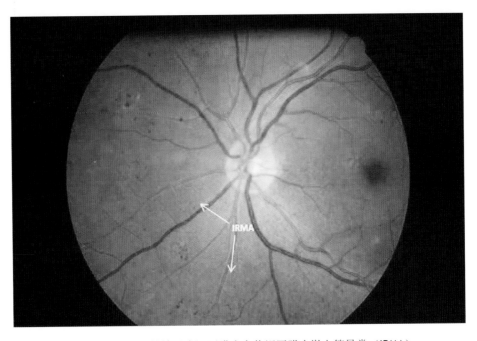

图11　严重非增殖性糖尿病视网膜病变伴视网膜内微血管异常（IRMA）

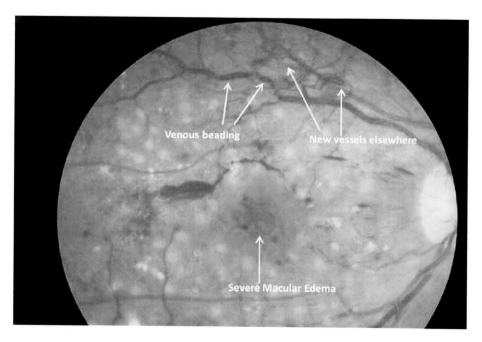

图12　增殖性糖尿病视网膜病变伴静脉串珠样改变。视网膜其他区域的新生血管（NVE）和严
重的糖尿病性黄斑水肿

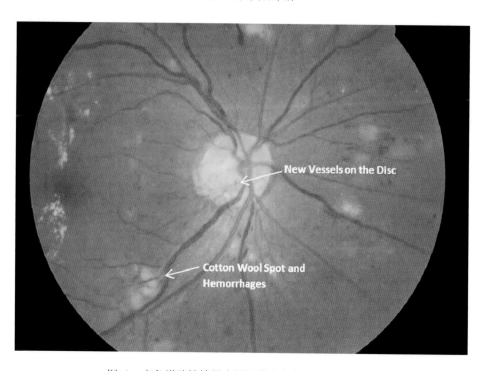

图13　高危增殖性糖尿病视网膜病变伴视盘新生血管

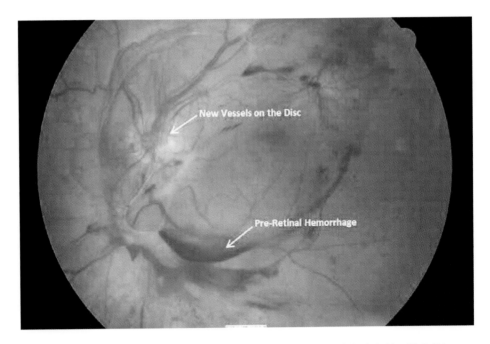

图14a 高危增殖性糖尿病视网膜病变，视网膜前出血伴视盘新生血管（激光前）

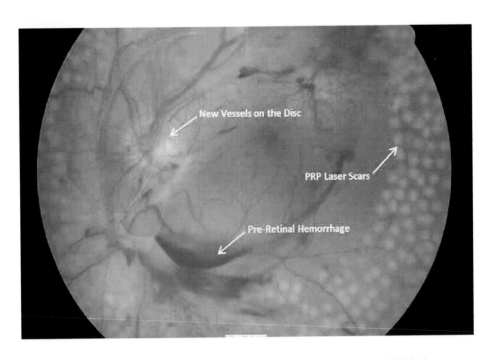

图14b 高危增殖性糖尿病视网膜病变，伴全视网膜光凝（PRP）新鲜瘢痕

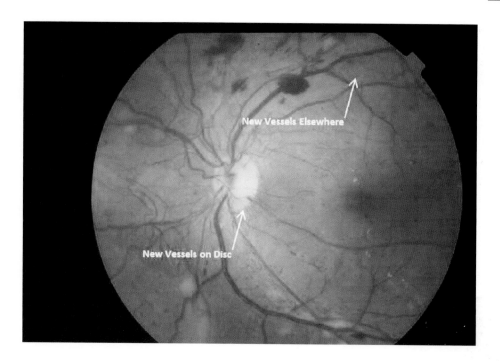

图15a　增殖性糖尿病视网膜病变，视盘及视网膜其他部位的新生血管

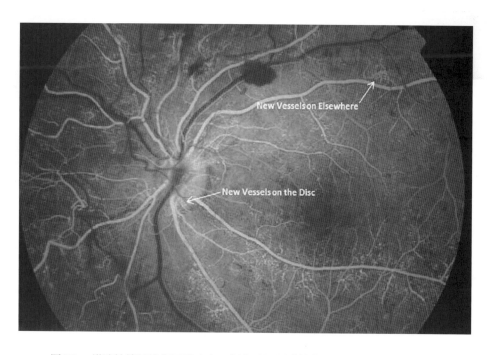

图15b　增殖性糖尿病视网膜病变，视盘及视网膜其他部位的新生血管（FFA）

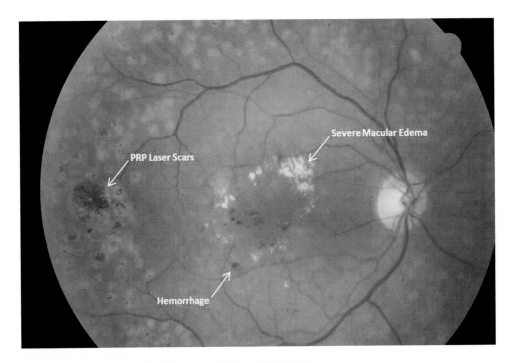

图16a　糖尿病性黄斑水肿，全视网膜光凝（PRP）（右眼）

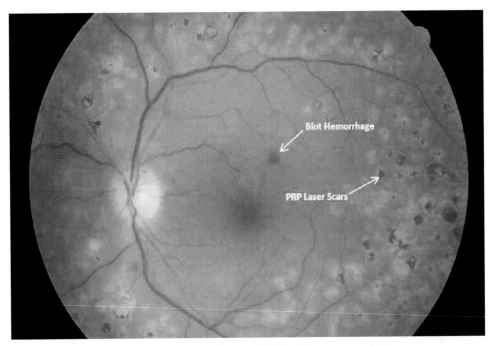

图16b　糖尿病性黄斑水肿，全视网膜光凝（PRP）（左眼）

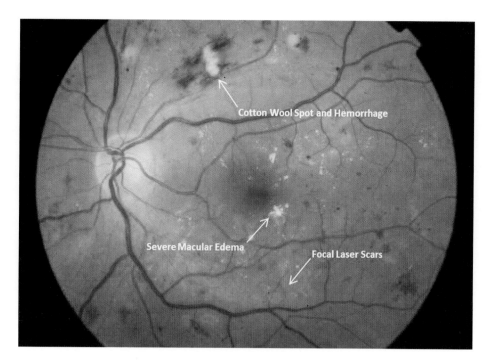

图17a　局灶性激光治疗后持续性糖尿病性黄斑水肿

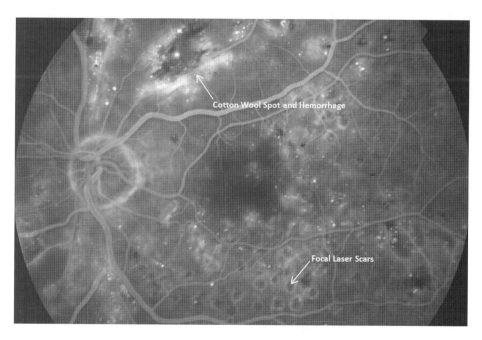

图17b　局灶性激光治疗后持续性糖尿病性黄斑水肿（FFA）

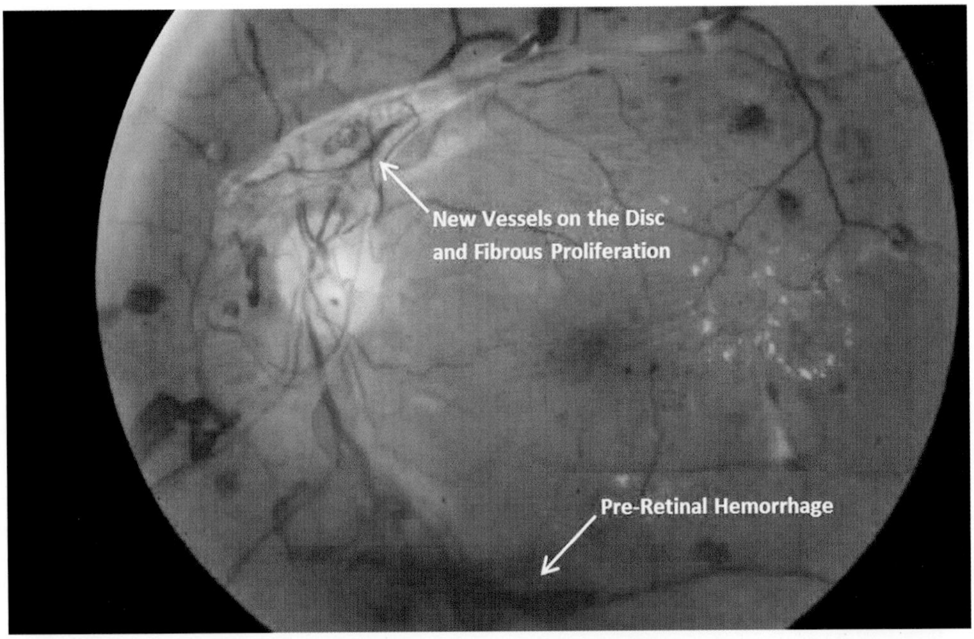

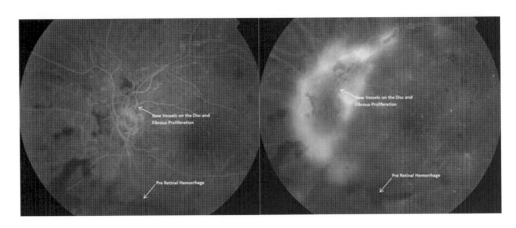

图18a　增殖性糖尿病视网膜病变伴视网膜前出血

图18b　增殖性糖尿病视网膜病变伴视网膜前出血（FFA）

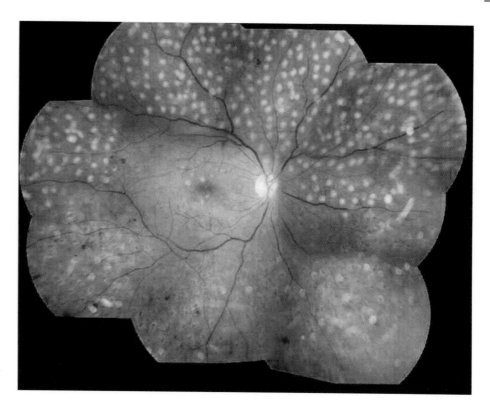

图19　全视网膜光凝（PRP）。第一疗程：下方视网膜（激光瘢痕）。第二疗程：上方视网膜（新鲜激光斑）。将进行第三疗程来完成PRP

糖尿病眼病筛查，评估和治疗指南

　　ICO组织为了建立ICO的糖尿病眼病诊治指南，收集了世界各地的关于糖尿病视网膜病变之**筛检、评估和治疗**的指南。其目的是为了减少世界范围内的糖尿病所致的视力丧失。

　　相关的指南：

www.icoph.org/taskforce-documents/diabetic-retinopathy-guidelines.html。

　　这个糖尿病视网膜病变的筛查指南，除了可建立一个统一筛查标准外，还可用于：

● 整合至ICO的课程教育中，促进培训和继续教育的发展，以迎合公众的需要。

● 发展评估公共卫生的框架，促进相关卫生体系的发展、巩固和控制。

　　若有相关问题、建议挥着其他的资源，请发送邮件至：info@icoph.org。

关于 ICO

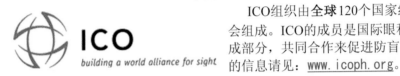

ICO组织由**全球**120个国家级及下属协会组成。ICO的成员是国际眼科协会的组成部分，共同合作来促进防盲事业。更多的信息请见：www.icoph.org。

印刷版权

　　ICO糖尿病眼病诊治指南由新加坡眼科研究所（SERI），新加坡国立眼科中心在国际眼科协会的世界眼科大会上颁布。更多关于SERI的资讯：www.seri.com.sg。

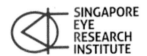

图片版权

　　ICO糖尿病眼病诊治指南中的图片来源：

● 泛美眼科协会（图19）

● 新加坡眼科研究所，新加坡国立眼科中心（封面上及左下，以及图1-18b）

● 墨尔本大学，封面图片（右下）

*图片可被用于ICO指南的翻译版本或授权版本中。不得用于任何商业用途。一旦使用，**必须注明并归功于资料来源单位**。

ICO Headquarters:
Bruce E. Spivey, MD, President
945 Green Street #10
San Francisco, California 94133
United States
Fax: +1 (415) 409-8411
Email: info@icoph.org
Web: www.icoph.org

ICO Examinations Office:
David Taylor, FRCOphth, Director for Examinations
11-43 Bath Street
London EC1V 9EL
England
Fax: +44 (0) 20 7608 6947
Email: assess@icoph.org
Web: www.icoexams.org/contact

ICO International Fellowships Office:
Veit-Peter Gabel, MD, Director for Fellowships
Kuechelstraße 14
81375 Munich
Germany
Fax: +49 3212-3200120
Email: fellowship@icoph.org
Web: www.icoph.org/fellow

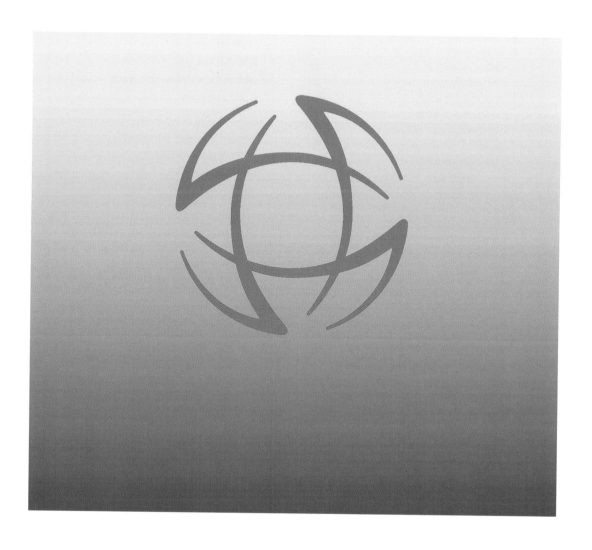

八、我国糖尿病视网膜病变临床诊疗指南(2014年)

我国糖尿病视网膜病变临床诊疗指南(2014年)

中华医学会眼科学会眼底病学组

糖尿病视网膜病变(diabetic retinopathy,DR)是工作年龄人群第一位的致盲性疾病。随着我国国民经济快速增长和人们生活方式的改变,糖尿病患者迅速增加,2010年发表的数据表明我国20岁以上糖尿病患者已超过9 200万,是全球糖尿病患者人口最多的国家[1]。随着糖尿病患者病程的延长,DR的患病率逐年增加,致盲率也逐年升高。制定中国DR的筛查处置指南成为当务之急。

DOI:10.3760/cma.j.issn.0412-4081.2014.11.014

通信作者:黎晓新,100044北京大学人民医院眼科 视觉损伤与修复(北京大学)教育部重点实验室 视网膜脉络膜疾病诊治研究北京市重点实验室;Email:dr_lixiaoxin@163.com

这是第一版我国DR诊疗指南,用以指导全科医师、眼科专科医师和眼底病专业医师。指南包括了DR的预防、筛查、转诊、干预、全身管理、患者教育等方面,干预指南包括了药物干预和手术干预以及DR患者合并白内障、青光眼的处理原则。指南参考了2个中国糖尿病相关指南,1个中国DR分类指南,6个国际DR指南,参考文献212篇,其中发表在《中华眼科杂志》和《中华眼底病杂志》等国内核心杂志论文110篇,包括1年前完成的雷珠单克隆抗体治疗DR黄斑水肿多中心、随机、双盲、对照研究的数据。指南还参考了美国DRS、ETDRS的研究成果以及澳大利亚的DR指南和糖尿病黄斑水肿指南、加拿大、美国和英国皇家眼科学院的DR指南。这是一部基于我国的医疗卫生环境制定的DR筛查、诊断和干预指南。

一、糖尿病的专业术语及疾病定义、类型和诊断标准

1. 糖尿病的定义、类型和诊断标准：糖尿病是由于胰岛素分泌和(或)胰岛素作用绝对或相对不足引起的以高血糖为主要特征的综合征。我国目前采用世界卫生组织(World Health Organization, WHO)1999年的糖尿病诊断标准和糖代谢状态分类标准，糖尿病的诊断依据静脉血浆葡萄糖，而不是毛细血管血的血糖检测结果[2]。诊断依据糖尿病症状和静脉血浆葡萄糖浓度≥11.1 mmol/L(1 mmol/L = 18 g/L)或空腹血浆葡萄糖浓度≥7.0 mmol/L或口服葡萄糖耐量试验(oral glucose tolerance test, OGTT)2 h的血糖浓度≥11.1 mmol/L。

2. 糖尿病分型：目前我国采用WHO 1999年的糖尿病病因学分型体系，主要根据病因学证据为分型的基础。(1) 1型糖尿病：特指因胰岛β细胞破坏而导致胰岛素绝对缺乏，具有酮症倾向的糖尿病，患者需要终身依赖胰岛素维持

生命[3]。又名胰岛素依赖型糖尿病(IDDM)或青少年糖尿病，易出现糖尿病酮症酸中毒。1型糖尿病病因和发病机制尚不清楚，其显著的病理生理学和病理学特征是胰岛β细胞数量显著减少和消失所导致的胰岛素分泌显著下降或缺失[3]。按照WHO 1999年对于糖尿病的定义与分类，1型糖尿病可分为自身免疫性及特发性1型糖尿病自身免疫性1型糖尿病：胰岛自身抗体多为阳性，提示病因可能是自身免疫反应破坏胰岛β细胞所致，多以酮症或酮症酸中毒起病。成人隐匿性自身免疫糖尿病(latent autoimmune diabetes in adults, LADA)，在病因上亦属于自身免疫性1型糖尿病，但由于患者起病年龄及临床表现均貌似2型糖尿病，易被误诊。特发性1型糖尿病的病因尚不明确。(2)2型糖尿病：又名非胰岛素依赖型糖尿病(NIDDM)，易出现非酮症高血糖高渗性昏迷(NKHHC)。2型糖尿病也叫成人发病型糖尿病，多在35~40岁之后发病，占糖尿病患者90%以上。2型糖尿病患者体内产生胰岛素的能力并非完全丧失，但由于血

表1　我国DR的流行病学调查文献资料

作者	地区或医院	DR诊断方法	DR诊断标准	入组人群年龄范围	总样本量	糖尿病患者例数(例)	DR例数[例(%)]	PDR例数[例(%)]
王红波等[15]	山西省长治东部农村	免散瞳眼底照相	中华医学会眼科学分会眼病学组1985年制定的DR分期标准	15岁以上	实际受检/总人数:57 500/63 409	2 632	986(37.46)	196(7.4)
Xu等[16]	北京市城区	眼底照片	WHO标准Airlie House分类系统	20~80岁	实际受检2 007例/2 462例DM人群	2 007/2 462	49(24.7±1.0)	6(3.3±0.4)
舒相汶等[17]	山东省8个地区农村	DR问卷调查、空腹血糖、尿蛋白以及视力、裂隙灯显微镜、直接检眼镜检查	2002年国际分级标准	25岁以上	16 330例，完成眼底检查者689例	707	181(26.3)	45(6.53)
谢田华等[18]	无锡市滨湖区	病史询问、全身检查，视力、裂隙灯显微镜、直接检眼镜检查和血样采集	2002年国际DR分型标准	50岁及以上	实际受检者6 150例，实际分析663例	703	36(5.1)	2(0.3)
何守志等[19]	北京，首钢公司员工	直、间接检眼镜检查眼底	1985年中华医学会眼科学分会分期标准	30岁以上	29 938例，实际受检534例	955	90(16.9)	2(0.37)
伍春荣等[20]	北京,解放军第三〇六医院	眼并发症筛查中散瞳检查眼底和荧光素眼底血管造影	1985年中华医学会眼科学分会分期标准	13~87岁	2 739例2型糖尿病	2 739	761(27.8),	114(4.2)
张惠蓉等[21]	北京大学第三医院	荧光素眼底血管造影	国内分期标准ᵃ	未明确	252例DM，501只眼	252	464只眼(92.6)	162只眼(32.3%)
李立新等[22]	北京大学人民医院眼科	直、间接检眼镜检查眼底，可疑病例绘彩图、眼底照相或荧光素眼底血管造影	1985年中华医学会眼科学分会分期标准	22~79岁，平均58岁	468例门诊患者	468	DR 56.3%，NPDR 34%	22.3%
Du等[23]	青岛大学医学院附属医院	直、间接检眼镜检查眼底	ICO国际分型标准	(61.23±16.71)岁	3 326例2型糖尿病	3 326	834例(25.08%)	283例

注：文献15~19为基于地区的流行病学调查，文献20~23为基于医院的流行病学调查；ᵃ示文内诊断标准未明确，推测应为1985年的标准；DR示糖尿病视网膜病变；NPDR示非增生期糖尿病视网膜病变；PDR示增生期糖尿病视网膜病变

糖过高或胰岛素抵抗,患者体内的胰岛素是一种相对缺乏。可以通过某些口服药物刺激体内胰岛素的分泌。但到后期仍有部分患者需要像 1 型糖尿病那样进行胰岛素治疗。病因和发病机制目前亦不明确,其显著的病理生理学特征为胰岛 β 细胞功能缺陷所导致的胰岛素分泌减少(或相对减少)或胰岛素抵抗所导致的胰岛素在机体内调控葡萄糖代谢能力的下降或两者共同存在[4]。(3)特殊类型糖尿病:在不同水平上(从环境因素到遗传因素或两者间的相互作用)病因学相对明确的一些高血糖状态。(4)妊娠糖尿病:在妊娠期间被诊断的糖尿病,不包括被诊断糖尿病患者妊娠时的高血糖状态。

二、我国糖尿病和 DR 的流行病学特征

1. 糖尿病流行病学特点:糖尿病在全球的患病率很高,且处于快速增长阶段。据国际糖尿病联盟(International Diabetes Federation, IDF)统计,2013 年全球有 3. 82 亿例糖尿病患者,中国是全球 20 ~ 79 岁糖尿病患者最多的国家,拥有9 800 万糖尿病患者[4]。

近 30 年,我国糖尿病患病率显著增加。1980 年全国 14 省市 30 万人流行病学资料显示,糖尿病患病率为 0. 67% 。90 年代增长至 2. 5% 。2000 年,我国已有 2080 万糖尿病患者[5],2007 至 2008 年,中华医学会糖尿病学分会组织全国 14 个省市进行糖尿病流行病学调查[2],估计我国 20 岁以上的成年人糖尿病患病率为 9. 7% ,中国成人糖尿病总数达9 240 万[1],其农村约 4 310 万,城市约 4 930 万。我国可能已成为世界上糖尿病患者数最多的国家。目前,我们还缺乏有代表性的 1 型糖尿病患病率和发病率的研究。根据推算,我国糖尿病总体人群中 1 型糖尿病的比例应小于 5% 。2011 年 IDF 统计,在全球 1. 9 亿小于 15 岁的儿童中,1 型糖尿病患者约 49 万,每年新诊约 7. 7 万例,年增加率约 3. 0%[6]。

2000 年世界卫生组织 Diabetes Mondiale (Diamond)研究统计,中国儿童 1 型糖尿病(小于 15 岁)的标化发病率为0. 57/10 万/年,是世界上发病率最低的国家之一。需要指出的是,由于 1997 年糖尿病诊断标准的改变,以及调查方法的不同,可能造成糖尿病患病率估计的偏差。2007 至 2008 年完成的全国糖尿病流行病学调查采用自然人群 OGTT 来调查糖尿病患病率,可能更准确地反映我国糖尿病和糖尿病前期的流行情况。

2. DR 的流行病学:在许多国家,DR 是成年人中可预防性失明的最常见的原因。美国[7]40 岁以上人群的 DR 患病率为 3. 4% (410 万人),其中威胁视力的比例为 0. 75%(89. 9 万人)。DR 在 2 型和 1 型糖尿病患者中的患病率分别为 40. 3% 和 86% ,其中威胁视力的视网膜病变分别占 8%和 42% 。英国利物浦的一项研究[8]估计 DR 在 1 型和 2 型糖尿病患者中的患病率为 45. 7% 和 25. 3% ,其中威胁视力的病变占 16. 4% 和 6. 0% ,增生期的 DR 比例为 3. 7% 和0. 5% 。在其他国家也同样报道糖尿病患者中视网膜病变的患病率情况,澳大利亚和加拿大糖尿病患者中视网膜病变比例在 25% ~ 40% 左右,其中增生期的视网膜病变占 2. 1% ~2. 5%[9-10]。继发于糖尿病的黄斑水肿的视力损害比例约为1% ~ 3%[11-12]。在我国,视网膜病变在糖尿病患者人群中的患病率为 24. 7% ~ 37. 5% ,其中增生期视网膜病变比例在3. 3% ~ 7. 4% (表 1)。一项我国流行病学的 Meta 分析显示,我国 DR、非增生性 DR (non-proliferative diabetic retinopathy, NPDR)与增生性 DR (proliferative diabetic retinopathy, PDR)在总体人群中的发病率分别为 1. 3%[95% 可信区间(confidence interval, CI)为 0. 5% ,3. 2%]、1. 1%(95% CI 为 0. 6% ,2. 1%)和 0. 1% (95% CI 为 0. 1% ,0. 3%),在糖尿病罹患人群中的发病率分别是 23. 0%

表 2　我国糖尿病黄斑水肿流行病学调查文献资料

作者	地区或医院	DR 诊断方法	DR 诊断标准	入组人群年龄范围	总样本量	糖尿病患者例数	DME 例数
Wang 等[24]	上海市长宁区北新泾街道	相干光断层扫描	2001 年 AAO 诊断标准	43 ~ 81 岁	108 132 例居民,实际检查 795 例糖尿病患者,DR 患者 215 例	795	64/151(30. 46%)
Xie 等[25]	北京市海淀区和大兴区榆垡镇	眼底照片	ETDRS 严重程度分级	40 岁以上	4 439 例,实际检查 4 127 例	235	12 例(5. 2%),CSME 6 例
Wang 等[14]	河北省邯郸市永年县	视网膜照片	改良的 ETDRS c 分级	30 岁以上	6 830 例,实际检查 5 597 例	387	5. 2%
张美霞等[26]	四川大学华西医院	荧光素眼底血管造影	1984 年第三届全国眼科学术会议统一标准	27 ~ 89 岁	糖尿病患者 1 521 例	1521	468 例 791 只眼,30. 77%
蒋晶晶等[27]	北京大学人民医院眼科	相干光生物测量、间接检眼镜、相干光断层扫描和荧光素眼底血管造影,屈光检查	国际临床 DR 严重程度分级标准和黄斑水肿严重程度分级标准	29 ~ 80 岁	糖尿病患者 118 例,病程大于 10 年	118	27 例(22. 9%)
李立新等[28]	北京大学人民医院内分泌科	超声波检查、散瞳前测压平眼压	全国统一的分期标准	22 ~ 79 岁	糖尿病患者 705 例,1 409 只眼	705	盲眼 293 只,弥漫性黄斑水肿 7 只(2. 4%)

注:文献 24、25 和 14 为基于地区的流行病学调查,文献 26 ~ 28 为基于医院的流行病学调查;DR 示糖尿病视网膜病变;AAO 示美国眼科学会;ETDRS 示糖尿病视网膜病变治疗研究;DME 示糖尿病黄斑水肿;CSME 示临床有意义的黄斑水肿

· 854 ·

（17.8% ~ 29.2%）、19.1%（13.6% ~ 26.3%）和 2.8%（1.9% ~4.2%）[13]。基于我国各地区流行病学调查显示，糖尿病黄斑水肿（diabetic macular edema, DME）与临床有意义的黄斑水肿（clinical significant macular edema, CSME）在糖尿病罹患人群中的发病率分别为 5.2%（3.1% ~ 7.9%）和 3.5%（1.9% ~6.0%）[14]（表2）。

三、DR 定义、分期及糖尿病黄斑水肿的分型

1. 定义：DR 是糖尿病导致的视网膜微血管损害所引起的一系列典型病变，是一种影响视力甚至致盲的慢性进行性疾病。

2. 分期：DR 新的分期方法延续了我国 1985 年中华医学会眼科学分会眼底病学组的分期方法，在内容中与国际分类相衔接。具体如下：

NPDR 分为：（1）Ⅰ期（轻度非增殖期，Mild NPDR）：仅有毛细血管瘤样膨出改变（对应我国 1985 年 DR 分期Ⅰ期 +）（图1）；（2）Ⅱ期（中度非增殖期，Moderate NPDR）：介于轻度到重度之间的视网膜病变，可合并视网膜出血、硬渗和

（或）棉絮斑（图2）；（3）Ⅲ期（重度非增生期，Severe NPDR）：每象限视网膜内出血≥20 个出血点，或者至少2 个象限已有明确的静脉串珠样改变，或者至少1 个象限视网膜内微血管异常（intraretinal microvascular abnormalities, IRMA），无明显特征的增生性 DR（对应我国 1985 年 DR 分期Ⅲ期 + +）（图3）。

PDR 分为：（1）Ⅳ期（增生早期，early PDR）：出现视网膜新生血管（neovascular elsewhere, NVE）或视乳头新生血管（neovascular of the disc, NVD），当 NVD >1/4 ~ 1/3 视乳头直径（disc area, DA）或 NVE > 1/2DA，或伴视网膜前出血或玻璃体出血时称"高危增生型"（high risk PDR）（对应我国 1985 年 DR 分期Ⅳ期）（图4）；（2）Ⅴ期（纤维增生期，fibrous proliferation）：出现纤维膜，可伴视网膜前出血或玻璃体出血（对应我国 1985 年 DR 分期Ⅴ期）（图5）；（3）Ⅵ期（增生晚期，advanced PDR）：牵拉性视网膜脱离，合并纤维膜，可合并或不合并玻璃体积血，也包括虹膜和房角的新生

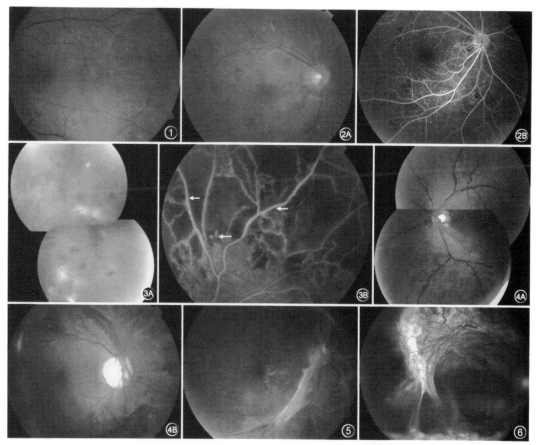

图1　糖尿病视网膜病变Ⅰ期（轻度非增殖期）彩色眼底图像　　图2　糖尿病视网膜病变Ⅱ期眼底表现　2A 示彩色眼底图像；2B 示 FFA 图像　　图3　糖尿病视网膜病变Ⅲ期（重度非增殖）眼底表现　3A 示彩色眼底图像；3B 示 FFA 图像，白箭头示静脉串珠，黄箭头示视网膜内微血管异常　　图4　糖尿病视网膜病变Ⅳ期（增殖早期）患者彩色眼底图像　4A 示红色花边型；4B 示高危增殖型，可见视网膜新生血管合并视网膜前出血和玻璃体出血　　图5　糖尿病视网膜病变Ⅴ期（纤维增殖期）（胶质型 PDR）彩色眼底图像　　图6　糖尿病视网膜病变Ⅵ期（增殖晚期）（牵引性视网膜脱离）彩色眼底图像

中华眼科杂志 2014 年 11 月第 50 卷第 11 期　Chin J Ophthalmol, November 2014, Vol. 50, No. 11

血管(对应我国 1985 年 DR 分期 Ⅵ期)(图6)。

　　增生性 DR 分为两种类型,一种以视网膜新生血管为主,也称红色花边型 PDR(Florid PDR),见图 4;另一种以纤维血管膜或纤维膜为主,也称胶质增生型 PDR(Gliotic PDR),见图 5,我国原 DR 指南的Ⅳ期和Ⅴ期对应的是这两种类型。糖尿病黄斑水肿分型采用国际分类。

　　3. 糖尿病黄斑水肿定义及分类:糖尿病黄斑水肿的定义为黄斑区内毛细血管渗漏致黄斑中心 2 个 DA 视网膜增厚,糖尿病黄斑水肿有局灶型和弥漫型,根据治疗效果又分为临床有意义的黄斑水肿,也可根据治疗效果分为:(1) CSME:又称“局灶性黄斑水肿”。黄斑区有出血点,通常有环形或三角形硬渗,FFA 显示局部早期分散的强荧光点,后期渗漏,液体来自毛细血管瘤样膨出,如果黄斑中心 500 μm 内视网膜增厚、黄斑中心 500 μm 内有硬性渗出伴邻近视网膜增厚、≥500 μm 有硬性渗出及视网膜增厚,并影响位于中心周围至少 1 PD 范围的任意部分;(2) 弥漫性黄斑水肿:通常黄斑区毛细血管造影晚期广泛渗漏,通常看不到毛细血管瘤样膨出,常无硬渗,黄斑区视网膜弥漫性增厚,可以有视网膜内囊性改变;(3) 黄斑缺血(macular ischemia)系指黄斑区内毛细血管网的部分闭锁,可出现在黄斑中心凹旁或中心凹

部,表现为中心凹毛细血管拱环扩大,无论是局灶型还是弥漫型黄斑水肿均可合并不同程度缺血性改变,这时也称“混合型黄斑水肿”。黄斑水肿详见表 2,眼底表现见图 7~9。

　　四、DR 的危险因素及预防

　　1. 糖尿病的危险因素:血糖、血压、血脂[29-31]是视网膜病变发生的 3 个重要危险因素。糖尿病病程是视网膜病变最重要的发生因素[32-36]。1 型糖尿病患者病程 5、10、15 年视网膜病变发生率分别为 25%、60% 和 80%[37-38]。2 型糖尿病 5 年以内病程者,使用胰岛素与不使用胰岛素治疗的患者中发生视网膜病变的比例为 40% 和 24%,该比例在病程长达 19 年以上的患者中分别增加到 84% 和 53%。2 型糖尿病患者病程 5 年以下与 25 年以上发生增生型视网膜病变的比例分别为 2% 和 25%[37]。糖尿病患者的血糖水平、糖化血红蛋白(HbA1c)浓度的水平与视网膜病变的发生有直接关系。

　　除此以外,视网膜病变的发生发展还与不良嗜好有关,例如吸烟、饮酒。吸烟会增加 DR 发生率,是 2 型糖尿病发生视网膜病变独立的可控风险因素[39-40],不吸烟者相比吸烟者视网膜病变 6 年发生率低 1/3,相对风险率(relative risk, RR)为 0.63[41],戒烟可以帮助预防 DR 的进展[42]。其他的风险因素包括蛋白尿[22]、妊娠[43]、体重指数(body mass index, BMI)[44]、维生素 D[45]、染色体 1p、3 和 9[46-47],ALR2[48]。

　　2. DR 风险因素的预防:良好的血糖控制,可以帮助阻止视网膜病变发生,减缓增生期病变发生进程,特别应注意在糖尿病早期进行良好的血糖控制,对于 DR 的长久预后非常重要。此外在控制血糖时应密切观察以预防低血糖以及心血管事件风险[49-51],对于有心血管疾病的老年患者,血糖控制的标

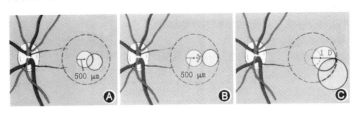

图7　临床有意义的糖尿病黄斑水肿示意,虚线示黄斑,蓝色示水肿区,黄色示半径为 500 μm 或 1 个视乳头直径范围(1 D)坐标,黑色小圆圈示硬性渗出　A、B、C 分别示不同位置的黄斑水肿

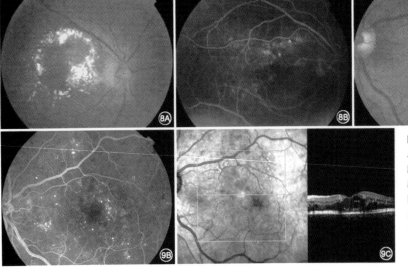

图8　临床有意义的黄斑水肿　A 示彩色眼底图像;B 示 FFA 图像　图9　弥漫型黄斑水肿的眼底表现　A 示彩色眼底图像;B 示 FFA 图像;C 示相干光断层扫描检查结果,绿线内区域为检查部位

· 856 ·　中华眼科杂志 2014 年 11 月第 50 卷第 11 期　Chin J Ophthalmol，November 2014，Vol. 50，No. 11

准可以放宽（NICE quality standards June 2011）[52]。在有 DME 的患者中应避免使用比格列酮，有证据提示比格列酮使用可能增加 DME 发生率高达 2.6 倍[53]。

目前认为，血压控制可以缓解视网膜病变的进展[34、54]。推荐血压控制水平在各个指南中有所不同，UKPDS 研究中强化血压的目标是小于 150/85 mmHg（1 mmHg = 0.133 kPa），而非强化治疗组是 180/105 mmHg，澳大利亚、英国、加拿大指南推荐血压应控制在 130/80 mmHg 以下。肾素-血管紧张素系统抑制剂在 DR 中的应用是有意义的[55]。1 型糖尿病应用血管紧张素转化酶抑制剂治疗可以显著的降低 50% 的 DR 进展[56]。DIRECT 3 个临床试验的整体结果显示血管紧张素受体抑制剂对于 DR 的减少作用是显著的（P = 0.03 ~ 0.003）[55]。低血压水平对整体有益，但对于视网膜病变的作用缺少临床证据。建议患者在家自行监测血压水平。同时降低血脂水平可以降低 DR 的发生发展[57-58]，建议在内科医师管理下控制血脂。

尽管近来在糖尿病患者群中采用阿司匹林进行心血管疾病的一级预防，但临床试验结果未显示出阿司匹林对心血管疾病的保护作用。ETDRS 研究设计了阿司匹林服用组，但最终结果没有证据证明每天 650 mg 阿司匹林治疗可以延缓或加速 DR 进展，相反，阿司匹林可能在 PDR 患者发生玻璃体出血时延长玻璃体积血的时间[59-60]。然而，多个临床试验的系统综述结果仍支持在具有高危心血管疾病危险因素的 2 型糖尿病患者中阿司匹林对心血管病的保护作用，因此中国 2 型糖尿病指南应用阿司匹林来预防心血管疾病和糖尿病微血管病变的发生[2]，建议 DR 患者在心血管医师管理下依据心血管并发症决定是否需要服用阿司匹林。

五、DR 的筛查及转诊指南

1. 糖尿病患者视网膜病变筛查起始时间：糖尿病患者应在随诊中筛查视网膜病变，对于不同类型的糖尿病，开始筛查视网膜病变以及随诊的时间安排也有所不同。1 型糖尿病发生在 40 岁以前，大多为青少年，发病年龄高峰在 14 岁，美国和加拿大指南推荐在青年期之后诊断糖尿病者应在诊断 3 ~ 5 年后开始筛查眼底[37、61-62]，澳大利亚指南和加拿大指南中提到青春期前诊断的 I 型糖尿病，应在青春期后开始筛查眼底[61-62]。英国指南建议 12 岁开始。我国 DR 患者的发病年龄与诊断年龄有时不完全符合，某些患者第一次诊断为 DM 时可能已出现视网膜病变，故建议青春期前或青春期诊断的 1 型糖尿病在青春期后（12 岁后）开始检查眼底（表 3），之后每年随诊，青春期后发病的患者一旦确诊即进行视网膜病变筛查。对于 2 型糖尿病应在确诊时开始筛查眼底病变，每年随诊一次。对于妊娠糖尿病应在妊娠前或妊娠初期 3 个月开始筛查（表 3）。不同资源的医院可承担不同的筛查内容（图 10），视力出现损伤，不具备诊断和治疗资源的医院应向有资源的医院转诊（表 4）；如果患者得不到充分的视网膜评估，则应交由眼科医师和眼底病科医师进行检查。在我国医疗资源水平不均一，需要针对不同资源水平的医院进行转诊指导。

2. DR 筛查内容和执行医院的建议（图 10）：DR 的初级筛查可由全科医师或经过培训的社区人员进行，非眼科人员进行筛查可通过视力检查，一旦视力 ≤ 0.63（20/30 或 4.8）患者出现突发的视力下降以及视物模糊应进行及时转诊。鉴于我国眼科的资源设施在某些综合医院分布不足，所以筛查执行医院采用"资源匮乏"、"资源有限"和"资源充足"分类。"资源"系指眼科设施。

表 3　我国不同类型糖尿病患者接受眼科检查首诊和随诊时间建议

类型	首次眼底检查时间	随诊时间
1 型糖尿病	青春期前或青春期发病，可在 12 岁开始筛查，青春期后发病患者一旦诊断即进行筛查	每年 1 次或根据情况
2 型糖尿病	确诊时	每年 1 次或根据情况
妊娠糖尿病	妊娠前或妊娠初 3 个月	NPDR 中度：每 3 ~ 12 个月，NPDR 重度：每 1 ~ 3 个月

注：NPDR 示非增生期糖尿病视网膜病变

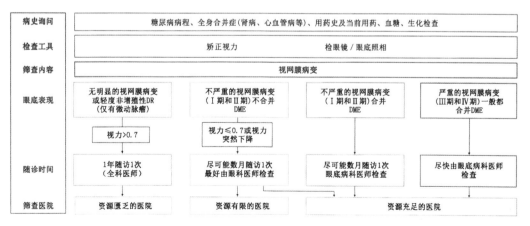

图 10　不同资源的医院筛查糖尿病视网膜病变的内容示意

表4　糖尿病及糖尿病视网膜病变患者基于疾病严重程度分级的转诊和随诊建议

分级	随诊	转诊标准	就诊医院级别
无明显的视网膜病变	1年随访1次（无需眼科医师检查）	矫正视力≥0.63（或4.8）	资源匮乏的医院
不严重的视网膜病变（Ⅰ期和Ⅱ期）不合并糖尿病黄斑水肿	尽可能数月随访1次，最好是由眼科医师检查	矫正视力<0.6（或4.8）或视力突然下降	有限资源或资源充足的医院
不严重的视网膜病变（Ⅰ期和Ⅱ期）合并糖尿病黄斑水肿	尽可能数月随访1次，最好由眼底病科医师检查	无	资源充足的医院
严重的视网膜病变（Ⅲ期和Ⅳ期）一般都合并糖尿病黄斑水肿	尽快由眼底病科医师检查	无	资源充足的医院

表5　全视网膜光凝各参数的指标

参数	指标
光斑大小（视网膜上）	200～500 μm，500 μm[如使用Rodenstock镜（或类似镜子）氪激光光斑直径为200 μm，使用三面镜时则为500 μm]
曝光时间	0.1～0.3 s
曝光强度	轻度灰白色（即2+～3+反应）
分布	间隔1～2个光斑
激光次数	1～3次
鼻侧距离视乳头	≥500 μm
颞侧距离视黄斑中心	≥3 000 μm
上/下界	不超过颞侧血管弓1～3个光斑直径
延伸程度	血管弓开始（黄斑中心3 000 μm以外），至少到赤道
激光斑总数	1 200～1 600。有可能少于1 200点，如玻璃体出血或无法实现预先计划的全视网膜光凝。同样，也可能超过1 600点，例如屈光介质混浊导致激光吸收所致的初始治疗困难。
波长	绿色、黄色或红色

资源匮乏的医院：仅能作视力检查，视力检查者应接受培训。

资源有限的医院：可以进行直接或间接眼底镜检查或眼底照相，能够对DR进行分期，最好是由眼科医师进行，如果无眼科医师，可以由经过培训的全科医师进行。

资源充足的医院：具备各种眼底照相、FFA、OCT及治疗设备，可以对严重视网膜病变进行评估和干预。

六、DR的评估

1. 糖尿病患者首诊评估：糖尿病患者首诊时应该行详细的眼科评估以全面了解双眼视力情况，DR的严重程度，是否伴有黄斑水肿以及黄斑水肿的分型。同时了解患者糖尿病的病史以及治疗情况。具体内容包括：

患者病史记录要点：(1)糖尿病病程；(2)既往和当前血糖控制（糖化血红蛋白）和生化检查结果；(3)药物（尤其是胰岛素、口服降糖药、降压药和降脂药和全身抗凝药）；(4)全身病史（如肾脏疾病、系统性高血压、血脂水平、妊娠）；

(5)眼病史，眼和全身手术史。

初次体检要点：(1)视力；(2)眼压；(3)必要时行前房角镜检查（例如，发现虹膜新生血管或者眼压升高时）；(4)裂隙灯生物显微镜；(5)眼底检查。

眼底检查评估方法：(1)诊断DR最常用的两个方法是散瞳后眼底照相和裂隙灯生物显微镜下眼底检查；(2)眼底情况的检查需要注意以下几点：帮助DR的诊断和分期；周边视网膜以及玻璃体检查；黄斑水肿检查建议采用OCT和FFA；新生血管检查（NVD和NVE）必要时可用FFA；严重NPDR征象；玻璃体积血或白内障建议使用眼底超声评估视网膜被牵拉和牵引性视网膜脱离。

2. DR患者随访评估：DR患者随访检查时，视觉症状、视力、眼压和眼底检查是必不可少的。具体包括：

随访病史：(1)视觉症状；(2)血糖（血红蛋白A1c）；(3)全身情况（如妊娠、血压、血清胆固醇、肾功能）；(4)全身用药情况；(5)眼部治疗。随访时查体项目：(1)视力；(2)眼压；(3)眼底检查；(4)裂隙灯与虹膜检查；(5)必要时行前房角镜检查（例如，可疑虹膜新生血管或者眼压升高时）。

辅助检查：(1)各种类型眼底照相设备；(2)FFA并非诊断DME或PDR所必需的，这两者都能通过临床检查进行确诊；(3)FFA可用于指导DME治疗和评价不明原因的视力下降。造影可识别可能导致黄斑水肿的黄斑毛细血管无灌注区或毛细血管渗漏来解释视力丧失的原因；(4)OCT是识别视网膜水肿的部位和严重程度的最灵敏的方法。

患者教育：(1)与患者讨论检查结果及其意义；(2)建议无DR的糖尿病患者每年接受一次散瞳检查；(3)告知患者DR的有效治疗依赖于及时的治疗，即使是有良好的视力且无眼部症状者也要定期随诊；(4)告知患者降低血脂水平、维持接近正常的血糖水平和血压的重要性；(5)与其内科医师或内分泌科医师沟通眼部的相关检查结果；(6)为手术效果不好或无法接受治疗的患者提供适当的支持（例如，提供咨询、康复或社会服务等）；(7)为低视力患者提供低视力功能康复治疗和社会服务。

3. 非增生期DR的眼底表现：(1)点状出血和毛细血管瘤样膨出（图11）：眼底显示孤立的、小球形的、不同大小的红点。FFA显示毛细血管瘤样膨出，这可能反映视网膜毛细血管周细胞破坏后，血管壁张力下降。是DR的特征性改变；个别毛细血管瘤样膨出可能发生渗漏，导致点状出血、水肿和渗出，但可以在自发血栓形成后自发吸收，栓塞后的毛细血管瘤样膨出通常临床不可见。(2)斑状出血（图12）：该区域由于成群毛细血管闭塞导致视网膜内斑状出血形成（图12）。病变位于外丛状层，因此并不遮挡位于其上方的毛细血管床，这与火焰状出血不同，后者位于视网膜更表浅的位置。斑状出血提示视网膜深层梗死的存在。(3)棉绒斑（图13）：神经纤维层的梗死灶，因轴突的轴浆流中断运输物质累积，造成末端肿胀，形成了棉绒斑；棉絮斑最常见于神经纤维密集区域，例如视神经鼻侧，这些特征不是DR所特有的，它们的出现也不会增加产生新生血管的风险。例如，它们可以在高血压或 HIV/AIDS 等其他疾病中出现。其本身不会增加新生血管形成的风险。除非视网膜广泛发生棉絮斑,这一变化仍然属于 NPDR 范围。(4)IRMA(图 14):IRMA 是增生前期的改变,发生在无灌注区旁,为毛细血管床或吻合支的扩张部分,也可以是新发生的血管芽,眼底镜下呈树墩状或末端尖形扩张,FFA 下容易识别。(5)视乳头改变(图 15):糖尿病患者偶尔可见视乳头水肿(糖尿病性视乳头病变或糖尿病性视神经病变),可以是视乳头炎、缺血性视神经病变或视乳头新生血管等。在糖尿病性视乳头病变的患者中,视力损伤通常不显著。一般与视网膜病变程度关联不大。糖尿病视乳头病变需要与缺血性视神经病变和视乳头新生血管相鉴别。患者的视野大多完整,但视力会有下降。

4. 增生期 DR 眼底特点:增生期 DR 以视网膜或视乳头出现新生血管为标志。(1)增生早期(Ⅳ期)视网膜或视乳头新生血管:NVE 常发生于视网膜正常区域和毛细血管闭塞区域的交界处。不要与 IRMA 相混淆,后者也常发生在相同区域。但不会形成血管襻。NVE 开始呈芽状,逐渐长大成网状,FFA 显示随时间延长新生血管大面积荧光渗漏,常沿着主干血管生长。当 NVD > 1/4 ~ 1/3 DA 或 NVE > 1/2 DA 或伴视网膜前出血或玻璃体出血称"高危增生型"

(图 16)。NVD 的新生血管网位于视乳头上和视乳头周围(图 17)。(2)纤维增生期(Ⅴ期):以纤维增生膜为特点(图 18),胶质细胞将占主要成分。纤维膜与视网膜血管粘连紧,部分后脱离的玻璃体牵拉纤维组织,造成玻璃体出血和牵引性视网膜脱离。纤维膜常沿着视乳头和主干血管生长。(3)增生晚期(Ⅵ期):以发生纤维血管膜和牵引性视网膜脱离或混合性视网膜脱离为特点(图 6),可合并玻璃体出血,也包括虹膜的新生血管。

5. 其他部位的新生血管:虹膜新生血管(neovascularization of iris,NVI)又称虹膜红变,表示存在严重的缺血性改变(图 18)[63]。在这种情况下进行房角镜检查以排除房角存在新生血管[64]。NVI 和房角新生血管都可发展为新生血管性青光眼(图 19)。

6. DR 黄斑水肿的眼底特点:DR 患者黄斑区视网膜增厚是由于血-视网膜屏障破坏导致渗出液聚积(细胞外水肿),黄斑区视网膜增厚,常合并硬性渗出(图 8 ~ 10)。(1)CSME:黄斑区有出血点,通常有环形或三角形硬渗,FFA 显示局部早期分散的强荧光点,后期渗漏,液体来自毛细血管瘤样膨出。(2)弥漫性黄斑水肿:黄斑区毛细血管造影晚期广泛渗漏,通常看不到毛细血管瘤样膨出,常无硬渗,黄斑区视网膜弥漫性增厚,可以有视网膜内囊性改变。(3)缺血性

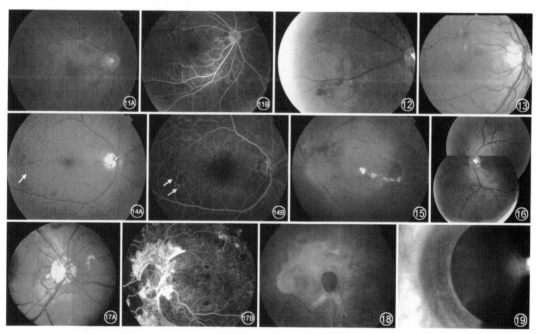

图 11　非增生期糖尿病视网膜病变的眼底表现,可见点状出血和毛细血管瘤样膨出　11A 示彩色眼底图像;11B 示 FFA 图像　　图 12　非增生期糖尿病视网膜病变的彩色眼底图像,可见斑状出血　　图 13　非增生期糖尿病视网膜病变的彩色眼底图像,可见棉绒斑　　图 14　非增生期糖尿病视网膜病变的眼底表现　14A 示彩色眼底图像,箭头示视网膜内微血管异常;14B 示 FFA 图像,白箭头示视网膜内微血管异常,黄箭头示无灌注区　　图 15　非增生期糖尿病视网膜病变的彩色眼底图像,可见糖尿病性视乳头病变　　图 16　增生期糖尿病视网膜病变Ⅳ期(增殖早期)的彩色眼底图像,可见视网膜其他区域新生血管(视网膜新生血管)　　图 17　增殖期糖尿病视网膜病变Ⅳ期(视乳头型新生血管)高危增殖型的眼底表现　17A 示彩色眼底图像;17B 示 FFA 图像　　图 18　增殖型糖尿病视网膜病变Ⅴ期的彩色眼底图像,可见纤维增殖膜形成　　图 19　糖尿病视网膜病变的眼外观,可见虹膜新生血管

黄斑改变：弥漫型和局限型黄斑渗漏均可合并黄斑缺血，FFA 可见黄斑内拱环毛细血管网部分消失或拱环无血管区扩大。黄斑缺血可以是中心性的，中央凹无血管区域受累并扩大；也可以是周围性的，累及颞侧血管弓的分水带或旁中央凹区。如果中央凹无血管区的旁中央凹毛细血管受到影响，患者的视力预后将受限。

七、DR 的干预指南

1. 非增生期 DR：根据视网膜病变的程度以及是否合并黄斑水肿决策是否选行激光治疗。对于未合并黄斑水肿的 DR 不建议行全视网膜光凝（panretinal photocoagulation，PRP）治疗，ETDRS 研究结果显示，进行早期 PRP 比推迟光凝治疗的更容易进展到中度视力下降[65]。NPDR 如合并临床有意义的 DME 进行光凝可以减少 5 年内视力严重下降的风险，一般先行黄斑局部光凝＋推迟的 PRP，即 PRP 只在发生重度 NPDR 或 PDR 时再进行，这种方式是降低中等度视力下降最有效的战略布局[64]。对 NPDR 早期 PRP 光凝显示出对视力的不利影响和视野缩小。

PRP 的激光强度应使病灶出现轻度灰白色（即2＋～3＋反应），通过 2～4 次激光完成，点阵激光可一次完成。激光范围鼻侧距离视乳头≥500 μm 完成，颞侧距离黄斑中心≥3 000 μm，上下不超过颞侧血管弓 1～3 个光斑直径。

PRP 具体方法见表5：（1）光斑大小（视网膜上）：200～500 μm，500 μm[如使用 Rodenstock 镜（或类似镜子）氩激光光斑直径为 200 μm，使用三面镜时则为 500 μm]；（2）曝光时间：0.1～0.3 s；（3）曝光强度：轻度灰白色（即2＋～3＋反应）；（4）分布：间隔 1～2 个光斑直径；（5）激光次数：1～3 次；（6）鼻侧距视乳头：≥500 μm；（7）颞侧距离黄斑中心：≥3 000 μm；（8）上/下界：不超过颞侧血管弓 1～3 个光斑直径；（9）延伸程度：血管弓开始（黄斑中心 3 000 μm 以外），至少到赤道；（10）激光斑总数：一般 1200～1600。有可能少于 1200，如玻璃体出血或无法发成预先计划的 PRP。同样，也可能超过 1600，如屈光介质混浊导致激光吸收所致的初始治疗困难；（11）波长：绿色或黄色或红色。

2. 增生期 DR：增生早期 DR 如果不合并黄斑水肿可以考虑推迟 PRP，直至出现黄斑水肿，根据 ETDRS 研究报告[9]，不合并黄斑水肿的严重 DR（严重视网膜病变指严重 NPDR 或早期 PDR）不要行 PRP，作了 PRP 的比推迟光凝更容易进展到中度视力下降。合并 DME 的重度 NPDR 和 PDR 早期，进行光凝对比推迟光凝 5 年视力严重下降的风险从 6.5% 降到 3.8%～4.7%。因此如果合并黄斑水肿的增生早期 DR 可以先进行 PRP，PRP 后如果仍存在黄斑水肿再进行黄斑局部光凝。不建议 PRP 和黄斑光凝同时进行。PRP 的目的是破坏视网膜的无灌注区，降

低视网膜的缺血反应。方法见表5。对高危 PDR 增生早期应在能看清眼底时尽快积极的进行 PRP。增生晚期存在纤维血管膜（胶质型 PDR）和牵拉性视网膜脱离建议玻璃体切除术治疗。

DR 的治疗流程见图 20。

3. 增生早期视网膜新生血管合并黄斑水肿的治疗：先进行 PRP 还是先进行黄斑光凝取决于下列思考：对于年轻人活动性的视网膜新生血管，考虑新生血管发展迅速，建议先进性周边部 PRP，也可考虑与黄斑光凝同时进行。PRP 可以分几次完成，也可以一次或二次完成，这方面没有 I 级循证，但是避免过强大量的光凝导致治疗后的脉络膜水肿反应。目前使用的点阵扫描激光（pattern scanning laser systems）不会增加黄斑水肿，不再需要多次完成。

4. 增生高危期避免 PRP：当患者合并严重的玻璃体积血或视网膜前出血，激光治疗常常不能进行，有些病例可以考虑玻璃体切除手术。

5. PRP 治疗的并发症：激光治疗时可能会有疼痛，通过球旁或球周麻醉缓解；激光治疗后会有患者出现视物模糊、黄斑水肿等，可球旁注射地塞米松；激光过密可导致视野缩小；激光斑过强时可穿透 Bruch 膜引发脉络膜新生血管膜。

6. DR 的玻璃体手术：增生期进展性 DR 的玻璃体手术的适应证为不吸收的玻璃体出血，增生性 DR 纤维增生膜、视网膜前出血、视网膜被牵拉以及牵拉导致的视网膜脱离，牵拉孔源混合性视网膜脱离；玻璃体出血合并白内障，玻璃体出血合并虹膜新生血管等。

八、糖尿病黄斑水肿的干预指南

DME 的治疗方法包括激光治疗，抗 VEGF 治疗和糖皮质激素治疗。根据疾病特征选择适合的单独治疗或联合治疗方法。

1. DME 的激光治疗：美国 ETDRS 多中心随机双盲对照研究（1985 年）确定了 DME 激光治疗的有效类型是临床有

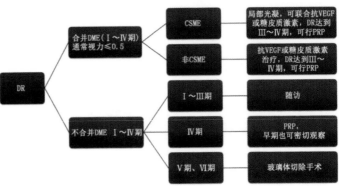

DR 示糖尿病视网膜病变；DME 示糖尿病黄斑水肿；CSME 示临床有意义的黄斑水肿；VEGF 示血管内皮生长因子；PRP 示全视网膜光凝

图 20　糖尿病视网膜病变治疗流程

意义的黄斑水肿,激光的可治疗病变包括两种,分别是视网膜强荧光点(多数是毛细血管瘤样膨出)和渗漏区(包括视网膜无血管区、视网膜内微血管异常、弥漫渗漏的毛细血管床),前者采用局部光凝,后者采用格栅光凝[64]。ETDRS 研究显示基线在 0.5 视力以下激光后改善 6 个字母在 12 个月时治疗组与推迟组分别约为 45% 和 13%($P < 0.05$),视力改善 15 个字母以上不常见 < 3%。2007 年 Diabetic Retinopathy Clinical Research Network 组织多中心研究,将这两种方法对 263 例临床有意义黄斑水肿患者进行了对比研究,可治疗病变为距中心凹 500 ~ 3 000 μm,采用 50 μm 直径的光斑替代原 ETDRS 研究的 50 ~ 200 μm 光斑,对视网膜增厚区内的微血管瘤样扩张进行直接光凝(修改 EDTRS 组),另一组行全黄斑区的弥散格栅光凝(轻微黄斑格栅组),光凝参数相同,均为淡灰色光斑。12 个月结果显示修改 EDTRS 组 23% 黄斑厚度恢复正常,黄斑格栅激光组 17% 恢复正常,视力改善 15 个字母在修改 EDTRS 组 7%,黄斑格栅 5%。修改 EDTRS 组的局部光凝显示了较好的消除黄斑水肿和改善视力的趋势[65]。弥漫性黄斑水肿、以及部分不能明确划分到临床有意义的黄斑水肿,激光治疗未显示出有效,通常首选其他治疗方法,如抗 VEGF、眼内应用糖皮质激素或手术治疗。光凝治疗一般 3 ~ 4 个月后再次评估黄斑水肿存在与否,如果存在激光的可治疗病变则进行再次局部光凝。

黄斑水肿的激光治疗方法:(1)直接光凝:对距中心小凹 500 ~ 3 000 μm 范围内的黄斑水肿区域内的微动脉瘤样扩张采用光斑直径 50 ~ 100 μm,波长最好选择绿或黄,时间 0.1 s 或更短,直接对微血管瘤样扩张部(microaneurism)或渗漏区光凝,对于毛细血管瘤样扩张采用直径 > 40 ~ 50 μm 的光斑直接光凝,直至微血管瘤样扩张部变暗,可重复治疗,但不要造成 Bruch 膜断裂,激光斑之间的间隔为激光斑宽度的 2 ~ 3 倍。(2)格栅光凝:对距中心小凹 500 ~ 3 000 μm 范围内的黄斑水肿区域内的无灌注区及其周围弥漫渗漏可采用格栅光凝,光斑直径 < 200 μm,强度为淡灰色,可以在盘斑束上但距中心小凹 500 μm,彼此间隔 1 个光斑直径。(3)首次治疗区:距离黄斑中心 500 ~ 3 000 μm 范围内,直接针对视网膜增厚区的微动脉瘤进行光凝。(4)再次治疗区:若侵犯黄斑中心的水肿持续存在,可在距离黄斑中心 300 ~ 500 μm 的范围内,对视网膜增厚区的残留微动脉瘤进行激光光凝。

2. 抗 VEGF 治疗和与光凝的组合治疗:VEGF 是参与 DME 病生理过程的一个重要因子,缺氧、高血糖的病理条件可能导致 VEGF 上调,进而引起渗漏,血管增生等病理过程。目前已有大量证据显示抗 VEGF 治疗在 DME 治疗中的疗效。目前临床有 4 种抗 VEGF 制剂:雷珠单克隆抗体、贝伐单克隆抗体(标签外用药)、阿柏西普、康柏西普。雷珠单克隆抗体的一项随机、双盲、多中心Ⅲ期注册研究(RESTORE)1 年结果[66]显示雷珠单克隆抗体连续 3 个月每月 1 次给药,之后行 PRN(pro re nata, when necessary)模式给药可提高视力 6.1 个字母,雷珠单克隆抗体联合激光治疗模式视力提高

5.9 个字母,效果优于单独激光。中国人群参与的 REVEAL 研究结果显示雷珠单克隆抗体和雷珠单克隆抗体与激光组合治疗 12 个月时视力改善达 5.9 和 5.7 个字母,优于激光治疗组(DME 不分水肿类型)($P < 0.0001$),改善 15 个字母的比例分别为 18.8%、17.8%[67]。一项 eⅢ 期临床试验比较了贝伐单克隆抗体单用、贝伐单克隆抗体联用曲安奈德、激光治疗对于 DME 的疗效[68],各治疗方法平均提高视力为 12.8%、9.5%、10.9%,但差异无统计学意义。

抗 VEGF 治疗需要反复注射,其治疗的模式尚在多项 RCT 中进行探索。推荐在以下情况下应进行抗 VEGF 重复治疗:水肿持续威胁或累及黄斑中心,包括以下任一种:OCT 显示中心视网膜厚度 ≥ 250 μm,尚未完成激光治疗(针对黄斑水肿区域内仍然存在或新出现的毛细血管微动脉瘤样膨出),抗 VEGF 治疗后水肿消退再次评估黄斑水肿类型,如果是临床有意义的黄斑水肿,尚存在血管瘤,建议对血管瘤进行直接局部光凝。

对临床有意义的黄斑水肿的联合治疗,先行抗 VEGF 或曲安奈德还是激光治疗,目前没有专门设计的临床研究证实,DRCR 研究、RESTORE 研究中采用先行抗 VEGF 或曲安奈德减少渗出,然后 7 d 之内进行局部光凝。

抗 VEGF 并发症:雷珠单克隆抗体的安全性已在多个临床研究中得到验证,其最常见的眼部严重不良反应包括眼内炎和眼内压升高,其中眼内炎发生率很低,发生眼内压升高的比例与激光治疗相当。DRCR. net 2011 年的 2 年研究中,雷珠单克隆抗体 + 适度激光组治疗眼内压升高比例为 9%;雷珠单克隆抗体 + 推迟激光组为 6%,对比激光单独治疗(8%)差异无统计学意义,激素联合激光组眼压明显升高。其中 28% 激素治疗组中需要用降眼压治疗,该比例在激光组和雷珠单克隆抗体联合激光组分别为 5% 和 3%。

3. 糖皮质激素的玻璃体腔内注射治疗:2008 年 DRCR 发表了一项多中心随机对照研究[67],88 个中心参与了对非增生期 DME[67],该研究采用修改 ERTRS 的局部光凝,强度采用淡灰色反应进行直接/格栅光凝(330 例)对比曲安奈德 1 mg(256 例)和 4 mg(254 例),无近期 PRP 指征患者中进行的 3 期随机临床试验,比较 3 个治疗组:激光、曲安奈德 1 mg、曲安奈德 4 mg、曲安奈德 4 mg 视力改善优于曲安奈德 1 mg 和激光,1 年时 3 组视力改善无差异,2 年时视力激光组优于曲安奈德组:视力 ≥ 15 个字母在 4 个月时激光、曲安奈德 1 mg、曲安奈德 4 mg 分别为 7%、5% 和 12%;1 年时分别为 14%、10% 和 12%;2 年时分别为 20%、15% 和 16%。最终确定局部/格栅光凝治疗比曲安奈德对控制 DME 更有效。2009 年 Gillies 发表了曲安奈德治疗的 5 年随机对照研究,视力改善 5 个字母以上曲安奈德对比安慰剂在 12 个月时 56% 比 26%,曲安奈德组平均改善 5.7 个字母,5 年时为 42% 比 32%,两组间无统计学差异,曲安奈德组并未减少再治疗的需求。这项研究强调了曲安奈德治疗仍有空间。

再治疗标准:水肿持续存在,没有获得 5 个以上字母改善,一般光凝再治疗间隔 4 个月,很少超过 2 次,经过 2 次光

凝或 2 次 TA,治疗视力不改善建议转变治疗方案。

糖皮质激素治疗的并发症:可合并多种并发症,主要副作用包括眼压升高和白内障。

临床研究显示白内障以及眼内压升高的比例明显高于空白对照组或激光治疗组。DRCR. net 研究结果[69]中显示,4 mg 玻璃体腔曲安奈德(IVTA)组与激光组 3 年的安全性比较,IVTA 治疗组中 83%的患者接受了白内障摘除手术,激光组该比例为 31%。4 mg IVTA 组中有 33%患者眼内压升高超过 10 mmHg(激光组为 4%),其中 12%患者接受了降眼压药物治疗(激光组为 3%),5%接受手术干预。

玻璃体腔应用糖皮质激素治疗应注意监测眼压,发现眼压升高给予降眼压药物,一次注药后一般 8 个月时大部分患者眼压可恢复,对于眼压升高药物不能控制者可进行选择性小梁激光成型术或其他青光眼手术。

当前的临床试验显示,不含防腐剂的曲安奈德单一治疗随诊 3 年劣效于光凝,曲安奈德联合光凝劣效于雷珠单克隆抗体联合即刻光凝或推迟光凝。采纳糖皮质激素治疗要考虑高眼压和白内障形成的并发症。

4. DME 的玻璃体切除术治疗:DRCR 组织的 50 个单位的前瞻性队列研究,入组标准除玻璃体黄斑牵引外,也包括无牵引的黄斑水肿,术中 61%剥除前膜,54%剥除内界膜,40%进行了 PRP,64%术毕玻璃体腔给予糖皮质激素。6 个月时 43%黄斑厚度下降到 250 μm 以下,视力≥10 个字母占 38%。也有 13% ~31%患者术后视力下降。由于手术具有一定的风险,玻璃体切除术一般不作首选治疗方法,但黄斑前膜和玻璃体黄斑牵引导致的黄斑水肿应考虑玻璃体切除术[70],无牵引的持续不吸收的黄斑水肿也可以考虑玻璃体切除术,只是要考虑存在视力下降的风险。

九、糖尿病患者白内障处置指南

年龄相关性白内障在糖尿病患者中发病年龄会提前,患有 DR 是白内障发生的危险因素[71-74],糖尿病视网膜手术治疗可能增加白内障发展[75]。因此在白内障摘除术前应该做好术前评估,如果术前 DR 稳定的情况下可以考虑白内障摘除手术。白内障摘除手术之前无视网膜病变、无 DME 或有视网膜病变不需要行激光治疗的患者,视力恢复程度与无视网膜病变的糖尿病患者相当[76-78],术前存在视网膜病变或做过激光治疗对白内障摘除术后视力恢复可能有负面影响,白内障并发 PDR 时,术前应尽可能使用激光治疗 PDR[77]。如果晶状体透光度差,应作 B 超检查,无增生性病变可正常行白内障摘除手术,术后尽快评估眼底病变,有增生性视网膜病变,甚至视网膜前发现纤维膜则应行前后联合手术。

糖尿病患者行白内障摘除手术中容易发生并发症(OR 1.8)[79],术中瞳孔开大差,术易发生虹膜新生血管、葡萄膜炎。此外,糖尿病患者后囊膜增生风险较高[80-82],术后感染风险增加且眼内炎风险在糖尿病患者高于非糖尿病患者,视力预后差于非糖尿病患者[83-84]。因此术后应该进行积极的随诊,发生并发症及时处理。

白内障摘除手术可能会加重术后 DR 病情,术后 1 年约

20%患者的 DR 有进展,术眼 DR 进展风险高于非术眼[85-88]。治疗手段对白内障术后 DR 预后有很大影响,因此应在术后密切随访 DR 进展,以争取最佳治疗效果[89]。白内障摘除手术同样会加重黄斑水肿,术前已存在的黄斑水肿、DR 严重程度和血糖水平都可影响术后黄斑水肿的进展[90]。白内障摘除手术前存在 DME 应尽可能先控制 DME,也可以考虑在白内障摘除手术同时治疗黄斑水肿。对于白内障术后的黄斑水肿的治疗,糖皮质激素药物和非甾体抗炎药对囊样黄斑水肿效果有一定作用。白内障术后的囊样黄斑水肿应首选非甾体类滴眼液,并行 FFA 以排除糖尿病性黄斑水肿。IVTA 和抗 VEGF 用于人工晶状体眼的黄斑水肿患者也有疗效[91],可于白内障摘除手术后给予。糖皮质激素对有晶状体眼有导致白内障的副作用,但人工晶状体眼黄斑水肿可考虑糖皮质激素治疗黄斑水肿,如长效糖皮质激素植入装置,但要注意眼压。

十、虹膜红变和新生血管性青光眼的处置指南

虹膜红变和新生血管性青光眼是指晚期视网膜缺血可诱发虹膜新生血管的生长,如果累及前房角,可导致难治性青光眼。对于虹膜新生血管的处理推荐:如果屈光间质透明的程度允许激光,应立即行 PRP 治疗,以促使虹膜新生血管退化,PRP 是促使周边缺血性新生血管退行的关键性治疗。术前给予抗 VEGF 治疗可以减少术中出血,可短期内提高新生血管消退率(不是永久性的),一旦有房角新生血管,可以使用抗 VEGF 药物来控制新生血管性青光眼的发生和发展[92-96]。屈光间质混浊不能进行 PRP 的患者,同时还有活动性虹膜新生血管,可以考虑先行周边视网膜的冷凝[97-98],再补充光凝或者早期玻璃体切除术联合术中 PRP 治疗[99-102]。(这两种做法的优劣尚待大量循证依据来确定)。

如果新生血管已造成眼压升高,则应立刻使用各种全身和局部药物降低眼压,尽快使用玻璃体腔抗 VEGF 药物、PRP 或冷凝 + 光凝,新生血管退行后的残留青光眼,可进一步使用控制眼压的手术治疗:包括引流管植入、小梁切除术等,个别病例可附加睫状体光凝。同时应邀请青光眼专科医师参与治疗视力尚可的新生血管性青光眼患者。对于青光眼绝对期患者,应以去除疼痛为主。可以使用外用糖皮质激素类药物和阿托品。糖皮质激素药物有增加角膜感染和穿孔的风险,因此应尽量单独使用阿托品。

志谢　北京大学人民医院眼科中心、中山大学中山眼科中心捐献图片

审核专家委员会

许迅(上海交通大学附属第一人民医院眼科)

王宁利(首都医科大学附属北京同仁医院　北京同仁眼科中心)

(以下按姓氏拼音排列)

陈有信(中国医学科学院 北京协和医学院 北京协和医院眼科)

戴虹(北京医院眼科)

惠延年(第四军医大学唐都医院眼科)

吕林(中山大学中山眼科中心)

孙晓东(上海交通大学附属第一人民医院眼科)

孙心铨(中日友好医院眼科)

唐健(四川大学华西医院眼科)

唐罗生(中南大学湘雅二医院眼科)

唐仕波(爱尔眼科医院集团)

王文吉(复旦大学附属眼耳鼻科医院眼科)

王雨生(第四军医大学西京医院 全军眼科研究所眼科)

魏文斌(首都医科大学附属北京同仁医院 北京同仁眼科中心)

徐格致(复旦大学附属眼耳鼻喉科医院眼科)

邢怡桥(武汉大学人民医院眼科)

张风(首都医科大学附属北京同仁医院 北京同仁眼科中心)

张军军(四川大学华西医院眼科)

张卯年(解放军总医院眼科)

赵明威(北京大学人民医院眼科)

工作委员会（按姓氏拼音排列）

常青(复旦大学附属眼耳鼻喉科医院眼科)

陈松(天津总医院眼科)

陈晓隆(中国医科大学盛京医院眼科)

陈有信(中国医学科学院 北京协和医学院 北京协和医院眼科)

崔彦(济南施尔明眼科医院)

戴虹(北京医院眼科)

方肖云(浙江大学医学院附属第二医院眼科)

黎晓新(北京大学人民医院眼科)

李瑞峰(邢台眼科医院)

李筱荣(天津医科大学眼科医院)

李燕(昆明医学院第一附属医院眼科　天津市眼科医院)

刘庆淮(江苏省人民医院眼科)

刘晓玲(温州医学院附属眼视光医院)

吕林(中山大学中山眼科中心)

马进(浙江大学医学院附属第二医院眼科)

马景学(河北医科大学第二医院眼科)

马翔(大连医科大学附属第一医院眼科)

沈丽君(温州医学院附属眼视光医院)

宋艳萍(广州军区武汉总医院眼科)

苏冠方(吉林大学第二医院眼科)

孙晓东(上海交通大学附属第一人民医院眼科)

唐罗生(中南大学湘雅二医院眼科)

王宁利(首都医科大学附属北京同仁医院　北京同仁眼科中心)

王雨生(第四军医大学西京医院　全军眼科研究所眼科)

魏文斌(首都医科大学附属北京同仁医院　北京同仁眼科中心)

文峰(中山大学中山眼科中心)

邢怡桥(武汉大学人民医院眼科)

徐格致(复旦大学附属眼耳鼻喉科医院眼科)

徐国兴(福建医科大学附属第一医院眼科)

徐海峰(青岛眼科医院)

许迅(上海交通大学附属第一人民医院眼科)

张风(首都医科大学附属北京同仁医院　北京同仁眼科中心)

张美霞(四川大学华西医院眼科)

张明(四川大学华西医院眼科)

赵明威(北京大学人民医院眼科)

赵培泉(上海交通大学医学院附属新华医院眼科)

执笔人

黎晓新(北京大学人民医院眼科)

参 考 文 献

[1] Yang W, Lu J, Weng J, et al. Prevalence of diabetes among men and women in China[J]. N Engl J Med, 2010, 362: 1090-1101.

[2] 中华医学会糖尿病学分会. 中国2型糖尿病防治指南(2010年版)[J]. 中国糖尿病杂志, 2012, 20: S1-S37.

[3] 中国1型糖尿病诊治指南制定委员会. 中国1型糖尿病诊治指南[M]. 人民卫生出版社, 2013: 11-14.

[4] International Diabetes Federation. IDF Diabetes Atlas, 6th edn. Brussels, Belgium: International Diabetes Federation.

[5] Wild S, Roglic G, Green A, et al. Global prevalence of diabetes: estimates for the year 2000 and projections for 2030[J]. Diabetes Care, 2004, 27: 1047-1053.

[6] 中国1型糖尿病诊治指南制定委员会. 2012中国1型糖尿病诊治指南[S]. 2012.

[7] Kempen JH, O'Colmain BJ, Leske MC, et al. The prevalence of diabetic retinopathy among adults in the United States[J]. Arch Ophthalmol, 2004, 122: 552-563.

[8] Younis N, Broadbent DM, Harding SP, et al. Prevalence of diabetic eye disease in patients entering a systematic primary care-based eye screening programme[J]. Diabet Med, 2002, 19: 1014-1021.

[9] Tapp RJ, Shaw JE, Harper CA, et al. The prevalence of and factors associated with diabetic retinopathy in the Australian population[J]. Diabetes Care, 2003, 26: 1731-1737.

[10] Naqshbandi M, Harris SB, Esler JG, et al. Global complication rates of type 2 diabetes in Indigenous peoples: A comprehensive review[J]. Diabetes Res Clin Pract, 2008, 82: 1-17.

[11] Precision Health Economics. Comparing DME prevalence estimates. 2010,

[12] Williams R, Airey M, Baxter H, et al. Epidemiology of diabetic retinopathy and macular oedema: a systematic review[J]. Eye (Lond), 2004, 18: 963-983.

[13] Xu Y, Wang L, He J, et al. Prevalence and control of diabetes in Chinese adults[J]. JAMA, 2013, 310: 948-959.

[14] Wang FH, Liang YB, Zhang F, et al. Prevalence of diabetic retinopathy in rural China: the Handan Eye Study[J]. Ophthalmology, 2009, 116: 461-467.

[15] 王红波, 孙凤仙, 张勤, 等. 山西省长治东部农村地区糖尿病视网膜病变的流行病研究[J]. 中华眼底病杂志, 2010, 26: 109-112.

[16] Xu J, Wei WB, Yuan MX, et al. Prevalence and risk factors for diabetic retinopathy: the Beijing Communities Diabetes Study 6[J]. Retina, 2012, 32: 322-329.

[17] 舒相汶, 王玉, 范传峰, 等. 山东省农村人群糖尿病视网膜病变的流行病学调查[J]. 中华眼底病杂志, 2010, 26: 113-115.

[18] 谢田华, 朱靖, 傅东红, 等. 无锡市滨湖区50岁及以上人群糖尿病视网膜病变患病情况调查[J]. 中华眼底病杂志, 2013, 29: 495-498.

[19] 何守志, 郭玉銮, 李朝辉, 等. 首钢职工糖尿病视网膜病变流行病学调查[J]. 中华眼科杂志, 1997, 33: 381-383.

[20] 伍春荣, 许樟荣, 胡莲娜, 等. 2型糖尿病发生增生性糖尿病视网膜病变的危险因素[J]. 中华眼底病杂志, 2003, 19: 338-340.

[21] 张惠蓉, 刘宁朴, 夏英杰, 等. 糖尿病视网膜病变新生血管和视力预后[J]. 中华眼底病杂志, 1995, 11: 71-73.

[22] 李立新, 杨沁, 黎晓新, 等. 糖尿病视网膜病变与全身因素的相关分析[J]. 中华眼科杂志, 1992, 28: 228-230

[23] Du ZD, Hu LT, Zhao GQ, et al. Epidemiological characteristics and risk factors of diabetic retinopathy in type 2 diabetes mellitus in Shandong Peninsula of China[J]. Int J Ophthalmol, 2011, 4: 202-206.

[24] Wang N, Xu X, Zou H, et al. The status of diabetic retinopathy and diabetic macular edema in patients with type 2 diabetes: a survey from Beixinjing District of Shanghai city in China[J]. Ophthalmologica, 2008, 222: 32-36.

[25] Xie XW, Xu L, Jonas JB, et al. Prevalence of diabetic retinopathy

among subjects with known diabetes in China: the Beijing Eye Study[J]. Eur J Ophthalmol,2009,19:91-99.

[26] 张美霞,杨兰芬,罗成仁,等. 糖尿病视网膜病变黄斑水肿的临床分析[J]. 中华眼底病杂志, 2003, 19: 83-86.

[27] 蒋晶晶,黎晓新,元力,等. 糖尿病患者发生视网膜病变的眼部生物结构特征及其危险因素分析[J]. 中华眼科杂志, 2012, 48: 898-902.

[28] 李立新,杨沁,黎晓新,等. 糖尿病致盲的局部和全身因素分析[J]. 北京医科大学学报, 1992, 24: 469-472.

[29] Klein R, Sharrett AR, Klein BE, et al. The association of atherosclerosis, vascular risk factors, and retinopathy in adults with diabetes : the atherosclerosis risk in communities study[J]. Ophthalmology,2002,109:1225-1234.

[30] van Leiden HA, Dekker JM, Moll AC, et al. Blood pressure, lipids, and obesity are associated with retinopathy: the hoorn study[J]. Diabetes Care,2002,25:1320-1325.

[31] Lyons TJ, Jenkins AJ, Zheng D, et al. Diabetic retinopathy and serum lipoprotein subclasses in the DCCT/EDIC cohort [J]. Invest Ophthalmol Vis Sci,2004,45:910-918.

[32] Mitchell P. Development and progression of diabetic eye disease in Newcastle (1977-1984): rates and risk factors[J]. Aust N Z J Ophthalmol,1985,13:39-44.

[33] Klein R,Klein BE,Moss SE,et al. The Wisconsin Epidemiologic Study of diabetic retinopathy. XIV. Ten-year incidence and progression of diabetic retinopathy[J]. Arch Ophthalmol, 1994, 112:1217-1228.

[34] UK Prospective Diabetes Study Group. Tight blood pressure control and risk of macrovascular and microvascular complications in type 2 diabetes: UKPDS 38[J]. BMJ (Clinical research ed), 1998, 317: 703-713.

[35] Cohen O, Norymberg K, Neumann E, et al. Complication-free duration and the risk of development of retinopathy in elderly diabetic patients[J]. Arch Intern Med,1998,158:641-644.

[36] Wan Nazaimoon WM, Letchuman R, Noraini N, et al. Systolic hypertension and duration of diabetes mellitus are important determinants of retinopathy and microalbuminuria in young diabetics[J]. Diabetes Res Clin Pract,1999,46:213-221.

[37] Klein R,Klein BE,Moss SE,et al. The Wisconsin epidemiologic study of diabetic retinopathy. II. Prevalence and risk of diabetic retinopathy when age at diagnosis is less than 30 years[J]. Arch Ophthalmol,1984,102:520-526.

[38] Varma R, Torres M, Peña F, et al. Prevalence of diabetic retinopathy in adult Latinos: the Los Angeles Latino eye study [J]. Ophthalmology,2004,111:1298-1306.

[39] Mühlhauser I, Bender R, Bott U, et al. Cigarette smoking and progression of retinopathy and nephropathy in type 1 diabetes[J]. Diabet Med,1996,13:536-543.

[40] Wannamethee SG, Shaper AG, Perry IJ, et al. Smoking as a modifiable risk factor for type 2 diabetes in middle-aged men[J]. Diabetes Care,2001,4:1590-1595.

[41] Stratton IM, Kohner EM, Aldington SJ, et al. UKPDS 50: risk factors for incidence and progression of retinopathy in Type II diabetes over 6 years from diagnosis[J]. Diabetologia,2001,44: 156-163.

[42] Li R,Zhang P,Barker LE,et al. Cost-effectiveness of interventions to prevent and control diabetes mellitus: a systematic review[J]. Diabetes Care,2010,33:1872-1894.

[43] Klein BE,Moss SE,Klein R. Effect of pregnancy on progression of diabetic retinopathy[J]. Diabetes Care,1990,13:34-40.

[44] Rosenbloom AL,Silverstein JH,Amemiya S,et al. Type 2 diabetes in children and adolescents [J]. Pediatr Diabetes, 2009, 10: 17-32.

[45] Kaur H,Donaghue KC,Chan AK,et al. Vitamin D deficiency is associated with retinopathy in children and adolescents with type 1 diabetes[J]. Diabetes Care,2011,34:1400-1402.

[46] Imperatore G, Hanson RL, Pettitt DJ, et al. Sib-pair linkage analysis for susceptibility genes for microvascular complications among Pima Indians with type 2 diabetes. Pima Diabetes Genes Group[J]. Diabetes,1998,47:821-830.

[47] Looker HC, Nelson RG, Chew E, et al. Genome-wide linkage analyses to identify Loci for diabetic retinopathy [J]. Diabetes, 2007,56:1160-1166.

[48] Kumaramanickavel G,Sripriya S,Ramprasad VL,et al. Z-2 aldose reductase allele and diabetic retinopathy in India[J]. Ophthalmic Genet,2003,24:41-48.

[49] Chew EY, Ambrosius WT, Davis MD, et al. Effects of medical therapies on retinopathy progression in type 2 diabetes[J]. N Engl J Med,2010,363:233-244.

[50] ADVANCE--Action in Diabetes and Vascular Disease: patient recruitment and characteristics of the study population at baseline [J]. Diabet Med,2005,22:882-888.

[51] Duckworth W, Abraira C, Moritz T, et al. Glucose control and vascular complications in veterans with type 2 diabetes [J]. N Engl J Med,2009,360:129-139.

[52] National Institute for Health and Care Excellence. Quality standard for chronic heart failure [J/OL]. [2011-06-01]. http://www. nice. org. uk/media/D6F/93/CHF Quality Standard. pdf.

[53] Merante D,Menchini F,Truitt KE,et al. Diabetic macular edema: correlations with available diabetes therapies--evidence across a qualitative review of published literature from MEDLINE and EMBASE[J]. Drug Saf,2010,33:643-652.

[54] Snow V, Weiss KB,Mottur-Pilson C. Clinical Efficacy Assessment Subcommittee of the American College of Physicians. The evidence base for tight blood pressure control in the management of type 2 diabetes mellitus[J]. Ann Intern Med,2003,138:587-592.

[55] Chaturvedi N,Porta M,Klein R,et al. Effect of candesartan on prevention (DIRECT-Prevent 1) and progression (DIRECT-Protect 1) of retinopathy in type 1 diabetes: randomised,placebo-controlled trials[J]. Lancet,2008,372:1394-1402.

[56] Penno G,Chaturvedi N,Talmud PJ,et al. Effect of angiotensin-converting enzyme (ACE) gene polymorphism on progression of renal disease and the influence of ACE inhibition in IDDM patients: findings from the EUCLID Randomized Controlled Trial. EURODIAB Controlled Trial of Lisinopril in IDDM[J]. Diabetes, 1998,47:1507-1511.

[57] Pugh JA, Jacobson JM, Van Heuven WA, et al. Screening for diabetic retinopathy. The wide-angle retinal camera[J]. Diabetes Care,1993,16:889-895.

[58] Meltzer S, Leiter L, Daneman D, et al. 1998 clinical practice guidelines for the management of diabetes in Canada. Canadian Diabetes Association[J]. CMAJ,1998,8:S1-29.

[59] Effects of aspirin treatment on diabetic retinopathy. ETDRS report number 8. Early Treatment Diabetic Retinopathy Study Research Group[J]. Ophthalmology,1991,98(5 Suppl): S757-765.

[60] Chew EY, Klein ML, Murphy RP, et al. Effects of aspirin on vitreous/preretinal hemorrhage in patients with diabetes mellitus. Early Treatment Diabetic Retinopathy Study report no. 20 [J]. Arch Ophthalmol,1995,113:52-55.

[61] Raman V,Campbell F,Holland P,et al. Retinopathy screening in children and adolescents with diabetes[J]. Ann N Y Acad Sci, 2002,958:387-389.

[62] Goldstein DE, Blinder KJ, Ide CH, et al. Glycemic control and development of retinopathy in youth-onset insulin-dependent diabetes mellitus. Results of a 12-year longitudinal study [J]. Ophthalmology,1993,100:1125-1131.

[63] International Council of Ophthalmology. Guidelines for Diabetic Eye Care [J/OL]. [2013-01-01]. http://www. icoph. org/dynamic/ attachments/resources/icoguidelinesfordiabeticeyecare. pdf.

[64] Photocoagulation for diabetic macular edema. Early Treatment Diabetic Retinopathy Study report number 1. Early Treatment Diabetic Retinopathy Study research group[J]. Arch Ophthalmol, 1985, 103: 1796-1806.

[65] Fong DS, Strauber SF, Aiello LP, et al. Comparison of the modified Early Treatment Diabetic Retinopathy Study and mild macular grid laser photocoagulation strategies for diabetic macular edema[J]. Arch Ophthalmol, 2007, 125: 469-480.

[66] Diabetic Retinopathy Clinical Research Network. A randomized trial comparing intravitreal triamcinolone acetonide and focal/grid photocoagulation for diabetic macular edema[J]. Ophthalmology, 2008, 115: 1447-1449.

[67] Mitchell P, Bandello F, Schmidt-Erfurth U, et al. The RESTORE study: ranibizumab monotherapy or combined with laser versus laser monotherapy for diabetic macular edema [J]. Ophthalmology, 2011, 118: 615-625.

[68] Soheilian M, Garfami KH, Ramezani A, et al. Two-year results of a randomized trial of intravitreal bevacizumab alone or combined with triamcinolone versus laser in diabetic macular edema[J]. Retina, 2012, 32: 314-321.

[69] Beck RW, Edwards AR, Aiello LP, et al. Three-year follow-up of a randomized trial comparing focal/grid photocoagulation and intravitreal triamcinolone for diabetic macular edema [J]. Arch Ophthalmol, 2009, 127: 245-251.

[70] Haller JA, Qin H, Apte RS, et al. Vitrectomy outcomes in eyes with diabetic macular edema and vitreomacular traction [J]. Ophthalmology, 2010, 117: 1087-1093.

[71] Leibowitz HM, Krueger DE, Maunder LR, et al. The Framingham Eye Study monograph: An ophthalmological and epidemiological study of cataract, glaucoma, diabetic retinopathy, macular degeneration, and visual acuity in a general population of 2631 adults, 1973-1975[J]. Surv Ophthalmol, 1980, 24: 335-610.

[72] Ederer F, Hiller R, Taylor HR. Senile lens changes and diabetes in two population studies[J]. Am J Ophthalmol, 1981, 91: 381-395.

[73] Rowe NG, Mitchell PG, Cumming RG, et al. Diabetes, fasting blood glucose and age-related cataract: the Blue Mountains Eye Study[J]. Ophthalmic Epidemiol, 2000, 7: 103-114.

[74] Klein BE, Klein R, Moss SE. Incidence of cataract surgery in the Wisconsin Epidemiologic Study of Diabetic Retinopathy[J]. Am J Ophthalmol, 1995, 119: 295-300.

[75] Blodi BA, Paluska SA. Cataract after vitrectomy in young patients [J]. Ophthalmology, 1997, 104: 1092-1095.

[76] Fong CS, Mitchell P, Rochtchina E, et al. Visual outcomes 12 months after phacoemulsification cataract surgery in patients with diabetes. Acta Ophthalmol[J]. 2012, 90: 173-178.

[77] Dowler JG, Hykin PG, Lightman SL, et al. Visual acuity following extracapsular cataract extraction in diabetes: a meta-analysis[J]. Eye (Lond), 1995, 9: 313-317.

[78] Dowler JG, Hykin PG, Hamilton AM. Phacoemulsification versus extracapsular cataract extraction in patients with diabetes [J]. Ophthalmology, 2000, 107: 457-462.

[79] Ionides A, Dowler JG, Hykin PG, et al. Posterior capsule opacification following diabetic extracapsular cataract extraction [J]. Eye (Lond), 1994, 8: 535-537.

[80] Ebihara Y, Kato S, Oshika T, et al. Posterior capsule opacification after cataract surgery in patients with diabetes mellitus[J]. J Cataract Refract Surg, 2006, 32: 1184-1187.

[81] Hayashi K, Hayashi H, Nakao F, et al. Posterior capsule opacification after cataract surgery in patients with diabetes mellitus[J]. Am J Ophthalmol, 2002, 134: 10-16.

[82] Roh JH, Sohn HJ, Lee DY, et al. Comparison of posterior capsular opacification between a combined procedure and a sequential procedure of pars plana vitrectomy and cataract surgery [J]. Ophthalmologica, 2010, 224: 42-46.

[83] Cornut PL, Thuret G, Creuzot-Garcher C, et al. Relationship between baseline clinical data and microbiologic spectrum in 100 patients with acute postcataract endophthalmitis [J]. Retina, 2012, 32: 549-557.

[84] Doft BH, Wisniewski SR, Kelsey SF, et al. Diabetes and postoperative endophthalmitis in the endophthalmitis vitrectomy study[J]. Arch Ophthalmol, 2001, 119: 650-656.

[85] Greenberg PB, Tseng VL, Wu WC, et al. Prevalence and predictors of ocular complications associated with cataract surgery in United States veterans[J]. Ophthalmology, 2011, 118: 507-514.

[86] Mittra RA, Borrillo JL, Dev S, et al. Retinopathy progression and visual outcomes after phacoemulsification in patients with diabetes mellitus[J]. Arch Ophthalmol, 2000, 118: 912-917.

[87] Hong T, Mitchell P, de Loryn T, et al. Development and progression of diabetic retinopathy 12 months after phacoemulsification cataract surgery[J]. Ophthalmology, 2009, 116: 1510-1514.

[88] Chung J, Kim MY, Kim HS, et al. Effect of cataract surgery on the progression of diabetic retinopathy[J]. J Cataract Refract Surg, 2002, 28: 626-630.

[89] Chew EY, Benson WE, Remaley NA, et al. Results after lens extraction in patients with diabetic retinopathy: early treatment diabetic retinopathy study report number 25 [J]. Arch Ophthalmol, 1999, 117: 1600-1606.

[90] Pollack A, Leiba H, Bukelman A, et al. Cystoid macular oedema following cataract extraction in patients with diabetes[J]. Br J Ophthalmol, 1992, 76: 221-224.

[91] Elman MJ, Bressler NM, Qin H, et al. Expanded 2-year follow-up of ranibizumab plus prompt or deferred laser or triamcinolone plus prompt laser for diabetic macular edema[J]. Ophthalmology, 2011, 118: 609-614.

[92] Ciftci S, Sakalar YB, Unlu K, et al. Intravitreal bevacizumab combined with panretinal photocoagulation in the treatment of open angle neovascular glaucoma[J]. Eur J Ophthalmol, 2009, 19: 1028-1033.

[93] Sugimoto Y, Mochizuki H, Okumichi H, et al. Effect of intravitreal bevacizumab on iris vessels in neovascular glaucoma patients. Graefes Arch Clin Exp Ophthalmol[J]. 2010, 248: 1601-1609.

[94] Falavarjani KG, Modarres M, Nazari H. Therapeutic effect of bevacizumab injected into the silicone oil in eyes with neovascular glaucoma after vitrectomy for advanced diabetic retinopathy[J]. Eye (Lond), 2010, 24: 717-719.

[95] Beutel J, Peters S, Lüke M, et al. Bevacizumab as adjuvant for neovascular glaucoma[J]. Acta Ophthalmol, 2010, 88: 103-109.

[96] Lupinacci AP, Calzada JI, Rafieetery M, et al. Clinical outcomes of patients with anterior segment neovascularization treated with or without intraocular bevacizumab [J]. Adv Ther, 2009, 26: 208-216.

[97] Brodell LP, Olk RJ, Arribas NP, et al. Neovascular glaucoma: a retrospective analysis of treatment with peripheral panretinal cryotherapy[J]. Ophthalmic Surg, 1987, 18: 200-206.

[98] Pauleikhoff D, Engineer B, Wessing A. Cryocoagulation in therapy of proliferative diabetic retinopathy [J]. Klin Monbl Augenheilkd, 1997, 210: 147-152.

[99] Early vitrectomy for severe vitreous hemorrhage in diabetic retinopathy. Two-year results of a randomized trial. Diabetic Retinopathy Vitrectomy Study report 2. The Diabetic Retinopathy Vitrectomy Study Research Group [J]. Arch Ophthalmology, 1985, 103: 1644-1652.

[100] Early vitrectomy for severe proliferative diabetic retinopathy in eyes with useful vision. Results of a randomized trial--Diabetic Retinopathy Vitrectomy Study Report 3. The Diabetic Retinopathy Vitrectomy Study Research Group [J]. Ophthalmology, 1988, 95: 1307-1320.

中华眼科杂志 2014 年 11 月第 50 卷第 11 期　Chin J Ophthalmol，November 2014，Vol. 50，No. 11　　　　　　　　　　· 865 ·

[101] Early vitrectomy for severe proliferative diabetic retinopathy in eyes with useful vision. Clinical application of results of a randomized trial--Diabetic Retinopathy Vitrectomy Study Report 4. The Diabetic Retinopathy Vitrectomy Study Research Group [J]. Ophthalmology，1988，95：1321-1334.

[102] Early vitrectomy for severe vitreous hemorrhage in diabetic retinopathy. Four-year results of a randomized trial：Diabetic Retinopathy Vitrectomy Study Report 5 [J]. Arch Ophthalmology，1990，108：958-964.

附录 1　糖尿病视网膜病变的有效评估工具及其优缺点

表 6　糖尿病视网膜病变的有效评估工具及其优缺点[63]

工具	优点	缺点	推荐
直接检眼镜	● 可移动 ● 价格低	● 需散瞳 ● 视野小 ● 敏感度低：即使是受过训练的医师使用无赤光照射也很难发现小的微血管异常 ● 通过散开的瞳孔检查效率比裂隙灯显微镜低 ● 无法进行回顾性的审核	● 可用于筛查 ● 必需散瞳
间接检眼镜	● 可移动 ● 视野大 ● 价格相对低	● 需散瞳 ● 即使是受过训练的医师使用无赤光照射也很难发现小的微血管异常 ● 通过散开的瞳孔检查效率比裂隙灯显微镜低 ● 无法进行回顾性的审核	● 可用于筛查 ● 必须散瞳
裂隙灯显微镜	● 视野大	● 需要散瞳 ● 不可移动 ● 需要特殊的镜子 ● 无法进行回顾性的审核	● 用于眼科检查
免散瞳眼底照相/多光谱眼底照相机	● 视野大 ● 可由未受过训练的人员操作 ● 80%~90% 的患者无需散瞳 ● 部分可携带至无移动设备的社区 ● 可与电脑连接，且图像可长期储存 ● 可客观比较同一受检者，或者不同组受检者间，不同受检时间或不同检查者 ● 可用于作为患者教育的工具，既直接又与个体相关 ● 可随时对筛选者的表现和评审分级进行评估	● 相对较贵 ● 需要一个暗环境尽可能使瞳孔扩大 ● 可审核	● 推荐用于筛查
散瞳情况下使用眼底照相	● 同上述除了瞳孔扩大以获得更好的图片质量	● 同上所述 ● 需要散瞳	● 可选
散瞳眼底照相（传统的眼底照相机）	● 视野大	● 需要散瞳 ● 昂贵 ● 强闪光长时间收缩瞳孔	● 适用于眼科中心
荧光素眼底血管造影	● 唯一评估视网膜循环的方法	● 有创性检查，需要全身状况进行评估 ● 昂贵 ● 不能由未受过培训的非医学人员操作	● 适用于眼科中心
相干光断层扫描	● 评估黄斑水肿最佳方法之一（视网膜厚度和视网膜内水肿）	● 昂贵 ● 需要散瞳 ● 不能由未受过培训的非医学人员操作	● 适用于眼科中心
超声[2]	● 超声是一种因白内障或玻璃体出血协助判断视网膜脱离等状况的检查方法		● 可选

附录 2　全视网膜光凝镜头的参数

Goldmann 三面镜：中央镜用于治疗视网膜后极部，侧面镜子用于治疗视网膜中周部和周边部。光凝治疗使用的光斑可设置为 500 μm。缺点：视野小，需要持续持镜操控来完成治疗。

广角接触镜：广角间接检眼镜下为倒像，视野较大，可放大视网膜上的光斑。可在一个视野内操作，同时观察激光情况，容易追随视乳头和黄斑。缺点：图像反转、影响视网膜上的激光光斑尺寸。

使用不同的镜头所需的激光光斑直径见表 7。

表 7　全视网膜光凝治疗中使用不同镜头的参数

镜头	视野范围	轴向放大率	光斑放大率	光斑直径（500 μm）
Mainster 宽视野	125°	0.46	1.50 ×	300 μm
Volk TransEquator	120°~125°	0.49	1.43 ×	300 μm
Volk Quad/Aspheric	130°~135°	0.27	1.92 ×	200~300 μm
Mainster PRP 165	160°	0.27	1.96 ×	200~300 μm

（收稿日期：2014-09-11）

（本文编辑：郭维涛）

九、眼眶爆裂性骨折诊疗专家共识(2014年)

眼眶爆裂性骨折诊疗专家共识(2014年)

中华医学会眼科学分会眼整形眼眶病学组

眼眶位于面中部,呈四棱锥体形,尖端向后与颅内相通,眶内包含眼球、视神经、动眼神经和眼外肌等组织。眼眶具有保护眼球及其功能和维持面部容貌外形等重要作用。眼眶受外力作用发生骨折,临床上分为眼眶爆裂性骨折(单纯性眶壁骨折)和复合性眼眶骨折两大类。眼眶爆裂性骨折是指不累及眶缘而仅有眶壁发生骨折,复合性眼眶骨折是指眶缘和眶壁同时骨折。眼眶骨折可导致眼球内陷和移位、眼球运动障碍、复视、视功能障碍、眶下神经支配区感觉异常等。

随着外伤和交通事故增多,眼眶骨折发生率明显增加。目前我国在眼眶骨折的诊疗方面存在许多问题:漏诊、误诊和误治、术前检查、手术适应证、手术时机、手术技术和修复材料应用等尚无统一规范,治疗水平参差不齐,治疗效果大相径庭,严重并发症时有发生。针对上述现状,本学组召集我国眼眶外科专家,依据先易后难原则,根据专家多年实践经验,结合国内外研究成果,充分讨论,制定出眼眶爆裂性骨折诊疗专家共识,以期为临床规范化诊疗提供指导性意见。

一、定义

眼眶爆裂性骨折是指大于眶口的物体钝性作用于眼眶,使眶底和(或)眶内壁薄弱处发生骨折和碎裂,但眶缘连续性保持完整,眶内容疝出至上颌窦和(或)筛窦内,导致眼球内陷和移位、眼球运动障碍、复视、眶下神经支配区感觉异常、甚至视力下降等。

眼眶爆裂性骨折根据累及的眶壁分为单纯内壁骨折、单纯眶底骨折和内下壁(眶底和内壁)骨折,单纯外壁骨折和单纯眶顶骨折极其少见,多伴有眶缘骨折,不属于眼眶爆裂性骨折。

二、临床表现

眼眶爆裂性骨折发生早期,患者因眼眶组织血肿和水肿,可表现为眼球突出、上睑下垂和眼球运动障碍等;随着血肿和水肿的吸收和消退,眼眶爆裂性骨折的典型临床表现为:眼球内陷和(或)移位、眼球运动障碍、复视、眶下神经支配区感觉异常等。

1. 眼球内陷和移位:眶底和(或)内壁骨折后发生眶底下移和(或)内壁内移,导致眶腔容积增大;眶内脂肪和肌肉等软组织疝出至上颌窦和(或)筛窦,导致眶内软组织体积减少;眶腔容积增大而软组织体积减少,导致眼球内陷。眼球内陷和移位的程度与眶壁骨折范围和眶内组织的疝出程度密切相关。

DOI:10. 3760/cma. j. issn. 0412-4081. 2014. 08. 019

通信作者:范先群,200011 上海交通大学医学院附属第九人民医院眼科;Email:fanxq@ sh163. net

2. 眼球运动障碍:按病因分为限制性和麻痹性,临床上主要是限制性因素。限制性运动障碍是由于眼外肌或其周围软组织嵌顿在骨折处或疝出至鼻窦内,对眼外肌嵌顿牵拉所致。麻痹性运动障碍则由于眼外肌的支配神经(动眼神经、滑车神经、外展神经)受损或眼外肌直接损伤引起。被动牵拉试验可鉴别限制性和麻痹性眼球运动障碍。儿童眼眶爆裂性骨折主要是单纯眶底骨折,表现为下直肌和(或)脂肪筋膜等软组织嵌顿在骨折处,眼球上转受限,被动牵拉试验阳性,一般不发生大量眶内容疝出至上颌窦内的情况。

3. 复视:眼球运动障碍导致患者出现复视症状,以运动障碍方向复视最为明显。

4. 感觉神经障碍:眶下壁骨折往往会损伤眶下神经,导致骨折侧下睑、面颊部、上唇皮肤和牙龈黏膜等感觉异常。

5. 其他:外伤可致晶状体、视网膜和视神经损伤,表现为视力下降、视物变形、视野缺损等。

三、检查和诊断

首先评估患者全身情况,排除威胁生命体征的其他因素。

1. 眼科检查:包含视力、角膜、晶状体、视网膜等情况外,尚需进行下列检查:(1)眼球运动检查;(2)复视分析;(3)眼球突出度测量;(4)被动牵拉试验。

2. 影像学检查:CT 扫描是检查眼眶骨折首选的影像检查技术,包括水平位、冠状位及三维重建。水平位图像可清晰显示眶内壁骨折,内直肌向内移位以及内直肌及周围软组织疝出至筛窦内的情况;冠状位图像可清晰显示眶底骨折,下直肌和眶内软组织嵌顿或疝出至上颌窦内等情况。三维重建有助于区分眼眶爆裂性骨折和复合性骨折。

眼眶爆裂性骨折的 CT 表现:(1)眶底骨折,软组织和(或)下直肌嵌顿于骨折处或疝出至上颌窦;(2)眶内壁骨折,软组织和(或)内直肌移位疝入筛窦;(3)内下壁骨折,软组织和(或)眼外肌疝入筛窦和上颌窦。

3. 诊断:依据外伤史、临床表现和 CT 检查结果可以明确诊断。

四、治疗

眼眶爆裂性骨折的治疗目的是复位嵌顿在骨折处和疝出至上颌窦和(或)筛窦的眶内容物,修复眶壁缺损,消除或改善眼球运动障碍和复视,矫正眼球内陷和移位。

1. 药物治疗:适合于 CT 扫描显示眼外肌和眶内容物无明显嵌顿或疝出,眶壁骨折和缺损较小,眼球内陷和复视不明显的患者。外伤早期可口服糖皮质激素等药物治疗。

2. 手术治疗:大多数眼眶爆裂性骨折需要手术治疗。外伤后 2~3 周内施行的手术为早期手术,4 周以后为晚期手术,推荐早期手术治疗。早期手术的优点:(1)可使嵌顿、

中华眼科杂志 2014 年 8 月第 50 卷第 8 期　Chin J Ophthalmol，August 2014，Vol. 50，No. 8

·625·

疝出的软组织和眼外肌尽早松解，避免和减轻组织的肿胀、粘连、缺血、瘢痕形成和坏死萎缩；(2)可将眶底骨折时受压迫的眶下神经松解减压，有利于眶下神经支配区感觉障碍的恢复。儿童眼眶爆裂性骨折应尽早施行被动牵拉试验，松解拉出嵌顿在骨折处的下直肌和(或)脂肪筋膜等软组织；如果牵拉试验后仍有软组织嵌顿和眼球运动受限，则应尽早手术。

手术适应证：(1)复视持续存在；(2)被动牵拉试验阳性，CT 扫描显示软组织和(或)眼外肌明显嵌顿或疝出；(3)大于 2 mm 的眼球内陷或眼球移位。

手术入路：常用手术入路为下睑结膜入路和泪阜结膜入路，下睑睫毛下皮肤入路。

软组织复位和骨折暴露：暴露眶下缘骨膜，切开骨膜，沿骨膜外间隙向深处分离，注意保护下斜肌。切开泪阜结膜后向内下方分离暴露泪后嵴下方的眶内壁骨膜，切开骨膜向深处分离。暴露出骨折前缘后，仔细分离，复位嵌顿和疝出的软组织，骨折处软组织回纳眶内后，暴露整个骨折范围和骨折孔的所有边缘。取出骨折碎片，注意副鼻窦黏膜的保护。对于眶底和内壁深部的骨折，建议应用内镜系统，在内镜下进行分离和复位。

眶壁缺损修复：依据眶壁缺损的大小，修剪和塑形修复材料使之适应眶壁缺损的大小和形状。直视下于骨膜外间隙放置修复材料，使之覆盖骨折缺损区域，且没有压迫软组织，固定修复材料。观察眼球突出度，一般要求术比比健眼突出 2 mm。如果仍残留眼球凹陷，则在覆盖眶壁缺损的修复材料的内侧再植入一块修复材料以补充眶内容，矫正眼球内陷。对于眶壁深部的骨折建议在内镜下将修复材料覆盖骨折边缘骨壁固定。关闭切口前施行被动牵拉试验，确保没有软组织嵌顿。

术后处理：应用抗生素和糖皮质激素。观察患者的视力、眼球突出度、眼球运动和复视情况。对于眼球运动障碍和复视患者，教会患者眼肌运动训练，术后第 2～3 天开始要求患者进行眼球向上、下、左、右 4 个方向运动训练。

随访：术后 1 个月、3 个月、6 个月和 1 年复诊，观察视力、眼球运动和复视情况、眼球突出度等；复查眼眶 CT，明确植入材料的部位和骨折缺损修复情况。

五、手术并发症及其处理

眼眶爆裂性骨折修复手术的并发症有复视、眼球运动障碍、残留眼球内陷、眼位异常、面中部麻木、切口瘢痕、下睑退缩、植入物移位和感染、视力下降、甚至视力丧失等。

复视和眼球运动障碍是眼眶骨折术后最常见的并发症。主要指术前没有、术后发生，或术前存在、术后加重的复视和眼球运动障碍。术中损伤眼外肌或其支配神经，软组织嵌顿未完全解除，眶内软组织纤维粘连和瘢痕形成，眼球位置异常，充填材料卡压眼外肌或其周围软组织等原因均可造成复视和眼球运动障碍的发生。依据 CT 扫描、被动牵拉试验、复视和眼肌运动检查等结果，选择处理方案。若无明显眼外肌嵌顿因素，指导患者积极进行眼肌运动训练，应用神经营养药物治疗，则大多数患者复视将逐渐减轻、甚至完全恢复

正常。若存在眼外肌严重嵌顿和卡压等现象，可根据复视的轻重程度考虑重新施行眼眶手术。对于 6 个月到 1 年后仍有明显复视症状的患者，可行眼外肌手术。

残留眼球内陷是眼眶骨折术后常见并发症。主要是由于眶壁缺损未能完全修复，充填材料的位置不正确和移位，或充填材料的量不足以矫正骨折所致的软组织萎缩。如果残留眼球内陷大于 3 mm，可考虑再次手术矫正。

视力下降和(或)丧失是最严重的并发症。主要原因为：术中直接损伤视神经，术后眶内出血和软组织肿胀致眶压增高，植入材料压迫视神经等。视力损伤的处理方法：术中密切观察瞳孔，一旦瞳孔变大，应立刻停止操作，对症处理；眶压增高引起视神经或眼球供血障碍等原因，应及时处理血肿和肿胀；材料压迫原因，及时取出材料或调整材料位置。

眼眶植入材料排异、移位、囊肿形成和感染等并发症。目前常用的眼眶修复材料主要是人工材料，不能吸收和降解，植入眼眶后长期存在，不能和组织完全融合，可能发生材料排异、移位、囊肿形成和感染等并发症。依据情况对症处理，严重的材料排异和移位，需要手术取出材料，然后应用新材料修复眶壁缺损。发生囊肿形成时，手术摘出囊肿，必要时更换材料。一旦发生感染，需要手术取出植入物。

形成共识意见的专家组成员：

范先群　上海交通大学医学院附属第九人民医院眼科（眼整形眼眶病学组组长、执笔人）

肖利华　武警总医院眼眶病研究所（眼整形眼眶病学组副组长）

李冬梅　首都医科大学附属北京同仁医院 北京同仁眼科中心（眼整形眼眶病学组副组长）

孙丰源　天津市第一中心医院（眼整形眼眶病学组副组长）

叶　娟　浙江大学医学院附属第二医院眼科中心（眼整形眼眶病学组副组长）

（以下眼整形眼眶病学组委员按姓氏笔画排列）

于　刚　首都医科大学附属北京儿童医院眼科

卢　苇　大连医科大学附属第二医院眼科

田彦杰　北京大学第三医院眼科

许雪亮　中南大学湘雅医院眼科

吴文灿　温州医学院附属眼视光医院眼科

何彦津　天津医科大学眼科中心

宋维贤　首都医科大学附属北京同仁医院 北京同仁眼科中心

张艳飞　昆明医科大学第一附属医院眼科

林　明　上海交通大学医学院附属第九人民医院眼科

周善璧　重庆医科大学附属第一医院眼科

陈　樱　武汉大学人民医院眼科

杨华胜　中山大学中山眼科中心

项　楠　华中科技大学同济医学院附属同济医院眼科

钱　江　复旦大学附属眼耳鼻喉科医院眼科

秦　伟　第三军医大学西南眼科医院

崔极哲　吉林大学第二医院眼科医院

潘　叶　天津市眼科医院

廖洪斐　南昌大学附属眼科医院

魏锐利　第二军医大学附属上海长征医院眼科

（收稿日期：2013-10-16）
（本文编辑：赵巍）

十、感染性角膜病临床诊疗专家共识（2011年）

感染性角膜病临床诊疗专家共识（2011年）

中华医学会眼科学分会角膜病学组

真菌性角膜炎

真菌性角膜炎（fungal keratitis）是致病性真菌感染引起的一种致盲性角膜病，在我国居感染性角膜病致盲率的首位[1]。该病主要与植物外伤有关，近年来其患病率有增高的趋势。

一、病因和发病机制

引起角膜感染的主要真菌菌属在不同地区差别较大。发达国家及气候较寒冷地区最常见的致病菌为念珠菌属；我国主要以镰刀菌属（占70%~80%）和曲霉菌属（占10%）为主[2]。本病有明显的致病危险因素，多与植物性眼外伤、配戴角膜接触镜、长期应用免疫抑制剂或糖皮质激素以及患慢性眼表损伤性疾病有关[2]。

真菌感染的发生，取决于真菌毒力和宿主防御因素之间的相互作用。角膜上皮损伤后，真菌的孢子或菌丝通过黏附进入角膜基质，在毒素和水解酶的作用下向角膜基质内侵袭性生长。不同种属真菌感染所致角膜炎的临床表现不同，这主要与其毒力强弱、菌丝在角膜内的生长方式及机体免疫状况有关。研究发现镰刀菌属的菌丝在角膜内主要呈水平生长，曲霉菌属菌丝和念珠菌属的假菌丝主要呈垂直生长[3]。严重感染时，真菌的菌丝可穿透角膜后弹力层进入眼内，引发真菌性眼内炎。

二、临床表现

感染早期眼部刺激症状一般较轻，病变发展较细菌性角膜炎缓慢，与细菌混合感染时，病情可迅速加重。眼部可出现明显的异物感或刺痛、视物模糊等症状，伴有少量分泌物。

典型体征可有菌丝苔被、伪足、免疫环、内皮斑、卫星灶和前房积脓等。（1）菌丝苔被：表现为角膜病灶处灰白色轻度隆起，外观较干燥，无光泽，与下方炎症反应组织紧密相连。（2）伪足：在角膜感染病灶边缘呈树枝状浸润，也称为毛刺。（3）卫星灶：位于角膜主要感染灶周围，与主病灶之间看似没有直接联系的、小的浸润或溃疡灶。（4）免疫环：在角膜感染灶周围的环形致密浸润，与感染灶之间有一模糊的透明带。（5）内皮斑：位于角膜内皮面的圆形或不规则形斑，常见于病灶下方或周围。（6）前房积脓：是判断角膜感染严重程度的重要指标之一，多发生于感染已达角膜深基质层，或菌丝已穿透角膜后弹力层进入前房者。研究发

DOI:10.3760/cma.j.issn.0412-4081.2012.01.019

通信作者：谢立信，266071 山东省眼科研究所；Email:lixin_xie@yahoo.com

现约50%那他霉素（natamycin）滴眼液，或0.1%~0.2%两性霉素B溶液频繁滴眼，可联合0.5%氟康唑滴眼液，好转后适当减少用药频率；（2）获得药物敏感性试验结果后，现约50%前房积脓的真菌培养是阳性。真菌性角膜炎引起的前房积脓较细菌性角膜炎黏稠，不易随头位改变而移动[4]。

三、诊断和鉴别诊断

1. 病史：是否有植物、泥土等外伤史或长期局部、全身应用糖皮质激素及抗生素药物史等。

2. 体征：角膜病灶表面较干燥，常合并菌丝苔被、伪足、卫星灶、内皮斑等真菌性角膜炎特征。

3. 实验室检查：角膜病灶刮片检查，包括涂片镜下检查和微生物培养及药物敏感性试验，是早期快速诊断真菌感染的有效方法。（1）角膜病灶刮片镜下检查：手术显微镜下刮取病变明显处角膜组织，放在清洁的载玻片上，滴10%氢氧化钾溶液于标本上，覆以盖玻片，在显微镜下观察，找到真菌菌丝或真菌孢子即可诊断，阳性率高达90%[5-6]；（2）角膜病灶刮片标本培养：阳性结果不仅是诊断真菌感染的证据，而且可进行菌种鉴定，但需要3~7 d时间；（3）角膜组织病理学检查：对角膜移植术中获取的病变角膜行组织病理学检查，也可用于确定诊断。

4. 临床共聚焦显微镜检查：是一种快速、有效、可重复进行的活体检查方法，可观察到角膜中的菌丝和（或）孢子的情况，并可用于动态观察治疗效果[7-8]。

四、治疗

1. 真菌性角膜炎应根据病情的轻重和病程制定多元化治疗方案。早期治疗主要依靠抗真菌药物；当病变主要在角膜浅基质层时，在手术显微镜下清创，刮除病变组织，有利于抗真菌药物发挥作用，或联合结膜瓣遮盖术；药物治疗效果不佳、病变累及角膜深基质层时，要及早采取深板层或穿透角膜移植术治疗[9-10]。

2. 药物治疗：（1）在真菌菌种鉴定结果前，采取经验治疗，首选5%那他霉素（natamycin）滴眼液，或0.1%~0.2%两性霉素B溶液频繁滴眼，可联合0.5%氟康唑滴眼液，好转后适当减少用药频率；（2）获得药物敏感性试验结果后，选择其敏感药物治疗，一般选择2种或2种以上药物联合应用；（3）临床治愈后，应维持用药2~4周，以预防复发；（4）严重真菌感染（合并内皮斑、前房积脓、可疑眼内炎）者，可在局部用药同时，联合口服或静脉滴注抗真菌药物治疗；（5）局部可联合应用非甾体抗炎药。感染期局部或全身禁用糖皮质激素，以免真菌感染扩散。

单纯疱疹病毒性角膜炎

单纯疱疹病毒性角膜炎（herpes simplex keratitis，HSK）

是由单纯疱疹病毒 I 型（herpes simplex virus type 1, HSV-1）感染所致，是全球患病率最高的感染性角膜病，在我国人群中的患病率为 11/万。

一、病因和发病机制

单纯疱疹病毒有 HSV-I 型和 HSV-II 型两个血清型，眼部感染是由 HSV-I 型引起。人类是 HSV-I 型的惟一天然宿主，主要通过密切接触传播。单纯疱疹病毒原发感染后，在三叉神经节内形成潜伏感染。近年的基础研究证明，角膜组织具有潜在的神经嵴源性[11]，HSV-I 型在角膜组织内也可以形成潜伏感染。当机体抵抗力下降时，潜伏的 HSV-I 型病毒活化，形成复发性单纯疱疹病毒性角膜炎。

二、临床表现

包括原发感染和复发感染。（1）原发感染：多在儿童期发病，通常合并上呼吸道感染，眼部体征主要表现为滤泡性结膜炎、点状或树枝状角膜炎，可同时存在口唇部和头面部三叉神经分布区域的皮肤疱疹。（2）复发感染：常因上呼吸道感染、月经期或过度疲劳等诱因发病。眼部表现为典型的角膜损害，并导致角膜知觉减退。根据 HSK 病变特征和损害部位，可分为上皮型、基质型、内皮型 3 种临床类型。根据病程变化可分为活动期、稳定期和晚变期。

三、诊断和鉴别诊断

1. 本病的诊断主要依靠反复发作的病史和典型的角膜炎体征。

2. 应用 HSV-I 型的多克隆抗体诊断药盒进行免疫荧光染色检查具有辅助诊断价值。荧光素钠染色有助于辨别上皮型角膜病变的形态。

3. 在诊断 HSK 的同时需要与其他感染性角膜病进行鉴别：（1）HSK 具有反复发作的病史和角膜体征，常规病原学检查结果为阴性；（2）临床共聚焦显微镜检查，可帮助排除真菌性和棘阿米巴角膜炎。

四、治疗

1. 药物治疗：（1）上皮型 HSK：局部频繁滴用抗病毒滴眼液，禁止使用糖皮质激素滴眼液。（2）基质型 HSK：在局部和全身抗病毒药物治疗有效的情况下，适当使用糖皮质激素滴眼液。（3）内皮型 HSK：局部和全身抗病毒药物和糖皮质激素联合应用，治疗期间要密切监测眼压变化。（4）各型 HSK 治疗的后期，应加用人工泪液以缓解眼部不适症状。（5）反复发作者应口服抗病毒药物预防复发。

2. 手术治疗：包括羊膜移植术、结膜瓣遮盖术、深板层角膜移植术及穿透角膜移植术。

细菌性角膜炎

细菌性角膜炎（bacterial keratitis）是由细菌感染角膜引起的急性化脓性炎症反应。

一、病因和发病机制

我国最常见的致病菌有铜绿假单胞菌[12-13]、表皮葡萄球菌、金黄色葡萄球菌及链球菌等，常发生在角膜擦伤或角

膜异物剔除术后。慢性泪囊炎、长期配戴角膜接触镜、倒睫、长期应用免疫抑制剂以及糖尿病等，均为本病的危险因素。角膜上皮缺损时，结膜囊内细菌可黏附到角膜基质，导致感染。

二、临床表现

发病急、发展迅速，常在细菌感染后 24 ~ 48 h 发病[14]。可有眼部磨痛或刺痛、畏光、流泪、视力骤降、患侧头痛等症状。眼部检查可见眼睑水肿及痉挛、混合性充血；角膜上有黄白色浸润灶，边界模糊，周围角膜组织水肿，病灶很快形成溃疡，底部污浊，表面常有坏死组织覆盖；由于毒素渗入前房，常伴发虹膜睫状体炎、前房纤维素样渗出或伴有前房积脓。

三、诊断和鉴别诊断

1. 典型的病史。

2. 典型的临床表现：视力下降和眼部刺激症状，角膜浸润和溃疡形成。

3. 实验室检查：角膜病灶刮片，严重角膜炎（深基质层受累或累及直径 > 2 mm，伴周围广泛浸润）者，需采集标本涂片行革兰染色检查，并做细菌培养和药物敏感性试验。由于细菌培养阳性率低[12-13]，故细菌培养阴性者应重复培养，并采用排除法进行鉴别诊断。

4. 临床共聚焦显微镜检查，可用于排除真菌性角膜炎或棘阿米巴角膜炎；根据反复发作史和典型的临床表现以及单纯疱疹病毒印迹细胞学检查，可与单纯疱疹病毒性角膜炎鉴别。

四、治疗

1. 药物治疗：（1）对拟诊患者，选择广谱抗菌滴眼液进行经验性治疗，一般首选氟喹诺酮类滴眼液或氨基糖苷类滴眼液；对疑诊为葡萄球菌感染者可联合应用 5% 头孢唑啉钠溶液滴眼；已有细菌培养和药物敏感性试验结果者，按药物敏感性结果执行，但仍需观察临床效果以及及时调整用药；（3）严重角膜炎患者，按上述用药原则，频繁滴眼 15 ~ 30 min 1 次，好转后适当减少用药频率；（4）淋球菌角膜炎患者应全身应用青霉素治疗；（5）急性期禁用糖皮质激素滴眼液；（6）对用药 48 h 后病情无好转者，应调整治疗方案或手术干预治疗[15]。

2. 手术治疗：包括病灶清创联合结膜瓣遮盖术、板层角膜移植术和穿透角膜移植术。

棘阿米巴角膜炎

棘阿米巴角膜炎（acanthamoeba keratitis）是一种由棘阿米巴感染引起的慢性、进行性、疼痛性角膜溃疡。我国棘阿米巴角膜炎发病主要与植物外伤有关[16]。近年来该病在我国的患病率有增高的趋势[17]。

一、病因和发病机制

棘阿米巴的致病机制目前仍不十分明确。

二、临床表现

多为单眼发病,有明显的异物感、畏光、流泪等刺激症状,常伴有与体征不符的剧烈疼痛。眼部检查早期表现为点状、树枝状角膜上皮浸润,逐渐发展为盘状或环形角膜基质浸润,与单纯疱疹病毒性角膜炎的体征相似,但症状迥异,无反复发作的病史,病情严重者常伴有前房积脓、角膜后弹力层皱褶和角膜后沉着物。

三、诊断和鉴别诊断

1. 病史:如植物性眼外伤史、长期配戴角膜接触镜史、与污水接触史等。

2. 临床表现:典型的临床症状及体征。

3. 实验室检查:(1)角膜病灶刮片:采集标本行生理盐水或 10% 氢氧化钾涂片,显微镜下可查见棘阿米巴包囊和(或)滋养体,还可在涂片的同时进行吉姆萨染色,有助于发现包囊;(2)棘阿米巴培养:行角膜病灶刮片取材后立刻进行接种培养;(3)角膜组织病理学检查:对角膜移植术中取下的病变角膜进行组织病理学检查,HE 或高碘酸-Schiff 染色可查见棘阿米巴包囊。

4. 临床共聚焦显微镜检查:在病灶处可查见棘阿米巴包囊,是一种重要的辅助诊断方法[18]。

5. 本病应与 HSK 鉴别:二者的症状不同,由于棘阿米巴原虫有较强的神经亲和性,部分棘阿米巴角膜炎患者在感染的早期即出现与体征不符的严重神经痛。体征方面,HSK 有明显清晰的树枝状浸润,角膜上皮缺损,荧光素钠染色清晰,树枝末端呈圆点状;而棘阿米巴角膜炎的早期,角膜上皮完整,荧光素钠染色阴性,或表现为不典型、不完整的树枝状。

四、治疗

1. 药物治疗:对棘阿米巴角膜炎的治疗应强调早期、足量、持续及长期用药[19]。常用药物有 0.02% ~ 0.04% 双氯苯双胍己烷溶液和 0.02% 聚六亚甲基双胍盐酸盐溶液[20-21],甲硝唑注射液全身静脉滴注及局部滴眼也有抗阿米巴的作用;混合感染应联合相应的抗菌药物治疗。

2. 手术治疗:包括溃疡清创术、结膜瓣遮盖术和角膜移植术。

参 考 文 献

[1] Whitcher JP, Srinivasan M, Upadhyay MP. Corneal blindness: a global perspective. Bull World Health Organ,2001,79: 214-221.

[2] Xie L, Zhong W, Shi W, et al. Spectrum of fungal keratitis in north China. Ophthalmology, 2006,113:1943-1948.

[3] Xie L, Zhai H, Shi W, et al. Hyphal growth patterns and recurrence of fungal keratitis after lamellar keratoplasty. Ophthalmology, 2008,115:983-987.

[4] 谢立信,史伟云. 角膜病学. 北京:人民卫生出版社,2007:278.

[5] Bharathi MJ, Ramakrishnan R, Vasu S, et al. Epidemiological characteristics and laboratory diagnosis of fungal keratitis:a three-year study. Indian J Ophthalmol, 2003, 51: 315-321.

[6] 钟文贤, 谢立信, 史伟云,等. 真菌性角膜炎 654 例感染谱分析. 中华医学杂志, 2006,86: 1681-1685.

[7] 谢立信,李绍伟,史伟云,等. 共焦显微镜在真菌性角膜炎临床诊断中的应用. 中华眼科杂志,1999,35:7-9.

[8] Shi W, Li S, Liu M, et al. Antifungal chemotherapy for fungal keratitis guided by in vivo confocal microscopy. Graefes Arch Clin Exp Ophthalmol, 2008,246:581-586.

[9] Xie L, Shi W, Liu Z, et al. Lamellar keratoplasty for the treatment of fungal keratitis. Cornea,2002,21:33-37.

[10] Xie L, Dong X, Shi W. Treatment of fungal keratitis by penetrating keratoplasty. Br J Ophthalmology,2001,85:1070-1074.

[11] Du Y, Funderburgh ML, Mann MM, et al. Multipotent stem cells in human corneal stroma. Stem Cells, 2005,23:1266-1275.

[12] 钟文贤,孙士营,赵靖,等. 1054 例化脓性角膜炎的回顾性分析. 中华眼科杂志, 2007, 43:245-250.

[13] 黎黎,梁艳闯,张琛,等. 化脓性角膜炎病原学分析. 眼科新进展, 2008,28:749-753.

[14] 孙旭光,王志群,罗时运,等. 细菌性角膜炎病原学分析. 中华眼科杂志,2002,38:292-294.

[15] 谢立信, 史伟云. 角膜病学. 北京:人民卫生出版社,2007:271.

[16] Shi W, Liu M, Gao H, et al. Perioperative treatment and prognostic factors for penetrating keratoplasty in Acanthamoeba keratitis unresponsive to medical treatment. Graefes Arch Clin Exp Ophthalmol, 2009,247:1383-1388.

[17] 张文华,潘志强,王志,等. 化脓性角膜溃疡常见致病菌的变迁. 中华眼科杂志,2002,38:8-12.

[18] Winchester K, Mathers WD, Sutphin JK. Diagonosis of acanthamoeba keratitis in vivo with confocal microscopy. Cornea, 1995,14:10-17.

[19] 史伟云,谢立信. 感染性角膜炎的规范化诊断及治疗. 眼科, 2008,17:148-150.

[20] Kosrirukvongs P, Wanachiwanawin D, Visvesvara GS. Treatment of acanthi moeva keratitis with chlorhexidine. Ophthalmology, 1999, 106:798-802.

[21] Sun X, Zhang Y, Li R, et al. Acanthamoeba keratitis: clinical characteristics and management. Ophthalmology, 2006,113:412-416.

形成共识意见的专家组成员:

谢立信　山东省眼科研究所(角膜病学组组长)

孙旭光　首都医科大学附属北京同仁医院 北京同仁眼科中心 北京市眼科研究所(角膜病学组副组长)

史伟云　山东省眼科研究所(角膜病学组副组长)

王勤美　温州医学院附属眼视光医院(角膜病学组副组长)

王丽娅　河南省眼科研究所(角膜病学组副组长)

（以下为角膜病学组委员,按姓氏拼音排列）

陈　蔚　浙江省眼科医院

邓应平　四川大学华西医院眼科

杜之渝　重庆医科大学第二附属医院眼科

傅少颖　哈尔滨医科大学附属第一医院眼科医院

洪　晶　北京大学第三医院眼科

黄　挺　中山大学中山眼科中心

黄一飞　解放军总医院眼科

李　炜　厦门大学附属厦门眼科中心

李　莹　中国医学科学院 北京协和医学院 北京协和医院眼科

潘志强　首都医科大学附属北京同仁医院 北京同仁眼科中心

谢汉平　第三军医大学西南眼科医院

徐建江　复旦大学附属眼耳鼻喉科医院眼科

晏晓明　北京大学第一医院眼科

中华眼科杂志 2012 年 1 月第 48 卷第 1 期　Chin J Ophthalmol，January 2012，Vol. 48，No. 1

杨燕宁　武汉大学人民医院眼科
王智崇　中山大学中山眼科中心
张明昌　华中科技大学同济医学院协和医院眼科
赵　敏　重庆医科大学第一附属医院眼科
赵少贞　天津医科大学眼科中心

声明:本共识内容与相关产品的生产和销售厂商无任何经济利益关系

（收稿日期:2011-06-10）
（本文编辑:黄翊彬）

十一、感染性眼病细菌学检查操作专家共识(2015年)

感染性眼病细菌学检查操作专家共识(2015年)

眼科检验协助组

【关键词】 眼感染,细菌性；微生物学技术；专家共识

Expert consensus for the operating procedures for bacterial examination of ocular infection (2015)

【Key words】 Eye infections, bacterial; Microbiological techniques; Expert consensus

　　临床微生物检验标本的采集正确与否,直接影响到病原菌的检出率。规范的采集、运送、保存与处理临床微生物检验标本,对于保证临床微生物检验工作质量至关重要。可靠的检验结果可以指导临床诊断和治疗,为临床科学用药和控制感染提供依据。

　　为准确检出病原菌,避免漏检及误诊,临床医护人员及实验室工作人员必须正确掌握临床微生物标本采集、运送、保存与处理的原则和方法,鉴于眼部标本的特殊性,该项工作尤为重要。为此,由温州医科大学附属眼视光医院/浙江省眼科医院及中山大学中山眼科中心牵头先后于2014年12月在温州,2015年4月在广州组织国内临床微生物学专家、眼科专家、眼科医院检验科及相应实验室专家,讨论并制订了《感染性眼病细菌学检查操作专家共识》,为感染性眼病相关微生物学检查、标本采集和处理提供指导。

1 细菌学检查标本采集基本原则及指征

1.1 基本原则

　　①应在病程早期、急性期,且尽可能在使用抗菌药物之前采集标本。如果已使用抗菌药物则根据临床需要酌情停药后或下次用药前采集标本。②应根据不同的标本类型、检查目的使用适当的采集、保存、运送工具。对于各种分泌物的采集,推荐使用预先用无菌生理盐水等沾湿的符合眼科临床要求的无菌拭子。采集到的标本应置于无菌容器内送检。盛装标本的容器不能使用消毒剂处理,标本中也不得添加防腐剂,以免降低病原菌的分离率。有条件的实验室应实行床边接种,无条件的实验室应将标本保存

DOI:10.3760/cma.j.issn.1674-845X.2016.01.001

通信作者：郑美琴,Email:zmqlyllh@126.com

在运送培养基中送检。③应尽可能采集到足量标本并严格执行无菌操作。采集与外界相通的腔道或体表标本时,如结膜囊分泌物、泪道分泌物等,应注意避免眼睑、睫毛及周围皮肤表面正常菌群的污染,以免造成病原菌与正常菌群相混淆致使临床误诊;采集房水、玻璃体等标本时,应严格执行无菌操作。④应由接受过专业培训的人员进行标本采集。眼表标本包括结膜囊涂片、角膜刮片、睫毛等由经过培训的专业医生、护士、实验室人员采集,眼内标本如房水、玻璃体、异物等由经过培训的手术医生采集。⑤标本采集后应立刻送检(15 min内)。由于大多数眼部标本的取材量较少,建议进行床边接种和制备涂片,眼部无菌标本建议先增菌再接种到固体培养基上。⑥采集标本前,需充分与患者沟通并取得患者的理解和配合。

1.2 采样指征

　　①怀疑急性细菌性结膜炎、角膜炎、眼内炎、眼睑/眼眶蜂窝组织炎、睑缘炎、睑皮炎、泪腺及泪道感染等疾病。②怀疑眼部慢性细菌性感染,但常规抗菌药物治疗无效。③眼外伤后怀疑细菌感染。④内眼手术前行结膜囊细菌培养。⑤角膜移植组织、角膜保存液、角膜接触镜及其他眼科材料、滴眼液等需要排除细菌污染。

2 常见标本类型采集方法及采集量

2.1 结膜囊分泌物采集

2.1.1 采集器具

推荐使用植绒拭子[1]、无菌生理盐水或其他符合眼科使用要求的培养基,如胰蛋白胨大豆肉汤培养基(tryptic soy broth,TSB)等。

2.1.2 采集方法

标本应由经过培训的专业人员采集;采样前使用无菌生理盐水/TSB等预先湿润拭子(注意尽量在试管壁上挤压去掉多余液体);采样时尽量不用麻醉剂,嘱患者向上注视,翻转下眼睑,暴露下方球结膜和下穹隆结膜,用无菌生理盐水/TSB等湿润过的无菌拭子由内眦部开始从内到外旋转轻拭下方结膜囊和下睑结膜表面(注意不遗漏内眦部),避免接触睫毛和睑缘,必要时使用开睑器等器具,采

样后立即送检，或将标本放入无菌转运管中做好标记立即送往微生物学实验室[2-3]。

2.2 泪道标本采集

标本采集应由经过培训的专业人员操作；采集泪道标本时，将一拭子放置在泪小管区后方，压迫泪囊或泪小管皮肤面，用另一预先湿润过的拭子擦取泪小点处反流物。

2.3 结膜/角膜刮片采集

2.3.1 采集器具　推荐使用 15 号手术圆刀片[4]。

2.3.2 结膜刮片采集　刮取前，使用表面麻醉药滴眼液[4]（尽可能使用无防腐剂的制剂）对结膜进行表面麻醉；若结膜病变处分泌物过多，可先用灭菌湿棉签去除分泌物；翻转眼睑暴露睑结膜；一手固定眼睑，另一手持灭菌刀片，使刮刀与组织表面垂直；根据病变情况和检查需要，选择合适部位并刮取标本；刮取完成后，滴用抗菌药物滴眼液。

2.3.3 角膜刮片采集　刮取前，使用表面麻醉药滴眼液[4]（尽可能使用无防腐剂的制剂）；用手指将睑裂撑开，或用开睑器撑开眼睑，若病变处分泌物过多，可先用灭菌湿棉签去除分泌物；嘱咐患者避免眼球转动；选择角膜溃疡的进行缘或基底部刮取标本；刮取标本后，滴用抗菌药物滴眼液。

2.4 房水采集

由经过培训的眼科医生在手术室内完成；麻醉并进行常规结膜囊清洁后，用 1 ml 无菌注射器，于角巩膜缘平行虹膜平面穿刺入前房，避开脓性液抽取房水约 0.1 ml。

2.5 玻璃体采集

2.5.1 注射器抽取法　由经过培训的眼科医生在手术室内完成；麻醉并进行常规结膜囊清洁后，用 22 号一次性针头连接 1 ml 无菌注射器，角巩膜缘后平坦部垂直巩膜穿刺入玻璃体腔 10 mm，抽取尽可能多的玻璃体样本（不少于 0.2 ml）。

2.5.2 玻璃体切割头法[5]　由经过培训的眼科医生在手术室内完成；麻醉并进行常规结膜囊清洁后，玻璃体切割头吸引管接口外接 1 ml 无菌注射器；标准三通道切口，在向眼内灌注眼内扰动前，将已在吸引管接口外接无菌注射器的玻璃体切割头置于玻璃体腔中心区，手动抽取玻璃体样本不少于 0.5 ml（含灌注液的大体积标本需特殊处理，申请单需注明用药情况，采集最初的灌注液，不少于 1.0 ml）。

2.6 异物采集

由经过培训的眼科医生在手术室内完成，严格执行无菌操作。

3　常见标本类型的预处理措施

3.1 结膜囊分泌物

标本采集完成后，直接用无菌拭子（已用无菌生理盐水或 TSB 湿润过）在血琼脂平板、普通巧克力琼脂平板（需 5%~10% 的 CO_2 环境）、厌氧血琼脂平板[6]（必要时）表面以拭子滚动的方式涂布接种后，取洁净的玻片，用同一个拭子未接触平板的部分或另取一个拭子制成涂片作形态学检查。若由于实际需要需将拭子接种于增菌培养基，则报告时需注明。

3.2 泪道标本

泪道分泌物基础培养基接种及制作涂片方法同结膜囊分泌物。

泪道结石，使用研磨器研磨后，一份用压片的方式进行形态学检查，一份以折线路径涂布接种于普通巧克力琼脂平板（需 5%~10% 的 CO_2 环境）。有条件的实验室增加接种于巯基乙酸盐肉汤进行厌氧菌培养[7]。

3.3 结膜及角膜刮片

用刀片采集尽可能多的标本后即时接种，或将刮取物置于转运试管（带转运拭子和运送培养基），并确保标本浸入液体转运介质中[4]。

置于转运培养基中的标本经研磨或充分震荡后，实验室人员将标本接种于血琼脂平板、普通巧克力琼脂平板以及制作涂片做形态学检查（推荐用标本直接涂片），必要时进行厌氧菌培养。

3.4 房水及玻璃体

常规方法：手术采集房水（0.1~0.2 ml）或玻璃体液（0.5 ml），量尽可能多，分别用注射器加 0.05 ml（房水）或 0.2 ml（玻璃体）至液体增菌培养基（专用培养基或儿童血培养瓶）[5,8]和真菌培养基内（标本量足够时建议增加厌氧菌培养），剩余标本直接滴于洁净玻片上，制成涂片，尽快送至实验室。

3.5 异物

异物取出后，放入 1 ml 液体增菌培养液充分振摇 1 min，异物交还临床，培养液分别接种于血琼脂平板、普通巧克力琼脂平板以及制作涂片做形态学检查。

3.6 涂片制作要求

标本采集完成后，用无菌拭子或拔除针头后的注射器在洁净带磨砂玻片中间位置，自内而外涂成直径 1.0~1.5 cm 的近圆形（刀片刮取物直接涂片，要求尽量涂开），制成 2 张涂片，做好标记，待涂片自然干燥后用 95% 乙醇固定 5 min 或滴加 10% 甲醇直接固定[5,9]。

4　标本运送

标本采集后尽快送至实验室。特殊情况下，标本无法送达实验室时，应使用运送培养基，置于室温保存，不可冷藏或冷冻，且不应超过 12 h。运送过程需符合生物安全要求。

5　标本常规检查项目及报告方式

5.1　染色方法的选择

实验室接到标本后，根据不同需要选择不同的染色方法，常规推荐革兰染色和瑞氏吉姆萨染色，必要时增加抗酸染色等（可在前 2 种染色基础上直接进行抗酸染色），也可根据临床医师的建议选择其他特殊染色方法。

5.2　涂片及刮片镜检报告格式

5.2.1　病原学报告　细菌：找到革兰阳/阴性球/杆菌，要描述排列方式，细菌与白细胞及吞噬细胞的关系，如吞噬等；真菌：要描述菌丝及孢子形态，详见真菌检验规范；观察全部涂片区未找到细菌，则报告未找到。

5.2.2　细胞学报告　根据瑞氏吉姆萨染色结果，报告视野中白细胞/上皮细胞/单核细胞/巨噬细胞等种类，数量可按照"某一类细胞数/HP"，特殊情况下白细胞可以按照中性粒细胞、嗜酸性粒细胞、嗜碱性粒细胞、淋巴细胞等分别报告。

5.2.3　报告形式　常规使用文字描述报告；有条件的单位，建议发图文报告，图片采用油镜（×1 000）下形态，1 h 内报告。

5.3　细菌培养实验室内的操作及要求

5.3.1　常规标本培养　标本采集后应尽快接种于血琼脂平板和普通巧克力琼脂平板并及时送到微生物实验室。实验室收到标本后，血琼脂平板置普通孵箱 35~37 ℃培养，普通巧克力琼脂平板置 5%~10% CO₂ 孵箱培养 48 h（结果阴性但临床高度怀疑感染的标本需要再继续培养 24 h[2]，最长不超过 5 d[3,6]），至少 24 h 观察 1 次，必要时 12 h 观察 1 次，如果有菌落生长则结合标本涂片结果进行分析后，进一步完成细菌鉴定和药敏试验。厌氧菌培养按厌氧菌培养规范处理。

5.3.2　增菌液标本培养　接种于增菌液（手工法建议用双相瓶，仪器法用儿童瓶）的标本，置于 35~37 ℃恒温培养箱培养，每天观察（至少 3 次）或直接作为血培养标本行全自动血培养系统分析。一旦发现阳性，立即无菌抽取瓶中培养液转种血琼脂平板和普通巧克力琼脂平板[3,6]，血琼脂平板置普通孵箱

35~37 ℃培养，普通巧克力琼脂平板置 5%~10% CO₂ 环境孵箱中培养，同时做涂片，结合标本涂片结果进行分析后，第一时间将涂片结果作为一级报告发送。后续根据细菌生长情况、生化鉴定反应及药敏试验结果等给予完整报告。如果手工法培养 7 d、仪器法培养 5 d 后未见生长，则报告阴性结果，建议阴性报告当天取培养物直接涂片行革兰染色并盲传血平板和巧克力平板，如盲传阳性则补发报告单，并和临床做好沟通。

5.3.3　厌氧菌培养　厌氧菌培养标本接种于厌氧平板置厌氧环境中 35~37 ℃培养至少 48 h[10]，无菌生长 5 d[11]，必要时可延长至 7 d[12]报告，具体根据厌氧菌操作规程进行。

6　病原诊断报告

6.1　分泌物、结石、角膜刮片等标本

6.1.1　阳性结果　有 # 种菌生长，## 细菌（注明鉴定方法，如手工、仪器及鉴定结果的分值，并保存原始记录），结合标本涂片结果进行分析后报告可疑的致病菌并给出建议，同时报告药敏试验结果。

6.1.2　阴性结果　培养 48 h（自接种到固体培养基开始计时），未见致病菌生长。

6.2　房水、玻璃体、异物等标本

6.2.1　阳性结果　有 # 种菌生长，## 细菌，结合标本涂片结果进行分析后报告可疑的致病菌，同时报告药敏试验结果。

6.2.2　阴性结果　直接培养 48 h（自接种到固体培养基开始计时），增菌培养手工法 7 d、仪器法 5 d，报告无细菌生长。如果涂片找到细菌，培养未见细菌生长，应备注提示。

6.3　分枝杆菌

怀疑分枝杆菌感染的标本建议按照分枝杆菌的常规方法处理。

6.4　危急值报告

包括房水、玻璃体、异物及其他眼内容物等培养阳性结果，按危急值报告程序处理。

6.5　拒收标本标准

样本采集量过少；标本明显污染；申请单填写不全等。如有特殊情况，临床要求出结果的，则需添加备注"已通知临床，结果仅供参考"。

7　生物安全

所有标本均应视为具有潜在生物危害的标本，必须按照标准防护措施处理标本。

说明：1.本规范暂以试用版发布，在临床试用

1 年后集中反馈意见,并根据实际情况修改后再正式发布。2.本规范仅供医务人员在临床工作中参考,不具备法律功效,其中观点及操作要点也需要随着各种技术的进步不断完善。

形成共识意见的专家组成员(按姓氏汉语拼音顺序排列):

曹文俊	复旦大学附属眼耳鼻喉科医院
陈蔚	温州医科大学附属眼视光医院
陈东科	卫生部北京医院
康玉国	山西省眼科医院
李向阳	温州医科大学附属第二医院
李雅军	天津市眼科医院
梁庆丰	首都医科大学附属北京同仁医院
梁远波	温州医科大学附属眼视光医院
刘李英	福州眼科医院
鹿秀海	山东省眼科医院
马文江	天津医科大学眼科医院
瞿佳	温州医科大学附属眼视光医院
宋宗明	温州医科大学附属眼视光医院
孙声桃	河南省立眼科医院
吴开力	中山大学中山眼科中心
许芬芳	厦门大学附属厦门眼科中心
俞阿勇	温州医科大学附属眼视光医院
张建英	宁波市眼科医院
赵振全	温州医科大学附属眼视光医院
郑美琴	温州医科大学附属眼视光医院(执笔人)

参考文献:

[1] Nogueira DC, Ueda SM, Murca MA, et al. Comparison of two transportation media for study of normal individual conjunctival microbiota[J]. Arq Bras Oftalmol,2007,70(6):929-934. DOI:org/10.1590/S0004-27492007000600008.

[2] 牛梅民,张小娟,黄怀洁,等. 白内障术前结膜囊菌群分布和药敏试验研究[J]. 中华眼外伤职业眼病杂志,2012,34(12):891-895. DOI:10.3760/cma.j.issn.2095-1477.2012.04.004.

[3] 林琳,褚云卓,佟玲. 764 例儿童眼分泌物细菌培养菌种分布及药敏结果分析[J]. 沈阳医学院学报,2008,10(4):224-225. DOI:10.3969/j.issn.1008-2344.2008.04.012.

[4] Pakzad-Vaezi K, Levasseur SD, Schendel S, et al. The corneal ulcer one-touch study: a simplified microbiological specimen collection method[J]. Am J Ophthalmol,2015,159(1):37-43.e1. DOI:10.1016/j.ajo.2014.09.021.

[5] 张凤梅. 眼内炎 199 例患者病原学检测及药敏分析[J]. 中国全科医学,2014,(25):3017-3020. DOI:10.3969/j.issn.1007-9572.2014.25.028.

[6] 叶应妩,王毓三,申子瑜,等. 全国临床检验操作规程[M]. 3 版. 南京:东南大学出版社,2006:738-743,749-752.

[7] 赵慧英,孙旭光. 厌氧菌性角膜炎[J]. 眼科研究,2006,24(2):216-218. DOI:10.3760/cma.j.issn.2095-0160.2006.02.028.

[8] 任玉玲,薛黎萍,刘春林,等. 全自动血培养系统在外伤性眼内炎的临床应用[J]. 中华眼外伤职业眼病杂志,2012,34(10):752-754. DOI:10.3760/cma.j.issn.2095-1477.2012.10.010.

[9] 倪语星,王金良,徐春英,等. 眼部感染实验室诊断规范[M]. 上海:上海科学技术出版社,2009.

[10] 陆永绥,张伟明. 临床检验管理与技术规程[M]. 2 版. 杭州:浙江大学出版社,2014:1028.

[11] Tominaga A, Oshima Y, Wakabayashi T, et al. Bacterial contamination of the vitreous cavity associated with transconjunctival 25-Gauge microincision vitrectomy surgery[J]. Ophthalmology,2010,117(4):811-817.e1. DOI:10.1016/j.ophtha.2009.09.030.

[12] Busaba NY, Siegel NS, Salman SD. Microbiology of chronic ethmoid sinusitis is this a bacterial disease?[J]. Am J Otolaryngol,2004,25(6):379-384.

(收稿日期:2015-10-30)
(本文编辑:吴飞盈,毛文明)

十二、我国角膜移植术专家共识(2015年)

我国角膜移植术专家共识(2015年)

中华医学会眼科学分会角膜病学组

角膜移植术是一种用健康角膜组织替换患者混浊、变性、感染等病变的角膜,达到治疗角膜疾病、提高患眼视力、恢复解剖结构和改善外观的治疗手段[1]。根据手术方式不同,可将其分为全层移植的穿透性角膜移植术、板层角膜移植术(全板层和部分板层)、角膜内皮移植术(带和不带后角膜基质)及其他移植方式。近年来,在中华医学会眼科学分会角膜病学组的积极推动下,角膜移植术不断得到推广。我国开展角膜移植术的医院较前明显增多,各类角膜移植术的数量也大幅增加。据统计,全国每年完成角膜移植术的数量约为5 000例。尤其近年来开展的深板层角膜移植术和角膜内皮移植术,良好的临床效果促使其广泛开展,但这两种手术方式的学习曲线较长,对术者的手术经验及围手术期处理的要求较高。

至今,我国在角膜移植术的临床应用方面仍然存在许多问题,病史评估、术前检查、手术适应证、手术时机、手术操作技术、术后随访和手术并发症处理等尚无统一标准,眼科医师之间治疗水平参差不齐,治疗效果难以保证[2-3]。因此,适时地规范我国角膜移植术的临床行为十分必要,有利于提高该手术的安全性及有效性,并可最大程度利用好有限的角膜供体材料。针对上述现状,角膜病学组组织我国角膜病领域专家,根据角膜移植术处理顺序,借鉴欧美技术发达国家的先进诊疗规范,结合我国实际国情,参考专家实践经验,以国内外循证医学研究成果为基础,经过充分讨论,达成我国角膜移植术的专家共识,以期为后续临床规范的制定提供指导性意见。

一、病史评估要点

完善的病史询问有助于明确角膜病的诊断及手术适应证,并为选择手术时机和围手术期处理提供重要依据[4]。病史评估要点:(1)症状:询问病史要特别注意患者视力下降的时间,有无反复发作

史,有无眼红、流泪等症状及其持续时间等。(2)发病年龄:儿童角膜移植术不仅手术难度大,术后依从性差,也更易出现并发症。(3)起病速度及病程长短:感染性角膜炎患者药物治疗有效时,一般可待病情稳定3个月以上再选择角膜移植术;但是若患者起病急,药物治疗2周以上病情加重或者病情迁延不愈,应尽早手术治疗;感染性角膜炎,如单纯疱疹病毒性角膜炎,若患者反复多次发作导致角膜瘢痕,严重影响视力,也可在病情稳定阶段考虑手术治疗。(4)既往眼病史及全身病史:对于增视性患者,有眼附属器炎症反应者,应尽可能在炎症反应控制后再行手术;伴有全身结缔组织病或接受过其他器官和组织移植、多次角膜移植的患者,术后容易发生免疫排斥反应;伴有糖尿病病史的患者,手术后角膜上皮不易愈合。(5)外伤史:严重化学烧伤、热灼伤等患者,因为角膜缘干细胞功能和泪膜功能异常,行角膜移植术时常需要先进行或联合进行眼表重建手术。(6)其他:还应了解患者既往眼部和全身用药史,如长期使用免疫抑制剂等,以便制定个性化的围手术期用药方案;充分告知患者可能的预后。

二、术前检查要点

眼部检查对于排除手术禁忌证、选择手术时机十分重要。眼部检查要点:(1)视觉功能评估:最佳矫正视力、视觉相关生活质量(尤其角膜内皮移植术患者)等。(2)眼表及眼附属器检查:有无眼球突出、上睑下垂、眼睑闭合不全、眼睑瘢痕及运动障碍、泪膜功能及泪道异常。(3)裂隙灯显微镜检查:患眼及对侧眼情况、病灶范围及位置、病灶累及深度、角膜水肿情况、角膜新生血管程度、角膜荧光素染色情况、是否有角膜后沉着物(keratic precipitates,KP)、前房深度、虹膜前后粘连情况、瞳孔形态、晶状体位置与透明度、视网膜及视神经情况。

合理、必要的实验室检查有利于早期明确诊断,并判断病情的严重程度。感染性角膜病术前常规行病原学检查:(1)角膜病灶刮片检查:包括涂片光镜下病原体检查、微生物培养及药物敏感性试

DOI:10.3760/cma.j.issn.0412-4081.2015.12.003

通信作者:史伟云,250021 济南,山东省眼科研究所 山东省眼科医院,Email:weiyunshi@163.com

验[5];(2)角膜活体共焦显微镜检查:对于真菌性角膜炎、棘阿米巴性角膜炎等具有较好的诊断价值,建议有条件的单位进行该项检查[6];(3)眼前节 OCT 检查:定量评估病灶的范围及大小、深度,可协助制定手术方案[7];(4)超声生物显微镜检查:了解前房情况、房角开放程度、晶状体及其悬韧带情况,对前粘性角膜白斑、先天性角膜白斑诊断有较大价值;(5)眼压测量:若眼压高,应先进行降眼压治疗,以降低手术风险,提高手术成功率;(6)角膜地形图检查:评估圆锥角膜等角膜变性疾病的病情;(7)其他检查:眼前节照相、B 超及眼眶 X 线检查等。

三、术前准备、术式选择及手术过程

(一)术前准备

1.控制原发病病情。对于感染性角膜白斑,建议病情稳定 3~6 个月以上;对于化学烧伤角膜,建议病情稳定 8~12 个月以上。

2.角膜移植术专用器械、符合标准的眼库和专业人员。

3.良好的麻醉。对于手术不能配合或者联合眼表重建手术的患者,有条件者应选择全身麻醉;局部麻醉患者在麻醉后应控制好眼球转动和眼轮匝肌运动,充分降低眼压和眶压,降低手术难度,避免发生眼内容物脱出、暴发性脉络膜出血、虹膜前粘连等并发症。

4.角膜供体准备。增视性穿透性角膜移植术和角膜内皮移植术对角膜材料质量的要求较高[3,8]。

(二)术式选择

理论而言,未累及角膜内皮的病变应尽可能考虑行板层角膜移植术,单纯角膜内皮病变可行角膜内皮移植术;全层角膜病变可选择穿透性角膜移植术。成分角膜移植术的临床应用虽然越来越广泛,但并不能完全替代穿透性角膜移植术。术者应在增视和提高手术成功率方面做好平衡,正确把握手术的适应证,并结合自身手术经验和技巧,选择适的手术方式。(1)穿透性角膜移植术适应证:各种原因导致的全层角膜白斑、伴有角膜基质异常的角膜内皮细胞功能失代偿、不能控制的感染全层角膜的角膜溃疡或角膜穿孔等;(2)板层角膜移植术适应证:圆锥角膜、角膜基质营养不良、角结膜皮样瘤、免疫相关性角膜病及未累及全层的各种原因导致的角膜白斑和斑翳、不能控制的未感染全层角膜的感染性角膜炎等;(3)角膜内皮移植术适应证:角膜基质基本正常的角膜内皮细胞功能失代偿、大泡性角膜病变、Fuchs 角膜内皮营养不良等。

(三)手术过程

感染性角膜炎应充分切除感染病灶;非感染性角膜疾病应兼顾病灶大小及术后免疫排斥反应发生的可能性来确定切除范围。

1.穿透性角膜移植术和板层角膜移植术的主要手术过程:(1)眼球固定:可使用眼肌牵引线或 Flieringa 环缝合固定。(2)制备植床:为了提高术后视力效果,植床选择应尽可能以角膜光学中心为中心,使用环钻时应尽可能使钻切均匀。有条件者可选择真空负压环钻,或者选择飞秒激光辅助进行植床钻切和植片的制作。植床剪切要求边缘尽量垂直于角膜表面切线,板层角膜移植术剖切深度一般要求在 1/2 角膜厚度以上,植片直径一般要求比植床大 0.25 mm。(3)植片缝合:缝合方式包括间断缝合、连续缝合,一般使用 10-0 尼龙线缝合。术中尽量避免损伤植片内皮,缝合深度应控制在 4/5 角膜厚度以上,缝针跨度应在 3 mm 左右。穿透性角膜移植术患者缝合完毕要求前房水密或气密,并达到正常深度。

2.角膜内皮移植术中应注意对角膜内皮的保护。主要步骤:(1)制备厚度在 100 μm 左右、带有角膜内皮细胞层的角膜后基质供体,或不带角膜基质的角膜后弹力层和内皮细胞层组织;(2)剥离病变角膜后弹力层和内皮层;(3)借助特殊推注器或者利用缝线,将植片放入前房,并在前房注入无菌空气泡支撑供体角膜移植片,使其与角膜基质贴附;(4)切口缝合 1 或 2 针。

四、随访与评估要点

术后随访时间为术后 1 d、1 周,前 3 个月为每月 1 或 2 次,1 年内逐步过渡到 1~2 个月 1 次。无论随访频率如何控制,角膜移植术后都要告知并建议患者一旦发生眼红、眼痛、视力下降等症状,应立即就诊,考虑为免疫排斥反应发生。成人术后 1 年以上可结合术眼的屈光情况,逐步拆除缝线;儿童患者可以根据年龄和愈合情况适当提前。一旦发现缝线松动,应及时拆除,避免引起植片感染。过早拆除缝线会影响植片的愈合。在缝线拆除后,可根据植片与植床的愈合情况、验光结果,考虑是否需要重新缝合。术后随访重点包括评估角膜植片的存活情况、角膜内皮细胞密度、原发病情的控制情况以及并发症的发生与否。应常规检查患者的术后视力、眼压、屈光状态及眼前节情况(裂隙灯显微镜检查)等,记录植片的位置、透明度以及角膜新生血管、角膜免疫排斥反应、缝线松紧等情况。术后

常规用药为局部使用预防免疫排斥反应药物,如糖皮质激素、免疫抑制剂等。若是真菌性角膜炎和棘阿米巴角膜炎患者,术后 2 周内禁用糖皮质激素眼用制剂,2 周后若无原发病复发征象,可试探性使用糖皮质激素眼用制剂。角膜移植术后即可使用环孢素 A 或 FK506 等免疫抑制眼用制剂,以预防免疫排斥反应发生。同时,角膜移植术后应根据病情,合理使用药物以预防原发病复发。

五、术后并发症及处理

术后并发症是影响角膜移植术预后的重要因素。根据发生时间可分为早期和晚期两类。

1.术后早期并发症:(1)术后角膜愈合不良:以角膜上皮愈合不良和切口愈合不良最为常见,处理方法包括重新缝合、佩戴角膜绷带镜或羊膜覆盖。(2)板层角膜移植术可出现层间积液和层间积血,层间积液术后当天或第 1 天可进行放液处理,层间积血一般术后 5~7 d 血液凝固且新鲜出血风险降低后可进行冲洗。(3)角膜内皮移植术后植片脱离面积超过 1/3 植片者,可行前房无菌空气注入使其复位。(4)感染:手术本身及术后抗免疫排斥反应药物的使用,可降低眼表对感染的免疫力。怀疑继发感染的患者可进行常规病原学检查和共焦显微镜检查。病原未明确之前可经验性使用广谱抗生素,明确病原后尽量使用敏感性药物。(5)继发性青光眼:首选降眼压药物治疗,疗效不佳时可考虑行抗青光眼手术治疗。

2.术后晚期并发症:(1)术后免疫排斥反应:早期发现可加大局部抗免疫排斥反应药物(糖皮质激素、免疫抑制剂)的使用频率,必要时联合使用全身抗免疫排斥反应药物。(2)角膜植片混浊:由于供体原因、术后免疫排斥反应、角膜植片慢性失功、原发病复发等原因,造成角膜内皮细胞功能无法代偿或角膜基质混浊,一般无有效治疗方法,可结合患者实际情况选择对症处理或再次行角膜移植术。(3)青光眼:除原有青光眼外,角膜移植术后发生高眼压的原因还包括术后炎症反应、虹膜粘连、房角关闭、瞳孔阻滞和长期使用糖皮质激素等。术后密切观察,一旦发现应首选合适的降眼压药物,在使用降眼压药物治疗无效时,可考虑行抗青光眼手术。

形成共识意见的专家组成员:

谢立信　山东省眼科研究所(角膜病学组前任组长)

史伟云　山东省眼科研究所　山东省眼科医院(角膜病学组组长)

李　莹　中国医学科学院 北京协和医学院 北京协和医院眼科(角膜病学组副组长)

徐建江　复旦大学附属眼耳鼻喉医院眼科(角膜病学组副组长,执笔人)

刘祖国　厦门大学眼科研究所(角膜病学组副组长)
　　　　(以下角膜病学组委员按姓名拼音排序)

陈　蔚　温州医科大学附属眼视光医院

陈百华　中南大学湘雅二医院眼科

邓应平　四川大学华西医院眼科中心(前任委员)

杜之渝　重庆医科大学附属第二医院眼科

傅　瑶　上海交通大学附属第九人民医院眼科

傅少颖　哈尔滨医科大学附属第一医院眼科医院(前任委员)

高　华　山东省眼科研究所

高明宏　沈阳军区总医院眼科

高晓唯　解放军第四七四医院眼科医院

洪　晶　北京大学第三医院眼科

黄　挺　广东省眼库

黄一飞　解放军总医院眼科

贾　卉　吉林大学第一医院

晋秀明　浙江大学医学院附属第二医院眼科

李　炜　厦门大学医学院厦门眼科中心

李海丽　北京大学第一医院眼科

李明武　北京大学人民医院眼科

潘志强　首都医科大学附属北京同仁医院北京同仁眼科中心

王　骞　福州眼科医院

王　雁　天津市眼科医院

王勤美　温州医科大学眼视光学院

王智崇　中山大学中山眼科中心

吴　洁　西安市第一医院眼科

谢汉平　第三军医大学西南医院眼科(前任委员)

晏晓明　北京大学第一医院眼科(前任委员)

杨燕宁　武汉大学人民医院眼科

张　红　哈尔滨医科大学附属第一医院眼科医院

张　慧　昆明医科大学第一附属医院眼科

张明昌　华中科技大学同济医学院附属协和医院眼科(前任委员)

赵　敏　重庆医科大学附属第一医院眼科

赵少贞　天津医科大学眼科医院

祝　磊　河南省立眼科医院

洪佳旭　复旦大学附属眼耳鼻喉科医院眼科(非学组委员,记录人)

声明　本共识内容与相关产品的生产和销售厂商无经济利益关系

参 考 文 献

[1]　史伟云.角膜手术学.北京:人民卫生出版社.2012:222-228.

[2]　Reinhart WJ. Musch DC, Jacobs DS, et al. Deep anterior

中华眼科杂志 2015 年 12 月第 51 卷第 12 期　Chin J Ophthalmol，December 2015，Vol. 51，No. 12

lamellar keratoplasty as an alternative to penetrating keratoplasty a report by the american academy of ophthalmology[J]. Ophthalmology, 2011, 118(1): 209-218.

[3]　Lee WB, Jacobs DS, Musch DC, et al. Descemet's stripping endothelial keratoplasty: safety and outcomes: a report by the American Academy of Ophthalmology[J]. Ophthalmology, 2009, 116(9): 1818-1830.

[4]　Ple-Plakon PA, Shtein RM. Trends in corneal transplantation: indications and techniques[J]. Curr Opin Ophthalmol, 2014, 25(4): 300-305.

[5]　中华医学会眼科学分会角膜病学组. 感染性角膜病临床诊疗专家共识(2011 年)[J]. 中华眼科杂志, 2012, 48(1): 72-75.

[6]　Villani E, Baudouin C, Efron N, et al. In vivo confocal microscopy of the ocular surface: from bench to bedside[J]. Curr Eye Res, 2014, 39(3): 213-231.

[7]　Steven P, Le Blanc C, Lankenau E, et al. Optimising deep anterior lamellar keratoplasty (DALK) using intraoperative online optical coherence tomography (iOCT) [J]. Br J Ophthalmol, 2014, 98(7): 900-904.

[8]　谢立信. 角膜移植学. 北京: 人民卫生出版社, 2000: 418-439.

（收稿日期：2015-08-15）

（本文编辑：黄翊彬）

十三、干眼临床诊疗专家共识(2013年)

干眼临床诊疗专家共识(2013年)

中华医学会眼科学分会角膜病学组

　　干眼已成为影响人们生活质量的一类常见重要眼表疾病。近年来干眼在我国的发病率逐渐上升,但其诊疗规范尚未建立,各级眼科医师对于干眼的认识及诊疗水平存在较大差异,这为临床实际工作带来一定困难。为了进一步规范我国干眼临床工作,提高干眼诊治水平,急需针对目前存在的许多干眼临床问题,建立我国干眼临床诊疗规范。

　　一、干眼的定义

　　干眼是由于泪液的量或质或流体动力学异常引起的泪膜不稳定和(或)眼表损害,从而导致眼不适症状及视功能障碍的一类疾病。我国临床出现的各种名称(如干眼症、干眼病及干眼综合征等)均统一称为干眼。

　　二、干眼的流行病学及危险因素

　　目前世界范围内干眼发病率大约在5.5%~33.7%不等,其中女性高于男性,老年人高于青年人,亚洲人高于其他人种。根据我国现有的流行病学研究显示,干眼在我国的发病率与亚洲其他国家类似,较美国及欧洲高,其发生率约在21%~30%。其危险因素主要有:老龄、女性、高海拔、糖尿病、翼状胬肉、空气污染、眼药水滥用、使用视屏终端、角膜屈光手术、过敏性眼病和部分全身性疾病等。

　　三、干眼的分类

　　国际上尚无统一的干眼分类标准,目前存在多种分类方法。干眼发病机制的复杂性是目前分类尚不完善的重要原因。参考目前的分类方法,对我国现有基于眼表面泪膜结构与功能的干眼分类标准进行了改进,同时基于Delphi小组报告提出了我国干眼的严重程度的分类标准。

　　1. 干眼的分类:(1)水液缺乏型干眼:水液性泪液生成不足和(或)质的异常而引起,如Sjögren综合征和许多全身性因素引起的干眼;(2)蒸发过强型干眼:由于脂质层质或量的异常而引起,如睑板腺功能障碍、睑缘炎、视屏终端综合征、眼睑缺损或异常引起蒸发增加等;(3)黏蛋白缺乏型干眼:为眼表上皮细胞受损而引起,如药物毒性、化学伤、热烧伤对眼表的损害及角膜缘功能障碍等;(4)泪液动力学异常型干眼:由泪液的动力学异常引起,如瞬目异常、泪液排出延缓、结膜松弛等;(5)混合型干眼:是临床上最常见的干眼类型,为以上两种或两种以上原因所引起的干眼。

　　混合型干眼是临床上的主要类型,即使患者是由单一因素引起的单一类型干眼,如治疗不及时或治疗效果不佳也将最后发展为混合型干眼。

　　2. 干眼严重程度分类:轻度:轻度主观症状而无裂隙灯显微镜下可见的眼表面损害体征;中度:中重度主观症状同时有裂隙灯显微镜下的眼表面损害体征,但经过治疗后体征可消失;重度:中重度主观症状及裂隙灯显微镜下的眼表面损害体征,治疗后体征不能完全消失。

　　四、干眼的检查和诊断

　　(一)干眼的检查

　　1. 病史询问:包括患者全身与眼部疾病史、手术史、全身及眼部药物治疗史、角膜接触镜配戴情况和患者的生活工作情况、加重因素及诱因等。

　　2. 症状询问:干眼常见症状有眼部干涩感、烧灼感、异物感、针刺感、眼痒、畏光、眼红、视物模糊、视力波动等。需要询问患者有何种症状及症状的严重程度、症状出现的时间及持续时间,还要同时询问起病过程、症状发生或加重诱因和缓解条件以及全身与局部伴随症状等。

　　3. 临床检查:(1)裂隙灯显微镜检查:包括眼睑、睑缘及睑板腺改变、泪河高度、结膜和角膜改变等;(2)泪河高度:泪河高度是初步判断泪液分泌量的指标。在荧光素染色后,裂隙灯显微镜下投射在角结膜表面的光带和下睑睑缘光带的交界处的泪液液平。正常泪河切面为凸形,高度为0.3~0.5 mm;(3)泪膜破裂时间(breakup time, BUT):反映泪膜的稳定性。下睑结膜滴入5~10 μl荧光素钠或使用商品化荧光素试纸条,嘱患者眨眼3或4次,自最后1次瞬目后自然平视睁眼至角膜出现第1个黑斑的时间计算,正常BUT>10 s;(4)眼表面活体细胞染色:a. 荧光素染色:观察患者角膜上皮是否染色,染色阳性提示角膜上皮细胞的完整性破坏。使用荧光素试纸条,钴蓝滤光片下观察。荧光素染色评分采用12分法:将角膜分为4个象限,每个象限为0~3分,无染色为0分,1~30个点状着色为1分,>30个点状着色但染色未融合为2分,3分为出现角膜点状着色融合、丝状物及溃疡等;b. 虎红染色:染色阳性反映死亡或退化的角结膜上皮细胞,或没有被正常黏蛋白层覆盖的健康上皮细胞。检查方法同荧光素试纸条法。虎红染色评分采用9分法,将眼表面分为鼻侧睑裂部球结膜、颞侧睑裂部球结膜及角膜3个区域,每一区域的染色程度分0~3分,0分为无染色,1分为少量散在点状染色,2分为较多点状染色但未融合成片,3分为出现片状染色;c. 丽丝胺绿染色:染色阳性同虎红染色,染色评分与虎红染色相同;(5)泪液分泌试验(Schirmer's test):分为Schirmer Ⅰ和Schirmer Ⅱ试验,又可分为是否使用表面麻醉。较常采用的为不使用表面麻醉时

DOI:10.3760/cma. j. issn.0412-4081.2013.020
通信作者:谢立信,266071 青岛,山东省眼科研究所;Email: lixinxie@ public. qd. sd. cn

进行的 Schirmer Ⅰ试验,检测的是反射性泪液分泌情况,使用表面麻醉时检测的则是基础泪液分泌情况。Schirmer 试验应在安静和暗光环境下进行。Schirmer Ⅰ试验的方法为将试纸置入被测眼下结膜囊的中外 1/3 交界处,嘱患者向下看或轻轻闭眼,5 min 后取出滤纸,测量湿长。Schirmer Ⅱ试验方法为将试纸置入被测眼下结膜囊的中外 1/3 交界处,嘱患者向下看或轻轻闭眼,用棉棒刺激鼻黏膜,5 min 后取出滤纸,测量湿长。使用表面麻醉时进行 Schirmer Ⅱ试验可帮助鉴别 Sjögren 综合征患者,其因鼻黏膜刺激引起的反射性泪液分泌显著减少。无表面麻醉的 Schirmer Ⅰ试验正常 > 10 mm/5 min,表面麻醉的 Schirmer Ⅰ试验正常 >5 mm/5 min。

4. 辅助检查:辅助检查主要包括泪膜镜检查、角膜地形图检查、共焦显微镜检查、泪液乳铁蛋白含量测定、泪液渗透压测定、印迹细胞学检查、睑板腺成像检查、前节 OCT 检查、泪液清除率试验、泪液蕨样变试验及血清学检查等。(1)泪膜镜或泪膜干涉成像仪:通过观察泪膜干涉图像,可对连续瞬眼过程中泪膜厚度、泪膜分布情况进行动态记录,并对泪膜的稳定性进行分级评价,还可了解泪膜的脂质层分布;(2)角膜地形图检查:了解泪膜分布的规则性。干眼患者角膜地形图角膜表面规则性指数 SRI 和表面不对称指数 SAI 增高。泪膜像差分析可帮助分析泪膜动力学特性和解释泪膜稳定性与像差及视觉质量的关系;(3)共聚焦显微镜检查:利用共聚焦显微镜无创和高分辨率的特点可对干眼患者的角结膜组织在细胞水平进行活体形态学的观察和研究,连续观察包括角结膜上皮、基质层和内皮层等,揭示干眼的病理变化,对于干眼有一定诊断意义;(4)泪液乳铁蛋白含量测定:泪液中乳铁蛋白值随病程进展而持续下降,可反映泪液分泌功能,能帮助诊断干眼及观察病情变化;(5)泪液渗透压测定:利用渗透压测量仪可检测泪液的渗透压,能帮助诊断干眼;(6)印迹细胞学检查:干眼患者可出现眼表面损害的征象,如结膜杯状细胞密度降低,核浆比增大,鳞状上皮化生,角膜上皮结膜化等;(7)睑板腺成像检查:通过红外线睑板腺观察仪可透视睑板腺的形态,观察睑板腺有无缺失,是观察睑板腺形态学改变的客观检查方法;(8)其他:包括泪液清除率试验、泪液蕨样变试验、泪腺或口唇黏膜活检、泪液溶菌酶测定、前节 OCT 检查和血清学检查等。

5. 干眼临床检查顺序:病史询问→症状询问→裂隙灯显微镜检查→BUT→荧光素染色→泪液分泌试验→睑板腺形态和功能检查→其他所需辅助检查。

(二)干眼的诊断

干眼的诊断应包括以下内容:(1)是否干眼;(2)干眼的病因和分类诊断;(3)干眼的严重程度。

1. 干眼的诊断标准:干眼的诊断目前尚无国际公认的统一标准,结合其他国家及我国学者提出的标准,角膜病学组提出目前我国的干眼诊断标准:(1)有干燥感、异物感、烧灼感、疲劳感、不适感、视力波动等主观症状之一和 BUT≤5 s 或 Schirmer Ⅰ试验(无表面麻醉)≤5 mm/5 min 可诊断干眼;(2)有干燥感、异物感、烧灼感、疲劳感、不适感、视力波动等

主观症状之一和 5 s < BUT≤10 s 或 5 mm/5 min < Schirmer Ⅰ试验结果(无表面麻醉)≤10 mm/5 min 时,同时有角结膜荧光素染色阳性可诊断干眼。

2. 干眼严重程度诊断标准:轻度:轻度主观症状,无角结膜荧光素染色;中度:中重度主观症状,有角结膜荧光素染色,但经过治疗后体征可消失;重度:中重度主观症状,角结膜荧光素染色明显,治疗后体征不能完全消失。

五、干眼的治疗

(一)治疗目标

干眼治疗的目标为缓解眼不适症状和保护患者的视功能。轻度干眼患者主要是缓解眼部症状,而严重干眼患者则主要是保护患者的视功能。

(二)治疗方法

1. 去除病因,治疗原发病:引起干眼的病因十分复杂,如全身性疾病、药物、环境污染、眼局部炎症反应、眼睑位置异常及年龄等,可由单一原因或者多种原因引起。寻找原因,针对病因进行治疗是提高干眼治疗效果的关键。如由全身疾病引起者,应协同相应专科共同对原发病进行治疗;与生活和工作环境有关者,如长期在空调环境内工作、经常使用电脑或夜间驾车等,应积极改善工作和生活环境;应及时停用长期全身或局部应用可引起干眼的药物及眼部化妆品。

2. 非药物治疗:(1)患者指导:介绍干眼的基本医药常识,告知治疗的目标,讲解如何正确使用滴眼液和眼膏,对严重患者告知干眼的自然病程和慢性经过;(2)湿房镜及硅胶眼罩:通过提供密闭环境,减少眼表面的空气流动及泪液的蒸发,达到保存泪液的目的。湿房镜适用于各种类型干眼,硅胶眼罩适用于有角膜暴露的干眼患者;(3)软性角膜接触镜:适用于干眼伴角膜损伤者,尤其是角膜表面有丝状物时,但使用时需要保持接触镜的湿润状态。也可选择高透氧的治疗性角膜接触镜;(4)泪道栓塞:对于单纯使用人工泪液难以缓解症状或者使用次数过频(每天 4 次以上)的干眼患者可考虑泪道栓塞,可以根据阻塞部位和医师的经验选择栓子的类型;(5)物理疗法:对于睑板腺功能障碍患者应进行眼睑清洁、热敷及睑板腺按摩;(6)心理干预:对出现心理问题的干眼患者进行积极沟通疏导,必要时与心理专科协助进行心理干预治疗。

3. 药物治疗:(1)人工泪液:人工泪液为治疗干眼的一线用药,润滑眼表面是人工泪液的最主要功能,同时它可以补充缺少的泪液,稀释眼表面的可溶性炎症介质,降低泪液渗透压并减少高渗透压引起的眼表面反应,一些人工泪液中含有的特殊添加成分可有其相应疗效。对于干眼的疑似病例,可以试验性应用以辅助诊断。

人工泪液的选择:临床医师应根据干眼患者的类型、程度及经济条件等特点进行个体化选择。轻度干眼宜选择黏稠度低的人工泪液;对中重度干眼,伴蒸发过强者宜选择黏稠度高的人工泪液;对于眼表面炎症较重、泪液动力学异常患者优先选用不含防腐剂或防腐剂毒性较少的人工泪液;对于脂质层异常患者应优先选用含脂质类人工泪液;此外有些

中华眼科杂志 2013 年 1 月第 49 卷第 1 期　Chin J Ophthalmol,January 2013,Vol. 49,No. 1　　　　·75·

人工泪液中的某些特殊成分能促进杯状细胞数量或角膜上皮修复,或可逆转上皮细胞的鳞状化生,在选择时应综合考虑;若须长期或高频率使用(如每天 6 次以上)时,应选不含防腐剂或防腐剂毒性较少的人工泪液。(2)润滑膏剂(眼用凝胶、膏剂):眼用凝胶、膏剂在眼表面保持时间较长,但可使视力模糊,主要应用于重度干眼患者或在夜间应用。(3)局部抗炎及免疫抑制剂:干眼会引起眼表面上皮细胞的非感染性炎症反应。眼表面炎症反应与干眼患者症状的严重程度呈正相关。抗炎和免疫抑制治疗适用于有眼表面炎性反应的干眼患者。常用药物为糖皮质激素、非甾体类抗炎药及免疫抑制剂。可根据不同的干眼类型和疾病发展情况单独或者联合使用。(a)糖皮质激素:用于中重度干眼伴有眼部炎症反应的患者。使用原则为低浓度、短时间,一旦炎症反应控制即停止使用,可间断使用,但应注意糖皮质激素引起的并发症。点用次数及用药时间视干眼患者眼表面炎症反应的严重程度,每天 1~4 次,炎症反应减轻应及时减小用药次数及时间;(b)环孢素 A(Cyclosporine A,CsA):用于中重度干眼伴有眼部炎症反应的患者;(c)他克莫司(FK506):用于中重度干眼伴有眼部炎症反应的患者;(d)非甾体类抗炎药:用于轻中度干眼的抗炎治疗。对于有糖皮质激素并发症的高危干眼患者可优先选用。(4)自体血清:用于重度干眼合并角膜并发症及常规人工泪液无效的重症干眼患者。(5)其他:包括雄激素、促泪液分泌药物可用于干燥综合征的治疗,在临床上未广泛应用;重组人表皮生长因子和维生素 A 棕榈酸酯等可提高干眼患者结膜杯状细胞数量,四环素或强力霉素等可用于有感染的睑板腺功能障碍患者。

4.手术治疗:对于泪液分泌明显减少,常规治疗方法效果不佳且有可能导致视力严重受损的严重干眼患者可以考虑手术治疗,但应由有经验的眼表专业医师施行。手术方式主要包括睑缘缝合术、颌下腺及唇腺移植术等。

(三)不同类型干眼的治疗方案

1.水液缺乏型干眼:补充人工泪液;泪道栓塞或湿房镜;局部非甾体激素或糖皮质激素或免疫抑制剂;刺激泪液分泌药;自体血清的应用;相关全身疾病的治疗;手术治疗。

2.蒸发过强型干眼:眼睑物理治疗;湿房镜;局部抗生素和(或)糖皮质激素眼液及眼膏;局部人工泪液及治疗脂溢性皮炎的药物;口服强力霉素或四环素。

3.黏蛋白缺乏型干眼:不含防腐剂或防腐剂毒性较少的人工泪液;泪道栓塞;促进黏蛋白分泌及杯状细胞生长药物;局部非甾体激素或糖皮质激素或免疫抑制剂;手术治疗。

4.泪液动力学异常型干眼:不含防腐剂或防腐剂毒性较少的人工泪液;局部非甾体激素或糖皮质激素或免疫抑制剂;治疗性角膜接触镜;手术治疗。

5.混合型干眼:人工泪液;湿房镜或泪道栓塞;局部非甾体激素或糖皮质激素或免疫抑制剂;刺激泪液分泌药物;自体血清;相关全身疾病的治疗;手术治疗。

(四)不同严重程度干眼的治疗方案

1.轻度干眼:教育及环境饮食改善;减少或停用有不良作用的全身或局部药物;眼睑物理治疗;人工泪液。

2.中度干眼:在轻度干眼的基础上增加:湿房镜;局部抗炎治疗;泪道栓塞。

3.重度干眼:在中度干眼的基础上增加:全身性抗炎药;口服刺激泪液分泌药物;自家血清;治疗性隐形镜;手术(永久性泪小点封闭、睑缘缝合术、眼睑手术、颌下腺移植术等)。

形成共识意见的专家组成员:

刘祖国　厦门大学眼科研究所　厦门大学附属厦门眼科中心(执笔)

谢立信　山东省眼科研究所(角膜病学组组长)

孙旭光　首都医科大学附属北京同仁医院　北京市眼科研究所(角膜病学组副组长)

史伟云　山东省眼科医院(角膜病学组副组长)

王勤美　温州医学院附属眼视光医院(角膜病学组副组长)

王丽娅　河南省眼科研究所(角膜病学组副组长)

(以下专家组成员按姓氏笔画排列)

王智崇　中山大学中山眼科中心

邓应平　四川大学华西眼科中心

李　莹　中国医学科学院　北京协和医学院　北京协和医院

李　炜　厦门大学眼科研究所　厦门大学附属厦门眼科中心

杜之渝　重庆医科大学附属第二医院眼科

张明昌　华中科技大学同济医学院附属协和医院眼科

陈　蔚　温州医学院附属眼视光医院

杨燕宁　武汉大学人民医院眼科

洪　晶　北京大学第三医院眼科

赵少贞　天津医科大学眼科中心

赵　敏　重庆医科大学第一附属医院眼科

徐建江　复旦大学附属眼耳鼻喉医院眼科

晏晓明　北京大学附属第一医院眼科

黄一飞　解放军总医院眼科

黄　挺　中山大学中山眼科中心

傅少颖　哈尔滨医科大学附属第一临床学院眼科

谢汉平　第三军医大学西南医院眼科

潘志强　首都医科大学附属北京同仁医院　北京同仁眼科中心

声明　本共识内容与相关产品的生产和销售厂商无任何经济利益关系

(收稿日期:2012-11-19)

(本文编辑:郭维涛)

十四、中国早产儿视网膜病变筛查指南(2014年)

中国早产儿视网膜病变筛查指南(2014年)

中华医学会眼科学分会眼底病学组

随着我国围产医学和新生儿学突飞猛进的发展,新生儿重症监护病房(neonatal intensive care unit, NICU)的普遍建立,早产儿、低体重儿的存活率明显提高,曾在发达国家早期就已出现的早产儿视网膜病变(retinopathy of prematurity, ROP)在我国的发病有上升趋势。ROP严重时可导致失明,是目前儿童盲的首位原因,对家庭和社会造成沉重负担。ROP的发生原因是多方面的,与早产、视网膜血管发育不成熟有关,用氧是抢救的重要措施,又是致病的常见危险因素[1-2]。出生孕周和体重愈小,发生率愈高[3]。2004年卫生部颁布了中华医学会制定的《早产儿治疗用氧和视网膜病变防治指南》[4],积极推动了我国早产儿救治和ROP防治的工作进程,但目前ROP的防治任务仍十分严峻[5]。ROP最早出现在矫正胎龄(出生孕周 + 出生后周数)32周,早期筛查和正确治疗可以阻止病变的发展。为进一步解决这一严重影响早产儿生存质量的问题,做好ROP的防治工作,减少ROP致盲率,中华医学会眼科学分会眼底病学组重新修订中国早产儿视网膜病变筛查指南,供临床应用。

一、疾病定义、分区和分期、专业术语[1-2,6-7]

1.定义:ROP是发生在早产儿和低体重儿的眼部视网膜血管增生性疾病。

2.病变分区:按发生部位分为3个区(图1):Ⅰ区是以视神头中央为中心,视乳头中央到黄斑中心凹距离的2倍为半径画圆;Ⅱ区以视乳头中央为中心,视乳头中央到鼻侧锯齿缘为半径画圆,除去Ⅰ区之后的环状区域;Ⅱ区以外剩余的部位是Ⅲ区。早期病变越靠近后极部(Ⅰ区),进展的风险性越大。

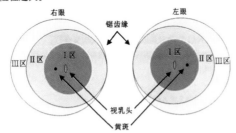

图1　早产儿视网膜病变的病变分区示意

DOI:10.3760/cma.j.issn.0412-4081.2014.12.017

通信作者:黎晓新,100044 北京大学人民医院眼科 视觉损伤与修复(北京大学)教育部重点实验室 视网膜脉络膜疾病诊治研究北京市重点实验室;Email:dr_lixiaoxin@163.com

3.病变分期:病变按严重程度分为5期(图2~7):(1)1期:约发生在矫正胎龄34周,在眼底视网膜颞侧周边有血管区与无血管区之间出现分界线;(2)2期:平均发生于矫正胎龄35周(32~40周),眼底分界线隆起呈嵴样改变;(3)3期:平均发生于矫正胎龄36周(32~43周),眼底分界线的嵴样改变上出现视网膜血管扩张增殖,伴随纤维组织增殖;阈值前病变平均发生于矫正胎龄36周,阈值病变平均发生于矫正胎龄37周;(4)4期:由于纤维血管增殖发生牵拉性视网膜脱离,先起于周边,逐渐向后极部发展;此期根据黄斑有无脱离又分为A和B,4A期无黄斑脱离,4B期黄斑脱离;(5)5期:视网膜发生全脱离(大约在出生后10周)。病变晚期前房变浅或消失,可继发青光眼、角膜变性、眼球萎缩等。

4.专业术语[1-2,6-8]:(1)附加病变(plus disease):指后极部至少2个象限出现视网膜血管扩张、迂曲,严重的附加病变还包括虹膜血管充血或扩张(图8)、瞳孔散大困难(瞳孔强直),玻璃体可有混浊。附加病变提示活动期病变的严重性。存在附加病变时用"+"表示,在病变分期的期数旁加写"+",如3期+;(2)阈值病变(threshold disease):Ⅰ区或Ⅱ区的3期+,相邻病变连续至少达5个钟点,或累积达8个钟点,是必须治疗的病变。阈值病变平均发生在矫正胎龄37周;(3)阈值前病变(pre-threshold disease):指存在明显ROP病变但尚未达到阈值病变的严重程度,分为"1型阈值前病变"和"2型阈值前病变"。1型阈值前病变包括Ⅰ区伴有附加病变的任何一期病变、Ⅰ区不伴附加病变的3期病变、Ⅱ区的2期+或3期+病变(图9);2型阈值前病变包括Ⅰ区不伴附加病变的1期或2期病变、Ⅱ区不伴附加病变的3期病变。阈值前病变平均发生在矫正胎龄36周;(4)急进型后极部ROP(aggressive posterior ROP, AP-ROP):发生在后极部,通常位于Ⅰ区,进展迅速、常累及4个象限,病变平坦,嵴可不明显,血管短路不仅发生于视网膜有血管和无血管交界处,也可发生于视网膜内;病变可不按典型的1至3期的发展规律进展,严重的"附加病变",曾称为"Rush"病,常发生在极低体重的早产儿[9-10](图10)。

二、筛查指南

2004年的指南颁布后,我国ROP有所控制,但出生体重和孕周尚无本质改善,故新的筛查标准仍维持2004年的标准。

1.出生孕周和出生体重的筛查标准:(1)对出生体重 < 2 000 g,或出生孕周 < 32周的早产儿和低体重儿,进行眼底病变筛查,随诊直至周边视网膜血管化;(2)对患有严重疾病或有明确较长时间吸氧史,儿科医师认为比较高危的患者

中华眼科杂志2014年12月第50卷第12期　Chin J Ophthalmol, December 2014, Vol. 50, No. 12

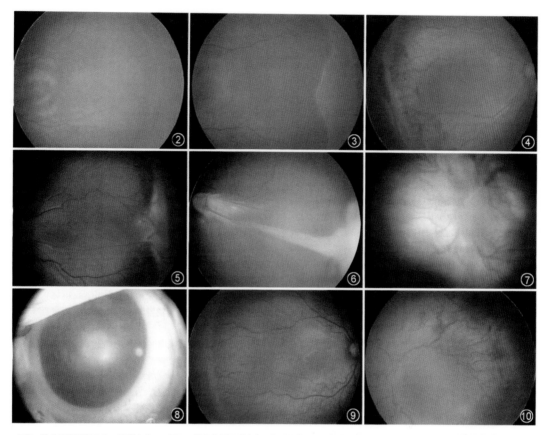

图2　早产儿视网膜病变1期眼底像　　图3　早产儿视网膜病变2期眼底像，可见分界线隆起呈嵴状　　图4　早产儿视网膜病变3期眼底像，可见嵴上出现新生血管　　图5　早产儿视网膜病变4A期眼底像，可见周边牵拉性视网膜脱离　　图6　早产儿视网膜病变4B期眼底像，为图5患儿3周后，可见周边牵引性视网膜脱离累及黄斑　　图7　早产儿视网膜病变5期眼底像，可见视网膜全脱离　　图8　早产儿视网膜病变(附加病变)眼部外观，可见虹膜新生血管　　图9　早产儿视网膜病变(Ⅰ型阈值前病变)右眼眼底像，可见Ⅱ区2＋病变　　图10　急进型后极部早产儿视网膜病变眼底像

可适当扩大筛查范围[11-12]。

2. 筛查起始时间:首次检查应在生后4～6周或矫正胎龄31～32周开始。

3. 干预时间:确诊阈值病变或1型阈值前病变后,应尽可能在72 h内接受治疗,无治疗条件要迅速转诊。

4. 筛查人员要求:检查由有足够经验和相关知识的眼科医师进行。

5. 筛查方法:检查时要适当散大瞳孔,推荐使用间接检眼镜进行检查,也可用广角眼底照相机筛查。检查可以联合巩膜压迫法进行,至少检查2次。

6. 筛查间隔期:(1) Ⅰ区无ROP,1期或2期ROP每周检查1次;(2) Ⅰ区退行ROP,可以1～2周检查1次;(3) Ⅱ区2期或3期病变,可以每周检查1次;(4) Ⅱ区1期病变,可1～2周检查1次;(5) Ⅱ区1期或无ROP,或Ⅲ区1期、2期,可以2～3周随诊。

7. 终止检查的条件:满足以下条件之一即可终止随诊:(1)视网膜血管化(鼻侧已达锯齿缘,颞侧距锯齿缘1个视乳头直径);(2)矫正胎龄45周,无阈值前病变或阈值病变,视网膜血管已发育到Ⅲ区;(3)视网膜病变退行。

志谢　北京大学人民医院眼科中心、第四军医大学西京医院、全军眼科研究所提供图片

起草人

黎晓新　北京大学人民医院眼科

王雨生　第四军医大学西京医院 全军眼科研究所眼科

赵培泉　上海交通大学医学院附属新华医院眼科

陈　宜　北京大学人民医院眼科

张自峰　第四军医大学西京医院眼科

工作委员会成员

许　迅　上海交通大学附属第一人民医院眼科

徐格志　复旦大学附属眼耳鼻喉科医院眼科

赵明威　北京大学人民医院眼科

中华眼科杂志2014年12月第50卷第12期　Chin J Ophthalmol, December 2014, Vol. 50, No. 12

· 935 ·

参 考 文 献

[1] Screening recommendations of retinopathy of prematurity [M]. 2012-2013:65.
[2] Reynolds JD, Dobson V, Quinn GE, et al. Evidence-based screening criteria for retinopathy of prematurity: natural history data from the CRYO-ROP and LIGHT-ROP studies [J]. Arch Ophthalmol, 2002,120:1470-1476.
[3] 黎晓新. 我国早产儿视网膜病变特点和筛查指南[J]. 中华眼底病杂志,2004,20:384-386.
[4] 中华医学会. 早产儿治疗用氧和视网膜病变防治指南[J]. 中华眼科杂志,2005,41:375-376.
[5] 黎晓新. 重视早产儿视网膜病变的防治[J]. 中华眼科杂志, 2005,41:289-291.
[6] Early Treatment For Retinopathy Of Prematurity Cooperative Group. Revised indications for the treatment of retinopathy of prematurity: results of the early treatment for retinopathy of prematurity randomized trial[J]. Arch Ophthalmol, 2003,121: 1684-1694.
[7] International Committee for the Classification of Retinopathy of Prematurity. The international classification of retinopathy of prematurity revised[J]. Arch Ophthalmol, 2005,123:991-999.
[8] Phelps DL, ETROP Cooperative Group. The early treatment for retinopathy of prematurity study: better outcomes, changing strategy[J]. Pediatrics, 2004,114:490-491.
[9] 尹红,黎晓新,姜燕荣,等. 极低体重早产儿视网膜病变的临床研究[J]. 中华眼底病杂志,2005,21:275-277.
[10] 尹红,黎晓新. 与早产儿视网膜病变自然退行有关因素的分析[J]. 眼科研究,2006,24:643-646.
[11] 张欣,王颖,陈宜,等. 早产儿视网膜病变发病情况及危险因素分析[J]. 中国实用儿科杂志,2007,22:660-662.
[12] Section on Ophthalmology American Academy of Pediatrics; American Academy of Ophthalmology, American Association for Pediatric Ophthalmology and Strabismus. Screening examination of premature infants for retinopathy of prematurity[J]. Pediatrics, 2006,117:572-576.

（收稿日期:2014-09-11）

（本文编辑:郭维涛）

十五、早产儿治疗用氧和视网膜病变防治指南(修订版)

早产儿治疗用氧和视网膜病变防治指南(修订版)

中国医师协会新生儿科医师分会

早产儿视网膜病变(retinopathy of prematurity, ROP)是主要见于早产儿、低出生体质量儿的一种以视网膜血管异常增殖为特点的眼底疾病,目前仍是儿童致盲的主要原因之一。这是一种可防治的疾病,合理用氧可显著减少 ROP 的发生,而及时的筛查和治疗则对预防 ROP 致盲至关重要。为此,国家卫生部于2004 年特制订颁布了《早产儿治疗用氧和视网膜病变防治指南》,对于规范我国的早产儿用氧和 ROP 防治,降低 ROP 发生率和致盲率起到了重要作用。

不过,该指南颁布至今已 9 年,国内外对早产儿氧疗目标值、辅助通气指征、肺表面活性物质的应用、ROP 的适宜筛查对象、最佳筛查及治疗时机、治疗方法等方面的认识均有较多基于循证医学证据的更新。ROP 国际分类标准(International Classification of Retinopathy of Prematurity, ICROP)于 2005 年进行了首次修订,美国儿科学会(AAP)也于 2013 年对美国 ROP 筛查指南进行了修订。我国国家卫生与计划生育委员会(原卫生部)医疗服务监管司曾于 2010 年和 2012 年 2 次委托本会组织了早产儿用氧和 ROP 防治现状的检查,并组织专家结合检查结果和目前该领域的研究进展对 2004 年版《早产儿治疗用氧和视网膜病变防治指南》进行了修订,以便更好地指导临床。

1　早产儿治疗用氧

1.1　给氧指征　临床上有呼吸窘迫的表现,吸入空气时动脉氧分压$[p_a(O_2)]$ < 50 mmHg(1 mmHg = 0.133 kPa)或经皮氧饱和度(TcSO$_2$) < 85% 者。治疗的理想目标是维持 $p_a(O_2)$ 在 50 ~ 80 mmHg,或 TcSO$_2$ 在 88% ~ 93%,TcSO$_2$ 不宜高于 95%。

1.2　氧疗及呼吸支持方式

1.2.1　头罩吸氧或改良鼻导管吸氧　头罩吸氧或改良鼻导管吸氧用于有轻度呼吸窘迫的患儿。给氧体积分数视病情需要而定,初始氧体积分数不宜高于 400 mL/L,10 ~ 20 min 后根据 $p_a(O_2)$ 和 TcSO$_2$ 调整。如呼吸窘迫综合征(RDS)进展或需长时间吸入高体积分数氧(> 400 mL/L)才能维持 TcSO$_2$ 稳定时,应尽早采用辅助呼吸。

1.2.2　鼻塞持续呼吸道正压给氧(nCPAP)　nCPAP 用于有轻

DOI:10.3760/cma.j.issn.2095-428X.2013.23.023

作者单位:北京大学第三医院(童笑梅);北京军区总医院附属八一儿童医院(封志纯、刘敬、李秋平);深圳市儿童医院(付丐梅);复旦大学附属儿科医院(陈超);湖北省妇幼保健院(陈自励);湖南省儿童医院(高喜容);华中科技大学同济医学院附属同济医院(常立文);吉林大学白求恩第一医院(严超英);南方医科大学附属珠江医院(王斌);南京医科大学附属南京市儿童医院(周晓玉);四川大学华西第二医院(母得志);暨南大学医学院深圳眼科医院(张国明);首都儿科研究所附属儿童医院(李莉);中国人民解放军第 302 医院(张雪峰);中国医科大学附属盛京医院(毛健、魏克伦);中南大学湘雅医院(杨于嘉);浙江大学医学院附属儿童医院(俞惠民)。

通信作者:封志纯,Email:zhjfengzc@126.com

度呼吸窘迫的患儿,早期应用可减少机械通气的需求。早产儿 RDS 使用压力建议不低于 5 cmH$_2$O(1 cmH$_2$O =0.098 kPa)。建议应用装有空氧混合器的 CPAP 装置,以便调整氧体积分数,避免纯氧吸入。给氧体积分数视病情需要而定,初始氧体积分数可从 210 mL/L 开始,不宜高于 400 mL/L,10 ~ 20 min 后根据 TcSO$_2$ 调整。如 RDS 进展或需长时间吸入高体积分数氧(> 400 mL/L)才能维持 TcSO$_2$ 稳定时,应尽早采用进一步措施辅助呼吸。

1.2.3　机械通气　当经上述处理的轻、中度呼吸窘迫,吸入氧体积分数(FiO$_2$) > 0.4 时,TcSO$_2$ 仍 < 85%,二氧化碳分压$[p(CO_2)]$ > 60 mmHg,CPAP 治疗无效,或临床上表现重度呼吸窘迫,或有其他机械通气指征时需给予气管插管机械通气。

1.3　注意事项

**1.3.1　**严格掌握氧疗指征,对临床上无发绀、无呼吸窘迫、$p_a(O_2)$ 或 TcSO$_2$ 正常者不必吸氧。对早产儿呼吸暂停主要针对病因治疗。

**1.3.2　**在氧疗过程中,应密切监测 FiO$_2$、$p_a(O_2)$ 及 TcSO$_2$。在不同的呼吸支持水平,均应尽量以最低的氧体积分数维持 $p_a(O_2)$ 在 50 ~ 80 mmHg,TcSO$_2$ 在 88% ~ 93%。如高于目标值,应及时下调给氧体积分数。调整氧体积分数应逐步进行,以免波动过大。

**1.3.3　**如患儿对氧体积分数需求高,长时间吸氧仍无改善,应积极查找病因,重新调整治疗方案,给予相应治疗。

**1.3.4　**对 RDS 早产儿或胎龄 26 周以下 RDS 高危早产儿,或胎龄 28 周以下母亲未使用产前激素或出生时需插管复苏的早产儿,建议使用肺表面活性物质治疗。

**1.3.5　**对早产儿用氧时,应当书面告知家长早产儿血管不成熟的特点、早产儿用氧的必要性和可能的危害。

**1.3.6　**对符合眼科筛查标准的早产儿,应按标准严格实施筛查。

**1.3.7　**进行早产儿氧疗必须具备相应的监测条件,如氧体积分数测定仪、血气分析仪或经皮氧饱和度测定仪等,如不具备氧疗监测条件,应转到具备相应条件的医院治疗。

2　ROP 诊断和现阶段筛查标准

2.1　临床体征　ROP 诊断标准遵循 2005 年修订的 ICROP 进行。

2.1.1　ROP 的发生部位分为 3 个区　1 区是以视盘为中心,视盘中心到黄斑中心凹距离的 2 倍为半径画圆;2 区是以视盘为中心,视盘中心到鼻侧锯齿缘为半径画圆;2 区以外剩余的部位为 3 区。早期病变越靠前,进展的危险性越大。

2.1.2　病变严重程度分为 5 期　1 期约发生在矫正胎龄 34 周(30 ~ 37 周),在眼底视网膜颞侧周边有血管区与无血管区之间出现分界线;2 期平均发生在平均 35 周(32 ~ 40 周),眼底分界线隆起呈嵴样改变;3 期发生在平均 36 周(32 ~ 43 周),眼底分界线的嵴上发生视网膜血管扩张增殖,伴纤维组织增殖;阈值前病变发生在平均 36 周(31～43 周)，阈值病变发生在平均 37 周(32～44 周)；4 期由于纤维血管增殖发生牵引性视网膜脱离，先起于周边，逐渐向后极部发展；此期据黄斑有无脱离又分为 A 型和 B 型，A 型无黄斑脱离；B 型黄斑脱离。5 期视网膜发生全脱离(大约在出生后 10 周)。

Plus 病变指后极部视网膜血管扩张、迂曲。存在 Plus 病变时，病变分期描述为 3 期 +。阈值前 ROP，表示病变将迅速进展，需缩短复查间隔，密切观察病情，包括 1 区的任何病变，2 区的 2 期 + ，3 期，3 期 + 。阈值前病变分为 Ⅰ 型和 Ⅱ 型。阈值前病变 Ⅰ 型包括：1 区的任何期病变伴 Plus 病变；1 区的 3 期病变不伴 Plus 病变；2 区的 2 期或 3 期病变伴 Plus 病变。阈值前病变 Ⅱ 型包括 1 区的 1 或 2 期病变不伴 Plus 病变；2 区的 3 期病变不伴 Plus 病变。

阈值病变包括：1 区和 2 区的 3 期 + ，相邻病变连续达 5 个钟点或累积达 8 个钟点是必须治疗的病变。

2.1.3　前 Plus 病变　介于正常眼底血管形态和 Plus 病变眼底血管形态之间的一种病变状态，血管迂曲、扩张程度未达到 Plus 病变程度，但较正常血管迂曲、扩张，可视为 Plus 病变的早期表现，进一步发展即成为 Plus 病变。前 Plus 病变可与分期同时诊断，如 2 期并前 Plus 病变。

2.1.4　急进性后极部 ROP(AP-ROP)　AP-ROP 为一种少见、进展迅速的严重 ROP 病变，多见于胎龄、体质量较低的极不成熟儿，预后较差；如治疗不及时，可很快进展至 5 期。此种病变多见于后极部 1 区，少数也见于后极部 2 区，四个象限均可见病变，动静脉难以辨别，Plus 表现明显，但 1～3 期分界限常不明显。对 AP-ROP 应予以高度重视，并早期治疗。

2.1.5　病变晚期前房变浅或消失，可继发青光眼、角膜变性。

2.2　诊断要点　病史：1. 早产儿和低体质量儿；2. 吸氧史(非必需)。临床表现：病变早期在视网膜的有血管区和无血管区之间出现分界线是早期典型 ROP 临床特征。分界处增生性嵴形病变，视网膜血管走行异常，以及不同程度的牵拉性视网膜脱离，和晚期晶体后纤维增殖改变，应考虑 ROP 诊断。AP-ROP 发展迅速，常以血管发育异常或眼底出血为主要特点，可无典型 ROP 的分界线及嵴形改变，诊断时应予重视。

2.3　筛查标准　(1)对出生胎龄 ≤34 周或出生体质量 <2000 g 的早产儿，应进行眼底病变筛查，随诊直至周边视网膜血管化；(2)对于患有严重疾病，或有吸氧史的早产儿筛查范围可适当扩大；(3)首次眼底检查时间应按出生胎龄不同而有所区别，见表 1；如果患儿病情危重且存在长期高体积分数氧吸入，初次检查时间还可适当提前。检查时由具备足够经验和相关知识的眼科医师进行，如由新生儿医师采取眼底成像系统筛查，应由有资质的眼科医师共同出具报告；(4)筛查间隔时间应根据第 1 次检查结果而定。如双眼无病变，可隔周复查 1 次，直到矫正胎龄 44 周，视网膜血管长到锯齿缘为止。如有 1、2 期病变，应每周复查 1 次，随访过程中若 ROP 程度下降，可每 2 周检查 1 次，直至病变完全退化。若出现 3 期或阈值前病变 Ⅱ 型，应每周复查 1、2 次，如达到阈值前 Ⅰ 型或阈值病变，应尽快进行激光或冷凝治疗。对考虑为 AP-ROP 复查间隔时间不能超过 3 d，如有进展应尽早手术。如持续观察病变一直未消退，至少应筛查至矫正胎龄 50 周，且确认无阈值前病变、无进展趋势，并除外 2、3 区存在可能异常收缩或进展的异常血管组织，方可停止筛查。无论 ROP 治疗与否，后期均应注意其还可能出现弱视、斜视、屈光不正、白内障等，并建议眼科随访。

表 1　首次眼底检查时间　　　　　　　　　　　　　　　(周)

出生胎龄	初次检查时胎龄	出生胎龄	初次检查时胎龄
22～27	31	31	35
28	32	32	36
29	33	33	36
30	34	34	36

2.4　治疗原则　(1)对 3 区的 1 期、2 期病变定期随诊；(2)对阈值前病变 Ⅱ 型应密切观察眼底情况，如有进展及时治疗；(3)对阈值前病变 Ⅰ 型及阈值病变，应行间接眼底镜下光凝或冷凝治疗；(4)对 4、5 期病变可以进行巩膜环扎或玻璃体切除等手术治疗。

(执笔　李秋平，张国明)
(收稿日期：2013-10-02)
(本文编辑：邓丽娜)

十六、视疲劳诊疗专家共识(2014年)

视疲劳诊疗专家共识(2014年)

中华医学会眼科学分会眼视光学组

【关键词】 视疲劳； 诊断与治疗； 专家共识
Expert consensus for the diagnosis and treatment of asthenopia
【Key words】 Asthenopia； Diagnosis and treatment；
Expert consensus

近年来,随着社会环境变化,视频终端普及和工作节奏加快,视觉使用已远超负荷,越来越多的人开始抱怨眼睛干涩、胀痛及视物模糊等视疲劳症状。流行病学研究结果显示,23%学龄儿童、64%~90%电脑使用者及71.3%干眼患者均有不同程度的视疲劳症状。然而,目前我国对于视疲劳的定义、临床症状、病因、发病机制及诊治等尚无统一标准,临床治疗水平参差不齐,使得治疗效果不明确。基于上述现状,本学组牵头,召集专家,根据专家多年实践经验和科学研究,充分讨论,结合国内外同期研究成果,共同制定出视疲劳诊疗专家共识,以期为视疲劳的临床诊疗提供指导性意见。

1 视疲劳的定义

视疲劳即由于各种病因使得人眼视物时超过其视觉功能所能承载的负荷,导致用眼后出现视觉障碍、眼部不适或伴有全身症状等以至不能正常进行视作业的一组症候群。视疲劳以患者主观症状为主,眼或者全身因素与精神心理因素相互交织,因此,它并非独立的眼病。

2 视疲劳的临床症状

视疲劳的临床症状多种多样,主要表现为用眼后出现:①视觉障碍:近距离工作或阅读不持久,出现暂时性视物模糊或重影;②眼部不适:眼胀、眼痛、眼干、眼烧灼感、流泪、眼痒、眼异物感及眼眶疼痛;③全身症状:易疲劳、头痛、头晕,记忆力减退,严重时甚至恶心、呕吐,并出现焦虑、烦躁以及其他神经官能症的症状。一般认为,症状局限在眼部为轻度视疲劳,而兼有全身症状则为重度视疲劳。

DOI:10.3760/cma.j.issn.1674-845X.2014.07.001
通信作者:瞿佳,Email:jqu@wz.zj.cn,325035 温州医科大学

3 视疲劳的病因及发病机制

由于病因不同,视疲劳的类型也很多。视疲劳的病因主要归纳为以下3个方面。

3.1 眼部因素

3.1.1 调节功能异常　主要包括调节不足和调节痉挛,当持续近距离工作或阅读时,很容易引起视疲劳症状。

3.1.2 双眼视功能异常　如内隐斜视、外隐斜视或融合储备功能低下等多种双眼视功能异常患者,在长时间用眼后会出现眼胀、眼痛或眼部不适等一系列视疲劳症状。

3.1.3 屈光不正　未矫正或未给予准确矫正的屈光不正患者,尤其是远视或散光性屈光不正患者,为看清楚物体,过度或不当使用其调节和辐辏,且两者处于相互协调和竞争的状态,容易导致其出现视疲劳症状。

3.1.4 高度屈光参差　由于这些患者的双眼视网膜成像倍率不等,其双眼融像功能受到影响,因此容易产生视疲劳。

3.1.5 老视　随着年龄增加,人眼的调节幅度下降,导致近距离视物障碍,若未经合理矫正且长时间近距离工作就会出现视疲劳。

3.1.6 干眼　视疲劳是干眼最常见的症状之一,有报道显示,干眼患者中71.3%有视疲劳症状,而视疲劳患者中51.4%符合干眼诊断标准。干眼患者其泪膜破裂时间缩短,角膜上皮损伤,暴露其下的角膜神经末梢,加上角膜光滑表面受到影响,导致形觉功能受损,因此常会出现视疲劳症状。

3.1.7 眼科手术术后　各类眼科手术后的早期均可能出现不同程度的视疲劳症状,但通常是自限性的,如角膜屈光手术、白内障手术、青光眼手术和斜视手术等。这里以角膜屈光手术为例,尽管手术可以提高绝大多数患者的裸眼视力,但术后早期部分患者可能会因为屈光度数一过性远视漂移或者高阶像差如彗差增大等而出现不同程度的近距离工作视疲劳,并诉有视物重影、眩光等不适。

3.1.8　某些眼病　如睑板腺功能异常、睑缘炎、结膜炎或上睑下垂等，当影响其视觉功能时，都可能出现视疲劳症状。

3.2　环境因素

　　工作和生活环境中的各种光线与色觉异常刺激，包括照明不足致对比度下降，照明过强致眩光和光辐射等，以及色觉搭配失调或异常等都可能出现视疲劳，最典型的就是视频终端综合征。

3.3　精神、心理和全身因素

　　精神和心理状态及某些全身因素与视疲劳的发生密切相关，精神压力大、神经衰弱或有神经官能症的人更易出现视疲劳。副交感神经与视皮质的高度兴奋也与视疲劳有关。此外，某些特殊时期(月经期、怀孕期、哺乳期、更年期)都可能出现视疲劳。

4　视疲劳的临床诊疗流程

　　见图 1。

5　视疲劳的诊断

　　患者的主观症状是视疲劳诊断的关键，但在明

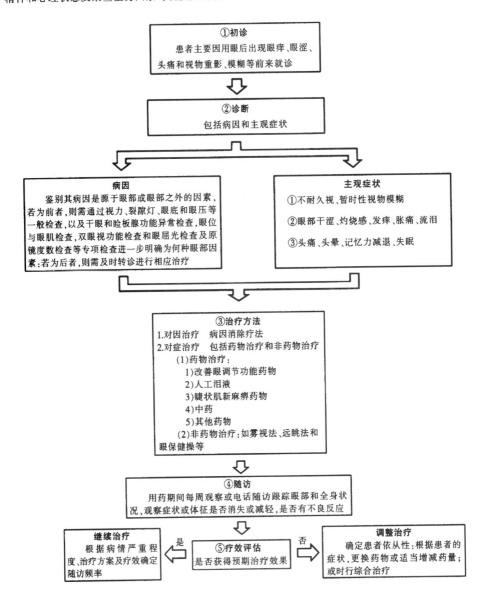

图 1　视疲劳的临床诊疗流程

中华眼视光学与视觉科学杂志 2014 年 7 月第 16 卷第 7 期 Chin J Optom Ophthalmol Vis Sci,July 2014,Vol.16,No.7

·387·

确诊断视疲劳和给予治疗之前必须通过各种检查找到引起视疲劳的病因。

对患者病史进行详细采集,仔细记录主诉和感受,询问工作、学习和生活环境。鉴别其病因是源于眼部或眼部之外的因素,若为前者,则需通过各种眼科的一般检查和专项检查(具体检查内容和步骤见"视疲劳的临床诊疗流程")明确为何种眼部因素;若为后者,则需及时转诊进行相应治疗。

目前常见的视疲劳主观诊断指标:①不耐久视、暂时性视物模糊;②眼部干涩、灼烧感、发痒、胀痛、流泪;③头痛、头晕、记忆力减退、失眠。因此,在明确视疲劳病因的前提下,用眼后出现上述症状即可诊断为视疲劳。

6　视疲劳的治疗

视疲劳的治疗原则是首先对因治疗消除病因,然后进行对症治疗。

6.1　对因治疗

视疲劳的治疗必须在明确病因的情况下进行。因此,消除病因疗法是治疗视疲劳的关键。比如,对于各种原配镜不准确或尚未屈光矫正的患者,给予准确验光配镜;对于双眼视功能异常者,给予相应的功能训练或者眼位矫治;对于视频终端综合征引起的视疲劳,则需建议其少用或者停用视频终端设备;对于有精神心理因素的患者,必须先进行相关精神心理治疗和疏导;对于某些眼病者及时给予相应治疗;对于其他全身因素,需及时转诊;等等。

6.2　对症治疗

包括药物治疗和非药物治疗两大类。

6.2.1　药物治疗　1)改善眼调节功能药物:由于大部分视疲劳患者是由于眼调节功能异常所致,因此对于这类患者需首要解决的最根本问题,即改善眼调节功能。主要代表性药物:七叶洋地黄双苷滴眼液。它能作用于睫状肌,通过增强睫状肌的功能和增加睫状肌的血流量来改善眼的调节功能,从而达到治疗视疲劳的目的。

2)人工泪液:主要有如下几类:①玻璃酸钠滴眼液。此类药物具有保水性,防止结膜干燥,眼睛干涩;②羟甲基纤维素钠滴眼液:可缓解眼部干燥等刺激症状,补充泪液中的电解质,具有一定的润滑作用;③右旋糖酐羟丙甲纤维素滴眼液:能缓解眼球干燥、过敏及刺激性症状,消除眼球灼热、疲劳及不适感;

④聚乙烯醇滴眼液:主要成分为高分子聚合物,具有亲水性和成膜性,在适宜浓度下,能起到改善眼部干燥的作用。

3)睫状肌麻痹药物:例如复方消旋山莨菪碱滴眼液和山莨菪碱滴眼液等。其主要成分作用与阿托品相似或稍弱,具有明显的外周抗胆碱能作用,能使乙酰胆碱引起痉挛的平滑肌松弛,并解除血管(尤其是微血管)痉挛,改善微循环。

4)中药:可以尝试使用一些具有养肝明目、补肾益精或补血安神等功效的中药,可能也会起到改善视疲劳的效果。

5)其他药物:例如含有小牛血去蛋白提取物的滴眼液,能促进角膜上皮细胞代谢和对氧的利用,达到改善眼部组织营养的作用;还有含维生素类的滴眼液,可营养视神经,缓解视疲劳。

6.2.2　非药物治疗　主要指一些物理治疗如雾视法、远眺法和眼保健操等,能改善眼周循环,可能会起到一定的辅助作用。此外,可以对患者的生活习惯、饮食、生活方式、工作量和身体锻练等给予合理建议。

形成共识意见的专家组成员(按姓氏笔画排列):

王勤美　温州医科大学附属眼视光医院
王　雁　天津医科大学眼科临床学院 天津市眼科医院
　　　　天津市眼科研究所
白　继　第三军医大学大坪医院
毕宏生　山东中医药大学附属眼科医院
吕　帆　温州医科大学附属眼视光医院
朱　丹　内蒙古医科大学附属医院
刘伟民　广西壮族自治区人民医院
许　军　中国医科大学附属第四医院
许　迅　上海市第一人民医院
张明昌　华中科技大学同济医学院协和医院
陈晓明　四川大学华西医院眼科中心
范先群　上海交通大学医学院附属第九人民医院
周行涛　复旦大学附属眼耳鼻喉科医院
胡　琦　哈尔滨医科大学附属第一医院
胡建民　福建医科大学附属第二医院
唐罗生　中南大学湘雅第二医院
黄振平　南京军区南京总医院
谢培英　北京北医眼视光学研究中心
褚仁远　复旦大学附属眼耳鼻喉科医院
瞿　佳　温州医科大学

鸣谢　邓应平教授、李莹教授和亢晓丽教授等对"视疲劳诊疗专家共识"提出了宝贵的修改意见,在此表示衷心感谢!

十七、我国斜视分类专家共识（2015 年）

我国斜视分类专家共识（2015 年）

中华医学会眼科学分会斜视与小儿眼科学组

斜视是眼科临床常见疾病，患病率约为 3%。斜视的种类繁多，目前临床尚无完善的分类方法。国内外不同作者、不同专著对斜视的分类因侧重点不同、所考量的因素不同而存在不同程度的差异，使初学者及非斜视专业的眼科医师常常感到困惑，对临床工作产生一定困扰。

中华医学会眼科学分会斜视与小儿眼科学组为了规范和更好地指导临床工作，近年来多次组织本专业专家讨论并重新修订了适合我国眼科临床工作的斜视分类。该分类方法根据融合状态将斜视分为隐斜视和显斜视两大类，再进一步根据眼位偏斜方向以及眼球运动状况和不同注视位置眼位偏斜角度的变化进行详细分类，基本涵盖了临床可以见到的各种类型斜视，可为临床工作提供有益的参考、借鉴和指导。该分类方法借鉴了国内外主流并具有重要影响的斜视及眼科学专著意见，无厚此薄彼之意。新的分类方法是一种趋势，可以减少歧义，规范临床诊疗行为。

一、隐斜视

二、内斜视

（一）先天性（婴儿型）内斜视

出生后 6 个月内发病，斜视度数大；多数患者双眼视力相近，呈交替注视，多为轻度远视眼，戴镜无法矫正眼位；可有假性外展神经麻痹症状；可伴有下斜肌功能亢进、分离性垂直斜视（dissociated vertical deviation, DVD）和眼球震颤等症状。

（二）共同性内斜视

1. 调节性内斜视

（1）屈光调节性内斜视[正常调节性集合与调节比值（accommodation convergence/accommodation, AC/A）型]

多在 2～3 岁发病；发病早期可呈间歇性；多为中高度远视眼，戴镜矫正后眼位正，可伴有弱视，AC/A 值正常。

DOI:10.3760/cma.j.issn.0412-4081.2015.06.003
通信作者：赵堪兴，300020 天津市眼科医院 天津医科大学眼科临床学院 天津市眼科研究所 天津市眼科学与视觉科学重点实验室，Email:zkx4260@vip.163.com

（2）非屈光调节性内斜视（高 AC/A 型）

多在 1～4 岁发病；多为轻度远视眼；看近斜视度数明显大于看远，AC/A 值高。

（3）部分调节性内斜视

戴镜后斜视度数减小，但不能完全矫正眼位。

2. 非调节性内斜视

（1）基本型：看近与看远斜视度数相近。

（2）集合过强型：看近斜视度数大于看远，AC/A 值正常。

（3）分开不足型：看远斜视度数大于看近。

3. 微小内斜视

4. 周期性内斜视

5. 急性共同性内斜视

（三）继发性内斜视

1. 外斜视手术后

2. 知觉性内斜视

（四）非共同性内斜视

1. 麻痹性内斜视：展神经麻痹

2. 限制性内斜视：高度近视性限制性内斜视、Duane 眼球后退综合征、Moebius 综合征、甲状腺相关眼病、眼眶爆裂性骨折等。

（五）伴有眼球震颤的内斜视

三、外斜视

（一）先天性外斜视

1 岁内发病；斜视度数大且恒定。

（二）共同性外斜视

1. 间歇性外斜视：幼年发病，外隐斜和外显斜交替出现，精神不集中或遮盖 1 只眼时可诱发显性外斜视。

（1）基本型：视远与视近的斜视度数相近。

（2）分开过强型：看远斜视度数大于看近（≥ 15△）。遮盖 1 只眼 30～60 min 后，看远斜视度数仍大于看近。

（3）集合不足型：看近斜视度数大于看远（≥ 15△）。

（4）类似分开过强型：与基本型相似，但遮盖 1 只眼 30～60 min 后，看近斜视度数增大，与看远相近或更大。

中华眼科杂志 2015 年 6 月第 51 卷第 6 期　Chin J Ophthalmol, June 2015, Vol. 51, No. 6　　　　·409·

2. 恒定性外斜视

（三）继发性外斜视

1. 内斜视矫正手术后以及内斜视自发转变为外斜视

2. 知觉性外斜视

（四）非共同性外斜视

1. 麻痹性外斜视：动眼神经麻痹

2. 限制性外斜视：Duane 眼球后退综合征、先天性眼外肌纤维化等。

四、A-V 型斜视

A-V 型斜视是指水平斜视存在垂直方向非共同性，向上和向下注视时水平斜视度数有明显变化，主要病因为斜肌功能异常。依据双眼上转 25°、下转 25° 和原在位的斜视度数分为以下类型。

1. V 型外斜视：向上注视斜视度数大于向下注视（≥15$^\triangle$）。

2. V 型内斜视：向下注视斜视度数大于向上注视（≥15$^\triangle$）。

3. A 型外斜视：向下注视斜视度数大于向上注视（≥10$^\triangle$）。

4. A 型内斜视：向上注视斜视度数大于向下注视（≥10$^\triangle$）。

五、垂直旋转性斜视

垂直斜视多为非共同性斜视。

（一）上斜肌麻痹

1. 先天性上斜肌麻痹

2. 后天性上斜肌麻痹

（二）外旋转性斜视：主要见于后天性双侧滑车神经麻痹

（三）下斜肌功能亢进

（四）上斜肌功能亢进

（五）下斜肌麻痹：临床少见，多单眼发病。

（六）单眼上转不足（双眼上转肌麻痹）

（七）限制性垂直性斜视：甲状腺相关眼病、眼眶爆裂性骨折等。

六、特殊类型斜视

（一）分离性斜视[DVD、分离性水平斜视（dissociated horizontal deviation, DHD）、分离性旋转斜视（dissociated torsional deviation, DTD）]

（二）间歇性外斜视合并调节性内斜视

（三）先天性眼外肌纤维化

（四）Duane 眼球后退综合征

（五）Moebius 综合征

（六）Brown 综合征

（七）甲状腺相关眼病

（八）慢性进行性眼外肌麻痹

（九）重症肌无力

（十）眼眶爆裂性骨折

七、中枢性麻痹性斜视

中枢性麻痹性斜视分为核性、核间性和核上性。

八、眼球震颤

形成共识意见的专家组成员：

赵堪兴　天津市眼科医院 天津医科大学眼科临床学院（斜视与小儿眼科学组组长）

王利华　山东大学附属山东省立医院眼科中心（斜视与小儿眼科学组副组长）

亢晓丽　上海交通大学医学院附属新华医院眼科（斜视与小儿眼科学组副组长）

刘　虎　南京医科大学附属第一医院眼科（斜视与小儿眼科学组副组长）

牛兰俊　北京大学人民医院眼科（前任副组长）

　　　　（以下斜视与小儿眼科学组委员按姓氏拼音首字母排序）

陈　霞　天津市眼科医院 天津医科大学眼科临床学院（前任委员）

冯雪亮　山西省眼科医院

宫华青　山东省眼科研究所青岛眼科医院

管永清　河北医科大学第四医院眼科

焦永红　首都医科大学附属北京同仁医院北京同仁眼科中心

刘　红　复旦大学附属眼耳鼻喉科医院眼科

刘　岩　中国医科大学附属第一医院眼科

刘桂香　青岛大学医学院附属医院眼科

刘陇黔　四川大学华西医院眼科（前任委员）

刘双珍　中南大学湘雅医院眼科

李　辉　中国医学科学院 北京协和医学院 北京协和医院眼科

李晓清　北京大学第一医院眼科

孟令勇　哈尔滨市穆斯林医院眼科

潘美华　厦门大学附属厦门眼科中心

钱学翰　天津医科大学眼科医院

苏　鸣　河北省儿童医院眼科

孙朝晖　浙江大学医学院附属第二医院眼科中心

陶丽娟　湖南省儿童医院眼科

吴　夕　北京大学人民医院眼科

吴　晓　首都医科大学附属北京同仁医院北京同仁眼科中心（前任委员）

项道满　广州市儿童医院眼科

邢咏新　第四军医大学唐都医院眼科

许江涛　昆明市儿童医院眼科

颜建华　中山大学中山眼科中心

· 410 ·　　　　　　　　　　中华眼科杂志 2015 年 6 月第 51 卷第 6 期　　Chin J Ophthalmol，June 2015, Vol. 51, No. 6

杨隆艳　吉林大学第二医院眼科

殷小龙　南昌大学附属第二医院眼科

余　涛　第三军医大学西南医院眼科医院

王乐今　北京大学第三医院眼科

曾小平　贵州省遵义医学院附属医院眼科

张　芳　温州医学院附属眼视光医院

张　伟　天津市眼科医院 天津医科大学眼科临床学院(兼秘书)

赵军阳　首都医科大学附属北京同仁医院北京同仁眼科中心

周炼红　武汉大学人民医院眼科

声明　本共识内容与相关产品的生产和销售厂商无经济利益关系

（收稿日期：2015-03-19）

（本文编辑：黄翙彬）

十八、弱视诊断专家共识(2011年)

弱视诊断专家共识(2011年)

中华医学会眼科学分会斜视与小儿眼科学组

近年来,国内流行病学调查资料显示我国弱视的检出率明显高于预期以及国际同类流行病学调查结果,甚至有报告称我国的弱视检出率高达11.8%。部分研究结果显示4~6岁儿童弱视的检出率随年龄增大呈几何级数递减。弱视检出率高导致诊断扩大化,过度治疗现象严重冲击医疗规范和秩序,并造成巨额卫生资源浪费,给相关儿童和家庭带来负担,甚至伤害。此外,中华医学会眼科学分会斜视与小儿眼科学组在1987年提出、1996年修订的《弱视定义、分类和诊疗指南》中,也强调了诊断弱视时应注意年龄因素,且尚需补充具有可操作性的参考数据或指南。由于不断收到相关咨询和质疑,因此本学组在国内进行了以人群为基础的大样本儿童视力流行病学调查研究,并参考国外同期的研究成果和小儿眼科学专著,经多年实践和充分讨论,达成本共识。

一、弱视的定义

视觉发育期由于单眼斜视、未矫正的屈光参差、高度屈光不正及形觉剥夺引起的单眼或双眼最佳矫正视力低于相应年龄的视力为弱视;或双眼视力相差2行及以上,视力较低眼为弱视。

临床工作中应避免两种错误倾向:(1)诊断儿童弱视时,一定要首先进行系统检查,排除眼部器质性改变;同时,应发现导致弱视的相关因素,不能仅凭视力1个指标即诊断弱视;(2)根据儿童视力发育规律,对于3~7岁儿童,诊断弱视时不宜以视力低于0.9作为依据,而应参考相应年龄的视力正常值下限。

二、不同年龄儿童视力的正常值下限

年龄在3~5岁儿童视力的正常值下限为0.5,6岁及以上儿童视力的正常值下限为0.7。

三、弱视的分类

1. 斜视性弱视:单眼性斜视形成的弱视。

2. 屈光参差性弱视:双眼远视性球镜屈光度数相差1.50 DS,或柱镜屈光度数相差1.00 DC,屈光度数较高眼形成的弱视。

3. 屈光不正性弱视:多发生于未配戴屈光不正矫正眼镜的高度屈光不正患者。屈光不正主要为双眼高度远视或散光,且双眼最佳矫正视力相等或接近。远视性屈光度数≥5.00 DS、散光度数≥2.00 DC,可增加产生弱视的危险性,一般在配戴屈光不正矫正眼镜3~6个月后确诊。

4. 形觉剥夺性弱视:由于屈光间质混浊、上睑下垂等形

觉剥夺性因素造成的弱视,可为单眼或双眼,单眼形觉剥夺性弱视较双眼弱视后果更为严重。

四、视力检查方法

不同年龄儿童应使用不同的视力表。年龄小于3岁的儿童,可用选择观看法(PL)、眼球震颤法(OKN)、视觉诱发电位法(VEP)或使用儿童视力表检查视力;年龄在3岁及以上的儿童,可使用目前我国通用的国际标准视力表检查视力。临床应重视儿童双眼视力差别的定性检查,注视功能较差、视力较低眼,在排除器质性病变后,可以诊断为弱视。

形成共识意见的专家组成员:

赵堪兴　天津市眼科医院　天津医科大学眼科临床学院(斜视与小儿眼科学组组长)

麦光焕　中山大学中山眼科中心(斜视与小儿眼科学组副组长)

牛兰俊　北京大学人民医院眼科(斜视与小儿眼科学组副组长)

(以下为斜视与小儿眼科学组委员,按姓氏拼音排列)

曹木荣　郑州大学附属第一医院眼科

陈　霞　天津市眼科医院　天津医科大学眼科临床学院(兼秘书)

崔　浩　哈尔滨医科大学附属第一医院眼科

宫华青　山东省眼科研究所　青岛眼科医院

管永清　河北医科大学第四医院眼科

亢晓丽　上海交通大学医学院附属新华医院眼科

刘桂香　青岛大学医学院附属医院眼科

刘　虎　南京医科大学附属第一医院眼科

刘陇黔　四川大学华西医院眼科

刘双珍　中南大学湘雅医院眼科

孙朝晖　浙江大学医学院附属第二医院眼科中心

孙志河　大连医科大学附属第一医院眼科

王乐今　北京大学第三医院眼科

王利华　山东大学附属省立医院眼科

吴　晓　首都医科大学附属北京同仁医院 北京同仁眼科中心

许江涛　昆明市儿童医院眼科

阴正勤　第三军医大学西南医院眼科

曾小平　贵州省遵义医学院附属医院眼科

张丽军　山西省眼科医院

周炼红　武汉大学人民医院眼科

DOI:10.3760/cma.j.issn.0412-4081.2011.08.027

通信作者:赵堪兴,300020 天津市眼科医院 天津医科大学眼科临床学院;Email:zkx4260@vip.163.com

(收稿日期:2011-06-16)

(本文编辑:黄翊彬)

十九、我国非动脉炎性前部缺血性视神经病变诊断和治疗专家共识（2015年）

我国非动脉炎性前部缺血性视神经病变诊断和治疗专家共识（2015年）

中华医学会眼科学分会神经眼科学组

缺血性视神经病变（ischemic optic neuropathy，ION）是一组严重危害视功能的常见视神经疾病，包括多种类型，每一种类型都有其自身的病因、发病机制、临床表现和治疗方法。目前临床对各种类型疾病的发病机制、临床表现，尤其治疗方法尚存在许多分歧。非动脉炎性前部缺血性视神经病变是最为常见类型，发病率可达0.23/万~1.02/万，任何年龄均可发病，45岁以上者占89%，是危害中老年人视功能的重要原因之一[1]。

一、ION的分类

ION按病变部位分为两种类型：前部ION（anterior ION，AION）和后部ION（posterior ION，PION）。AION累及视乳头，而PION累及视乳头以后的视神经。按发病原因进一步分类，AION分为巨细胞性动脉炎导致的动脉炎性AION（arteritic AION，A-AION）和巨细胞性动脉炎之外其他原因导致的非动脉炎性AION（non-arteritic，NA-AION）；PION也包括巨细胞性动脉炎导致的动脉炎性PION（arteritic PION，A-PION）、巨细胞性动脉炎之外其他原因导致的非动脉炎性PION（non-arteritic PION，NA-PION）以及作为诸多手术并发症的手术源性PION[1-2]。

二、NA-AION的病理生理改变

（一）发病机制

NA-AION是因视乳头急性缺血造成。这种缺血通常是由于供应视乳头的睫状后短动脉短暂无灌注或低灌注所致，极少数NA-AION是由于供应视乳头的动脉或小动脉栓塞所致。绝大多数视乳头无灌注或低灌注是由于血压的暂时性下降造成，最常见于睡眠时的夜间低血压或其他原因导致的全身低灌注，眼部缺血以及严重的颈总动脉、颈内动脉和（或）眼动脉狭窄或阻塞导致的眼局部低灌注较为少见。眼压迅速升高也可导致眼部灌注压

DOI:10.3760/cma.j.issn.0412-4081.2015.05.002

通信作者：魏世辉，100853北京，解放军总医院眼科，Email：weishihui706@hotmail.com

暂时下降（灌注压＝平均血压－眼压）。视乳头毛细血管灌注压下降到其自身调节范围临界值以下，可导致部分敏感人群视乳头发生缺血并进而导致NA-AION发病[1, 3-4]。

（二）危险因素

1.全身因素：高血压、夜间低血压、糖尿病、缺血性心脏病、高血脂、动脉粥样硬化、动脉硬化以及由于其他原因（包括休克、心肺旁路手术等）导致的动脉低血压，睡眠呼吸暂停，血液透析，严重而反复的出血、易栓症，偏头痛、心血管自身调节功能障碍，A型性格，颈动脉内膜剥除术等[1, 5-7]。

2.眼局部因素：无视杯、小视杯、拥挤视盘、青光眼或者其他引起眼压显著升高的原因、任何导致视乳头显著水肿的原因、睫状后短动脉分水岭与视乳头相对位置异常、视乳头滋养血管紊乱、视乳头玻璃膜疣及白内障摘除手术等[8-9]。

三、NA-AION的临床表现

（一）症状

1. 视力：突然出现无痛性视力下降，多在清晨醒来时发现。当视野缺损的边缘正好通过中心注视点时，可伴有间歇性视物模糊。发病初始视力为1.0者占33%，视力>0.5者占51%，≤0.1者占21%。当缺血位于视乳头鼻侧时中心视力可不受影响，因此视力正常并不能完全排除NA-AION[1, 10-11]。

2. 视野：常主诉鼻侧、下方或上方视物遮挡。

3. 通常单眼发病，也可双眼发病。对侧眼发病常在数月或数年之后。双眼同时发病非常少见。

（二）体征

1. 相对性传入性瞳孔功能障碍：单眼受累者或双眼病变程度不一致者可出现。

2. 视乳头改变：发病初期，可出现局限性或弥漫性视乳头水肿，可伴有视乳头充血和视乳头周围线状出血。发病约2~3周后，视乳头颜色开始变淡。视乳头水肿的消退时间约在发病后6~12周[12]。视乳头水肿完全消退后，视乳头可以部分或全部苍白。

3. 视乳头水肿的演变过程及相应的视野改变：

发病初期多呈节段性视乳头水肿,相对应的视野出现缺损;数天后视乳头弥漫水肿,最先受累的部分视乳头颜色开始变淡,水肿逐渐消退,这时后受累的部分视乳头水肿可能更明显,相对应的视野可以正常或出现相对暗点。

4. 其他眼底改变:视乳头和黄斑之间可出现轻度浆液性视网膜脱离。由于视乳头水肿,故部分视网膜静脉扩张。部分患者在视乳头水肿消退后,于视乳头周围或黄斑区可出现一些脂质沉积[5, 13-14]。

（三）视野检查

视野检查是评价视功能受损情况重要且必需的方法。最常见的视野变化是与生理盲点相连的绕过中心注视点的象限性视野缺损,多见于鼻侧和下方[15]。

（四）FFA检查

在发病的初期（通常在 4 周内）,FFA 动脉早期可看到循环受损及其部位,表现为视乳头局限性或弥漫性充盈迟缓,视乳头周围脉络膜和（或）脉络膜分水岭区的充盈缺损和迟缓,可伴有臂视网膜循环时间延长[1, 16-19]。

（五）视觉电生理检查

视觉诱发电位检查常表现为振幅下降、潜伏期延长,多以振幅下降为主。视网膜电图常无异常[20]。

（六）其他检查

1. 建议检查红细胞沉降率和C反应蛋白,以除外A-AION的可能[21]。

2. 颈动脉超声检查、球后血管血流超声检查、24 h 动态血压监测、睡眠监测等。

3. OCT 可清晰显示神经纤维的改变和视网膜的浆液性脱离。

（七）预后

1. 患眼的预后:在 6 个月的自然病程中,41%~43%患眼视功能得到改善[1, 22]。发病 3 个月内、6 个月内、1 年和 2 年时,分别约 1.0%、2.7%、4.1%和 5.8%患眼出现急性期病变进展。NA-AION 的进展或复发几乎均与夜间低血压,尤其低舒张压有关[3]。

2. 对侧眼的发病:5 年内对侧眼发生 NA-AION 的比例约为 15% ~ 17%[23-24],合并糖尿病的患者对侧眼受累的平均时间为 6.9 年,非糖尿病患者为 9.1 年[5]。

四、诊断和鉴别诊断

（一）诊断标准

1. 突然出现视野缺损和（或）无痛性视力下降;

2. 视野检查示与生理盲点相连的绕过中心注

视点的象限性视野缺损,多位于鼻侧和下方;

3. 局限性或弥漫性视乳头水肿,常伴有周围线状出血;

4. 存在相对性传入性瞳孔功能障碍和（或）视觉诱发电位异常;

5. 有全身或眼局部的危险因素;

6. 除外其他的视神经病变。

（二）鉴别诊断

需要与 NA-AION 进行鉴别的视神经疾病包括视神经炎,其他原因引起的视乳头水肿,压迫性、浸润性、外伤性、中毒性、营养代谢性及遗传性视神经病等。掌握各种视神经病变的临床特点,并采集详尽病史、正确选择相应的辅助检查,对于鉴别诊断非常重要。特发性脱髓鞘性视神经炎常在 2 ~ 4 周内出现亚急性进行性视力下降,而 NA-AION 在视力急性下降后通常不再出现连续进行性加重的过程,详尽的病史有益于鉴别诊断这两种疾病。视交叉及视中枢病变主要表现为双颞侧偏盲或不同类型的同向偏盲（垂直偏盲）,而非水平偏盲,一般不易与 NA-AION 相混淆,但在少数情况下也可能出现误诊。

五、治疗

1. 糖皮质激素治疗

病程在 2 周内者,全身使用糖皮质激素治疗可显著改善视力和视野,视乳头水肿的吸收也可明显加快[25-30]。建议采用口服方式,不提倡玻璃体腔内注射曲安奈德等治疗[25]。

2. 控制全身疾病及其他危险因素

强调要防控夜间低血压的发生,尤其对于血压位于正常低限的患者以及不规范用药（如夜间用药、用药过多等）易出现医源性低血压的高血压患者。

3. 其他辅助治疗

（1）改善微循环药物可能对 NA-AION 治疗有一定辅助作用,如樟柳碱等[31]。使用前需明确眼部的供血状况。对于低血压、颈动脉低灌注或眼部低灌注的患者不宜使用。

（2）可使用一些降低毛细血管通透性或促进水肿吸收的药物,以减轻视乳头水肿。

（3）营养神经药物可能对 NA-AION 治疗有一定辅助作用,如B族维生素。

形成共识意见的专家组成员:
魏世辉　解放军总医院眼科（神经眼科学组组长,执笔人）

钟　勇　中国医学科学院 北京协和医学院 北京协和医院
　　　　眼科（神经眼科学组副组长）

张晓君　首都医科大学附属北京同仁医院神经内科（神经
　　　　眼科学组副组长）

姜利斌　首都医科大学附属北京同仁医院北京同仁眼科
　　　　中心（神经眼科学组副组长）

　　　　（以下神经眼科学组委员按姓氏拼音首字母排序）

陈长征　武汉大学人民医院眼科中心

陈　洁　温州医学院附属眼视光医院

付　晶　首都医科大学附属北京同仁医院北京同仁眼科
　　　　中心

范　珂　河南省人民医院眼科

黄小勇　第三军医大学西南医院全军眼科医学专科中心

江　冰　中南大学湘雅二医院眼科

李宁东　天津市眼科医院

李平华　重庆医科大学附属第一医院眼科

李志清　天津医科大学眼科医院（执笔人）

卢　艳　首都医科大学宣武医院眼科

陆　方　四川大学华西医院眼科

陆培荣　苏州大学附属第一医院眼科

马　嘉　昆明医科大学第一附属医院眼科

邱怀雨　首都医科大学附属北京朝阳医院眼科

曲进锋　北京大学人民医院眼科

施　维　首都医科大学附属北京儿童医院眼科

宋　郡　苏州大学附属理想眼科医院

孙传宾　浙江大学医学院附属第二医院眼科中心

孙艳红　北京中医药大学东方医院眼科

王　敏　复旦大学附属眼耳鼻喉科医院眼科

王欣玲　中国医科大学附属第四医院眼科

王艳玲　首都医科大学附属北京友谊医院眼科

徐　玲　沈阳何氏眼科医院

游思维　第四军医大学西京医院眼科

张秀兰　中山大学中山眼科中心

赵　晨　南京医科大学第一附属医院眼科

朱　丹　内蒙古医学院附属医院眼科

志谢　北京大学第三院眼科窦宏亮，解放军总医院眼科李朝辉、
黄厚斌，四川大学华西医院眼科唐健参加讨论并提出宝贵意见；
黄厚斌对文字进行整理和核对

声明　本共识内容与相关产品的生产和销售厂商无经济利益关系

参 考 文 献

[1] Hayreh SS. Ischemic optic neuropathy[J]. Prog retin eye res, 2009,28(1):34-62.

[2] Hayreh SS. Posterior ischemic optic neuropathy[J]. Ophthalmologica, 1981,182(1):29-41.

[3] Hayreh SS, Podhajsky PA, Zimmerman B. Ipsilateral recurrence of nonarteritic anterior ischemic optic neuropathy [J]. Am J ophthalmol, 2001,132(5):734-742.

[4] Hayreh SS, Podhajsky P, Zimmerman MB. Role of nocturnal arterial hypotension in optic nerve head ischemic disorders [J]. Ophthalmologica, 1999,213(2):76-96.

[5] Hayreh SS, Zimmerman MB. Nonarteritic anterior ischemic optic neuropathy: clinical characteristics in diabetic patients versus nondiabetic patients[J]. Ophthalmology, 2008,115(10): 1818-1825.

[6] 王润生, 王建洲, 李雯, 等. 非动脉炎性前部缺血性视神经病变患者的血浆内皮素-1浓度的变化[J]. 中华眼底病杂志, 2005,21(3):156-158.

[7] 王化峰, 于强. 非动脉炎性前部缺血性视神经病变发病相关因素研究进展[J]. 国外医学眼科学分册, 2002,26(5): 303-306.

[8] Slavin ML, Margulis M. Anterior ischemic optic neuropathy following acute angle-closure glaucoma[J]. Arch Ophthalmol, 2001,119(8):1215.

[9] Muller M, Kessler C, Wessel K, et al. Low-tension glaucoma: a comparative study with retinal ischemic syndromes and anterior ischemic optic neuropathy[J]. Ophthalmic Surg, 1993, 24(12):835-838.

[10] 马瑾, 陈婷, 单广良, 等. 非动脉炎性前部缺血性视神经病变视盘形态的Meta分析[J]. 眼科, 2014,23(4):235-239.

[11] 郭承伟. 眼压与非动脉炎性前部缺血性视神经病变的关系[J]. 中国中医眼科杂志, 2001,11(4):215-217.

[12] Hayreh SS, Zimmerman MB. Optic disc edema in non-arteritic anterior ischemic optic neuropathy[J]. Graefes Arch Clin Expophthalmol, 2007,245(8):1107-1121.

[13] Tomsak RL, Zakov ZN. Nonarteritic anterior ischemic optic neuropathy with macular edema: visual improvement and fluorescein angiographic characteristics[J]. J Neuroophthalmol, 1998,18(3):166-168.

[14] Hedges TR 3rd, Vuong LN, Gonzalez-Garcia AO, et al. Subretinal fluid from anterior ischemic optic neuropathy demonstrated by optical coherence tomography[J]. Arch Ophthalmol, 2008,126(6):812-815.

[15] Hayreh SS, Zimmerman B. Visual field abnormalities in nonarteritic anterior ischemic optic neuropathy: their pattern and prevalence at initial examination[J]. Arch Ophthalmol, 2005,123(11):1554-1562.

[16] Shin SY, Kim DS, Ko MK. Fluorescein angiographic features of choroidal insufficiency in anterior ischemic optic neuropathy[J]. Korean J Ophthalmol, 1999,13(2):100-104.

[17] Oto S, Yilmaz G, Cakmakci S, et al. Indocyanine green and fluorescein angiography in nonarteritic anterior ischemic optic neuropathy[J]. Retina, 2002,22(2):187-191.

[18] Arnold AC, Hepler RS. Fluorescein angiography in acute nonarteritic anterior ischemic optic neuropathy[J]. Am J Ophthalmol, 1994,117(2):222-230.

[19] Valmaggia C, Speiser P, Bischoff P, et al. Indocyanine green versus fluorescein angiography in the differential diagnosis of arteritic and nonarteritic anterior ischemic optic neuropathy [J]. Retina, 1999,19(2):131-134.

[20] Janaky M, Fulop Z, Palffy A, et al. Electrophysiological findings in patients with nonarteritic anterior ischemic optic neuropathy[J]. Clin Neurophysiol, 2006,117(5):1158-1166.

[21] Hayreh SS, Zimmerman B. Management of giant cell arteritis. Our 27-year clinical study: new light on old controversies[J]. Ophthalmologica, 2003,217(4):239-259.

[22] Hayreh SS, Zimmerman MB. Nonarteritic anterior ischemic optic neuropathy: natural history of visual outcome[J]. Ophthalmology, 2008,115(2):298-305.

[23] Beck RW, Hayreh SS, Podhajsky PA, et al. Aspirin therapy in nonarteritic anterior ischemic optic neuropathy[J]. Am J

Ophthalmol, 1997,123(2):212-217.

[24] Newman NJ, Scherer R, Langenberg P, et al. The fellow eye in NAION: report from the ischemic optic neuropathy decompression trial follow-up study[J]. Am J Ophthalmol, 2002,134(3):317-328.

[25] Hayreh SS, Zimmerman MB. Non-arteritic anterior ischemic optic neuropathy: role of systemic corticosteroid therapy[J]. Graefe's Arch Clin Expophthalmol, 2008,246(7):1029-1046.

[26] Hayreh SS. Non-arteritic anterior ischemic optic neuropathy: role of systemic corticosteroid therapy[J]. Surv Ophthalmol, 2010,55(4):399-400.

[27] 王润生, 吕沛霖. 非动脉炎性前部缺血性视神经病变的临床研究进展[J]. 眼科新进展, 2010,30(11):1092-1096.

[28] Huang TL, Huang SP, Chang CH, et al. Protective effects of systemic treatment with methylprednisolone in a rodent model of non-arteritic anterior ischemic optic neuropathy

(rAION)[J]. Exp Eye Res, 2015,131:69-76.

[29] Hayreh SS. Role of steroid therapy in nonarteritic anterior ischemic optic neuropathy[J]. J Neuro Ophthalmology, 2010, 30(4):388-389.

[30] Osako T, Chuman H, Maekubo T, et al. Effects of steroid administration and transcorneal electrical stimulation on the anatomic and electrophysiologic deterioration of nonarteritic ischemic optic neuropathy in a rodent model[J]. Jpn J Ophthalmology, 2013,57(4):410-415.

[31] 于强, 吴景天, 董东生, 等. 复方樟柳碱治疗原发性和继发性缺血性视神经视网膜脉络膜病变[J]. 中华眼底病杂志, 2000,16(2):71-74.

（收稿日期：2015-02-10）

（本文编辑：黄翊彬）

二十、视神经炎诊断和治疗专家共识（2014 年）

视神经炎诊断和治疗专家共识（2014 年）

中华医学会眼科学分会神经眼科学组

视神经炎（optic neuritis，ON）泛指累及视神经的各种炎性病变，是青中年人最易罹患的致盲性视神经疾病。以往按受累部位分为 4 型：球后视神经炎——仅累及视神经眶内段、管内段和颅内段，视乳头正常；视乳头炎——累及视乳头，伴视乳头水肿；视神经周围炎——主要累及视神经鞘；视神经网膜炎——同时累及视乳头及其周围视网膜。目前国际上较为通用的分型方法是根据病因分型[1]。我国视神经炎的诊断和治疗比较混乱，亟需规范化诊断和治疗。本共识参照目前国内外有关视神经炎的循证证据，推荐对 ON 以病因分型为基础进行临床诊断，进而选择相应的针对性治疗措施。

一、视神经炎的病因分型[1]

1. 特发性视神经炎：（1）特发性脱髓鞘性视神经炎（idiopathic demyelinating optic neuritis，IDON），亦称经典多发性硬化相关性视神经炎（multiple sclerosis related optic neuritis，MS-ON）；（2）视神经脊髓炎相关性视神经炎（neuromyelitis optica related optic neuritis，NMO-ON）；（3）其他中枢神经系统脱髓鞘疾病相关性视神经炎。

2. 感染性和感染相关性视神经炎。

3. 自身免疫性视神经病。

4. 其他无法归类的视神经炎。

二、临床表现

（一）特发性视神经炎

1. IDON：是欧美研究报道中最常见的视神经炎类型，20~50 多岁多见，男女患病比例约为 1:3。多急性或亚急性起病，病前可有各种前驱因素。其典型表现为单眼视力下降，视力损害程度不一；视功能损害相对较轻的患者可以色觉障碍及对比敏感度降低为主要表现。部分患者有眼痛或眼球转痛。视野损害类型多样，表现为各种形式的神经纤维束型视野缺损。VEP 检查表现为潜伏期延长和（或）波幅降低。单侧或两次以上发作后双侧病变程度不对称的视神经炎患者可见相对性传入性瞳孔功能障碍（relative afferent papillary defect，RAPD）。约 1/3 的患者有程度轻重不等的视乳头水肿，其余 2/3 的患者为球后视神经炎。IDON 有自愈性，欧美研究报道 80%~90% 的患者视力恢复至 0.5 以上。1/3 至半数以上的 IDON 患者会进一步进展为中枢神经系统脱髓鞘疾病 MS，特别是伴脑白质脱髓鞘病灶的 IDON 患者转

DOI:10.3760/cma.j.issn.0412-4081.2014.06.013

通信作者：魏世辉，100853 北京，解放军总医院眼科；Email：weishihui706@hotmail.com

化为 MS 的几率更可高达 70% 以上[1]。故 IDON 又称为 MS-ON。

国内目前暂缺乏大样本的系统资料，小样本研究提示尽管部分 ON 患者视功能恢复较好，但多数与其他亚洲国家报道相似，以视功能损害重且恢复差的 ON 多见，MS 相关的 IDON 相对少见[2-8]。

2. NMO-ON：视神经脊髓炎（neuromyelitis optica，NMO）是一种不同于 MS 的主要选择性累及视神经和脊髓的中枢神经系统炎性脱髓鞘病。经典的 NMO 又称为 Devic 病，近十年来由于视神经脊髓炎抗体（NMO-IgG）（之后的研究发现该抗体为水通道蛋白 4 抗体，AQP4-Ab）的发现，随之提出了复发性 NMO 的概念[9-10]。NMO 以及 NMO 相关视神经炎（NMO-ON）在亚洲国家比欧美更为高发[1,11]。NMO-ON 与 IDON 的临床特点有所不同[1,11-13]。经典 NMO 相关的视神经炎主要表现为双眼同时或相继（双眼相隔数小时、数天甚至数周发病）出现迅速而严重的视力下降，眼痛相对少见；部分患者出现视乳头水肿、视网膜静脉迂曲、扩张及视乳头周围渗出；视功能恢复较差，多数患者会遗留双眼或至少一只眼的严重视力障碍（最终视力低于 0.1）。复发性 NMO 相关的视神经炎多为单眼发病，易复发，视功能损害重且恢复差。NMO 的急性脊髓损害可于视力下降之前、之后甚至同时发生，二者可间隔数天、数周、数月甚至数年，表现为截瘫、感觉及括约肌功能障碍，重者可致呼吸肌麻痹[13]。

3. 其他中枢神经系统脱髓鞘病相关的视神经炎：其他中枢神经系统脱髓鞘相关的视神经炎国内外研究报道较少。急性播散性脑脊髓炎最多见于儿童接种疫苗后 1~3 个月内，脱髓鞘病灶可累及视神经而发生视神经炎。这种视神经炎通常双眼同时发生，伴有较明显的视乳头水肿，视功能损害程度不一，但在糖皮质激素治疗后视功能恢复较好[1]。同心圆硬化和 Scherderman 病相关的视神经炎罕见报道。

（二）感染性和感染相关性视神经炎[1,15]

与视神经炎相关的病原体种类繁多，包括细菌感染，如梅毒、结核、莱姆病、猫抓病、布鲁杆菌病等，以及各种病毒，如肝炎病毒、人类免疫缺陷病毒 1 型、水痘带状疱疹病毒等。局部感染如眼内、眶内、鼻窦、乳突、口腔和颅内感染等，以及全身性感染均可能成为视神经炎的病因。病原体可以通过直接蔓延、血行播散等途径直接侵犯视神经（感染性视神经炎，如梅毒视神经炎、结核感染性视神经炎），也可通过触发免疫机制导致视神经炎症（感染相关性视神经炎）。值得注意的是各种病原体感染尤其是病毒感染可以作为特发性视神经炎的诱发因素，因此感染相关性视神经炎在概念和分类

上与 IDON 有重叠之处，有待今后大规模病例研究以进一步明确。

感染性或感染相关性视神经炎可单眼或双眼急性、亚急性起病。临床可表现为视乳头炎、球后视神经炎、视神经网膜炎或者视神经周围炎。因病原体及感染程度不同，预后差异较大。部分感染性视神经炎有自愈性（如神经乳头炎、视神经周围炎），或者病情不严重时能早期诊断并给予针对性抗生素治疗，视功能恢复较好；部分病例（如梅毒螺旋体或结核杆菌感染性视神经炎）或重症感染，如治疗不及时，则恢复不佳。感染相关性视神经炎多数视力恢复程度较好。

（三）自身免疫性视神经病[1,16-47]

可以是系统性自身免疫性疾病（如系统性红斑狼疮、干燥综合征、白塞病、结节病等）的一部分，也可作为系统性自身免疫病的首发表现。多见于青中年女性，单眼或双眼均可累及。与 IDON 相比，视力损害程度多较严重，且恢复较差；多数有视乳头水肿，部分伴有少量小片状盘周出血；可合并多个系统和器官损害以及自身免疫抗体阳性；易复发，部分患者有糖皮质激素依赖现象。

三、诊断及鉴别诊断

1. ON 及各病因类型诊断标准：各型视神经炎主要根据典型的发病年龄、方式、症状体征、病程演变等进行临床诊断，临床表现不典型者则酌情结合辅助检查排除其他可能的疾病后进行诊断。符合如下简化条件者可考虑相应诊断，建议在实际临床工作中仔细进行鉴别诊断（表1）。

2. 鉴别诊断：需要与视神经炎进行鉴别的其他类型的视神经疾病包括：非动脉炎性缺血性视神经病变、压迫性及浸润性、外伤性、中毒性及营养代谢性、遗传性视神经病等。掌握各种不同类型的视神经病变临床特点，详尽的病史采集以及正确选择相应的辅助检查对于鉴别诊断非常重要。视交叉及视中枢病变主要表现为双颞侧偏盲或不同类型的同向偏盲，一般不容易与视神经炎混淆，但是在少数情况下也可能误诊。其他眼科疾病（屈光不正、青光眼、视网膜病变、眼眶病症等），甚至癔病或诈病性盲（非器质性视力下降）也需要严格结合病史、体征并正确选用辅助检查才可能进行较为准确的鉴别诊断。

3. 视神经炎诊断和分型流程：见图1。

四、治疗

主张对视神经炎采用针对病因的治疗，最大程度挽救视功能同时，防止或减轻、延缓进一步发生神经系统损害。应首先明确视神经炎诊断，随之尽可能明确病变的性质和原因，从而选择相应针对性治疗。特别需要注意的是，因视功能障碍可能仅为潜在全身性疾病的症状之一，故如发现可能相关病症，应及时转诊至神经科、风湿免疫科、感染科、耳鼻喉科等相关专科进行全身系统性治疗。

（一）糖皮质激素

是非感染性视神经炎急性期治疗的首选用药。目前国内常用制剂有泼尼松、甲基强的松龙、地塞米松、氢化可的松等。常用用法包括静脉滴注和（或）口服，不推荐球后或球

周注射糖皮质激素治疗。应用时注意药物副作用。

表1　不同类型视神经炎诊断标准

疾病类型	诊断标准
ON	1. 急性视力下降，伴或不伴眼痛及视乳头水肿
	2. 视神经损害相关性视野异常
	3. 存在相对性传入性瞳孔功能障碍、VEP异常 2 项中至少 1 项
	4. 除外其他视神经疾病：如缺血性、压迫性及浸润性、外伤性、中毒性及营养代谢性、遗传性视神经病
	5. 除外视交叉及交叉后的视路和视中枢病变
	6. 除外其他眼科病：如眼前节病变、视网膜病变、黄斑病变、屈光不正、青光眼等
	7. 除外非器质性视力下降
IDON（MS-ON）	1. 符合上述 ON 诊断条件，并具备 MS-ON的临床特点
	2. 除外感染性视神经炎或自身免疫性视神经病
	3. 可作为 MS[18] 的首发表现，或在 MS 病程中发生的 ON
NMO-ON	1. 符合上述 ON 诊断条件，并具备 NMO-ON 的临床特点
	2. 除外感染性视神经炎或自身免疫性视神经病
	3. 可作为 NMO[8] 的首发表现，或在 NMO病程中发生的 ON
感染性视神经炎	1. 符合上述 ON 诊断条件
	2. 具有明确的感染性疾病的临床及实验室（血清和/或脑脊液）证据：如梅毒、结核、莱姆病、HIV 等
自身免疫性视神经病	1. 符合上述 ON 诊断条件
	2. 已合并系统性自身免疫性疾病，或至少一项自身免疫性抗体阳性
	3. 排除感染性视神经炎

注：ON 示视神经炎；NMO 示视神经脊髓炎；IDON 示特发性脱髓鞘性视神经炎；MS-ON 示多发性硬化相关性视神经炎；NMO-ON 示视神经脊髓炎相关性视神经炎

1. IDON：尽管部分 IDON 患者可有自愈性，但糖皮质激素治疗可以加快视功能恢复，并降低复发率[1,20-22]。推荐用法：甲基强的松龙静脉滴注 1 g/d×3 d，然后口服泼尼松每日 1 mg/kg 体重共 11 d，减量为 20 mg×1 d、10 mg×2 d 后停用。国外研究提示单纯口服中小剂量糖皮质激素者 2 年内复发率较高，故不推荐对 IDON 患者进行单纯口服中小剂量糖皮质激素治疗。

2. NMO-ON：目前国内外尚缺乏大样本的临床试验为 NMO-ON 的治疗提供证据级别较高的依据。我们结合国内患者的临床特点，参考欧洲神经病学学会、中国视神经脊髓炎诊断治疗指南以及国外关于 NMO 治疗的权威性述评[11,23]，建议采用以下治疗方案：首选甲基强的松龙静脉点滴治疗，甲强龙静脉 1 g/d×3 d，然后口服泼尼松每日 1 mg/kg 体重，并逐渐减量，口服序贯治疗应维持不少于 4～6 个月；如视功能损害严重且合并 AQP4 阳性，或者反复发

中华眼科杂志 2014 年 6 月第 50 卷第 6 期　Chin J Ophthalmol，June 2014，Vol. 50，No. 6

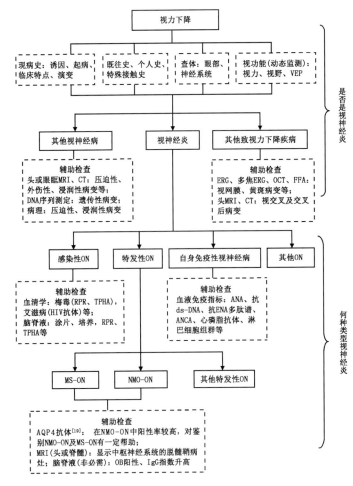

ON 示视神经炎；NMO 示视神经脊髓炎；IDON 示特发性脱髓鞘性视神经炎；MS-ON 示多发性硬化相关性视神经炎；NMO-ON 示视神经脊髓炎相关性视神经炎；ANCA 示抗中性粒细胞胞浆抗体；ANA 示抗核抗体；OB 示寡克隆带；VEP 示视觉诱发电位；ERG 示视网膜电图；OCT 示相干光断层扫描；FFA 示荧光素眼底血管造影

图 1　视神经炎诊断和分型流程图

作、呈现糖皮质激素依赖现象，可予甲强龙静点 1 g/d×3 ~ 5 d，其后酌情将剂量阶梯依次减半，每个剂量 2 ~ 3 d，至 120 mg 以下，改为口服泼尼松片每日 1 mg/kg 体重，并逐渐缓慢减量，维持总疗程不少于 6 ~ 12 个月。

3. 自身免疫性视神经病：该类型视神经炎由于诊断和分类尚存在争议，也缺乏治疗研究的证据。鉴于系统性自身免疫病与 NMO 常常伴发，二者间存在某些共同的免疫病理生理机制[24]，建议参照 NMO-ON 方案。部分自身免疫性视神经病患者有糖皮质激素依赖性，口服糖皮质激素应酌情较长期维持，可考虑小剂量维持 1 ~ 2 年以上。

（二）免疫抑制剂

主要用于降低视神经炎患者的复发率，以及通过防止或降低脊髓和脑损害发生，降低从视神经炎发展为 MS 或 NMO

的几率。适用于：NMO-ON 以及自身免疫性视神经病患者的恢复期及慢性期治疗[1,11]。因药物起效较慢（不同药物起效时间不同，多为 2 ~ 3 个月开始起效），建议与口服糖皮质激素有 2 ~ 3 个月叠加期。但副作用较大，可有肝肾功能损伤、骨髓抑制、重症感染、生育致畸等。常用药包括[25-27]：硫唑嘌呤，环孢素 A，环磷酰胺，甲氨蝶呤，麦考酚酸酯，利妥昔单抗等。尚无统一用法，推荐综合患者病情、耐受情况、经济条件等选择用药及用量。其中，AQP4 抗体阳性或复发性 NMO-ON 可考虑首先选择硫唑嘌呤[24]（口服 25 mg/次，2 次/d；可耐受者逐渐加量至 50 mg/次，2 次/d）；如复发频繁，或已合并脊髓等其他部位受累，可换用环孢素 A、环磷酰胺等药物；但应特别注意硫唑嘌呤的严重骨髓抑制以及肝肾功能损害的副作用，常规并及时检查血常规以及肝肾功能等，发现副作用及时停用并酌情考虑更换其他免疫抑制剂；已合并系统性自身免疫病的自身免疫性视神经病患者应及时转诊至风湿免疫科予以专科免疫治疗。

（三）多发性硬化疾病修正药物（disease modifying agents，DMA）：DMA 主要用于治疗多发性硬化。国外研究[28-32]已初步证实 DMA 有助于降低 IDON 向 MS 的转化风险，故近些年来开始将 DMA 用于 IDON 患者。推荐适应证：颅脑 MRI 中可见脱髓鞘病灶的典型 IDON 患者。常用药物包括：β-干扰素，醋酸格拉默，米托蒽醌、那他珠单抗等也有研究应用报告。

（四）其他治疗

（1）血浆置换：可用于重症视神经炎且恢复不佳患者的急性期，包括 NMO-ON 以及自身免疫性视神经病[33-35]，特别是 AQP4 抗体阳性者或者频繁复发者。参考用法：血浆置换量按 40 ml/kg 体重，按病情轻重，每周置换 2 ~ 4 次，连用 1 ~ 2 周。

（2）免疫球蛋白：可考虑作为 IDON 或者 NMO-ON 患者急性期的治疗选择之一[10,35]。但目前仍缺乏足够证据支持其确切疗效。参考用法：每日 0.2 ~ 0.4 g/kg 体重，静脉滴注，连续 3 ~ 5 d。

（3）抗生素：对明确病原体的感染性视神经炎应尽早给予正规、足疗程、足量抗生素治疗。梅毒性视神经炎应参照神经梅毒治疗方案予驱梅治疗（包括青霉素静点以及长效青霉素肌注）；结核性视神经炎应予规范抗痨治疗（包括异烟肼、乙胺丁醇、利福平、链霉素、吡嗪酰胺等联合治疗)；莱姆病应予长疗程头孢曲松治疗；真菌性鼻窦炎所致视神经炎应在适当外科干预基础上予足量抗真菌治疗等。

(4)中医中药：在以上免疫治疗基础上，配合中医中药治疗，对于降低视神经炎复发、减少激素治疗副作用、促进视功能恢复有帮助。

(5)营养神经药物：如 B 族维生素(甲钴胺)、神经生长因子、神经节苷脂等，对视神经炎治疗有一定辅助作用。

参 考 文 献

[1] Smith CH. Optic neuritis//Miller NR, Newman NJ, Biousse V, et al. Walsh and Hoyt's clinical neuro-ophthalmology[M]. 6th eds. Baltimore：Lippincott Williams & Wilkins,2005:293-326.

[2] 张晓君,王薇,王虔,等. 视神经炎病因学临床分析[J]. 中华眼底病杂志,2006, 22：367-369.

[3] Zhang X, Wang W, Wang Q, et al. Clinical features of optic neuritis in China[J]. Neuro-Ophthalmol, 2007, 31:133-136.

[4] 张晓君,彭静婷,贾楠. 特发性脱髓鞘性视神经炎临床转归研究[J]. 中华神经科杂志,2009,42:20-24.

[5] Wakakura M, Minei-Higa R, Oono S, et al. Baseline features of idiopathic optic neuritis as determined by a multicenter treatment trial in Japan. Optic Neuritis Treatment Trial Multicenter Cooperative Research Group (ONMRG)[J]. Jpn J Ophthalmol, 1999, 43:127-132.

[6] Wang JC, Tow S, Aung T, et al. The presentation, aetiology, management and outcome of optic neuritis in an Asian population [J]. Clin Experiment Ophthalmol, 2001, 29:312-315.

[7] Du Y, Yang J, Li JJ, et al. Unilateral optic neuritis in a Chinese population in three centers[J]. J Clin Neurosci, 2011, 18: 902-904.

[8] 赵燕燕,魏世辉,戴朴,等. IL-2R 和 IL-7R 基因多态性与特发性脱髓鞘性视神经炎的相关性的初步研究. 中华眼科杂志, 2010, 46：1066-1070.

[9] Wingerchuk DM, Lennon VA, Pittock SJ, et al. Revised diagnostic criteria for neuromyelitis optica[J]. Neurol,2006,66：1485-1489.

[10] Wingerchuk DM, Lennon VA, Lucchinetti CF, et al. The spectrum of neuromyelitis optica[J]. Lancet Neurol,2007,6:805-815.

[11] Hickman SJ, Ko M, Chaudhry F, et al. Optic neuritis: An update. (1) Typical and atypical optic neuritis[J]. Neuro-Ophthalmol,2008,32:237-248.

[12] Lai C, Tian G, Liu W, et al. Clinical characteristics, therapeutic outcomes of isolated atypical optic neuritis in China[J]. J Neurol Sci, 2011, 305: 38-40.

[13] Lai C, Tian G, Takahashi T, et al. Neuromyelitis optica antibodies in patients with severe optic neuritis in China[J]. J Neuro Ophthalmol, 2011, 31:16-19.

[14] Wingerchuk DM, Hogancamp WF, O'Brien PC, et al. The clinical course of neuromyelitis optica (Devic's syndrome)[J]. Neurology, 1999, 53: 1107-1114.

[15] 张晓君,景筠. 感染性视神经病. 同仁神经眼科实证病例分析[M]. 北京:科学出版社, 2010:39-55.

[16] Goodwin J. Autoimmune optic neuropathy[J]. Curr Neurol Neurosci Rep, 2006, 6：396-402.

[17] 张晓君,彭静婷,贾楠,等. 自身免疫性视神经病临床研究[J]. 中华眼底病杂志,2009, 25:447-450.

[18] Polman CH, Reingold SC, Banwell B, et al. Diagnostic criteria for multiple sclerosis: 2010 revisions to the mcDonald criteria[J]. Ann Neurol, 2011, 69:292-302.

[19] Petzold A, Pittock S, Lennon V, et al. Neuromyelitis optica IgG (aquaporin-4) autoantibodies in immune mediated optic neuritis

[J]. J Neurol Neurosurg Psychiatry, 2010, 81: 109-111.

[20] Hickman SJ, Dalton CM, Miller DH, et al. Management of acute optic neuritis[J]. Lancet, 2002, 360:1953-1962.

[21] Beck RW, Cleary PA, Anderson MM Jr, et al. A randomized, controlled trial of corticosteroids in the treatment of acute optic neuritis. The Optic Neuritis Study Group[J]. N Engl J Med, 1992, 326:581-588.

[22] 张秀兰,王伟,魏世辉. 糖皮质激素治疗特发性视神经炎是否有效[J]. 中华眼科杂志,2011; 47:1062-1063.

[23] Sellner J, Boggild M, Clanet M, et al. EFNS guidelines on diagnosis and management of neuromyelitis optica[J]. Eur J Neurol,2010,17:1019-1032.

[24] Wingerchuk DM, Weinshenker BG. The emerging relationship between neuromyelitis optica and systemic rheumatologic autoimmune disease[J]. Mult Scler,2012,18:5-10.

[25] Kidd D, Burton B, Plant GT, et al. Chronic relapsing inflammatory optic neuropathy (CRION)[J]. Brain, 2003, 126: 276-284.

[26] Giovannoni G. To test or not to test: NMO-IgG and optic neuritis [J]. Neurology, 2008, 70:2192-2193.

[27] Cree BAC, Lamb S, Morgan K. An open label study of the effects of rituximab in neuromyelitis optica[J]. Neurology, 2005, 64: 1270-1272.

[28] Jacobs LD, Beck RW, Simon JH, et al. Intramuscular interferonbeta-1a therapy initiated during a first demyelinating event in multiple sclerosis[J]. N Engl J Med, 2000, 343:898-904.

[29] Kappos L, Polman CH, Freedman MS, et al. Treatment with interferon beta-1b delays conversion to clinically definite and McDonald MS in patients with clinically isolated syndromes[J]. Neurology, 2006, 67:1242-1249.

[30] CHAMPIONS Study Group. IM interferon β-1a delays definite multiple sclerosis 5 years after a first demyelinating event[J]. Neurology, 2006, 67:678-684.

[31] Kappos L, Freedman MS, Polman CH, et al. Effect of early versus delayed interferon beta-1b treatment on disability after a first clinical event suggestive of multiple sclerosis: A 3-yearfollow-up analysis of the BENEFIT study[J]. Lancet, 2007, 370:389-397.

[32] Clerico M, Faggiano F, Palace J, et al. Recombinant interferon beta or glatiramer acetate for delaying conversion of the first demyelinating event to multiple sclerosis[DB/OL]. Cochrane Database Syst Rev,2008[2013-12-25]. doi:10. 1002/14651858. CD005278. pub3.

[33] Weinshenker BG, O'Brien PC, Petterson TM, et al. A randomized trial of plasma exchange in acute central nervous system inflammatory demyelinating disease[J]. Ann Neurol, 1999, 46:878-886.

[34] Watanabe S, Nakashima I, Misu T, et al. Therapeutic efficacy of plasma exchange in NMO-IgG-positive patients with neuromyelitis optica[J]. Mult Scler, 2007, 13:128-132.

[35] Ko M,Chaudhry F,Hickman SJ,et al. Optic neuritis and multiple sclerosis[J]. Neuro-Ophthalmol, 2009, 33: 10-22.

形成共识意见的专家组成员：

魏世辉　解放军总医院眼科(神经眼科学组组长、执笔人)

张晓君　首都医科大学附属北京同仁医院神经内科(神经眼科学组副组长、执笔人)

钟 勇　中国医学科学院 北京协和医学院 北京协和医院眼科(神经眼科学组副组长)
　　　　(以下神经眼科学组委员按姓氏笔画排列)

王欣玲　中国医科大学附属第四医院眼科

王 敏　复旦大学附属眼耳鼻喉科医院眼科

中华眼科杂志 2014 年 6 月第 50 卷第 6 期　Chin J Ophthalmol，June 2014，Vol. 50，No. 6　　　　　　　·463·

王艳玲　首都医科大学附属北京友谊医院眼科

韦企平　北京中医药大学附属东方医院眼科(非学组委员)

朱　丹　内蒙古医学院附属医院眼科

江　冰　中南大学湘雅二医院眼科

孙艳红　北京中医药大学附属东方医院眼科

刘铁城　解放军总医院眼科(非学组委员)

张秀兰　中山大学中山眼科中心

宋　鄂　吉林大学第一医院眼科

李平华　重庆医科大学附属第一医院眼科

陈长征　武汉大学人民医院眼科中心

陈　洁　温州医学院附属眼视光医院

陆　方　四川大学华西医院眼科

陆培荣　苏州大学附属第一医院眼科

邱怀雨　首都医科大学附属北京朝阳医院眼科

赵　晨　南京医科大学第一临床医院眼科

童　绎　福建东南眼科医院(非学组委员)

彭静婷　首都医科大学附属北京同仁医院神经内科(非学组委员、执笔人)

(收稿日期:2013-12-25)

(本文编辑:赵巍)

二十一、维生素矿物质补充剂在年龄相关性黄斑变性防治中的临床应用：专家共识

维生素矿物质补充剂在年龄相关性黄斑变性防治中的临床应用：专家共识

中华医学会

年龄相关性黄斑变性（age-related macular degeneration，AMD）又称老年性黄斑变性，是 50 岁以上人群中常见的致盲性眼病，尤其是在发达国家和地区。随着社会人口的增加和老龄化的加剧，其患病率增高。

AMD 为视网膜黄斑部病变。分为干性和湿性两型：（1）干性 AMD：也称萎缩性或非新生血管性 AMD，主要有玻璃膜疣和视网膜色素上皮细胞（RPE）异常改变。干性 AMD 发生率高，通常进展缓慢，但是有可能发展为更为严重的类型，即湿性 AMD。（2）湿性 AMD：也称渗出性或新生血管性 AMD，是由玻璃膜疣等引起的脉络膜 Bruch 膜损害，能诱发脉络膜新生血管，引起出血和渗出等改变。与干性 AMD 相比，湿性 AMD 进展更为迅速，导致更为严重的中心视力丧失。但是如果早期预防或及时诊治，能够减少或延缓视力丧失。

AMD 的病因和诱发因素：AMD 与黄斑部长期慢性光损害、遗传、代谢、维生素和矿物质缺乏等因素有关。近期有研究表明，AMD 患病率的增加与血清同型半胱氨酸水平升高有关。2008 年 O'Connell 等的研究表明：年龄相关性黄斑病变（age-related maculopathy，ARM）的发生危险与饮食中关键营养素，如叶黄素、玉米黄素、维生素 E、锌等抗氧化营养素的缺乏有关。吸烟者由于常有维生素 C 缺乏和自由基生成增多的情况，其患 ARM 的危险高于一般人群。新近的证据表明，吸烟指数大于 10 包年（"包年"是一个人每日的吸烟包数，乘以吸烟的年数所得的值）的吸烟史是新生血管性 AMD 的独立危险因素。

DOI：10.3760/cma.j.issn.1674-635X.2013.04.013

原文出自"《维生素矿物质补充剂在疾病防治中的临床应用：专家共识》，人民卫生出版社，2009：191-201"

1 维生素和矿物质与 AMD 相关的流行病学证据

1.1 AMD 的流行病学

AMD 的患病率随调查人群年龄结构不同而有所差异，且随着人口老龄化有所增长。美国现有 AMD 患者超过 800 万人。预计到 2020 年 AMD 的发病率将增加 50% 以上[4]。我国各地的流行病学调查均显示，随着年龄增加，AMD 的患病率也显著增加，且男、女之间无显著差异。1986 年对广东、新疆和西藏 50~98 岁人群的调查发现 AMD 患病率为 10.59%，其中西藏患病率最高，达 15.59%，其次为新疆 11.32%，广东最低，为 6.41%。1986 年 12 月至 1987 年 3 月间湖南全省范围内的流行病学调查研究显示：（1）自然人群中 AMD 的总患病率为 1.46%，男、女患病率分别为 1.65% 和 1.27%，两者间差异无显著性（P > 0.05）。（2）50 岁以上人群中 AMD 的患病率为 9.12%，其中湿性和干性 AMD 分别占 1.19% 和 7.92%。随着年龄的增加，AMD 患病率明显增加（P < 0.05），70 岁以上人群中 AMD 患病率增至 17.62%。1989 年王竞等对杭州市和嘉兴地区 50 岁以上人群 AMD 的流行病调查显示：（1）50 岁以上人群中 AMD 总患病率为 7.40%。（2）随着年龄增加，AMD 患病率逐渐增高，50~59 岁、60~69 岁和 70~79 岁组的患病率分别为 3.39%、6.25% 和 13.50%。差异有非常显著的统计学意义（P = 0.0003）。（3）农民等户外工作人群的患病率高于干部、知识分子等其他职业人员，提示 AMD 可能与光损伤有关。1997 年在世界卫生组织和美国国家眼科研究所的支持下，中山医科大学中山眼科中心在广东省斗门县对 50 岁以上的自然人群进行了大规模的流行病学调查，结果：（1）AMD 患病率至少为 8.40%，相比 1991 年的患病率 5.73% 增加明显；（2）AMD 的患病率随年龄增加而呈显著增长趋势，从 50~59 岁组的 2.9% 增

至 70 岁以上组的 14.9%，差异具有显著的统计学意义（$P < 0.05$），但男女间患病率的差异无统计学意义。2002 年 9 月至 2003 年 6 月邹海东等人对上海市静安区曹家渡街道 AMD 的患病率调查显示：（1）50 岁以上人群中 AMD 总患病率为 15.5%，与 1999 年加拿大华裔人群调查结果（14.6%）接近，其中干性和湿性 AMD 的患病率之比约为 8:1；（2）在 50 ~ 59 岁、60 ~ 69 岁、70 ~ 79 岁、80 岁以上各年龄组中，AMD 的患病率分别为 5.7%、13.5%、20.2% 和 23.5%，差异具有统计学意义（$P < 0.01$）。随着中国人口的增加和老龄化的加剧，AMD 的发生情况必然更加严重。

AMD 与致盲：在西方发达国家，AMD 是老年人致盲的首要原因。但在中国这一数据还很匮乏，根据 1999 至 2000 年对西藏致盲原因的研究显示，黄斑变性是第二大致盲原因，占 12.7%。而 2002 至 2003 年对上海地区的调查中，AMD 占盲眼的比例达 5.1%，占低视力眼的 31.1%。湿性 AMD 眼的视力明显低于干性 AMD 眼，盲眼比例高达 23.3%，低视力眼高达 40.0%。已有报道，60 岁以上人群致盲的首要原因是以 AMD 为主的视网膜退行性病变，并有增高趋势。

1.2　维生素和矿物质在 AMD 发生、发展中的作用

长期光照诱发的自由基形成和视网膜的氧化产物是发生 AMD 的关键因素。一些营养素，尤其是具有抗氧化特性的维生素和矿物质，如类胡萝卜素、维生素 C、维生素 E、锌等，可以通过清除自由基和抑制视网膜氧化产物的产生而延缓 AMD 的发展，对视网膜具有保护作用。

研究显示：（1）AMD 患者血清锌水平显著降低，且晚期 AMD 患者血清中维生素 C、维生素 E、总类胡萝卜素和 β-玉米黄素水平明显低于早期 AMD 患者。（2）AMD 患者黄斑部类胡萝卜素（叶黄素、玉米黄素）水平明显下降，且在晚期黄斑病变患者中类胡萝卜素水平的下降更为明显。（3）血清维生素 D 水平与早期 AMD 的患病率呈负相关。（4）血清同型半胱氨酸水平升高和维生素 B_{12} 水平降低均显著增加 AMD 的发生危险，而血清同型半胱氨酸水平升高与体内血清叶酸、维生素 B_6、维生素 B_{12} 水平降低有关。（5）通过膳食或补充剂补充玉米黄素、叶黄素、维生素 E、维生素 C、维生素 D、锌、铁等可以明显减少发生 AMD

的危险。

这些维生素矿物质在 AMD 发生、发展中的可能作用机制如下：

维生素 A：减少脂褐质堆积及其光催化反应。

类胡萝卜素（叶黄素、玉米黄素等）：抗氧化，清除由于光敏作用产生的单线态氧；吸收蓝光，保护视网膜色素上皮层免受短波段光损害。

维生素 B_{12}：作为同型半胱氨酸代谢的辅酶，可以降低血清同型半胱氨酸水平引起的氧化应激、凝固性过高和内皮损伤，而这一机制也可能导致 AMD 的发展。

维生素 C：抗氧化，抵抗自由基的损害，保护视网膜和黄斑。

维生素 D：可降低 T 辅助细胞（TH）、细胞毒性 T 细胞（Tc）和自然杀伤细胞增殖，增加抑制性 T 细胞（Ts）活性。而且，维生素 D 可减少 IL-2、IL-6、IL-12 等促炎症因子的产生和减少 C 反应蛋白，从而通过抗炎症作用减少 AMD 的患病危险。

维生素 E：抗氧化，清除自由基，保护视网膜和视网膜上皮层免受氧化损伤。

锌：在眼组织内，多种金属酶的结构成分或激活剂中含有锌。锌能增加超氧化物歧化酶的活性。

2　维生素和矿物质在 AMD 防治中的作用

2.1　多种维生素和矿物质与 AMD 发生和发展关系的临床研究

长期光暴露引起的氧化反应增加、自由基产生增多，从而导致脂质过氧化、蛋白质分子链氧化以及 DNA 链断裂与 AMD 的关联越来越受到关注。维生素 C、E 等抗氧化剂在视网膜浓集，叶黄素、玉米黄素通过视网膜浓集于黄斑部中心区，谷胱甘肽合成酶和谷胱甘肽还原酶在视网膜色素上皮层细胞内的浓度较高，均表明视网膜及黄斑部具有较强的处理氧化应激能力。但是，这一保护系统会随着年龄增大而退化。动物试验和临床研究一致认为，氧化损害作为诱发因素与 AMD 形成密切关联，因此补充具有抗氧化作用、能够清除视网膜自由基的营养素可能具有预防 AMD 发生和发展的作用。

2.1.1　维生素

多项研究表明，维生素 A、类胡萝卜素的摄入水平与 AMD 的发生率呈反比。

中华临床营养杂志 2013 年 8 月第 21 卷第 4 期　Chinese Journal of Clinical Nutrition，August 2013，Vol. 21，No. 4　　259

近期研究表明，AMD 与炎症作用有关。而维生素 D 可以减少促炎因子和 C 反应蛋白的产生，血清维生素 D 水平与早期 AMD 的患病率呈反比。

研究发现，血清维生素 B_{12} 低下（<125 pmol/L）与 AMD 患病危险增加有关。在同型半胱氨酸水平≤15 μmol/L 的患者，如果血清维生素 B_{12} 水平低下，那么 AMD 的患病危险可增加近 4 倍。

多项动物研究显示，饮食中限制抗氧化维生素，如维生素 A、C、E 的摄入，可以导致类似光照过度或其他氧化应激后的 AMD 样改变，加速氧化损伤性视网膜损害。日常饮食中补充维生素 C 和 β-胡萝卜素等抗氧化剂可以减少视网膜的氧化反应，从而降低 AMD 的发生和发展。

2.1.2　矿物质

锌在眼组织，特别在视网膜和脉络膜中含量较高。锌缺乏可使视网膜的抗氧化系统，如超氧化物歧化酶的活性降低，造成视网膜的过氧化损害。口服锌剂可以明显改善 AMD 患者的视力。王浩等研究显示，联合口服锌剂和抗氧化剂可抑制中、晚期 AMD 进展，有效率达 88.2%。

2.1.3　多种维生素和矿物质之间还存在协同作用

维生素 C 可以促使维生素 E 生成并阻止其被氧化，并增强其氧化应激作用。硒与维生素 E 具有协同的抗氧化作用，从而能更有效地清除自由基。

2.2　多种维生素和矿物质防治 AMD 的临床证据

理论上，每日摄入适量多种营养素补充剂能延缓和防止 AMD 发生和发展。这种看法在临床研究中不断地得到证实。众多中外经典的研究也得出一致结论，服用多种维生素可以降低 AMD 发生的危险性。

在一项多中心双盲对照研究中，入选 3640 名年龄为 55～80 岁老年人为研究对象。这些人至少有 1 只眼存在不同程度玻璃体疣、黄斑地图状萎缩或色素异常，或单眼发生 AMD。将他们随机分为每天口服补充抗氧化剂组（维生素 C 500 mg、维生素 E 400 IU、β-胡萝卜素 15 mg）；补充锌（80 mg）和铜（2 mg）组；补充抗氧化剂 + 锌组和安慰剂组，平均随访 6.3 年。结果：与安慰剂组相比，同时补充高剂量的抗氧化剂和锌可以显著降低 AMD 的患病危险，其比值比（OR）为 0.72（99% CI，0.52～0.98），而且没有发生显著不良反应。后续的研究

还显示，与安慰剂相比，每天口服补充抗氧化剂可以使中度黄斑变性患者发展到重度黄斑变性的危险下降 25%，同时使中度视力下降（视力≥15 个字母）的危险下降 19%。

一项在荷兰鹿特丹进行的前瞻性研究中，观察随访 4170 名 55 岁以上老年人长期规律地服用 β-胡萝卜素、维生素 C、维生素 E、锌等抗氧化剂降低 AMD 患病危险的影响，平均随访 8 年。结果发现，饮食中补充多种维生素矿物质与 AMD 的患病率呈负相关。联合补充 β-胡萝卜素、维生素 C、维生素 E、锌等抗氧化营养素可使 AMD 的患病率降低 35%，其风险比（HR）为 0.65（95% CI，0.46～0.92）。

2008 年 Tan 等发表的蓝山眼科研究结果评价了补充抗氧化营养素与发生 AMD 的长期危险的关系。研究对象是 49～97 岁的 2454 名在澳大利亚悉尼西部的蓝山（Blue Mountains）地区的普通城市居民，随访 5～10 年。结果显示，补充 β-胡萝卜素、维生素 A、维生素 E、铁、锌等多种维生素矿物质均可显著降低 AMD 的发生危险（P < 0.05）。

来自 Cochrane 协作组的荟萃分析显示，补充抗氧化营养素（β-胡萝卜素、维生素 C、维生素 E）和锌对延缓 AMD 的进展有益，其 OR 为 0.68（99% CI，0.49～0.93），而且补充维生素矿物质制剂的人群减少视力降低可以达到 15 个字母以上，其 OR 为 0.77（99% CI，0.58～1.03）。2008 年 Evans 的系统性综述和荟萃分析进一步证实了这一结论。他对 3 个大样本随机对照研究的 23 099 名补充维生素和矿物质的人群进行了分析，结果显示补充抗氧化营养素（β-胡萝卜素、维生素 C、维生素 E）和锌能够有效延缓 AMD 的发展，其 OR 为 0.68（95% CI，0.53～0.87）；并延缓患者视力降低，其 OR 为 0.77（95% CI，0.62～0.96）。

2008 年 Parisi 等对意大利人群的一项随机对照研究显示，非进展型 AMD 患者可通过补充类胡萝卜素和矿氧化营养素补充剂改善黄斑区视网膜的选择性损伤。15 名非进展型 AMD 患者每天补充维生素 C 180 mg、维生素 E 30 mg、锌 22.5 mg、铜 1 mg、叶黄素 10 mg、玉米黄质 1 mg、虾青素 4 mg，另有 12 名非进展型 AMD 作为对照组。6～12 个月后，补充组人群中黄斑部 0°～5°视网膜原本显著降低的多焦视网膜电图 P1、N1 波振幅值显

著增加（$P < 0.01$）。

2007 年 Rein 等采用现代计算机技术，设计了随机的计算机智能体模型，模拟美国人群自 50 岁到 100 岁或死亡期间 AMD 的自然病程和类型，从而对维生素治疗应用于所有 AMD 的潜在人群进行了经济学评估。其结果认为与未使用维生素治疗的人群相比，使用维生素治疗可以：（1）AMD 患者视力损伤和致盲的发生率从 21.4% 下降到 17.4%；（2）AMD 患者中视力较好眼从不发生视力损伤的危险从 7.0% 下降 5.6%；（3）每个 AMD 患者的质量调整生命年增加 0.011，且维生素矿物质治疗的成本-效益比是 21 387 美元/质量调整生命年。

3　专家共识

3.1　AMD 患者往往存在某些维生素矿物质的缺乏。

3.2　抗氧化维生素、维生素 D、B_{12} 和锌等微量元素缺乏可能会引起 AMD 的发生和发展。

3.3　抗氧化维生素和锌等微量元素的补充，对预防或降低 AMD 的发生发展有益。

3.4　推荐 50 岁以上的人每天服用一片多种维生素矿物质制剂。

（收稿日期：2013-05-22）

二十二、我国眼科手术管理、感染控制、消毒灭菌指南(一)

我国眼科手术管理、感染控制、消毒灭菌指南(一)

中国医师协会眼科医师分会　中华预防医学会医院感染专业委员会　中华预防医学会消毒分会　中华护理学会手术室专业委员会　卫生部消毒卫生标准专业委员会　中国医院协会医院感染控制专业委员会　眼科临床指南与医疗安全质量促进研究会

目录

第一部分:眼科手术部(室)医院感染管理基本要求

眼科疾病为临床常见病和多发病之一。眼部器官结构复杂,手术技术难度高,手术的医院感染风险大。为保障眼科手术的安全性,结合国内相关医院感染管理的规范和法规,参考国际相关指南,特对我国眼科手术室的管理提出以下要求。

1. 眼科手术部(室)医院感染控制原则

DOI:10.3760/cma.j.issn.0412-4081.2016.03.005

通信作者:黎晓新,100044 北京大学人民医院眼科,Email:baiyujing93@126.com

1.1 根据眼科手术的特点,眼科手术可在普通手术间进行。根据手术分类(内眼或外眼)和感染风险,确定手术间的洁净要求,合理安排手术的区域。

1.2 眼科手术应按照标准预防的原则(标准预防见附件)。患传染性疾病或感染性疾病的眼科患者,建议在感染疾病治愈或非传染期进行择期手术。若为急诊手术,应通知手术部(室),根据传染病的传播途径,采取相应的感染防控措施。

1.3 其他管理措施参照卫生和计划生育委员会手术部(室)医院感染控制规范。

2. 眼科手术室环境控制

2.1 建筑及其布局的要求

2.1.1 眼科手术室的建筑布局应当遵守国家相关标准,功能流程合理,洁污分开,标识清晰。

2.1.2 每个手术间应只设1张手术床,净使用面积宜>30 m²。

2.1.3 手术间内不应设置地漏,走廊的地漏应采用具有防污染措施的专用密封式地漏,不应采用钟罩式地漏。

2.1.4 刷手区域(间)应至少容纳3名医护人员同时刷手。刷手水龙头数量应符合手术台的需要。

2.1.5 刷手池应安置在便于手部、手臂清洁的高度,并设有内缘。在刷手池侧面应设置检修门。

2.1.6 刷手池应同时供应冷、热水,设置洗手、消毒、干手设备。并应设置有可调节水温的非手动开关的龙头。

2.1.7 眼科普通手术间的采光外窗建议使用便于清洁的避光材料,不应选用传统窗帘,防止积尘。

2.1.8 手术部(室)的建筑布局、基本装备、净化空调系统和用房分级等应符合《医院洁净手术部建筑技术规范GB50333-2013》的标准。

2.1.9 手术部(室)的水质必须符合生活饮用水

卫生标准,应有两路进口,由处于连续正压状态下的管道系统供给。

2.1.10 眼科手术部(室)应有单独的术前准备间。

2.2 物体表面的清洁和消毒

2.2.1 手术间应采用微纤维织物进行湿式清洁,并根据污染程度在清洁的基础上进行消毒。

2.2.2 每天清晨应对所有手术间环境进行清洁。

2.2.3 每台手术后应对手术台及周边至少 1.0 ~ 1.5 m 范围的物体表面进行清洁,遇有污染应及时行清洁消毒。

2.2.4 全天手术结束后应对手术间地面和物体表面进行清洁或消毒,包括无影灯、显微镜机身、输液架等。

2.2.5 使用后的布巾、地巾等清洁工具宜放入自动清洗消毒机内,按照清洗消毒机的使用说明进行清洗与消毒。

2.3 空气污染控制

2.3.1 手术过程中应当保持手术室门处于关闭状态,物品准备齐全,尽量减少人员出入。

2.3.2 手术室各缓冲区应当有明显标识,各区域的门应当保持关闭状态,洁污通道的门不可同时打开。

2.3.3 在洁净手术室,医务人员应在气流的上风侧进行操作,对空气产生污染的操作应选择在回风口侧进行。

2.3.4 洁净手术部(室)空气净化系统的日常管理按照《医院洁净手术部建筑技术规范 GB50333-2013》的标准。

2.3.5 普通手术间宜采用机械通风,若无法进行有效的通风换气时,可安装空气净化装置。

3. 人员管理要求

3.1 眼科手术人员的刷手服和手术衣应选择产尘少、不脱纤维、阻菌、透气材料。手术结束后,医务人员脱下的手术衣、手套、口罩等物品应当放入

指定位置后,方可离开手术室。

3.2 应限制与手术无关人员出入。因手术需进入者应获得手术部管理者的批准后,由接待人员按照人员流动路线要求引导进入,不应互串手术间,并在限制范围内活动。

3.3 根据手术室的面积不同,观摩人员应控制在 3~5 人以内。观摩人员应在指定区域观摩手术,非手术相关人员不应进入手术区域内。

4. 附件

标准预防:应用于所有医疗机构、所有患者的常规防护措施。包括手部的卫生,穿戴个人防护用品,避免直接接触患者的血液、体液、分泌物(包括呼吸系统分泌物)以及不完整皮肤。标准预防措施还包括预防可能产生的针刺伤或锐器伤,废弃物的安全处理,医疗器械的清洗消毒灭菌,环境物体表面的清洁和消毒。标准预防要求医护人员在接触患者前、任何清洁或无菌操作前、在有体液暴露风险后、接触患者后、触摸患者床单等周围物体表面后(包括受污染样品或物体表面),均须进行手部卫生。医护人员在穿戴个人防护用品前,尤其脱卸防护用品的过程中,均应进行手部卫生。

第二部分:眼科手术部位消毒技术规范

1. 目的与适用范围

制定本规范与流程的目的是规范医护人员进行眼科手术部位消毒时应遵循的操作程序,以确保手术安全,降低眼部手术切口感染率。

2. 必需品

无菌眼部消毒包(弯盘 1 个、药杯 1 个)、无菌棉签、一次性注射器、一次性静脉留置针、速干手部消毒剂、5% 聚维酮碘溶液、0.4% 盐酸奥布卡因滴眼液、医用胶带、生活垃圾桶、医疗垃圾桶、利器盒。

3. 操作流程

操作流程	要点与说明
(1)评估仪表:衣帽整洁,戴口罩,卫生手消毒	
(2)核对医嘱:与麻醉医师、手术医师一起核对患者的姓名、性别、手术方式、手术部位及标识	·三方核查,确保准确无误
(3)核对患者:至患者手术床旁,请患者说出床号、姓名、年龄、手术名称、手术眼别及过敏史,复述并核对腕带信息。无法正常沟通的患者,双人核对腕带信息	·确保手术患者及手术部位正确 ·核对腕带信息包括床号、姓名及过敏标识
(4)评估并解释:向患者解释操作目的并评估患者的手术眼别及头发状况,用医用胶带将帽檐固定于发际,将患者头部放置于手术床头圈内	·确定消毒范围 ·确保帽子全部遮盖头发 ·确保患者舒适,枕后无发髻

中华眼科杂志2016年3月第52卷第3期　Chin J Ophthalmol，March 2016，Vol. 52，No. 3　　　　　　　　　　　　　　·169·

(5)准备并检查用物:卫生手消毒,准备并检查用物: ①无菌物品外包装须完好,并在有效期内 ②双人核对药名、浓度,检查是否在有效期内	·确保无菌物品处于无菌状态
(6)手术眼表面麻醉: ①卫生手消毒 ②与手术医师再次核对患者姓名、手术眼别 ③给予局部麻醉药:一手用无菌棉签轻压患者下眼睑,另一手持药瓶距球1~2 cm处,将表面麻醉滴眼液滴入下睑结膜囊内1或2滴 ④移除棉签,轻轻闭合眼睑	·减轻消毒药液对黏膜的刺激 ·麻醉效果起效时间约16 s ·使药液充分弥散
(7)抽取消毒药液: ①卫生手消毒,开启无菌眼部消毒包,将外包装弃于生活垃圾桶;将药杯放入弯盘内,倒入5%聚维酮碘溶液 ②取出注射器,检查注射器完整、无裂缝,拔下针帽弃于生活垃圾桶内,固定针栓,抽取5%聚维酮碘溶液,将针头拔除弃于利器盒 ③取出静脉留置针,外包装弃于生活垃圾桶,拔出静脉留置针针芯弃于利器盒 ④将静脉留置针套管及保护套一起安装在抽好消毒液的注射器上,放入弯盘备用	·遵循无菌操作原则 ·避免利器伤害 ·避免利器伤害 ·更换留置针套管,以预防消毒过程中针头掉落刺伤患者
(8)消毒眼睑皮肤:与手术医师再次核对眼别后消毒 ①消毒上眼睑皮肤:取无菌棉签蘸取药杯中5%聚维酮碘溶液,由内眦向外眦涂抹眼睑皮肤 ②更换消毒棉签,同法消毒下眼睑皮肤(图1)	·涂抹过的棉签弃于医用垃圾桶内 ·及时更换消毒棉签
(9)消毒睫毛及其根部: ①无菌棉签轻压患者上眼睑,充分暴露上眼睑睫毛及其根部,用蘸有5%聚维酮碘溶液的无菌棉签,由内眦向外眦涂抹(图2) ②更换消毒棉签,同法消毒下眼睑睫毛及其根部(图3) ③重复消毒2次	·顺向涂抹,避免重复 ·轻压眼睑,无菌棉签避开角膜,防止划伤角膜 ·由内眦向外眦涂抹后,更换蘸有5%聚维酮碘溶液的无菌棉签,再次消毒
(10)消毒眼睑及周围皮肤: ①用蘸有5%聚维酮碘溶液的无菌棉签涂抹眼睑及周围皮肤 ②重复消毒3次(图4)	·消毒顺序以睑裂为中心,从内向外,先颞侧后鼻侧 ·接触边缘的消毒棉签不得返回中央涂抹,及时更换棉签 ·消毒范围:上至发际,下至鼻唇沟与耳垂连线,颞侧至耳前线,鼻侧过鼻中线
(11)消毒结膜囊:无菌棉签推开眼睑,将安装在注射器上的静脉留置针套管分别插入上下结膜囊穹窿部,缓慢注入5%聚维酮碘溶液2~3 ml(图5),至覆盖全部睑球结膜	·避开角膜,防止损伤
(12)再次核对:与手术医师再次核对眼别及消毒范围	·确保眼别正确 ·确保消毒范围符合要求
(13)整理用物:卫生手消毒,整理用物,眼部消毒包交予专人清洗灭菌,洗手	

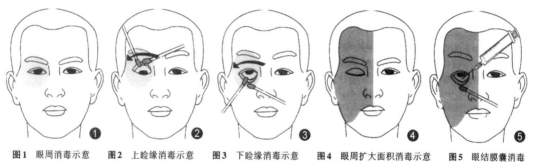

图1　眼周消毒示意　**图2**　上睑缘消毒示意　**图3**　下睑缘消毒示意　**图4**　眼周扩大面积消毒示意　**图5**　眼结膜囊消毒示意

4. 质量控制要点

4.1 准备消毒药液前,将眼表麻醉滴眼液滴入下眼睑结膜囊内 1 或 2 滴,滴药后闭合眼睑,使药液弥散,以减轻消毒药液对黏膜的刺激。

4.2 消毒手术眼周围皮肤时,顺序以睑裂为中心,从内向外,先颞侧后鼻侧。消毒范围:上至发际,下至鼻唇沟与耳垂连线,颞侧至耳前线,鼻侧过鼻中线。

4.3 消毒时棉签及套管避开角膜,防止损伤。

4.4 接触边缘的消毒棉签不得返回中央涂抹,及时更换棉签。

5. 查阅并参考的文件和资料

(1) 赵家良:眼科诊疗常规(第 1 版)(2012 年)

(2) 原国家卫生部:临床护理实践指南(2011 年)

第三部分:眼科手术器械清洗、消毒与灭菌方法

一、眼科手术器械清洗、消毒与灭菌方法概述

眼科手术器械以显微器械为主,作用端精密细小,多带有狭窄内腔和缝隙,难以彻底清洗,残留的颗粒物可导致眼内炎,存在其他致病原菌、朊病毒感染的风险。 1. 清洗消毒与灭菌原则 1.1 眼科手术器械的清洗消毒应遵守国家卫生行政部门的相关法律法规以及器械和化学品制造商提供的使用说明,在清洗中既要防止器械的损伤,又要确保清洁剂能够充分去除器械表面及沟槽和缝隙内的污染物,并能减少器械表面清洁剂的附着与残留。 1.2 眼科手术具有手术时间短、数量多、器械周转快的特点,需要备有足够的器械进行周转,确保器械能进行充分的清洗、干燥、包装和重新灭菌。 1.3 眼科手术后应立即清除器械上粘染的碎屑和污迹,尤其是中空的器械,眼科手术后器械的预清洗(即在手术结束后,立即对手术器械上的残留物使用无菌水进行清洁)宜在手术间完成。 1.4 眼科器械复杂、精细且昂贵,在清洗、消毒、灭菌以及转运时应对其进行特殊保护,防止造成机械性损伤,如使用专用的带固定置架的篮筐,确保平稳转运。 1.5 内眼手术中眼底属于朊病毒感染的高风险部位,也有角膜移植可传播朊病毒的报道,疑似朊病毒污染的器械清洗方法遵照 WS 310.2-2009 和《医疗机构消毒技术规范》(2012 年版)中的相关规定执行。 1.6 眼科器械应与其他手术器械分开清洗,建议在专用清洗消毒机中进行处理,精细器械也可手工清洗,不得与其他器械混合装载。若无单独的清洗消毒机,在使用前应空载运行,确保已去除来自前次清洗工序的颗粒物等的污染。手术室和消毒供应中心(central sterile supply department, CSSD)之间就专用设备的处理要求应进行沟通。 1.7 应选择使用适合眼科器械的清洁剂,易于漂洗去除、不残留。应遵循清洁剂和器械厂商的使用说明书,确保清洁剂与器械的兼容性。确保使用合格的清洁剂。 1.8 清洗和漂洗器械所用水质及水量需遵循厂商推荐的使用方法(见说明书),一般使用蒸馏水或去离子水。按照欧盟的水质要求[细菌浓度<10 cfu/ml,电导率≤15 uS/cm(25 度)]。许多眼内器械的说明书要求或推荐在清洗和终末漂洗时使用蒸馏水或去离子水。 1.9 应当建立器械预处理、清洗和灭菌的标准流程,保证有充足的时间以完成预洗、清洗、漂洗和灭菌的各个步骤,并应定期评估检查(至少每年)。标准流程应放置在使用场所。 1.10 灭菌方法应当得到灭菌器厂商和器械厂商的确认,灭菌器应按照厂商的推荐意见进行使用与维护。 1.11 必须严格遵循手术器械清洗和灭菌的流程,绝不能为了节约时间和降低成本而打折扣。	←若清洁不彻底,医疗器械上残留的任何有机物都会在微生物的表面形成一层保护层,妨碍消毒灭菌因子与微生物的接触或延迟其作用,从而妨碍消毒与灭菌的效果。
2. 内眼手术器械清洗消毒前的预处理 2.1 内眼手术器械应在使用现场进行预处理。 2.2 在手术过程中,应尽快使用无菌水及无菌不脱层织物或海绵擦拭手术器械。 2.3 使用黏弹剂操作后应立即将器械浸在无菌水中。 2.4 可重复使用的管道及带腔的器械(包括手术中的灌洗管道以及弯针头)操作后立即用无菌水冲洗管腔。应在污物干燥前完成预清洗。 2.5 选择器械制造商建议的可液体冲洗或抽吸中空的器械和管状器械。使用蒸馏水或去离子水(细菌浓度<10 cfu/ml)或器械制造商说明的其他液体。应以流动方式对抽吸和(或)冲洗管道的端口进行 5 次冲洗,每次使用 10 ml,也可使用高压水枪对适宜的管道进行冲洗。 2.6 用不脱絮的一次性布擦掉外表面上的污垢,必要时可拆卸器械(若可行)。 2.7 手术器械的特殊保护:建议安装适当的防护罩,或将器械放在合适的器械盒中,清除所有可产生颗粒物的材料。 2.7.1 应建立处理、转运、存储和使用特殊器械的存储系统。 2.7.2 使用容器、穿孔硅胶条带,用于防止其受到撞击的硅胶内侧角、带盖子的平网格托盘。使用用于小型无内腔组件的特殊容器、用于精密器械转运的保护盖等。	←常规污染的手术器械执行先清洗后消毒的处理步骤;朊病毒等特殊污染器械执行先消毒后清洗的处理步骤。 ←对于部分结构复杂的器械,能进行拆卸的应充分拆开,有管腔的器械将管芯拔出,避免洗涤面的遮盖。

3. 收集转运 3.1 应有专人对预处理后器械的完整性进行检查(如使用带光源放大镜)。 3.2 保持拆卸状态。 3.3 小心放入运输容器中,确保平稳。 3.4 始终以水平方式提升、运送和运输容器,应进行无振动运输。	
4. 手术器械机械清洗、消毒要求 4.1 清洗消毒机应有眼科专用带喷射系统的篮架及清洗程序。中空管腔器械需与喷射装置相连接,微小器械需固定在托盘中,避免其在清洗过程中发生移动碰撞。尖锐器械按照器械厂家说明书要求使用保护套。可使用经适当验证和维护的清洗消毒机或超声清洗机,或将二者结合使用,进行自动清洗。有些清洗机具有消毒、干燥功能。必须对器械进行妥善保护,以免器械在清洗过程中受损。 4.2 预洗、主洗后应至少有 2 次漂洗,必要时可进行 3 次漂洗或热漂洗,必须始终使用纯化水,其电导率≤15 uS/cm(25度)。(遵照 WS 310.2-2009 要求) 4.3 清洗消毒具有热力消毒功能,A°值达到 600~3 000。	
5. 器械的手工清洗、消毒应遵循 WS310.2-2009 的规定 5.1 眼科手工清洗应注意的事项: 5.1.1 清洗刷应为医学专用。 5.1.2 清洗工具如注射器、清洗刷一次性使用。若清洗刷是重复使用,应当每次使用后进行清洗,并至少每天高水平消毒或灭菌 1 次。 5.1.3 清洗溶液应每次使用后即丢弃,不得重复使用。 5.2 清洗的特殊要求: 5.2.1 将器械拆卸,浸入水中,刷洗、冲洗、喷洗并超声振荡,将污垢去除。 5.2.2 然后进行漂洗,用无菌不脱层织物或海绵擦干或采用机械烘干。不能浸泡的仪器,包括含有电子部件的仪器(如超声乳化手柄),可使用非浸泡法,手柄表面用蘸有清洗剂的无菌不脱层织物或海绵清洁,用清水擦拭,然后按照上述方法干燥。 5.2.3 将已处理的干净器械与受污染器械分开放置。 5.2.4 漂洗: ①遵照厂商的说明书选择合适的器械漂洗用水(见前述欧盟水质要求)。 ②除非厂商的说明书特殊说明,终末漂洗应使用大量的无菌蒸馏水或无菌去离子水彻底漂洗眼科器械。 ③清洗后,应将管腔用无菌水彻底冲洗(冲出的水不循环使用),吹干。用于器械清洗和漂洗的溶液不能循环使用。冲洗应该使用流动水或可提供水流的工具,如水枪、气枪、蒸汽枪等。使用后的水应作为废水排放,防止碎片残留污染。 ④在水槽中涮洗不能作为终末漂洗。使用超声清洗器每天或每次使用后都应清空、清洁、干燥,保证每次使用无污染及无杂质残留。	
6. 清洗剂 6.1 应遵守正确的使用浓度、稀释比率、剂量和有效日期。应遵照清洗剂的说明书进行配制,清洁剂和水溶液均不能进行大致估计。 6.2 使用碱性清洗剂,清洗后应立即使用中和剂,并确定随后的漂洗次数。 6.3 使用流动水进行漂洗应满足器械和清洗剂厂商的要求。终末漂洗应使用无菌蒸馏水或无菌去离子水。 6.4 不建议使用任何护理剂或润湿剂。	←内眼角膜手术更要注意了解清洗剂的特性。
7. 干燥 7.1 机器干燥:干燥需在清洗消毒机或干燥箱中进行。 7.2 人工干燥:人工干燥管腔器械应使用医用压缩空气彻底干燥,压缩空气应能够调节压力,以免损坏器械,同时检查是否通畅。按照制造商说明进行减压。干燥时用医用压缩空气应过滤并且无油、无水。 7.3 不建议使用乙醇干燥,会使蛋白质凝固。对于裸消器械,可不进行干燥。	
8. 检查和维护 8.1 应由质量检查岗位人员对每件清洗后器械进行常规检查。 8.2 对于精密眼科器械,可使用放大镜系统或显微镜进行放大检查。清洗不彻底的器械需返回,重新进入复用处理周期,再次进行清洗。对于受损器械,应进行修复或更新。 8.3 使用碱性清洁剂清洁的管道,应每批次抽查带内腔的器械(尤其是插管)中的碱性残留物。经验证,使用 0.5 规格的 pH 试纸是一种有效的检测方法。利用医用压缩空气将残留液体排出到 pH 试纸上。pH 试纸显示的数值应与最近一次清洗测试时测得的最后漂洗水的 pH 值一致。 8.4 请勿使用护理剂。	←可通过肉眼观察以下指标来判定:①器械表面无黏附用机械方法可剥落的污物,锈迹除外。②器械表面不应有洗涤剂和影响金属光泽的污物、污膜。③器械表面或刃面无损伤。目测方法相对简单,容易施行,但人为的判断差异过大,在无客观检测洁净度的方法时,刷洗者很难发现自身工作存在的问题。

9.包装 9.1 包装应使用无颗粒物及纤维絮脱落等不会造成再污染的材料,如医用皱纹纸、医用无纺布、纸塑袋、专用灭菌容器等。 9.2 纸塑(薄膜)包装的器械必须单独放在网筐内进行灭菌,以防造成损伤。 9.3 器械的包装将取决于其尺寸、预计用途以及所选灭菌方法。有些器械将作为多器械包装中的一部分,应包装在适当的托盘中。其他器械将单独包装在密封的纸塑袋中。 9.4 包装时注意应有利于无菌开包。	
10.所有器械包均应可追溯,应有唯一的识别码。	
11.灭菌 11.1 对一般眼科器械首选压力蒸汽灭菌。用水的水质参照消毒锅厂家要求,一般可参照欧盟水质要求(见前述)。 11.2 应在脉动预真空灭菌器或正压强排的小型灭菌器中 132℃ 条件下灭菌 4 min,或 134℃ 条件下灭菌 3.5 min。 11.3 不应使用戊二醛对眼内器械进行灭菌,因为若漂洗不彻底,残留的戊二醛会对眼组织造成危害。 11.4 使用其他低温灭菌方法时,应选择眼科器械厂商和灭菌器厂商已验证其对眼科器械有效的方法。 11.5 灭菌器的监测频度和监测种类应当依照灭菌器厂商的使用说明和颁布的指南进行监测并记录。应按照灭菌器厂商的书面指南对灭菌器进行定期维护、清洁和检查。所有维护应做记录。	
12.维护锅炉、水过滤系统,蒸汽灭菌和供水系统的质量应该至少每年进行验证	
13.运输 　按照有关手术器械储存运输的国家标准执行(WS 310.2-2009)。	
14.培训 14.1 涉及眼内手术器械处理、清洗和(或)灭菌的人员,应当在入职时接受眼前节毒性综合征(toxic anterior segment syndrome, TASS)和眼内炎的相关知识培训,并且定期更新。 14.2 接受初步的关于眼内手术器械的清洗、检查、包装、灭菌、储存、下发的教育和培训,并且进行能力评估,至少每年 1 次,并且在新器械和新手术开展前需要进行专业培训。 14.3 其他清洗、灭菌的教育和培训,应通过标准培训项目来完成,并由有资质的人员监督管理,进行能力评估。 14.4 器械使用记录、灭菌记录应当按照医院制度存档,完整和详细的记录有助于 TASS 和眼内炎的调查。应建立 TASS 和眼内炎的监测系统,发现 TASS 病例应立即进行清洗、灭菌步骤的评估。	

查阅并参考的文件和资料:

(1)德国:眼科器械的再处理(第 1 部分)质量工作组的建议书

(2)德国:眼科医疗器械的再处理(第 2 部分)质量工作组的建议书

(3)德国:眼科器械的再处理(第 3 部分)质量工作组的建议书

(4)德国:眼科器械的自动化处理质量工作组的建议书

(5)美国白内障和屈光外科学会、美国眼科注册护士协会:美国眼内手术器械清洗和灭菌推荐实践(Recommended Practices for Cleaning and Sterilizing Intraocular Surgical Instruments)

(6)Mamalis N, Edelhauser HF, Da wson DG, Chew J, LeBoyer RM, Werner L: Toxic anterior segment syndrome(J cataract Refract Surg)

(7)英国皇家眼科医院:眼科仪器复用处理

(8)英国国家卫生服务体系(National Health Service, NHS):可重复使用手术器械复用处理指南-Estates2003

(9)美国疾病预防控制中心(Centers for Disease Control, CDC):医疗机构消毒灭菌指南 2008

(10)原国家卫生部:医院消毒供应中心管理规范(WS 310.1-2009)

(11)原国家卫生部:医院消毒供应中心清洗消毒及灭菌技术操作规范(WS 310.2-2009)

(12)原国家卫生部:医院消毒供应中心清洗消毒及灭菌效果监测标准(WS 310.3-2009)

(13)原国家卫生部:医疗机构消毒技术规范(2012 版)

(14)中华人民共和国医院洁净手术部建筑技术规范(GB50333-2013)

(15)钟秀玲、郭燕红等:医院消毒供应中心的管理理论与实践

(16)Medicines and healthcare products regulatory agency(英国药监机构):DB2006(05)医疗卫生和社会服务机构医疗器械管理指南(2006 年 11 月发布)

二、外眼手术器械的消毒与灭菌

眼科外眼器械不带内腔及连接头,且不具备复杂的几何外形,再处理需进行清洗、消毒和灭菌,基本过程和原则同概述。所使用器械以及消毒与灭菌流程见图 6 和图 7。

中华眼科杂志 2016 年 3 月第 52 卷第 3 期　Chin J Ophthalmol，March 2016，Vol. 52，No. 3

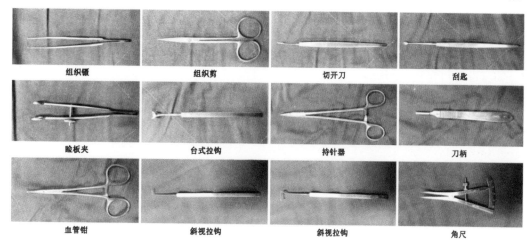

图6　外眼手术器械外观

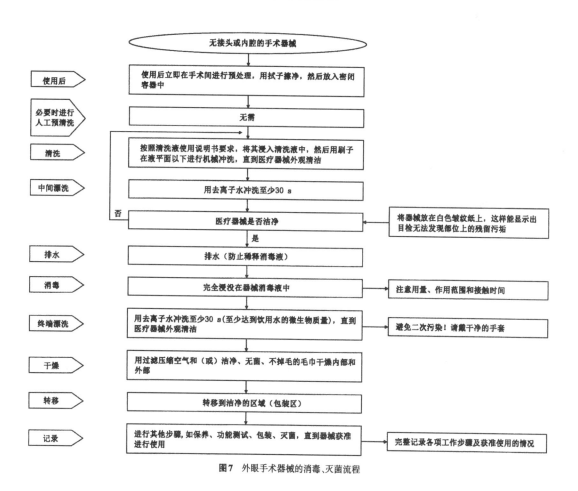

图7　外眼手术器械的消毒、灭菌流程

（待续）

（收稿日期：2015-10-22）

（本文编辑：黄翊彬）

二十三、我国眼科手术管理、感染控制、消毒灭菌指南(二)

我国眼科手术管理、感染控制、消毒灭菌指南(二)

中国医师协会眼科医师分会　中华预防医学会医院感染专业委员会　中华
预防医学会消毒分会　中华护理学会手术室专业委员会　国家卫生和计划
生育委员会消毒卫生标准专业委员会　中国医院协会医院感染控制专业
委员会　眼科临床指南与医疗安全质量促进研究会

三、角膜及其他眼表手术器械的消毒与灭菌

角膜手术器械的消毒与灭菌原则同概述中的基本原则。此手术器械分为无接头和内腔的手术器械、带接头或内腔的手术器械两类。

1. 无接头和内腔的手术器械见图8、9和10,消毒与灭菌流程见图11和12。

2. 带接头或内腔的手术器械见图13,消毒与灭菌流程见图14和15。

四、屈光手术器械的消毒与灭菌

主流屈光手术分晶状体屈光手术和角膜屈光手术两大类。前者属于内眼手术,使用的眼科手术器械主要包括开睑器、显微镊、角膜穿刺刀、眼内镜植入推注器、晶状体调位钩、注吸针头等;后者属外眼手术,使用的眼科手术器械主要包括开睑器、角膜板层刀、负压吸引环、虹膜恢复器、显微镊、透镜分离器、透镜取出镊等。其中,属于带接头或内腔的手术器械包括眼内镜植入推注器、注吸针头、负压吸引环,其他为无接头和内腔的手术器械。消毒与灭菌方法同概述中的基本原则。

1. 无接头和内腔的手术器械见图16,消毒与灭菌流程见图17。

2. 带接头或内腔的手术器械见图18,消毒与灭菌流程见图19。

五、白内障手术器械的消毒与灭菌

白内障手术器械消毒与灭菌方法同概述中的基本原则。但是,白内障手术的数量非常大,手术时间短,器械周转快,需要备有足够的器械进行周转,以确保器械能进行充分的清洗、干燥、包装和重新灭菌,同时首选压力蒸汽方法灭菌。

1. 无内腔的手术器械见图20,消毒与灭菌流程见图17。

2. 带内腔的手术器械见图21,消毒与灭菌流程见图22。

六、青光眼手术器械的消毒与灭菌

青光眼手术器械无接头和内腔,再处理需进行清洗、消毒和灭菌,方法同概述中的基本原则。手术器械见图23,消毒与灭菌流程见图17。

七、眼后节手术器械消毒与灭菌

眼后节手术器械的消毒与灭菌方法同概述中的基本原则。主要手术器械见图24,消毒与灭菌流程见图17。

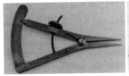
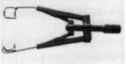
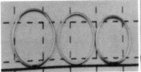
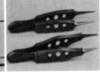

Casrroviejo圆规　　成人开睑器　　Flieringa环　　显微镊

图8　无接头和内腔的角膜及其他眼表手术器械外观(1)

DOI:10.3760/cma.j.issn.0412-4081.2016.04.002

通信作者:黎晓新,100044北京大学人民医院眼科,Email:dr_lixiaoxin@163.com

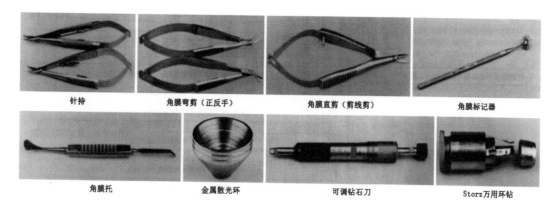

针持　　角膜弯剪（正反手）　　角膜直剪（剪线剪）　　角膜标记器

角膜托　　金属散光环　　可调钻石刀　　Storz万用环钻

图9　无接头和内腔的角膜及其他眼表手术器械外观(2)

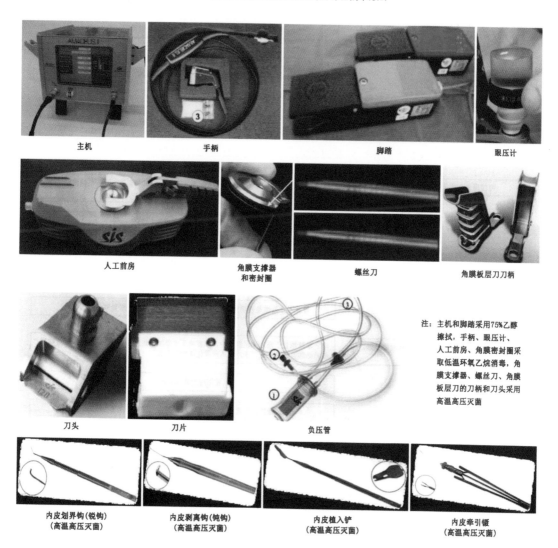

主机　　手柄　　脚踏　　眼压计

人工前房　　角膜支撑器和密封圈　　螺丝刀　　角膜板层刀刀柄

刀头　　刀片　　负压管

注：主机和脚踏采用75%乙醇擦拭，手柄、眼压计、人工前房、角膜密封圈采取低温环氧乙烷消毒，角膜支撑器、螺丝刀、角膜板层刀的刀柄和刀头采用高温高压灭菌

内皮划界钩（锐钩）（高温高压灭菌）　　内皮剥离钩（钝钩）（高温高压灭菌）　　内皮植入铲（高温高压灭菌）　　内皮牵引镊（高温高压灭菌）

图10　角膜内皮移植术专用器械外观

中华眼科杂志 2016 年 4 月第 52 卷第 4 期　Chin J Ophthalmol，April 2016, Vol. 52, No. 4

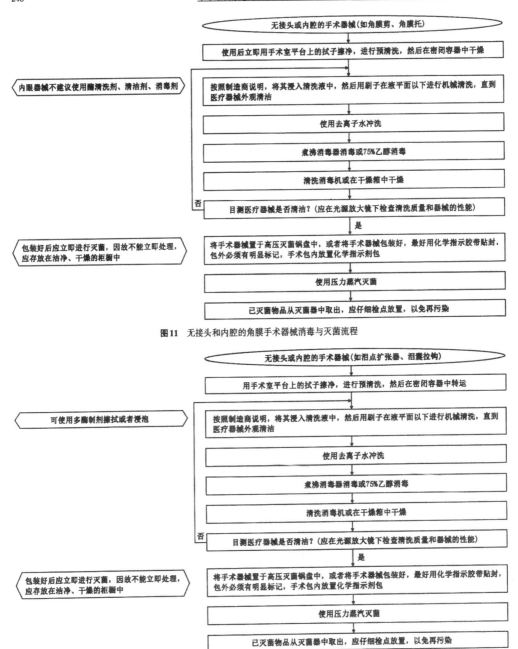

图 11　无接头和内腔的角膜手术器械消毒与灭菌流程

图 12　无接头和内腔的泪道手术器械消毒与灭菌流程

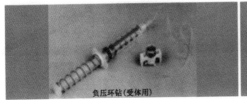

负压环钻（受体用）

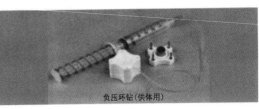

负压环钻（供体用）

图 13　负压环钻外观

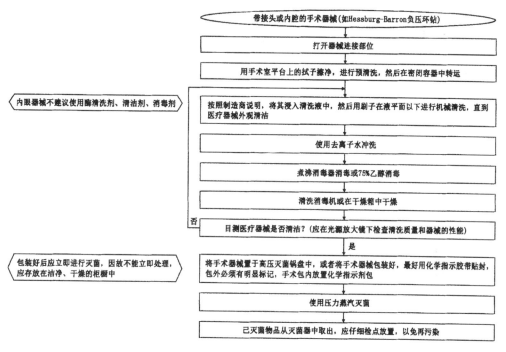

图 14　带接头或内腔的角膜手术器械消毒与灭菌流程

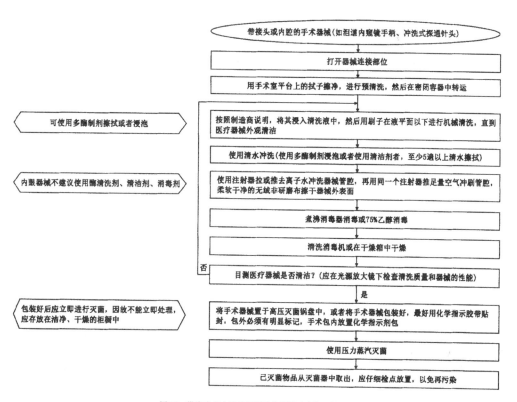

图 15　带接头或内腔的泪道手术器械消毒与灭菌流程

中华眼科杂志 2016 年 4 月第 52 卷第 4 期　Chin J Ophthalmol, April 2016, Vol. 52, No. 4

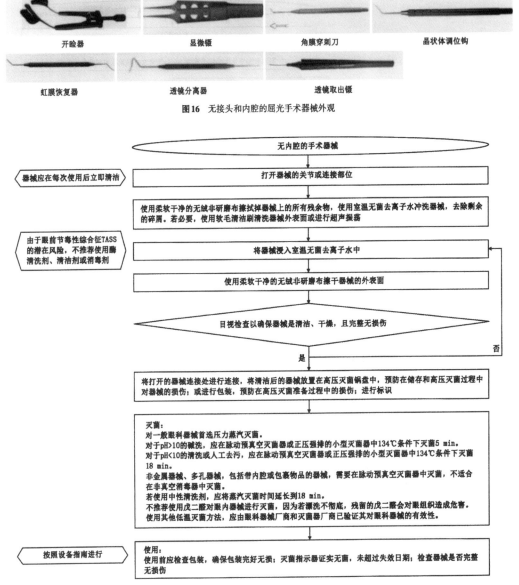

开睑器　　显微镊　　角膜穿刺刀　　晶状体调位钩

虹膜恢复器　　透镜分离器　　透镜取出镊

图16　无接头和内腔的屈光手术器械外观

无内腔的手术器械

器械应在每次使用后立即清洁 → 打开器械的关节或连接部位

使用柔软干净的无绒非研磨布擦拭掉器械上的所有残余物，使用室温无菌去离子水冲洗器械，去除剩余的碎屑。若必要，使用软毛清洁刷清洗器械外表面或进行超声揉洗

由于眼前节毒性综合征TASS的潜在风险，不推荐使用酶清洗剂、清洁剂或消毒剂 → 将器械浸入室温无菌去离子水中

使用柔软干净的无绒非研磨布擦干器械的外表面

目视检查以确保器械是清洁、干燥，且完整无损伤

是　　否

将打开的器械连接处进行连接，将清洁后的器械放置在高压灭菌锅盘中，预防在储存和高压灭菌过程中对器械的损伤；或进行包装，预防在高压灭菌准备过程中的损伤；进行标识

灭菌：
对一般眼科器械首选压力蒸汽灭菌。
对于pH>10的碱洗，应在脉动预真空灭菌器或正压强排的小型灭菌器中134℃条件下灭菌5 min。
对于pH<10的清洗或人工去污，应在脉动预真空灭菌器或正压强排的小型灭菌器中134℃条件下灭菌18 min。
非金属器械、多孔器械，包括带内腔或包裹物品的器械，需要在脉动预真空灭菌器中灭菌，不适合在非真空消毒器中灭菌。
若使用中性清洗剂，应将蒸汽灭菌时间延长到18 min。
不推荐使用戊二醛对内窥镜进行灭菌，因为若漂洗不彻底，残留的戊二醛会对眼组织造成危害。
使用其他低温灭菌方法，应由眼科器械厂商和灭菌器厂商已验证其对眼科器械的有效性。

按照设备指南进行 → 使用：
使用前应检查包装，确保包装完好无损；灭菌指示器证实无菌，未超过失效日期；检查器械是否完整无损伤

图17　无接头和内腔手术器械的消毒与灭菌流程

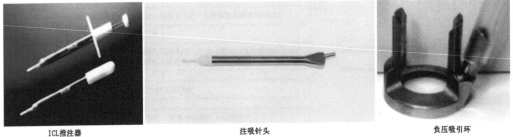

ICL推注器　　注吸针头　　负压吸引环

图18　带接头或内腔的屈光手术器械外观

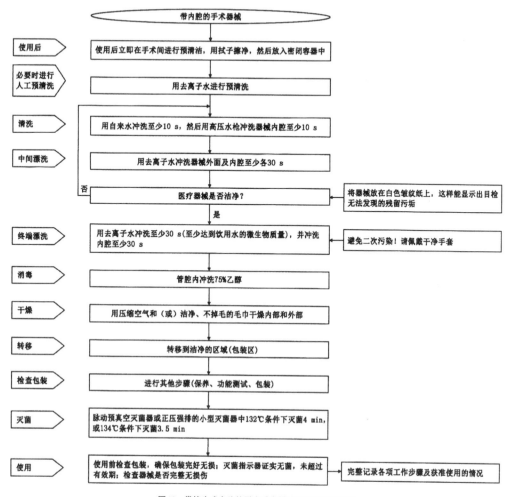

图 19　带接头或内腔的屈光手术器械消毒与灭菌流程

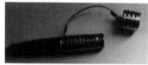

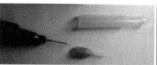

图 20　无内腔的白内障手术器械外观

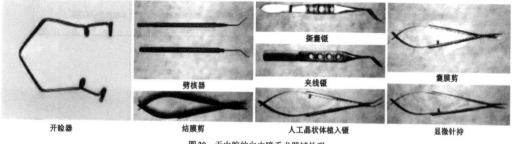

图 21　带内腔的白内障手术器械外观

· 250 ·

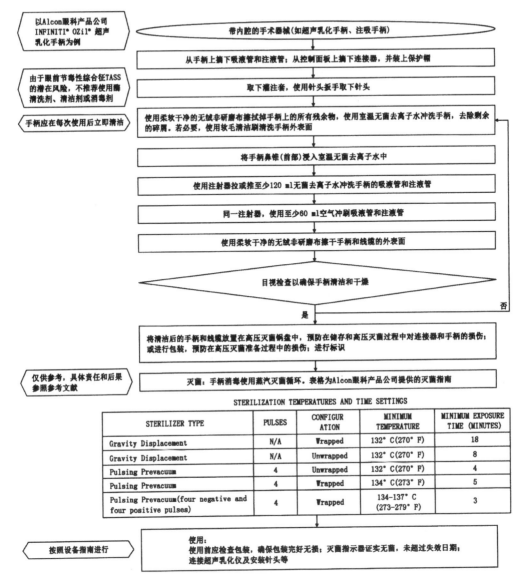

以Alcon眼科产品公司 INFINITI® OZil® 超声乳化手柄为例

带内腔的手术器械(如超声乳化手柄、注吸手柄)

从手柄上摘下吸液管和注液管;从控制面板上摘下连接器,并装上保护帽

由于眼前节毒性综合征TASS的潜在风险,不推荐使用酶清洗剂、清洁剂或消毒剂

取下灌注套,使用针头扳手取下针头

手柄应在每次使用后立即清洁

使用柔软干净的无绒非研磨布擦拭掉手柄上的所有残余物,使用室温无菌去离子水冲洗手柄,去除剩余的碎屑。若必要,使用软毛清洁刷清洗手柄外表面

将手柄鼻锥(前部)浸入室温无菌去离子水中

使用注射器拉或推至少120 ml无菌去离子水冲洗手柄的吸液管和注液管

同一注射器,使用至少60 ml空气冲刷吸液管和注液管

使用柔软干净的无绒非研磨布擦干手柄和线缆的外表面

目视检查以确保手柄清洁和干燥

是 / 否

将清洁后的手柄和线缆放置在高压灭菌锅盘中,预防在储存和高压灭菌过程中对连接器和手柄的损伤;或进行包装,预防在高压灭菌准备过程中的损伤;进行标识

仅供参考,具体责任和后果参照参考文献

灭菌:手柄消毒使用蒸汽灭菌循环。表格为Alcon眼科产品公司提供的灭菌指南

STERILIZATION TEMPERATURES AND TIME SETTINGS

STERILIZER TYPE	PULSES	CONFIGURATION	MINIMUM TEMPERATURE	MINIMUM EXPOSURE TIME (MINUTES)
Gravity Displacement	N/A	Wrapped	132° C(270° F)	18
Gravity Displacement	N/A	Unwrapped	132° C(270° F)	8
Pulsing Prevacuum	4	Unwrapped	132° C(270° F)	4
Pulsing Prevacuum	4	Wrapped	134° C(273° F)	5
Pulsing Prevacuum(four negative and four positive pulses)	4	Wrapped	134-137° C (273-279° F)	3

按照设备指南进行

使用:
使用前应检查包装,确保包装完好无损;灭菌指示器证实无菌,未超过失效日期;连接超声乳化仪及安装针头等

图22 带内腔的白内障手术器械消毒与灭菌流程

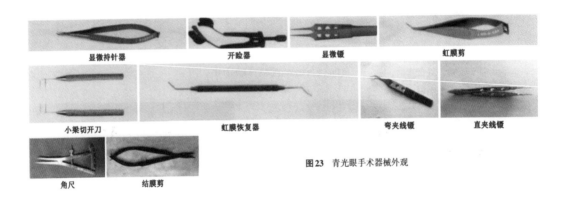

显微持针器   开睑器   显微镊   虹膜剪

小梁切开刀   虹膜恢复器   弯夹线镊   直夹线镊

角尺   结膜剪

图23 青光眼手术器械外观

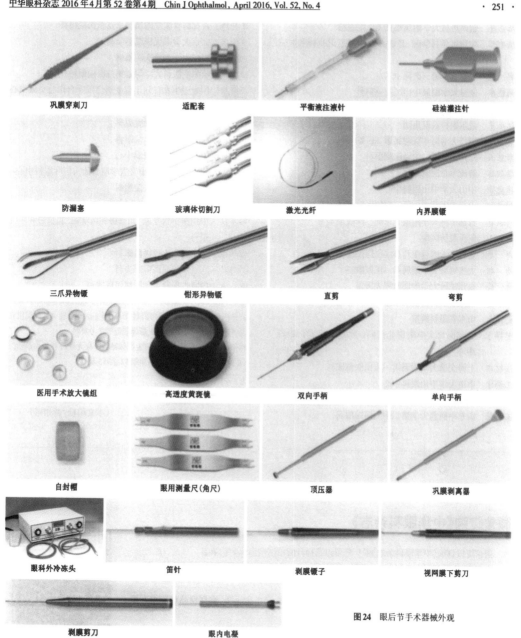

巩膜穿刺刀	适配套	平衡液注液针	硅油灌注针
防漏塞	玻璃体切割刀	激光光纤	内界膜镊
三爪异物镊	钳形异物镊	直剪	弯剪
医用手术放大镜组	高透度黄斑镜	双向手柄	单向手柄
自封帽	眼用测量尺（角尺）	顶压器	巩膜剥离器
眼科外冷冻头	笛针	剥膜镊子	视网膜下剪刀
剥膜剪刀	眼内电凝		

图24　眼后节手术器械外观

指南制定委员会起草工作组

黎晓新　北京大学人民医院眼科（组长）
　　　　（以下组员按姓名拼音排序）
白玉婧　北京大学人民医院眼科（秘书）
曹晓光　北京大学人民医院眼科
程　湧　北京大学人民医院眼科
郭丽莉　北京大学人民医院眼科
侯　婧　北京大学人民医院眼科
王　凯　北京大学人民医院眼科

吴慧娟　北京大学人民医院眼科
武迎宏　北京大学人民医院感染科
杨　洁　北京大学人民医院手术室
张　钦　北京大学人民医院眼科
钟秀玲　煤炭总医院感染科

指南制定委员会审核工作组

赵堪兴　天津市眼科医院（组长）
　　　　（以下组员按姓名拼音排序）

· 252 ·　　　　　　　　　中华眼科杂志 2016 年 4 月第 52 卷第 4 期　Chin J Ophthalmol，April 2016，Vol. 52，No. 4

陈燕燕　温州医科大学附属眼视光医院眼科

陈有信　中国医学科学院 北京协和医学院 北京协和医院
　　　　眼科

郭　莉　北京大学第三医院手术室

高晓东　复旦大学附属中山医院感染科

胡必杰　复旦大学附属中山医院感染科

江乐平　爱尔眼科医院集团

晋秀明　浙江大学医学院附属第二医院眼科

李胜云　郑州大学第一附属医院眼科

李朝辉　解放军总医院眼科

林晓峰　中山大学中山眼科中心

刘翠红　山东中医药大学第二附属医院眼科

刘淑贤　首都医科大学附属北京同仁医院手术室

卢　山　何氏眼科医院

卢　奕　复旦大学附属眼耳鼻喉科医院眼科

马　翔　大连医科大学附属第一医院眼科

瞿　佳　温州医科大学附属眼视光医院

任永霞　天津市眼科医院手术室

史伟云　山东省眼科医院

史祥宇　首都医科大学附属北京同仁医院北京同仁眼科
　　　　中心

汪枫华　上海交通大学附属第一人民医院眼科

王德才　中山大学中山眼科中心

王军明　华中科技大学同济医学院附属同济医院眼科

王兴荣　山东中医药大学第二附属医院眼科

王艳玲　首都医科大学附属北京友谊医院眼科

武迎宏　北京大学人民医院感染科

向　前　中南大学湘雅医院眼科

原慧萍　哈尔滨医科大学附属第二医院眼科

原雪梅　国家卫生和计划生育委员会国际合作与交流中心
　　　　健康快车办公室

张　纯　北京大学第三医院眼科

张　明　四川大学华西医院眼科

张流波　中国疾病预防控制中心

张铭志　汕头大学·香港中文大学联合汕头国际眼科中心

张世杰　北京大学第一医院眼科

张文芳　兰州大学第二医院眼科

赵家良　中国医学科学院 北京协和医学院 北京协和医院
　　　　眼科

赵明威　北京大学人民医院眼科

钟秀玲　北京煤炭总医院感染科

朱　丹　内蒙古医科大学附属医院眼科

志谢　Patyue Liu(加拿大)提供并翻译相关规范；Graham Cox(英国利兹医院)提供规范等参考资料；Heidi Wang(汪爱莲,德国)提供并翻译相关规范；Yimin Wang 翻译规范等参考资料

声明　本指南与相关产品的生产和销售厂商无经济利益关系(完)

(本文第一部分发表在2016年第52卷第3期)

(收稿日期：2015-10-22)

(本文编辑：黄翊彬)